国家职业教育药学专业教

高等职业教育药学专业课-成

U0501666

药物分析

主　编　唐　倩
　　　　刘清新
　　　　王文洁

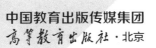
中国教育出版传媒集团
高等教育出版社·北京

内容提要

本书是国家职业教育药学专业教学资源库配套教材、高等职业教育药学专业课－岗－证一体化新形态系列教材之一。

本书共 16 章,主要讲述药物的性状检查与鉴别、药物的杂质检查、药典中常用定量分析方法概述、制剂分析、典型药物分析、中药制剂分析、药品生物检定技术、体内药物分析、新药开发等内容,同时设置了 20 个实训项目,充分体现技能培养要求。

本书配套有一体化的数字资源,包括动画、微课、PPT、习题等,学习者可通过扫描二维码在线观看学习,也可登录智慧职教平台,在"药物分析"数字课程页面学习。教师可通过智慧职教平台一键导入该数字课程,开展线上线下混合式教学(具体步骤详见"智慧职教"服务指南)。

本书适合高等职业教育药学、药品质量与安全、药品生产技术、药物制剂技术等相关专业教学使用,也可作为相关从业人员学习参考用书。

图书在版编目（CIP）数据

药物分析/唐倩，刘清新，王文洁主编. --北京：高等教育出版社，2023.2

ISBN 978-7-04-058888-0

Ⅰ.①药…　Ⅱ.①唐…②刘…③王…　Ⅲ.①药物分析－高等职业教育－教材　Ⅳ.① R917

中国版本图书馆 CIP 数据核字（2022）第 116425 号

YAOWU FENXI

策划编辑	吴　静	责任编辑	吴　静	封面设计	张雨微	版式设计	张　杰
责任绘图	杨伟露	责任校对	吕红颖	责任印制	田　甜		

出版发行	高等教育出版社	网　　址	http://www.hep.edu.cn
社　　址	北京市西城区德外大街 4 号		http://www.hep.com.cn
邮政编码	100120	网上订购	http://www.hepmall.com.cn
印　　刷	北京市白帆印务有限公司		http://www.hepmall.com
开　　本	787mm×1092mm　1/16		http://www.hepmall.cn
印　　张	25		
字　　数	570 千字	版　　次	2023 年 2 月第 1 版
购书热线	010-58581118	印　　次	2023 年 12 月第 2 次印刷
咨询电话	400-810-0598	定　　价	68.00 元

本书如有缺页、倒页、脱页等质量问题，请到所购图书销售部门联系调换
版权所有　侵权必究
物料号　58888-00

《药物分析》编写人员

主　审　程辉跃（重庆市食品药品检验检测研究院）

主　编　唐　倩　刘清新　王文洁

副主编　谭　韬　张志琴　郭俐麟　刘筱琴

编　者　（按姓氏笔画顺序）

马晓茜（山东医学高等专科学校）

王文洁（天津医学高等专科学校）

方丽波（合肥职业技术学院）

付恩桃（合肥职业技术学院）

冯媛娇（重庆医药高等专科学校）

朱链链（乐山职业技术学院）

刘清新（沧州医学高等专科学校）

刘筱琴（重庆化工职业学院）

孙　静（铁岭卫生职业学院）

孙英强（山东丹红制药有限公司）

李　悦（天津医学高等专科学校）

吴　爽（沧州医学高等专科学校）

吴珊珊（贵州中医药大学）

张　雪（云南技师学院）

张志琴（楚雄医药高等专科学校）

陈晓静（江西卫生职业学院）

娜贺雅（锡林郭勒职业学院）

贾　莉（菏泽医学专科学校）

郭俐麟（广州卫生职业技术学院）

唐　倩（重庆医药高等专科学校）

宾　婕（红河卫生职业学院）

彭荣珍（广东江门中医药职业学院）

董月辉（济南护理职业学院）

谭　韬（重庆医药高等专科学校）

icve 智慧职教 "智慧职教" 服务指南

"智慧职教"（www.icve.com.cn）是由高等教育出版社建设和运营的职业教育数字教学资源共建共享平台和在线课程教学服务平台，与教材配套课程相关的部分包括资源库平台、职教云平台和 App 等。用户通过平台注册，登录即可使用该平台。

- **资源库平台**：为学习者提供本教材配套课程及资源的浏览服务。

登录"智慧职教"平台，在首页搜索框中搜索"药物分析"，找到对应作者主持的课程，加入课程参加学习，即可浏览课程资源。

- **职教云平台**：帮助任课教师对本教材配套课程进行引用、修改，再发布为个性化课程（SPOC）。

1. 登录职教云平台，在首页单击"新增课程"按钮，根据提示设置要构建的个性化课程的基本信息。

2. 进入课程编辑页面设置教学班级后，在"教学管理"的"教学设计"中"导入"教材配套课程，可根据教学需要进行修改，再发布为个性化课程。

- **App**：帮助任课教师和学生基于新构建的个性化课程开展线上线下混合式、智能化教与学。

1. 在应用市场搜索"智慧职教 icve" App，下载安装。

2. 登录 App，任课教师指导学生加入个性化课程，并利用 App 提供的各类功能，开展课前、课中、课后的教学互动，构建智慧课堂。

"智慧职教" 使用帮助及常见问题解答请访问 **help.icve.com.cn**。

总　序

　　重庆医药高等专科学校朱照静教授领衔的"国家职业教育药学专业教学资源库"于 2016 年获教育部立项，按照现代药学服务"以患者为中心""以学生为中心"的设计理念，整合国内 48 家高职院校、医药企业、医疗机构、行业学会、信息平台的优质教学资源，采用"互联网＋教育"技术，设计建设了泛在药学专业教学资源库。该资源库有丰富的视频、音频、微课、动画、虚拟仿真、PPT、图片、文本等素材，建设有专业园地、技能训练、课程中心、微课中心、培训中心、素材中心、医药特色资源等主题资源模块，其中医药特色资源包括国际化资源库、药剂 1+X 证书、药师考试系统、虚拟仿真系统、药品安全科普、健康数据查询、行业院企资源等版块，构筑了立体化、信息化、规模化、个性化、模块化的全方位专业教学资源应用平台，实现了线上线下、虚实结合、泛在的学习环境。

　　为进一步应用、固化和推广国家职业教育药学专业教学资源库成果，不断提升药学专业人才培养的质量和水平，国家职业教育药学专业教学资源库建设委员会、全国药学专业课程联盟和高等教育出版社组织编写了国家职业教育药学专业教学资源库配套新形态一体化系列教材。

　　该系列教材充分利用国家职业教育药学专业教学资源库的教学资源和智慧职教平台，以专业教学资源库为主线、智慧职教平台为纽带，整体研发和设计了纸质教材、在线课程与课堂教学三位一体的新形态一体化系列教材，支撑药学类专业的智慧教学。

　　该系列教材具有编者队伍强大、教改基础深厚、示范效应显著、配套资源丰富、纸质教材与在线资源一体化设计的鲜明特点，学生可在课堂内外、线上线下享受无限的知识学习，实现个性化学习。

　　该系列教材是专业教学资源库建设成果应用、固化和推广的具体体现，具有典型的代表性、引领性和示范性。同时，可推动教师教学和学生学习方式方法的重大变革，进一步推进"时时可学、处处能学"和"能学、辅教"资源库建设目标，更好地发挥优质教学资源的辐射作用，体现我国教育公平，满足经济不发达地区的社会、经济发展需要，更好地服务于人才培养质量与水平的提升，使广大青年学子在追求卓越的路上，不断地成长、成才与成功！

复旦大学教授、中国工程院院士

2019 年 5 月

前　言

　　本书以党的二十大精神为指引,贯彻党的教育方针,落实《国家职业教育改革实施方案》中有关资源库和教材建设的要求,助力资源库建设、应用与推广,以"高等职业院校培养高素质技术技能型人才"的目标为指导思想,根据《职业教育专业目录(2021年)》《中华人民共和国药典》(2020年版)《国家执业药师职业资格考试大纲(第八版)》、《药品生产质量管理规范(2010年修订)》等文件的相关变化,参考高等职业院校药学专业教学标准,结合高等职业院校药学及相关专业的特点编写而成。

　　本书在对药学相关专业如药学、药品质量与安全、药品生产技术、药物制剂技术等专业的就业岗位需求、课程体系与课程标准进行分析调研的基础上编写,旨在以学生就业为课程导向,强化学生的专业技能培养。本书充分结合国家执业药师职业资格考试和卫生系列职称考试内容变化,结合药学专业教学资源库的知识树和数字资源重构教材大纲,全书共分为16章。

　　本书具有以下特色:一是落实立德树人,体现课程思政。本教材内容中渗透着我国药学人才必备的职业素养要求,通过案例引入、知识链接、思考题及拓展资源等形式,力求在理论和技能的教学中开展"润物细无声"的课程思政,在潜移默化中让学生养成优秀的职业素养。二是突出职教特色,岗课赛证融通。本书从岗位出发,以就业为导向,以能力为核心,提供了丰富的实训内容,与理论知识紧密结合,强化技能训练,真正实现"理实一体化";内容对接国家执业药师职业资格考试及1+X药物制剂生产职业技能等级证书;同时,与"药品检测技术"技能大赛紧密衔接,在相关内容中提炼"技能赛点",促进岗课赛证融通。三是拓展资源丰富,线上线下融合。本书以《中华人民共和国药典》(2020版)作为理论指导,是与资源库配套的一体化教材,能够真正实现线上线下内容相结合,利用教材和资源库资源指导学生进行课前预习和课后复习,有利于学生进行自学,推动教育数字化。内容中设置了资源二维码,以及"课堂讨论""实例分析""知识链接""知识拓展""考证聚焦"等版块,学生可以随时随地利用网络进行学习,提高学习的目的性和主动性,增强教材的知识性、趣味性和实用性,强化知识的应用、技能的培养和核心职业素养的养成。四是围绕工学结合,联合双师打造。为了更好地推行工学结合,本书联合十余所高职院校的"双师型"教师和行企业专家共同参与编写,他们具有较丰富的教学经验,对企业一线的工作内容、过程及环境也较熟悉,同时还邀请了具有丰富经验的行企业专家参与审核,实现与企业实时接轨,产教结合,更加体现职业教育的职业性、实践性和开放性。

　　本书由唐倩、刘清新、王文洁主编,具体分工为:第一章由刘清新主笔,第二章由郭俐麟主笔,第三章由唐倩和冯媛娇主笔,第四章由谭韬主笔,第五章由张志琴和方丽波主笔,第六章由刘筱琴主笔,第七章由吴爽和贾莉主笔,第八章由孙静和娜贺雅主笔,第九章由宾婕和付恩桃主笔,第十章由马晓茜和彭荣珍主笔,第十一章由李悦和陈晓静主笔,第十二章由吴珊珊、张雪主笔,第十三章由王文洁主笔,第十四章由董月辉主笔,第十五章由朱链链主笔,第十六章由孙英强主笔。

　　本书在编写过程中,得到了高等教育出版社及各位编者单位的大力支持和帮助,在此表示衷心的感谢,并对本书所引用文献的原作者表示衷心的感谢。

　　由于编者的水平和编写时间有限,书中疏漏之处在所难免,恳请读者提出宝贵意见,以便修订完善。

唐　倩　刘清新　王文洁

2023 年 1 月

目　录

第一章　绪论 ⋯⋯⋯⋯⋯⋯⋯⋯⋯⋯⋯⋯⋯⋯⋯⋯⋯⋯⋯⋯⋯⋯⋯ 1

  第一节　药物分析的性质和任务 ⋯⋯⋯⋯⋯⋯⋯⋯⋯⋯⋯⋯⋯ 2

  第二节　药品质量标准 ⋯⋯⋯⋯⋯⋯⋯⋯⋯⋯⋯⋯⋯⋯⋯⋯⋯ 3

  第三节　《中国药典》简介 ⋯⋯⋯⋯⋯⋯⋯⋯⋯⋯⋯⋯⋯⋯⋯ 8

  第四节　药品检验工作的依据和程序 ⋯⋯⋯⋯⋯⋯⋯⋯⋯⋯ 12

  第五节　药品质量管理规范 ⋯⋯⋯⋯⋯⋯⋯⋯⋯⋯⋯⋯⋯⋯ 17

  实训一　查阅《中国药典》(2020 年版) ⋯⋯⋯⋯⋯⋯⋯⋯ 19

第二章　药物的性状检查与鉴别 ⋯⋯⋯⋯⋯⋯⋯⋯⋯⋯⋯⋯⋯ 21

  第一节　药物的性状 ⋯⋯⋯⋯⋯⋯⋯⋯⋯⋯⋯⋯⋯⋯⋯⋯⋯ 22

  第二节　药物的鉴别 ⋯⋯⋯⋯⋯⋯⋯⋯⋯⋯⋯⋯⋯⋯⋯⋯⋯ 28

  实训二　化学药物的鉴别 ⋯⋯⋯⋯⋯⋯⋯⋯⋯⋯⋯⋯⋯⋯ 38

  实训三　中药制剂的鉴别 ⋯⋯⋯⋯⋯⋯⋯⋯⋯⋯⋯⋯⋯⋯ 40

第三章　药物的杂质检查 ⋯⋯⋯⋯⋯⋯⋯⋯⋯⋯⋯⋯⋯⋯⋯⋯ 42

  第一节　药物中杂质的来源及分类 ⋯⋯⋯⋯⋯⋯⋯⋯⋯⋯ 44

  第二节　药物的杂质检查方法 ⋯⋯⋯⋯⋯⋯⋯⋯⋯⋯⋯⋯ 46

  第三节　一般杂质的检查 ⋯⋯⋯⋯⋯⋯⋯⋯⋯⋯⋯⋯⋯⋯ 48

  第四节　特殊杂质的检查 ⋯⋯⋯⋯⋯⋯⋯⋯⋯⋯⋯⋯⋯⋯ 63

  实训四　碳酸氢钠中一般杂质的检查 ⋯⋯⋯⋯⋯⋯⋯⋯ 69

  实训五　药物中特殊杂质的检查 ⋯⋯⋯⋯⋯⋯⋯⋯⋯⋯ 72

第四章　药典中常用定量分析方法概述 ⋯⋯⋯⋯⋯⋯⋯⋯⋯ 75

  第一节　滴定分析法 ⋯⋯⋯⋯⋯⋯⋯⋯⋯⋯⋯⋯⋯⋯⋯⋯ 77

  第二节　紫外 - 可见分光光度法 ⋯⋯⋯⋯⋯⋯⋯⋯⋯⋯⋯ 83

  第三节　色谱分析法 ⋯⋯⋯⋯⋯⋯⋯⋯⋯⋯⋯⋯⋯⋯⋯⋯ 87

  第四节　分析方法的验证 ⋯⋯⋯⋯⋯⋯⋯⋯⋯⋯⋯⋯⋯⋯ 97

  第五节　定量分析有关计算 ⋯⋯⋯⋯⋯⋯⋯⋯⋯⋯⋯⋯⋯ 102

  实训六　维生素 B_{12} 注射液的含量测定 ⋯⋯⋯⋯⋯⋯⋯ 113

第五章　制剂分析 ⋯⋯⋯⋯⋯⋯⋯⋯⋯⋯⋯⋯⋯⋯⋯⋯⋯⋯⋯ 115

  第一节　制剂分析的特点 ⋯⋯⋯⋯⋯⋯⋯⋯⋯⋯⋯⋯⋯⋯ 117

  第二节　片剂的分析 ⋯⋯⋯⋯⋯⋯⋯⋯⋯⋯⋯⋯⋯⋯⋯⋯ 118

  第三节　注射剂的分析 ⋯⋯⋯⋯⋯⋯⋯⋯⋯⋯⋯⋯⋯⋯⋯ 123

  第四节　复方制剂的分析 ⋯⋯⋯⋯⋯⋯⋯⋯⋯⋯⋯⋯⋯⋯ 130

  实训七　片剂的溶出度检查 ⋯⋯⋯⋯⋯⋯⋯⋯⋯⋯⋯⋯ 134

  实训八　葡萄糖酸钙注射液的含量测定 ⋯⋯⋯⋯⋯⋯⋯ 136

第六章　芳酸类药物的分析 ·· 138
　第一节　水杨酸类药物的分析 ··· 140
　第二节　苯甲酸类药物的分析 ··· 147
　第三节　其他芳酸类药物的分析 ·· 152
　实训九　水杨酸的含量测定 ··· 156

第七章　芳胺及芳烃胺类药物的分析 ··· 158
　第一节　酰苯胺类药物的分析 ··· 160
　第二节　对氨基苯甲酸酯类药物的分析 ····································· 166
　第三节　苯乙胺类药物的分析 ··· 174
　实训十　对乙酰氨基酚片的质量分析 ·· 182
　实训十一　盐酸普鲁卡因注射液的含量测定 ································ 185

第八章　杂环类药物的分析 ··· 188
　第一节　吡啶类药物的分析 ··· 190
　第二节　吩噻嗪类药物的分析 ··· 194
　第三节　苯二氮䓬类药物的分析 ·· 197
　实训十二　盐酸氯丙嗪片的含量测定 ·· 206

第九章　生物碱类药物的分析 ·· 209
　第一节　概述 ·· 211
　第二节　鉴别试验 ·· 214
　第三节　特殊杂质检查 ··· 217
　第四节　含量测定 ·· 220
　实训十三　硫酸阿托品注射液的含量测定 ··································· 227

第十章　甾体激素类药物的分析 ··· 230
　第一节　概述 ·· 232
　第二节　鉴别试验 ·· 236
　第三节　特殊杂质检查 ··· 238
　第四节　含量测定 ·· 242
　实训十四　氢化可的松的含量测定 ··· 247

第十一章　维生素类药物的分析 ··· 249
　第一节　维生素 A 的分析 ··· 251
　第二节　维生素 E 的分析 ··· 259
　第三节　维生素 B_1 的分析 ··· 264
　第四节　维生素 C 的分析 ··· 269
　实训十五　维生素 B_1 片的含量测定 ····································· 274
　实训十六　维生素 C 注射液的含量测定 ···································· 276
　实训十七　维生素 E 软胶囊的含量测定 ···································· 277

第十二章　抗菌类药物的分析 ·· 280
　第一节　概述 ·· 282

第二节　β−内酰胺类抗生素的分析 ································ 284

第三节　氨基糖苷类抗生素的分析 ································ 289

第四节　四环素类抗生素的分析 ·································· 295

第五节　喹诺酮类药物的分析 ···································· 299

第六节　磺胺类药物的分析 ······································ 305

实训十八　阿莫西林胶囊的含量测定 ······························ 309

实训十九　盐酸环丙沙星片的含量测定 ···························· 310

第十三章　中药制剂分析 ·· 312

第一节　概述 ·· 313

第二节　中药制剂分析的基本程序 ································ 316

第三节　中药制剂分析实例 ······································ 327

实训二十　双黄连口服液中黄芩苷的含量测定 ······················ 331

第十四章　药品生物检定技术 ·· 333

第一节　药品生物检定的一般程序 ································ 335

第二节　无菌检查 ·· 336

第三节　微生物限度及螨类检查 ·································· 341

第四节　热原及细菌内毒素检查 ·································· 346

第十五章　体内药物分析 ·· 350

第一节　概述 ·· 351

第二节　体内样品的种类、采集与贮存 ···························· 352

第三节　体内样品的预处理 ······································ 356

第十六章　新药开发 ·· 362

第一节　新药开发的主要过程 ···································· 364

第二节　新药申报 ·· 367

附录 ·· 378

参考文献 ·· 380

二维码链接的数字资源目录

序号	资源标题	页码
1	亮菌甲素注射液药害事件	3
2	《中国药典》凡例的主要内容	9
3	《中国药典》正文的内容	11
4	第一章在线测试	19
5	葡萄糖注射液的含量测定（旋光法）	26
6	药物一般鉴别试验——芳香第一胺类	28
7	水杨酸盐类药物鉴别	32
8	第二章在线测试	38
9	反应停事件	44
10	紫外－可见分光光度仪的使用	48
11	氯化物的检查实训操作	49
12	硫酸盐的检查实训操作	50
13	重金属检查——硫代乙酰胺法	52
14	重金属的检查实训操作	53
15	中药砷中毒事件	53
16	砷盐检查——古蔡氏法	53
17	碳酸氢钠中砷盐检查实训操作	53
18	干燥失重样品的称量	58
19	旋光度测定法检查硫酸阿托品中的特殊杂质	64
20	紫外－可见分光光度法检查肾上腺素中的酮体	65
21	薄层色谱法检查异烟肼中游离肼的实训操作	66
22	高效液相色谱仪实训操作	66
23	第三章在线测试	69
24	电位滴定法确定滴定液消耗体积的方法	80
25	滴定分析法——重点	83
26	吸收池的使用操作	84
27	吸收池的配套试验	84

续表

序号	资源标题	页码
28	如何应用相关计算软件进行线性回归方程与判定系数 R^2 的计算	87
29	紫外－可见分光光度法——重点	87
30	六通阀进样过程	88
31	气相色谱仪进样器	95
32	色谱法——重点	97
33	剩余滴定法公式的推导	104
34	第四章在线测试	112
35	片剂的重量差异和崩解时限检查实训	119
36	片剂的含量均匀度检查实训	120
37	注射剂的装量检查实训	123
38	注射剂中可见异物的检查实训	127
39	第五章在线测试	134
40	阿司匹林的"前世今生"	140
41	阿司匹林片的质量分析（一）	146
42	阿司匹林片的质量分析（二）	146
43	亚硝酸钠滴定法	146
44	第六章在线测试	155
45	酰胺类药物的分析	160
46	酰胺类药物杂质检查及含量测定	163
47	紫外－可见分光光度计的工作原理	165
48	紫外－可见分光光度计的操作	165
49	对氨基苯甲酸酯类药物含量测定	171
50	重氮化－偶合反应	171
51	苯乙胺类药物的分析	174
52	苯乙胺类药物杂质检查及含量测定	178
53	第七章在线测试	182
54	吡啶类药物的结构与性质	190
55	吡啶类药物的鉴别	191
56	吡啶类药物的杂质检查	192
57	吡啶类药物的含量测定	192
58	精神科的"青霉素"	194
59	吩噻嗪类药物结构与性质	194

续表

序号	资源标题	页码
60	吩噻嗪类药物的鉴别	196
61	吩噻嗪类药物的杂质检查	197
62	吩噻嗪类药物的含量测定	197
63	苯二氮䓬类药物的含量测定	203
64	第八章在线测试	206
65	第九章在线测试	227
66	兴奋剂事件	232
67	甾体激素的官能团反应	237
68	硒检查法	241
69	第十章在线测试	247
70	维生素 A 的发现	251
71	维生素 A 质量分析	251
72	维生素 A 的自动氧化	252
73	微量注射器的使用	262
74	气相色谱仪进样系统	263
75	维生素 B_1 的结构、性质、鉴别	264
76	硫色素反应(动画)	265
77	硫色素反应(操作)	265
78	维生素 B_1 的含量测定	267
79	维生素 C 的含量测定	273
80	第十一章在线测试	274
81	$\beta-$ 内酰胺类抗生素的杂质检查	287
82	$\beta-$ 内酰胺类抗生素的含量测定	288
83	第十二章在线测试	309
84	微量升华法	319
85	第十三章在线测试	331
86	欣弗事件	334
87	无菌检查的试验操作	338
88	微生物限度检查试验操作	341
89	热原检查	346
90	细菌内毒素检查试验操作	348
91	第十四章在线测试	349

续表

序号	资源标题	页码
92	样品的采集（血液）	353
93	第十五章在线测试	361
94	青蒿素的发现	363
95	药物稳定性试验方法	367
96	第十六章在线测试	377

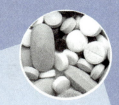

第一章

绪论

>>>> 学习目标

- 掌握《中华人民共和国药典》(2020 年版)的体例结构;掌握凡例中有关药品检验的规定。
- 熟悉药品质量标准的分类和主要内容;熟悉药品检验的基本程序。
- 了解药品质量标准的概念、制定目的和意义及制定原则;了解药物分析的性质和任务;了解常用的国外药典的概况。

思维导图

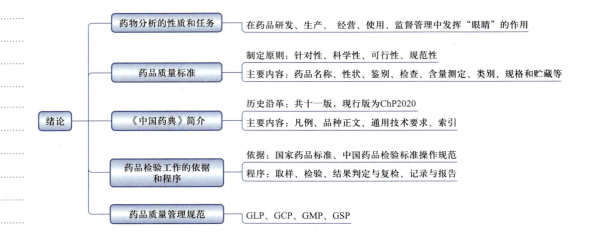

药物分析的性质和任务 —— 在药品研发、生产、经营、使用、监督管理中发挥"眼睛"的作用

药品质量标准 —— 制定原则：针对性、科学性、可行性、规范性
　　　　　　　—— 主要内容：药品名称、性状、鉴别、检查、含量测定、类别、规格和贮藏等

《中国药典》简介 —— 历史沿革：共十一版，现行版为ChP2020
　　　　　　　　 —— 主要内容：凡例、品种正文、通用技术要求、索引

药品检验工作的依据和程序 —— 依据：国家药品标准、中国药品检验标准操作规范
　　　　　　　　　　　　 —— 程序：取样、检验、结果判定与复检、记录与报告

药品质量管理规范 —— GLP、GCP、GMP、GSP

绪论

第一节　药物分析的性质和任务

《中华人民共和国药品管理法》(以下简称《药品管理法》)中明确了药品的概念，即药品是指用于预防、治疗、诊断人的疾病，有目的地调节人的生理机能并规定有适应证或者功能主治、用法和用量的物质。它包括中药材、中药饮片、中成药、化学原料药及其制剂、抗生素、生化药品、放射性药品、血清、疫苗、血液制品和诊断药品等。

药物分析是利用分析测定手段，发展和建立药品的分析方法，研究药品的质量规律，对药品质量进行全面检验与控制的科学，是我国药学、药品质量与安全、药品生产技术、药物制剂技术等专业规定设置的一门主要专业课程。

药品是一种特殊商品，它与人的生命健康密切相关，药品质量直接关系到人的健康，甚至生命安全。全面控制药品质量，保证用药安全有效，是每一个药学工作者必须树立的最高准则。科学、有效的药物分析方法和技术，不仅能真实、客观地反映药品质量，还能极大地促进药品质量的提高。

药品质量的全面控制是多方面、多学科、全过程的综合性工作，其体现于药品的研发、生产、经营、使用和监督管理等各个环节，只有对药品的各个环节进行全面的药物分析研究、监测控制和质量保证，才能够实现药品使用的安全、有效和合理。药物分析为全方位、全过程控制药品质量提供可靠依据，是整个药学领域中的一个重要组成部分，发挥着"眼睛"的重要作用。药物分析在药学实践中的具体应用如下：

1. **在药品研发中的应用**　药物分析通过对药品研发中药物的结构分析、稳定性研究、有关物质研究、体内样品分析与测定、药学(制剂分析)研究等，确保研发药品的质量合理与可控，揭示药物的吸收、分布、代谢和排泄的途径与机制，保障药品使用的安全、有效。

2. **在药品生产过程中的应用**　药品的质量与其生产过程直接相关，因此药品的质量控制和管理应贯穿于整个药品生产过程。药品生产用原料、辅料必须经检验符合药用要求;药品生产工艺的确定与监测需经药品质量的检验来实现;半成品须经检验合格,才能流入下道工序;成品须按照国家药品标准检验合格方能出厂;在中药生产过程中,需要对原药材、炮制加工过程、提取物等进行质量分析与控制。因此,在药品生产过程中,应对药品进行全面的、动态的质量控制和管理,以便及时发现和解决质量问题,促进药品质量的提高。

3. 在药品经营中的应用　每种药品都有自己固有的特性,受到温度、湿度、光照、氧等环境因素的影响,往往会发生降解而引起质量变化。因此,在药品流通和经营过程中,须严格按照药品规定的条件进行贮运和保存,并定期考察质量变化,以保障药品质量和安全性、有效性。

4. 在药品使用中的应用　某些药物在临床使用过程中,其体内代谢存在明显的个体差异,会使药物的疗效和使用安全受到较大影响,因此,开展临床治疗药物的分析监测,可指导医生合理用药及个体化用药。

5. 在药品监督管理中的应用　《药品管理法》明确规定,药品监督管理部门根据监督检查的需要,可以对药品质量进行抽查检验。药品监督管理部门设置或者指定的药品专业技术机构,承担依法实施药品监督管理所需的审评、检验、核查、监督与评价等工作。

第二节　药品质量标准

一、制定药品质量标准的目的和意义

药品的质量与人的生命健康密切相关,因此须按照一定的标准和要求(即药品质量标准)对药品质量进行控制。药品质量标准是指为保证药品质量所制定的质量指标、检验方法和生产工艺等的技术要求。药品质量标准分为国家药品标准和企业药品标准,其中国家药品标准为法定标准,企业药品标准为非法定标准。

由于药品生产企业生产工艺、技术水平、设备条件、贮藏运输状态、生产管理水平等的差异都会影响到药品的质量,所以国家制定了统一的质量标准,即国家药品标准,以保证药品的质量稳定、均一,并符合药用要求,保证用药的安全、有效和合理。国家药品标准是国家对药品质量要求和检验方法所做的技术规定,是药品生产、供应、使用、检验和管理部门共同遵循的法定依据,包括《中华人民共和国药典》(以下简称《中国药典》)、局颁标准、药品注册标准和其他药品标准。国家药品标准由政府或政府授权的权威机构组织编撰,政府统一颁布,属于强制性标准,是药品质量的最低标准。

企业药品标准是指药品生产企业根据本企业的生产工艺条件和技术水平而制定的用于控制本企业生产的药品质量的内控标准,一般高于国家标准,属于非法定标准。企业标准可有效提高药品质量,增加企业竞争力。

二、制定药品质量标准的原则

药品质量标准是在对药物的结构、理化性质、杂质与纯度等进行全面研究的基础

扫一扫,
学案例

亮菌甲素
注射液
药害事件

上,充分考察其生产工艺、稳定性、贮运条件,同时充分研究药理和药效等生物学特性,从而制定出的有关药品的质量、安全性和有效性的合理指标与限度。药品质量标准制定时主要遵循以下原则:

1. **针对性**　确定检测指标时,应根据药品在生产、流通、使用等各个环节中影响药品质量的因素,有针对性地规定检测指标,加强对药品内在质量的控制。

2. **科学性**　应根据"准确、灵敏、简便、快速"的原则,选用科学的检测方法,使方法既要有普及性和适用性,也要有一定的先进性,并尽量选用《中国药典》中收载的方法。

3. **可行性**　制定的标准限度要合理可行,在保证药品安全、有效的前提下,根据实际生产能力和技术水平合理制定标准限度。

4. **规范性**　制定药品标准时,应按照国家药品监督管理部门颁布的规范和指导原则的要求,做到药品标准的体例格式、文字术语、计量单位、数字符号及通用检测方法等的统一规范。

药品标准不是一成不变的,随着科学技术的发展和生产工艺的改进,药品标准也将相应提高。

三、药品质量标准的主要内容

药品质量标准的主要内容包括:药品名称、性状、鉴别、检查、含量(或效价)测定、类别、规格和贮藏等。

维生素 C

WeishengsuC

VitaminC

$C_6H_8O_6$　176.13

本品为 L- 抗坏血酸。含 $C_6H_8O_6$ 不得少于 99.0%。

【**性状**】本品为白色结晶或结晶性粉末;无臭,味酸;久置色渐变微黄;水溶液显酸性反应。

本品在水中易溶,在乙醇中略溶,在三氯甲烷或乙醚中不溶。

熔点　本品的熔点(通则 0612)为 190~192℃,熔融时同时分解。

比旋度　取本品,精密称定,加水溶解并定量稀释制成每 1 ml 中约含 0.10 g 的溶液,依法测定(通则 0621),比旋度为 +20.5° 至 +21.5°。

【**鉴别**】

(1)取本品 0.2 g,加水 10 ml 溶解后,分成二等份,在一份中加硝酸银试液 0.5 ml,即生成银的黑色沉淀;在另一份中加二氯靛酚钠试液 1~2 滴,试液的颜色即消失。

(2) 本品的红外光吸收图谱应与对照的图谱(光谱集 450 图)一致。

【检查】

溶液的澄清度与颜色 取本品 3.0 g,加水 15 ml,振摇使溶解,溶液应澄清无色;如显色,将溶液经 4 号垂熔玻璃漏斗滤过,取滤液,照紫外 – 可见分光光度法(通则 0401),在 420 nm 的波长处测定吸光度,不得过 0.03。

草酸 取本品 0.25 g,加水 4.5 ml,振摇使维生素 C 溶解,加氢氧化钠试液 0.5 ml、稀醋酸 1 ml 与氯化钙试液 0.5 ml,摇匀,放置 1 小时,作为供试品溶液;另精密称取草酸 75 mg,置 500 ml 量瓶中,加水溶解并稀释至刻度,摇匀,精密量取 5 ml,加稀醋酸 1 ml 与氯化钙试液 0.5 ml,摇匀,放置 1 小时,作为对照溶液。供试品溶液产生的浑浊不得浓于对照溶液(0.3%)。

炽灼残渣 不得过 0.1%(通则 0841)。

铁 取本品 5.0 g 两份,分别置 25 ml 量瓶中,一份中加 0.1 mol/L 硝酸溶液溶解并稀释至刻度,摇匀,作为供试品溶液(B);另一份中加标准铁溶液(精密称取硫酸铁铵 863 mg,置 1 000 ml 量瓶中,加 1 mol/L 硫酸溶液 25 ml,用水稀释至刻度,摇匀,精密量取 10 ml,置 100 ml 量瓶中,用水稀释至刻度,摇匀)1.0 ml,加 0.1 mol/L 硝酸溶液溶解并稀释至刻度,摇匀,作为对照溶液(A)。照原子吸收分光光度法(通则 0406),在 248.3 nm 的波长处分别测定,应符合规定。

铜 取本品 2.0 g 两份,分别置 25 ml 量瓶中,一份中加 0.1 mol/L 硝酸溶液溶解并稀释至刻度,摇匀,作为供试品溶液(B);另一份中加标准铜溶液(精密称取硫酸铜 393 mg,置 1 000 ml 量瓶中,加水溶解并稀释至刻度,摇匀,精密量取 10 ml,置 100 ml 量瓶中,用水稀释至刻度,摇匀)1.0 ml,加 0.1 mol/L 硝酸溶液溶解并稀释至刻度,摇匀,作为对照溶液(A)。照原子吸收分光光度法(通则 0406),在 324.8 nm 的波长处分别测定,应符合规定。

重金属 取本品 1.0 g,加水溶解成 25 ml,依法检查(通则 0821 第一法),含重金属不得过百万分之十。

细菌内毒素 取本品,加碳酸钠(170℃加热 4 小时以上)适量,使混合,依法检查(通则 1143),每 1 mg 维生素 C 中含内毒素的量应小于 0.020 EU(供注射用)。

【含量测定】 取本品约 0.2 g,精密称定,加新沸过的冷水 100 ml 与稀醋酸 10 ml 使溶解,加淀粉指示液 1 ml,立即用碘滴定液(0.05 mol/L)滴定,至溶液显蓝色并在 30 秒内不褪。每 1 ml 碘滴定液(0.05 mol/L)相当于 8.806 mg 的 $C_6H_8O_6$。

【类别】 维生素类药。

【贮藏】 遮光,密封保存。

【制剂】 ① 维生素 C 片;② 维生素 C 泡腾片;③ 维生素 C 泡腾颗粒;④ 维生素 C 注射液;⑤ 维生素 C 颗粒。

(一) 药品名称

药品名称包括中文名称、汉语拼音名称、英文名称和化学名称。

药品中文名称是按照《中国药品通用名称》(CADN)推荐的名称及命名原则命名的,《中国药典》收载的药品中文名称均为法定名称;英文名称除另有规定外,均采用世界卫生组织制定的"国际非专利药品名"（INN）；有机药物的化学名称应根据中国化学会编撰的《有机化学命名原则》命名，母体的选定与国际纯粹与应用化学联合会（IUPAC）的命名系统一致。

药品化学结构式按照世界卫生组织推荐的"药品化学结构式书写指南"书写。

列入国家药品标准的药品名称为药品通用名称，已经作为药品通用名称的，该名称不得作为药品商标使用。

（二）性状

药品的性状是对药品的外观、臭、味、溶解度、一般稳定性及物理常数等的规定，反映了药物特有的物理性质。

1. **外观**　是对药品的色泽、形状、相态等外表感观的规定，具有一定的鉴别意义，也可在一定程度上反映药物的内在质量。

2. **臭、味**　是对药品本身所固有的嗅觉和味觉感受的规定。《中国药典》（2020 年版）对多种药物不再做味的规定。

3. **溶解度**　溶解度是药品的一种物理性质。各品种项下选用的部分溶剂及其在该溶剂中的溶解性能，可供精制或制备溶液时参考；对在特定溶剂中的溶解性能需做质量控制时，在该品种检查项下另做具体规定。通过测定药品的溶解度，或特定溶剂中溶液的澄清度及颜色，可以在一定程度上了解药品内在质量。

《中国药典》（2020 年版）对药物的近似溶解度以下列名词术语表示：

极易溶解　系指溶质 1 g（ml）能在溶剂不到 1 ml 中溶解；

易溶　系指溶质 1 g（ml）能在溶剂 1～不到 10 ml 中溶解；

溶解　系指溶质 1 g（ml）能在溶剂 10～不到 30 ml 中溶解；

略溶　系指溶质 1 g（ml）能在溶剂 30～不到 100 ml 中溶解；

微溶　系指溶质 1 g（ml）能在溶剂 100～不到 1 000 ml 中溶解；

极微溶解　系指溶质 1 g（ml）能在溶剂 1 000～不到 10 000 ml 中溶解；

几乎不溶或不溶　系指溶质 1 g（ml）在溶剂 10 000 ml 中不能完全溶解。

溶解度试验法：除另有规定外，称取研成细粉的供试品或量取液体供试品，25℃ ±2℃一定容量的溶剂中，每隔 5 分钟强力振摇 30 秒，观察 30 分钟内的溶解情况，如无目视可见的溶质颗粒或液滴，即视为完全溶解。

4. **物理常数**　物理常数是药物固有的物理特征，其测定结果不仅对药品具有鉴别意义，也可反映药品的纯度，是评价药品质量的主要指标之一。《中国药典》（2020 年版）收载的物理常数包括相对密度、馏程、熔点、凝点、比旋度、折光率、黏度、吸收系数、碘值、皂化值和酸值等。

（三）鉴别

鉴别是根据药品某些物理、化学或生物学等特性进行试验，以判断药品的真伪，是药品检验的首要环节。但鉴别试验不完全代表对该药品化学结构的确证，对于原料药，还应结合性状项下外观和物理常数进行确认。

（四）检查

检查是对药品的安全性、有效性、均一性和纯度要求四个方面进行的试验分析，包括反映药品安全性与有效性的试验方法和限度、均一性与纯度等制备工艺要求等内容。

1. **安全性检查**　药品的安全性系指合格的药品,在正常用法用量下,不应引起与用药目的无关的、意外的严重不良反应。体现药品安全性的主要指标包括异常毒性、热原、细菌内毒素、升压物质、降压物质、无菌、微生物限度、过敏性等。

2. **有效性检查**　药品的有效性一般通过药物制剂来实现,即通过有关的剂型检查进行控制,如崩解时限、溶出度与释放度、含量均匀度、最低装量等。

3. **均一性检查**　药物制剂的均一性是指各单位剂量之间的均匀程度。临床用药时都是按照单位剂量使用,如果制剂均一性不合格,则可能造成用药无效或低效,或者中毒甚至危及生命安全,所以制剂的均一性是保障用药安全、有效的重要指标。制剂的均一性检查主要包括片剂等固体制剂的重量差异检查、含量均匀度检查,注射剂的装量检查等。

4. **纯度检查**　是指对药品中所含的杂质进行检查和控制。药品标准中规定的各种杂质检查项目,系指该药品在按既定工艺进行生产和正常贮藏过程中可能含有或产生并需要控制的杂质(如残留溶剂、有关物质等);改变生产工艺时需另考虑增修订有关项目。

(五) 含量(或效价)测定

药品的含量测定是指采用药品标准中规定的试验方法,对药品(原料及制剂)中有效成分的含量进行测定,是评价药品质量、保证药品疗效的重要手段。一般可采用化学、仪器或生物测定方法。凡采用理化方法对药品中特定成分的绝对质量进行的测定称为含量测定;凡以生物学方法或酶化学方法对药品中特定成分进行的生物活性(效力)测定称为效价测定,例如,硫酸链霉素采用微生物检定法测定效价。

(六) 类别

类别系按药品的主要作用与主要用途或学科的归属划分,如解热镇痛药、维生素类药、氨基糖苷类抗生素等。但不排除在临床实践的基础上作其他类别药物使用。

(七) 规格

制剂的规格,亦称为制剂的标示量,系指每一支、片或其他每一个单位制剂中含有主药的重量[①](或效价)或含量(%)或装量。注射液项下,如为"1 ml:10 mg",系指 1 ml 中含有主药 10 mg;对于列有处方或标有浓度的制剂,也可同时规定装量规格。

(八) 贮藏

贮藏项下的规定,系为避免污染和降解而对药品贮存与保管的基本要求。其常用术语有遮光、避光、密闭、密封、熔封或严封、阴凉处、凉暗处、冷处及常温(室温)等。除另有规定外,贮藏项下未规定贮藏温度的一般系指常温。

🎐 知识拓展

药品贮藏条件常用术语

遮光　系指用不透光的容器包装,如棕色容器或适宜黑色材料包裹的无色透明、半透明容器;

避光　系指避免日光直射;

密闭　系指将容器密闭,以防止尘土及异物进入;

---

① "重量"的规范名称为"质量",本书中与《中国药典》(2020 年版)保持一致,用"重量"。

　　密封　系指将容器密封,以防止风化、吸潮、挥发或异物进入;

　　熔封或严封　系指将容器熔封或用适宜的材料严封,以防止空气与水分的侵入并防止污染;

　　阴凉处　系指不超过20℃;

　　凉暗处　系指避光并不超过20℃;

　　冷处　系指2~10℃;

　　常温　系指10~30℃。

第三节　《中国药典》简介

　　《中华人民共和国药典》,简称《中国药典》(Chinese Pharmacopoeia ChP)。《中国药典》由国家药典委员会编制和修订,国家药品监督管理局颁布执行。《中国药典》是记载药品质量标准的法典,是国家监督、管理药品质量的法定技术指标,具有法律约束力。所有国家药品标准均应当符合《中国药典》凡例及通则的有关要求。

一、《中国药典》的沿革

　　迄今为止,《中国药典》已出版了十一版,分别是1953年版、1963年版、1977年版、1985年版、1990年版、1995年版、2000年版、2005年版、2010年版、2015年版和2020年版,在间隔期间出版相应版次增补本。现行版为《中国药典》(2020年版)(ChP2020)。《中国药典》各版部数及收载的药品品种数见表1-1。

表1-1　《中国药典》各版部数及收载的药品品种数

版次	部数	收载品种数				
		一部	二部	三部	四部(辅料)	合计
1953年版(第一版)	1部	531				531
1963年版(第二版)	2部	643	667			1 310
1977年版(第三版)	2部	1 152	773			1 925
1985年版(第四版)	2部	713	776			1 489
1990年版(第五版)	2部	784	967			1 751
1995年版(第六版)	2部	920	1 455			2 375
2000年版(第七版)	2部	992	1 699			2 691
2005年版(第八版)	3部	1 146	1 970	101		3 217
2010年版(第九版)	3部	2 165	2 271	131		4 567
2015年版(第十版)	4部	2 598	2 603	137	270	5 608
2020年版(第十一版)	4部	2 711	2 712	153	335	5 911

二、《中国药典》的主要内容

《中国药典》(2020 年版)由一部、二部、三部、四部及其增补本组成。其中,一部收载中药,包括药材和饮片、植物油脂和提取物、成方制剂和单味制剂等;二部收载化学药品、抗生素、生化药品及放射性药品等;三部收载生物制品及相关通用技术要求;四部收载通用技术要求和药用辅料等,其中通用技术要求包括通则(包括制剂通则、通用检测方法、标准物质、试剂试药等)和指导原则。

《中国药典》(2020 年版)主要由凡例、品种正文、通用技术要求和索引等构成。

(一) 凡例

凡例是为正确使用《中国药典》(2020 年版),对品种正文、通用技术要求及药品质量检验和检定中有关的共性问题的统一规定和基本要求,在各部中列于正文之前。"凡例"中的有关规定具有法定的约束力。

1. 检验方法和限度　药品均应按其标准规定的方法进行检验,检验时应对方法的适用性进行确认,如采用其他方法,应进行方法学验证并与规定的方法比对,根据试验结果选择使用,但应以现行药典规定的方法为准。

扫一扫,学知识

《中国药典》凡例的主要内容

标准中规定的各种纯度和限度数值及制剂的重(装)量差异,包括上限和下限两个数值本身及其中间数值。规定的这些数值不论是百分数还是绝对数字,其最后一位数字都是有效位。

原料药含量(%)除另有注明外,均按重量计,规定上限为 100% 以上时,系指用现行版药典规定的分析方法测定时可能达到的数值,是药典规定的限度或允许偏差,并非真实含有量;未规定上限时,系指不超过 101.0%。制剂的含量限度范围,系根据主药含量的多少、测定方法误差、生产过程不可避免偏差和贮存期间可能产生降解的可接受程度而制定的。一般用标示量的百分含量来表示。生产中应按标示量 100% 投料。如已知某一成分在生产或贮存期间含量会降低,生产时可适当增加投料量,以保证在有效期内含量能符合规定。

2. 标准品与对照品　标准品与对照品系指用于鉴别、检查、含量或效价测定的标准物质。标准品系指用于生物检定或效价测定的标准物质,其特性量值一般按效价单位(或 μg)计物质;对照品系指采用理化方法进行鉴别、检查或含量测定时所用的标准物质,其特性量值一般按纯度(%)计。标准品与对照品均应按其标签或使用说明书所示的内容使用或贮藏。

3. 计量

(1)《中国药典》(2020 年版)使用的滴定液和试液的浓度,以 mol/L(摩尔/升)表示者,其浓度要求精密标定的滴定液用"XXX 滴定液(YYY mol/L)"表示;作其他用途不需精密标定其浓度时,用"YYY mol/L XXX 溶液"表示,以示区别。

📎 知识链接

有关温度的描述

有关温度的描述,一般以下列名词术语表示:

水浴温度　除另有规定外,均指 98~100℃;

热水　　　　　系指 70~80℃；

微温或温水　　系指 40~50℃；

室温（常温）　系指 10~30℃；

冷水　　　　　系指 2~10℃；

冰浴　　　　　系指约 0℃；

放冷　　　　　系指放冷至室温。

（2）符号"%"表示百分比，系指重量的比例；但溶液的百分比，除另有规定外，系指溶液 100 ml 中含有溶质若干克；乙醇的百分比，系指在 20℃时容量的比例。

知识链接

符号"%"的含义

%（g/g）　　表示溶液 100 g 中含有溶质若干克；

%（ml/ml）　表示溶液 100 ml 中含有溶质若干毫升；

%（ml/g）　 表示溶液 100 g 中含有溶质若干毫升；

%（g/ml）　 表示溶液 100 ml 中含有溶质若干克。

（3）液体的滴，系在 20℃时，以 1.0 ml 水为 20 滴进行换算。

（4）溶液后记示的"（1 → 10）"等符号，系指固体溶质 1.0 g 或液体溶质 1.0 ml 加溶剂使成 10 ml 的溶液；未指明用何种溶剂时，均系指水溶液；两种或两种以上液体的混合物，名称间用半字线"–"隔开，其后括号内所示的"："符号，系指各液体混合时的体积（重量）比例。

（5）乙醇未指明浓度时，均系指 95%（ml/ml）的乙醇。

4. 精确度　药品检验中规定取样量的准确度和试验精密度必须按照现行版药典规定执行。

（1）试验中供试品与试药等"称重"或"量取"的量，均以阿拉伯数码表示，其精确度可根据数值的有效数位来确定，如称取"0.1 g"，系指称取重量可为 0.06~0.14 g；称取"2 g"，系指称取重量可为 1.5~2.5 g；称取"2.0 g"，系指称取重量可为 1.95~2.05 g；称取"2.00 g"，系指称取重量可为 1.995~2.005 g。

"精密称定"系指称取重量应准确至所取重量的千分之一；"称定"系指称取重量应准确至所取重量的百分之一；"精密量取"系指量取体积的准确度应符合国家标准中对该体积移液管的精确度要求；"量取"系指可用量筒或按照量取体积的有效数位选用量具。取用量为"约"若干时，系指取用量不得超过规定量的 ±10%。

（2）恒重，除另有规定外，系指供试品连续两次干燥或炽灼后称重的差异在 0.3 mg 以下的重量；干燥至恒重的第二次及以后各次称重均应在规定条件下继续干燥 1 小时后进行；炽灼至恒重的第二次称重应在继续炽灼 30 分钟后进行。

（3）试验中规定"按干燥品（或无水物，或无溶剂）计算"时，除另有规定外，应取未经干燥（或未去水，或未去溶剂）的供试品进行试验并将计算中的取用量按检查项下测得的干燥失重(或水分,或溶剂)扣除。

(4) 试验中的"空白试验",系指在不加供试品或以等量溶剂替代供试液的情况下,按同法操作所得的结果;含量测定中的"并将滴定的结果用空白试验校正",系指按供试品所耗滴定液的量(ml)与空白试验中所耗滴定液的量(ml)之差进行计算。

(5) 试验时的温度,未注明者,系指在室温下进行;温度高低对试验结果有显著影响者,除另有规定外,应以 25℃ ±2℃为准。

5. 试药、试液、指示剂

(1) 试验用的试药,除另有规定外,均应根据通则试药项下的规定,选用不同等级并符合国家标准或国务院有关行政主管部门规定的试剂标准。试液、缓冲液、指示剂与指示液、滴定液等,均应符合通则的规定或按照通则的规定制备。

(2) 试验用水,除另有规定外,均系指纯化水。酸碱度检查所用的水,均系指新沸并放冷至室温的水。

(3) 酸碱性试验时,如未指明用何种指示剂,均系指石蕊试纸。

(二) 品种正文

扫一扫,
学知识

《中国药典》
正文的内容

品种正文即收载的各品种药品标准,是《中国药典》(2020 年版) 的主体。各部收载的正文因药品种类不同而略有差异。一部收载品种分三部分,分别是药材和饮片、植物油脂和提取物、成方制剂和单味制剂;二部收载品种分两部分,第一部分收载化学药品、抗生素、生化药品,第二部分收载放射性药品;三部收载品种包括预防类、治疗类、体内诊断类、体外诊断类生物制品。

各部药典的正文内容也有所不同,化学药品标准内容主要包括中文名、汉语拼音名、英文名、结构式、分子式和分子量、化学名称、含量或效价规定、性状、鉴别、检查、含量或效价测定、类别、规格、贮藏、制剂、杂质信息等;中药标准还包含炮制、处方、制法、性味与归经、功能与主治等;生物制品标准主要包括基本要求、制造、检定(包括半成品检定、成品检定)、保存及有效期、使用说明等。

🐚 知识链接

《中国药典》(2020 年版)二部凡例中明确规定,正文所设各项规定是针对符合《药品生产质量管理规范》(GMP) 的产品而言。任何违反 GMP 或有未经批准添加物质所生产的药品,即使符合《中国药典》或按照《中国药典》未检出其添加物质或相关杂质,亦不能认为其符合规定。

(三) 通用技术要求

通用技术要求包括《中国药典》(2020 年版)收载的通则、指导原则及生物制品通则和相关总论等。通则主要包括制剂通则、其他通则、通用检测方法。《中国药典》(2020 年版)四部收载通用技术要求 361 个,其中制剂通则 38 个、检测方法及其他通则 281 个、指导原则 42 个。

制剂通则系按照药物剂型分类,针对剂型特点所规定的基本技术要求。收载有片剂、注射剂、胶囊剂等 42 种剂型,每种剂型通则包括该剂型的定义、分类、基本要求、常规检查项目及其检查方法和结果判定等。

通用检测方法系各正文品种进行相同检查项目的检测时所应采用的统一的设备、程序、方法及限度等,包括光谱法、色谱法、物理常数测定法、限量检查法(如氯化物检查法、硫酸盐检查法等)、特性检查法(如崩解时限检查法、溶出度与释放度测定法等)、生物检查法、药包材检测法、试剂与标准物质等。

指导原则系为规范药典执行,指导药品标准制定和修订,提高药品质量控制水平所规定的非强制性、推荐性技术要求,包括原料药物与制剂稳定性试验指导原则、分析方法验证指导原则、药品杂质分析指导原则等 42 个指导原则。

(四) 索引

索引包括中文索引(按汉语拼音顺序排列)和英文索引(按英文字母顺序排列),一部还包括拉丁名索引和拉丁学名索引。

📀 知识拓展

主要外国药典简介

1.《美国药典》(The United States Pharmacopoeia,USP)　与《美国国家处方集》(National Formulation,NF)于 1980 年起合并出版,合称为《美国药典 – 国家处方集》(USP-NF),包含药物、剂型、原料药、辅料、医疗器械和食物补充剂的标准。USP-NF 每年出版一次。现行版为 USP-NF2022,第 1 期(2022 年 5 月 1 日起实施)。

2.《英国药典》(British Pharmacopoeia,BP)　由英国药典委员会编制出版,每年修订出版一次。现行版 BP2022(2022 年 1 月生效)分为 6 卷,第 1、2 卷收载原料药、药用辅料及通则,第 3 卷收载制剂通则、药物制剂,第 4 卷收载草药及草药制剂、血液制品、免疫制品、放射制剂及外科材料,第 5 卷收载红外光谱、附录及指导原则等,第 6 卷为兽药。

3.《日本药典》(《日本药局方》,Japanese Pharmacopoeia,JP)　现行版 JP18(2021 年 4 月 1 日生效)收载的主要内容有凡例、原料药通则、制剂总则、通用试验方法、正文、红外光谱集、紫外 – 可见光谱集、一般信息、附录等。

4.《欧洲药典》(European Pharmacopoeia,EP)　由欧洲药品质量管理局编辑出版,在欧盟范围内具有法律效力。EP 的基本组成有凡例、附录方法、制剂通则、指导原则和药品标准等。EP10.0 于 2020 年 1 月 1 日生效,通过非累积增补本更新,每年发行 3 个增补本,至今共有 6 个非累积增补本(10.1~10.6),EP10.6 于 2022 年 1 月 1 日生效。

5.《国际药典》(International Pharmacopoeia,Ph.Int.)　由世界卫生组织(WHO)国际药典和药物制剂专家咨询组编纂,由世界卫生大会批准出版,满足 WHO 成员国中发展中国家实施药品监管的需要。

第四节　药品检验工作的依据和程序

药品检验工作是通过检验对药品的质量做出准确、公正的评价,以保证人民用药的安全、有效。药品检验工作者除了具备扎实的药品检验理论知识和操作技能外,还必须具备良好的职业道德,一切按规章制度办事,坚持原则,依据检验结果客观、实事求是地做出判定。同时须具备认真负责的工作态度和科学严谨的工作作风。

一、药品检验工作的依据

药品检验人员开展药品检验工作时,除了按照具体的药品标准进行检验外,其检验操作还应符合《中国药品检验标准操作规范》的要求。为配合《中国药典》等国家药品标准实施,原中国药品生物制品检定所组织全国药品检验系统专家连续 4 次编撰出版《中国药品检验标准操作规范》(1996 年、2000 年、2005 年和 2010 年)及《药品检验仪器操作规程》(2005 年和 2010 年)。2019 年,中国食品药品检定研究院组织全国药品、医疗器械、食品、化妆品检验检测机构的专家编撰了《中国食品药品检验检测技术系列丛书》,《中国药品检验标准操作规范》(2019 年版)是系列丛书之一。该书根据《中国药典》收载的剂型和相关检测方法编写,包括制剂检验操作规范 38 个、通用检测方法136 个、技术指导原则 7 个,是检验技术和实验操作的具体规范,为药品检验人员日常检验工作提供操作指南和参考。

🔖 知识链接

药品检验机构

《药品管理法》规定:"药品监督管理部门设置或者指定的药品专业技术机构,承担依法实施药品监督管理所需的审评、检验、核查、监督与评价等工作。"国家级药品检验机构是中国食品药品检定研究院(中国药品检验总所),各省、自治区、直辖市药品检验研究院/所分别承担各辖区的药品检验工作。药品生产企业、药品经营企业和医疗机构的药品检验机构或者人员承担本单位的药品质量检验和质量控制任务,并应当接受当地药品监督管理部门设置的药品检验机构的业务指导。

二、药品检验工作的基本程序

药品检验是药品进入市场前或临床使用前的质量检验,是药品质量监督与控制的重要环节。药品检验工作的基本程序有取样、检验、结果判定与复检、记录与报告等。

(一) 取样

取样系指从一批产品中按一定规则抽取样品的行为。为确保检验结果的科学性、真实性和代表性,取样必须遵循均匀、合理的基本原则。取样由专人负责,取样时必须填写取样记录,内容主要包括品名、日期、规格、批号、数量、来源、编号、必要的取样说明、取样人签字等。

1. 取样量　取样的件数因产品批量的不同而不同,取样应根据被取样品的特性按批进行。设药品包装(原料:袋;中间体:桶、锅;产品:箱、袋、盒、桶等)总件数为 n,则当 $n \leqslant 3$ 时,每件取样;当 $3 < n \leqslant 300$ 时,按 $\sqrt{n}+1$ 随机取样;当 $n > 300$ 时,按 $\frac{\sqrt{n}}{2}+1$ 随机取样。一次取样量最少可供 3 次检验用量,同时还应保证留样观察的用量。

2. 取样方法

(1) 原辅料取样时,应将被取物料外包装清洁干净后移至与配料室洁净级别相当的取样室或其他场所进行取样,以免被取物料被污染。

(2) 固体样品用取样器或其他适宜的工具从袋(桶、箱)口一边斜插至对边袋(桶、箱)深约 3/4 处抽取均匀样品。取样数较少时,应选取中心点和周边 4 个抽样点,自上往下垂直抽取样品。

(3) 液体样品用两端开口、长度和粗细适宜的玻璃管,慢慢插入液体中,使管内外液面保持同一水平,插至底部时,封闭上端开口,提出抽样管,抽取全液位样品。

(4) 所取样品经混合或振摇均匀后(必要时进行粉碎)用"四分法"缩分样品,直至缩分到所需样品为止。

(5) 将所取样品按规定的数量分装两瓶,贴上标签或留样证,一瓶供检验用,另一瓶作为留样保存。

(6) 制剂样品和包装材料随机抽取规定的数量即可。

(7) 针剂澄明度检查,按取样规定每盘随机抽取若干,全部混匀再随机抽取。

(8) 外包装按包装件 50% 全检。

(9) 取样后应及时将打开的包装容器重新扎口或封口,同时在包装容器上贴上取样证,并填写取样记录。

3. 注意事项

(1) 取样器具、设备必须清洁干燥,且不与被取物料起化学反应,应注意由于取样工具不洁而引起的交叉污染。抽取供细菌检查用的样品时,取样器具还须按规定消毒灭菌。

(2) 盛放样品的容器必须清洁、干燥、密封。盛放遇光不稳定样品和菌检样品的容器应分别使用不透光容器和无菌容器。

(3) 取样必须由质检人员进行,取样人必须对所取样品的代表性负责,不得委托岗位生产人员或其他非专业人员代抽取。

(4) 取样者必须熟悉被取物料的特性、安全操作的有关知识及处理方法。抽取有毒有害样品时,应穿戴适宜的劳动保护用品。

(5) 进入洁净区取样时,应按符合洁净区的有关规定进出。

(6) 取样后要尽快检验。如一次检验不合格,除另有规定外,应加大取样数量,从两倍数量的包装中进行检验。重新取样时,也应符合上述要求。

(7) 易变质的原辅料,贮存期超过规定期限时,领用前要重新取样检验。抽取的检验样品按检验过程分为待检、在检和已检 3 种状态。

4. 药材取样　药材取样法是指选取供检定用药材样品的方法,取样的代表性直接影响到检定结果的正确性,因此,必须重视取样的各个环节。

(1) 取样前应注意品名、产地、规格等级及包件式样是否一致,检查包装的完整性、清洁程度及有无水迹、霉变或其他物质污染等情况并详细记录。凡有异常情况的包件,应单独检验。

(2) 从同批药材包件中抽取检定用样品,原则是:药材总包件数在 100 件以下的,取样 5 件;100~1 000 件的,按 5% 取样;超过 1 000 件的,超过部分按 1% 取样;不足 5 件的,逐件取样;贵重药材,不论包件多少均逐件取样。

(3) 对破碎的、粉末状的或大小在 1 cm 以下的药材,可用采样器(探子)抽取样品,每一包件至少在不同部位抽取 2~3 份样品,包件少的抽取总量应不少于试验用量的 3 倍;包件多的,每一包件的取样量一般按下列规定:一般药材 100~500 g;粉末状药材 25 g;贵重药材 5~10 g;个体大的药材,根据实际情况抽取代表性的样品。如药材个体较大时,可在包件不同部位(包件大的应从 10 cm 以下的深处)分别抽取。

(4) 将所取样品混合拌匀,即为总样品。对个体较小的药材,应摊成正方形,依对角线划"×"字,使分为四等份,取用对角两份,再如上操作。反复数次后至最后剩余的量足够完成所有必要的试验及留样数为止,此为平均样品。个体大的药材,可用其他适当方法取平均样品。平均样品的量一般不得少于试验所需量的 3 倍,即 1/3 供化验室分析用,1/3 供复核用,其余 1/3 留样保存,保存期至少 1 年。

质检部门由专人负责样品的接收、登记工作,接收样品时要检查样品是否符合抽样记录单上的内容,做好接收记录,将样品分类存放并附状态标签。

知识链接

留样的有关规定

接受样品检验必须留样,数量不得少于一次全检的用量,剩余检品由检验人员填写留样记录,注明数量和留样日期,清点登记、签封后入库保存。留样室的设备设施应符合样品规定的贮存条件。放射性药品,毒、麻、精神药品的剩余检品,其保管、调用、销毁均应按国家特殊药品管理规定办理。易腐败、霉变、挥发及开封后无保留价值的检品,在注明情况后可不留样。留样检品保存 1 年,进口检品保存 2 年,中药材保存半年,医院制剂保存 3 个月。

(二) 检验

检验人员接到检验样品后,依据药品标准按检验标准操作规程进行检验。除另有规定(溶出度、含量均匀度等)外,对每一批供试品,定性分析检验一般取 1 份样品进行试验,定量分析检验一般取 2 份样品平行试验。采用精密度较差的测定方法进行分析时,应适当增加平行测定的次数。如旋光度测定时对每份供试品溶液,应连续读取 3 次测定结果,取平均值。检验时一般按照性状、鉴别、检查、含量测定的顺序进行。

1. **性状**　药品的性状检查是药品检验工作的第一步,包括外观与物理常数。

2. **鉴别**　鉴别是药品检验的主要内容之一,只有在鉴别无误的情况下,进行药物的杂质检查和含量测定工作才有意义。药品的鉴别是依据药物的结构特征、理化性质采用灵敏度高、专属性强的反应对药品的真伪进行判断。不能将药品的某一个鉴别试验作为判断该药品真伪的唯一依据,往往是通过一组试验项目综合评价得出结论。

3. **检查**　检查是在鉴别呈正反应后,顺次进行的检查项目,包括纯度检查和其他项目的检查,主要是按药品质量标准规定的项目进行"限度检查"。

4. **含量测定**　药品的含量测定是指对药品中有效成分的含量进行测定,包括理化方法和生物学检测方法。

(三) 结果判定与复检

对药品检验结果的判定必须明确、有依据。判断药品是否符合要求,应根据药品的性状、鉴别、检查和含量测定的结果综合评价，进而对整批产品质量做出合格或不合格的结论。

凡属于以下情况之一，除另有规定以一次检验结果为准不得复检外，一般应予复检：① 平行试验结果误差超过规定的允许范围内的。② 检验结果指标压限或不合格的。③ 复核人或审核人提出有必要对某项指标进行复检的。④ 技术标准中有复检要求的。⑤ 原辅料超过贮存期限的。对抽样检验的品种，复检时应加大一倍取样数重新抽样检验。如原样检验和复检结果不一致，除技术标准中另有规定外，应查找原因，排除客观因素，使原检验人与复检人的结果在误差允许范围内，以二人（或多人）的平均值为最终结论。

📎 知识链接

平行试验结果的误差允许范围

平行试验结果的误差一般以相对偏差（RD）表示，RD$=\left[(|x_i-\overline{x}|)/\overline{x}\right]\times100\%$。不同的测定方法，对相对偏差的要求也不同：① 中和法、碘量法、配位滴定法、非水滴定法，相对偏差不得超过 0.3%。② 直接重量法的相对偏差不得超过 0.5%。③ 比色法相对偏差不得超过 2.0%。④ 分光光度法、高效液相色谱法，相对偏差不得超过 1.5%。

（四）记录与报告

1. 检验记录　检验人员在检验过程中必须做好原始记录，因为检验记录是出具检验报告的依据，是进行科学研究和技术总结的原始资料。检验记录必须做到真实、完整、清晰。应及时做检验记录，严禁事后补记或转抄，检验记录不得任意涂改，若需要更改，必须用斜线将涂改部分划掉，并在旁边签上涂改者的名字或盖印章，涂改地方要保证清晰可见，以便日后有据可查。分析数据与计算结果中的有效数位应符合"有效数字和数值的修订及其运算"中的规定。检验记录应保存至药品有效期后 1 年。检验记录应至少包括以下内容：

（1）产品或物料的名称、剂型、规格、批号或供货批号，必要时注明供应商和生产商的名称或来源。

（2）依据的质量标准和检验操作规程。

（3）检验所用的仪器或设备的型号和编号。

（4）检验所用的试液和培养基的配制批号、对照品或标准品的来源和批号。

（5）检验所用动物的相关信息。

（6）检验过程，包括对照液的配制、各项具体的检验操作、必要的环境湿度。

（7）检验结果，包括观察情况、计算和图谱或曲线图，以及依据的检验报告编号。

（8）检验日期。

（9）检验人员的签名和日期。

（10）检验、计算复核人员的签名和日期。

2. 检验报告书　检验报告书是对药品质量做出的技术鉴定，是具有法律效力的技术文件，要求做到：依据准确、数据无误、结论明确、文字简洁、书写清晰、格式规范（表 1-2）。

表 1-2 药品检验报告书

检品名称			
批　　号		规　　格	
生产单位		包　　装	
供样单位		有　效　期	
检验目的		检品数量	
检验项目		取样日期	
检验依据		报告日期	

检验项目	标准规定	检验结果	结论
……	……	……	……

结论：

检验人：　　　　　　　　　复核人：　　　　　　　　　负责人：

　　填写检验报告书应注意：① "标准规定"按质量标准规定内容书写，对不易用数值或简单的语言确切表述的，此项可写"应符合规定"。② "检验结果"中有效数字与法定标准规定要一致，要记录实测数据，数据不符合标准规定时，应在数据之后加写"不符合规定"。③ 中药材粉末的特征组织图中，应着重描述特殊的组织细胞和含有物，未检出应注明"未检出 ×××"。④ 中药中的重金属及农药等有害元素的检查，应在"标准规定"中列出限量规定：若实测数据符合限量规定，在"检验结果"中列出实测数据；若实测数据高于检测限，在"检验结果"下列出检测数据并加写"不符合规定"；若实测数据低于检测限，以"未检出"出具结果，并给出检出限（×× mg/kg）；若实测数据高于检测限，但低于定量限，以"可检出，低于定量限（×× mg/kg）"出具结果。

　　另外，检验原始记录和检验报告书，除检验人自查外，还必须经第二人进行复核。检验报告书还必须交部门负责人或由其委托指定的人员进行审核。复核、审核接受后，复核人、审核人均应在原始记录或检验报告书上签字，并对复核和审核结果负全部责任。凡属计算错误等，应由复核者负责；凡属判断错误等，应由审核人负责；凡属原始数据错误等，应由检验者本人负责。对原始记录和检验报告书上查出的差错，由复核人、审核人提出，告知检验者本人，并由更正人签章。检验报告书经检验人、复核人、审核人三级签章，并由审核人加盖质量管理部章后，方可外报。

第五节　药品质量管理规范

　　为保障药品质量及其使用过程中的安全、有效，不仅需要对药品进行质量检验与控制，更需要对药物的研发、生产、经营、使用和监督管理等各环节进行全方位的质量跟踪与管理，为此，国家药品监督管理部门根据《药品管理法》专门制定了规范药物研发、生产、经营、使用和监督管理的法律法规，以保证药品质量，保障人体用药安全、有效和合理。

一、《药物非临床研究质量管理规范》

药物非临床研究即药物非临床安全性评价研究,是药物研发的基础性工作。非临床安全性评价研究,指为评价药物安全性,在实验室条件下用实验系统进行的试验,包括安全药理学试验、单次给药毒性试验、重复给药毒性试验、生殖毒性试验、遗传毒性试验、致癌性试验、局部毒性试验、免疫原性试验、依赖性试验、毒代动力学试验及与评价药物安全性有关的其他试验。

《药物非临床研究质量管理规范》(Good Laboratory Practice,GLP)是国家药品监督管理部门为保证药物非临床安全性评价研究的质量,确保行为规范,数据真实、准确、完整,保障公众用药安全,根据《药品管理法》等法规而制定的。GLP 是有关非临床安全性评价研究机构运行管理和非临床安全性评价研究项目试验方案设计、组织实施、执行、检查、记录、存档和报告等全过程的质量管理要求,适用于为申请药品注册而进行的药物非临床安全性评价研究。药物非临床安全性评价研究的相关活动应当遵守该规范。

二、《药物临床试验质量管理规范》

临床试验(clinical trial),指以人体(患者或健康受试者)为对象的试验,意在发现或验证某种试验药物的临床医学、药理学及其他药效学作用、不良反应,或者试验药物的吸收、分布、代谢和排泄,以确定药物的疗效与安全性的系统性试验。

《药物临床试验质量管理规范》(Good Clinical Practice,GCP)是国家药品监督管理机构为保证药物临床试验过程规范,数据和结果科学、真实、可靠,保护受试者的权益和安全,根据《药品管理法》等法规,参照国际公认原则而制定的。GCP 是临床试验全过程的标准规定,包括方案设计、组织实施、监查、稽查、记录、分析总结和报告。凡进行各期临床试验、人体生物利用度或生物等效性试验,均须按该规范执行。

三、《药品生产质量管理规范》

《药品生产质量管理规范》(Good Manufacture Practice,GMP)是国家药品监督管理机构为规范药品生产质量管理,根据《药品管理法》等法规而制定的。GMP 作为质量管理体系的一部分,是药品生产管理和质量控制的基本要求,旨在最大限度地降低药品生产过程中污染、交叉污染及混淆、差错等风险,确保持续稳定地生产出符合预定用途和注册要求的药品。

GMP 明确要求药品生产企业建立药品质量管理体系,该体系应当涵盖影响药品质量的所有因素,包括确保药品质量符合预定用途的有组织、有计划的全部活动。药品生产企业应当严格执行 GMP,坚持诚实守信,禁止任何虚假、欺骗行为。

四、《药品经营质量管理规范》

《药品经营质量管理规范》(Good Supply Practice,GSP)是国家药品监督管理机构为加强药品经营质量管理,规范药品经营行为,保障人体用药安全、有效,根据《药品管理法》等法规而制定的,是药品经营管理和质量控制的基本准则。

GSP 要求企业在药品采购、贮存、销售、运输等环节采取有效的质量控制措施,确保药品质量,并按照国家有关要求建立药品追溯系统,实现药品可追溯。药品经营企业、药品生产企业销售药品、药品流通过程中其他涉及贮存与运输药品的,均应当严格执行 GSP。

　　GSP 要求企业必须建立质量管理体系,确定质量方针,制定质量管理体系文件,开展质量策划、质量控制、质量保证、质量改进和质量风险管理等活动。企业质量管理体系应当与其经营范围和规模相适应,包括组织机构、人员、设施设备、质量管理体系文件及相应的计算机系统等。

考证聚焦 >>>>

一、简答题

1. 药物分析的任务是什么?
2. 简述药品质量标准的主要内容。
3. 简述药品检验的基本工作程序。

二、名词解释

1. 药品质量标准
2. 精密称定
3. 空白试验
4. 恒重

三、填空题

1.《中国药典》(2020 年版)是我国第＿＿＿＿版药典,自＿＿＿＿年＿＿月 ＿＿日起正式执行。

2.《中国药典》(2020 年版)一部、二部、三部,内容分别包括凡例、＿＿＿＿＿和索引。

3.《中国药典》的英文缩写为＿＿＿＿。

4. 除另有规定外,称取研成细粉的供试品或量取液体供试品,于 25℃ ±2℃一定容量的溶剂中,每隔 5 分钟强力振摇 30 秒;观察 30 分钟内的溶解情况,如无目视可见的溶质颗粒或液滴时,即视为＿＿＿＿。

5. 缩写"ppm"表示＿＿＿＿,缩写"ppb"表示＿＿＿＿,系指重量或体积的比例。

6. 液体的滴,系指在 20℃时,以 1.0 ml 水为＿＿＿＿滴进行换算。

7. 乙醇未指明浓度时,均系指＿＿＿＿(ml/ml)的乙醇。

（刘清新）

扫一扫,
练一练

第一章
在线测试

实训一　查阅《中国药典》(2020 年版)

【实训目的】

1. 掌握正确查阅《中国药典》(2020 年版)的方法。

2. 熟悉《中国药典》(2020 年版)各组成部分的主要内容和体例格式。

3. 熟悉《中国药典》(2020 年版)中的有关术语。

【实训内容】

1. 器材   《中国药典》(2020 年版)。

2. 操作   在《中国药典》(2020 年版)中查阅如下内容:① 水分测定法有几种方法;② 阿司匹林的检查项目;③ 淀粉的性状;④ 氯化物的鉴别方法;⑤ 旋光度测定法;⑥ 注射液的常规检查项目;⑦ 木糖醇的类别;⑧ 药物引湿性试验指导原则;⑨ 溶解的含义;⑩ 无菌检查法;⑪ 乙醇的浓度;⑫ 番泻叶的含量测定方法;⑬ 炒槟榔的炮制方法;⑭ 二号筛的目号;⑮ 三七总皂苷的含量测定法;⑯ 速效救心丸的贮藏条件;⑰ 维生素 E 的含量测定方法;⑱ 腮腺炎减毒活疫苗的接种对象;⑲ 破伤风人免疫球蛋白的保存温度;⑳ 香草醛的性状;㉑ 薄荷脑的含量测定方法;㉒ 人用狂犬病疫苗效价测定法;㉓ 醋酸铅试纸的制备;㉔ 碘滴定液的贮藏条件。

(刘清新)

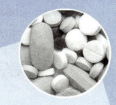

第二章

药物的性状检查与鉴别

>>> 学习目标

- 掌握药物鉴别的意义及常用药物鉴别的方法。
- 熟悉药物鉴别实验的项目。
- 了解药物鉴别的实验条件对鉴别结果的影响。

思维导图

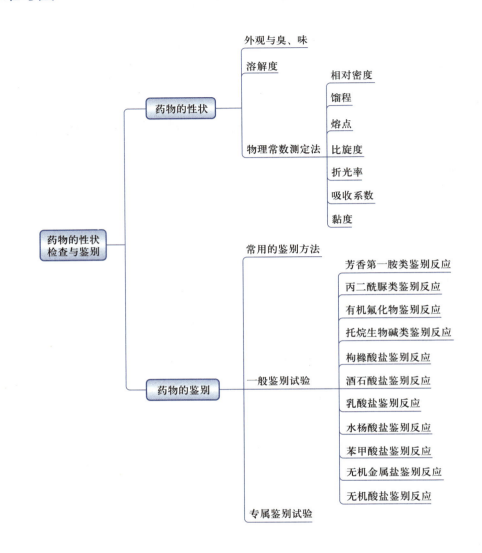

第一节　药物的性状

依据药典进行的药物分析主要有三大项内容：鉴别、检查和含量测定。

药物的鉴别在药品质量检验工作中属首项工作。只有在药物被鉴别无误、证实被分析的药物是真的后，才有必要接着进行检查和含量测定等分析工作。

药物的鉴别试验，是利用药物的分子结构所表现的特殊的化学行为（如进行化学反应、测定药物的理化常数等）或光谱、色谱、生物学等特征，来判断药物的真伪。

药物鉴别试验的项目主要包括：性状鉴别、一般鉴别试验与专属鉴别试验。

药物的性状反映了药物特有的物理性质，一般包括外观、臭、味、溶解度及其他各项物理常数等。

一、外观与臭、味

药品的外观、臭、味,是指药品的外表感官和色泽,包括药品的聚集状态、晶型、色泽及臭、味等性质。例如,《中国药典》(2020 年版)对维生素 A 的描述为:"本品为淡黄色油溶液或结晶与油的混合物(加热至 60℃应为澄清溶液);无臭;在空气中易氧化,遇光易变质。"对于维生素 AD 软胶囊的描述为:"本品内容物为黄色至深黄色油状液。"

二、溶解度

溶解度是药物的一种物理性质,在一定程度上反映了药品的纯度。《中国药典》(2020 年版)采用"极易溶解、易溶、溶解、略溶、微溶、极微溶解、几乎不溶或不溶"来描述药品在不同溶剂中的溶解性能。

溶解度测定方法:称取研成细粉的供试品或量取液体供试品,置于 25℃ ±2℃一定容量的溶剂中,每隔 5 分钟强力振摇 30 秒;观察 30 分钟内的溶解情况,如无目视可见的溶质颗粒或液滴,即视为完全溶解。例如,阿司匹林"在乙醇中易溶,在三氯甲烷或乙醚中溶解,在水或无水乙醚中微溶;在氢氧化钠溶液或碳酸钠溶液中溶解,但同时分解"。

三、物理常数测定法

物理常数是评价药品质量的主要指标之一,其测定结果不仅对药品具有鉴别意义,也反映了该药品的纯净度,是检定药品质量的主要指标之一。《中国药典》(2020 年版)收载的物理常数包括:相对密度、馏程、熔点、凝点、比旋度、折光率、吸收系数、黏度、酸值、皂化值、羟值、碘值等。

(一)相对密度

相对密度系指在相同的温度、压力条件下,某物质的密度与水的密度之比。除另有规定外,温度为 20℃。即在相同条件下,物质比纯化水重的倍数,通常用 $d_{t_0}^{t}$ 来表示。《中国药典》(2020 年版)中除另有规定外,均指 $t^\circ=20$ 时的比值。

纯物质的相对密度在特定条件下为不变的常数,若物质纯度不够,相对密度会随药物纯度变化而变化,因此测定相对密度,可以区别或检查药品的纯杂程度。如乙醇要求相对密度不大于 0.812 9,即相当于含 C_2H_6O 不少于 95.0%(ml/ml)。

测定液体相对密度的方法,根据使用仪器的不同可分为比重瓶法、韦氏比重秤法。液体药品的相对密度一般用比重瓶法测定;易挥发液体的相对密度可用韦氏比重秤法测定。

如《中国药典》(2020 年版)中氯贝丁酯的相对密度:"本品的相对密度(通则 0601)为 1.138~1.144。"

(二)馏程

馏程系指一种液体照下述操作方法蒸馏,校正到标准压力[101.325 kPa(760 mmHg)]下,自开始蒸馏出第 5 滴算起,至供试品仅剩 3~4 ml,或一定比例的容积蒸馏出时的温度范围。

某些液体药品具有一定的馏程,测定馏程可以区别或检查药品纯杂的程度。

馏程测定法采用的标准磨口蒸馏装置示意图见图 2-1。

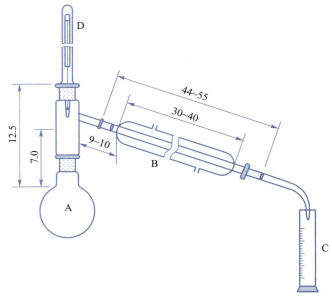

A. 蒸馏瓶；B. 冷凝管；C. 刻度量筒；D. 温度计。单位：mm。

图 2-1 标准磨口蒸馏装置示意图

操作方法：取供试品 25 ml，经长颈的干燥小漏斗转移至干燥的蒸馏瓶中，加入洁净的无釉小瓷片数片，插上带有磨口的温度计，冷凝管的下端通过接流管接以 25 ml 的量筒为接收器。如用直接火焰加热，则将蒸馏瓶置石棉板中心的小圆孔上（石棉板宽 12~15 cm，厚 0.3~0.5 cm，孔径 2.5~3.0 cm），并使蒸馏瓶壁与小圆孔边缘紧密贴合，以免汽化后的蒸气继续受热，然后用直接火焰加热使供试品受热沸腾，调节加热强度使每分钟馏出 2~3 ml，注意检读自冷凝管开始馏出第 5 滴时与供试品仅剩 3~4 ml 或一定比例的容积馏出时，温度计上所显示的温度范围，即为供试品的馏程。

如《中国药典》（2020 年版）中苯甲醇的馏程："取本品，照馏程测定法（通则 0611）测定，在 203~206℃馏出的量不得少于 95%（ml/ml）。"

（三）熔点

熔点系指一种物质按规定方法测定，由固体熔化成液体的温度或熔融同时分解的温度或在熔化时初熔至全熔经历的温度范围。

测定熔点的药品，应是遇热晶型不转化，其初熔点和终熔点容易分辨；熔融同时分解是指某一药品在一定温度产生气泡、上升、变色或浑浊等现象。

某些药品具有一定的熔点，测定熔点可以鉴别药物，检查药物的纯净程度，因此熔点在药品标准中是比较重要的项目。依照物质的性质不同，测定法可以分为三种：① 测定易粉碎固体药品的方法；② 测定不易粉碎固体药品（如脂肪、脂肪酸、石蜡、羊毛脂等）的方法；③ 测定凡士林或类似物质的方法。一般测定熔点多采用前两种。

药品的熔点与分子结构有关，当构成晶格的单位（对有机化合物来说一般是分子，无机化合物的晶格由离子或原子组成）受热，动能增加到足以克服各单位间相互作用力，即格子力时，晶格崩溃，这时的温度就是固体的熔点。每种纯的固体有机化合物都有自己独特的晶型结构和分子间力，因此要熔化固体，就需要一定的热能（即达到熔点的热能),所以每种固体物质都有独特的熔点。同时,熔点在一定程度上反映了物质固态时格子力的大小。这种力量越大,其熔点越高。格子力的大小受分子间作用力的本性,分子结构与性状,以及晶格类型三种因素的支配,因此有些结晶性固体物质,其化学结构相同,但晶型不同,熔点也就不相同。而同一药品往往因晶型不同,疗效也不一样,所以通过熔点测定来判断其晶型。例如,无味氯霉素 A 晶型熔点为 89~95℃;B 晶型熔点为 86~91℃。

化合物分子中引入能形成氢键的官能团后,其熔点升高;同系物中,熔点随分子量的增大而升高;分子结构越对称,越利于排成整齐的形式,造成更大的格子力,则熔点也越高。

🏷 知识拓展

熔融同时分解点的判断

熔融同时分解的药物,必须严格按《中国药典》(2020 年版)规定的温度放入并升温(距熔点低限尚低约 10℃时放入),调节升温速率使每分钟上升 2.5~3.0℃,供试品开始局部液化(或开始产生气泡时)的温度作为初熔温度,供试品固相消失全部液化时的温度作为终熔温度。遇有固相消失不明显时,应以供试品分解物开始膨胀上升时的温度作为终熔温度。某些药品无法分辨初熔、终熔时,可以将突变时的温度作为熔点。

(四) 比旋度

比旋度系指在一定波长与温度下,偏振光透过长 1 dm、每 1 ml 中含有旋光物质1 g 的溶液时的旋光度称为比旋度。偏振光通过含有旋光物质的液体或溶液时,能引起旋光现象,使偏振光的平面向左或向右旋转。此种旋转在一定的条件下,有一定的度数,称为旋光度。

比旋度为旋光物质的一个特性常数。因此,测定物质的比旋度(或旋光度)可以区别或检查某些药品的纯杂程度,亦可用以测定含量。通常是在规定条件下(温度、波长、溶剂、浓度等)测出供试品的旋光度,再计算出供试品的比旋度,并查对与规定的比旋度是否一致,以判断是否符合规定。计算公式为:

$$对液体供试品\quad [\alpha]_D^t = \frac{\alpha}{l \cdot d} \qquad\qquad 式(2-1)$$

$$对固体供试品\quad [\alpha]_D^t = \frac{100 \cdot \alpha}{l \cdot c} \qquad\qquad 式(2-2)$$

式中,$[\alpha]$ 为比旋度;D 为钠光谱的 D 线;t 为测定时的温度(℃)。l 为测定管长度(dm);α 为测得的旋光度;d 为液体的相对密度;c 为每 100 ml 溶液中含有被测物质的质量(按干燥品或无水物计算)(g)。

旋光物质的比旋度为物理常数,故测定比旋度可作为定性鉴别的依据,用测定结果与《中国药典》(2020 年版)中旋光物质的比旋度比较是否一致。

如《中国药典》(2020 年版)中倍他米松比旋度的测定:"取本品适量,精密称定,加二氧六环溶解并定量稀释制成每 1 ml 中约含 10 mg 的溶液,依法测定(通则 0621),比旋度为 +115° 至 +121°。"

扫一扫,
学知识

葡萄糖注射
液的含量测
定(旋光法)

拓展练习

《中国药典》(2020 年版)规定氯霉素无水乙醇溶液 $[\alpha]_D^t$ 为 +18.5° 至 +21.5°。精密称取经干燥的本品 5.458 2 g,置 100 ml 的量瓶中,加无水乙醇使溶解,并稀释至刻度。用 2 dm 测定管于 20℃测得旋光度为 +2.3°,问该氯霉素的比旋度是否符合规定?

解:已知 $\alpha = +2.3°$ $c = 5.458\ 2$ g/100 ml $l = 2$ dm

$$[\alpha]_D^t = \frac{100 \cdot \alpha}{l \cdot c} = \frac{100 \times 2.3°}{2 \times 5.458\ 2} = 21.07°$$

该氯霉素的比旋度为 +21.07°,符合《中国药典》(2020 年版)规定。

(五) 折光率

折光率一般系指光线在空气中传播速度与在供试品中传播速度的比值。当光线自一种透明介质进入另一种透明介质时,由于在两种不同介质中的传播速度不同,会产生折射现象。折射的方向和程度与介质的密度有关(图 2-2A)。一般在第一介质中,入射光线与法线相交的角 i,称为入射角;进入第二介质中折射后的光线与法线相交的角 r,称为折射角。按照折射定律:光线入射角的正弦与折射角的正弦之比值等于一常数(常用 n 表示),且等于该光线在两种介质中速度之比。数学表达式为:

$$n = \frac{\sin i}{\sin r} = \frac{v_i}{v_r} \qquad\qquad \text{式 (2-3)}$$

n 称为第一介质对第二介质的相对折光率。《中国药典》(2020 年版)规定将空气作为第一介质(标准介质),药物形成的溶液作为第二介质,光线从空气进入另一物质所得到的比值,就称为该物质的折光率。

光线自第一介质射入第二介质时,折射角 r 恒小于入射角 i,但折射角 r 随入射角 i 的增大而增大,当入射角 i 无限趋于 90° 时,折射角达到最高限度。此时的入射线称为掠入射线,折射角称为临界角(r_c),折射线称为临界光线(图 2-2B)。大于临界角的区域构成暗区,小于临界角的区域构成亮区。令 $i = 90°$,则临界角与折光率 n 的关系为:

$$n = \frac{\sin i}{\sin r} = \frac{\sin 90°}{\sin r_c} = \frac{1}{\sin r_c} \qquad\qquad \text{式 (2-4)}$$

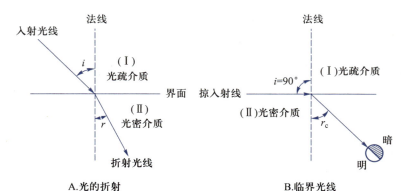

A.光的折射   B.临界光线

图 2-2 光的折射和临界光线示意图

故只要测得临界角就可以求得折光率之值。在这种情况下,折光计的圆形视野中显示出一半受光,另一半不受光,形成明暗各半的现象。折光计就是根据这一原理来测定临界角,再计算出折光率的。即当折光计视野调节至明暗各一半时,光线的折射角即为临界角,并在折光计的刻度尺上可以读出物质的折光率。

折光率是物质的物理常数之一,常用于某些药物、药物合成原料、中间体或试剂的定性鉴别及纯度检查,也可以用于定量分析溶液的成分比例或浓度。

如《中国药典》(2020 年版)中苯丙醇折光率的测定:"本品的折光率(通则 0622)为 1.517~1.522。"

(六) 吸收系数

吸收系数是指在给定的波长、溶剂和温度等条件下,吸光物质在单位浓度、单位液层厚度时的吸光度。有两种表示方法:摩尔吸收系数和百分吸收系数(即比吸收系数)。后者是《中国药典》(2020 年版)收载的方法,它是在一定波长下,溶液浓度为 1%(1 g/100 ml),液层厚度为 1 cm 时的吸光度,用 $E_{1\,cm}^{1\%}$ 表示,它是吸光物质的重要物理常数,不仅用于考察原料药的质量,同时可作为该药物制剂应用紫外分光光度法测定含量时的依据。

如《中国药典》(2020 年版)中维生素 E 的吸收系数的测定:"取本品,精密称定,加无水乙醇溶解并定量稀释制成每 1 ml 中约含 0.1 mg 的溶液,照紫外 – 可见分光光度法(通则 0401),在 284 nm 的波长处测定吸光度,吸收系数($E_{1\,cm}^{1\%}$)为 41.0~45.0。"本书将百分吸收系数称为吸收系数,并略去其单位[(100 ml)/(g·cm)]。

(七) 黏度

黏度系指流体对流动的阻抗能力(指液体的内摩擦,是一层液体对另一层液体做相对运动的阻力),《中国药典》(2020 年版)中采用动力黏度、运动黏度或特性黏数表示。

液体以 1 cm/s 的速度流动时,在每 1 cm² 平面上所需剪应力(即切向动力)的大小,称为动力黏度,以 Pa·s 为单位。在相同温度下,液体的动力黏度与密度的比值,再乘 10^{-6},即得该液体的运动黏度,以 mm²/s 为单位。《中国药典》(2020 年版)采用在规定条件下测定供试品,在平氏黏度计中的流出时间(秒,s),与该黏度计用已知黏度的标准液测得的黏度计常数(mm²/s²)相乘,即得到供试品的运动黏度。因液体药物的黏度常为一定值,故测定液体动力黏度或运动黏度即可区别或检查某些药品的真伪和纯度。

溶剂的黏度为 η_0,常因高聚物的溶入而增大,溶液的黏度 η 与溶剂的黏度 η_0 的比值(η/η_0)称为相对黏度(η_r),常用乌氏黏度计中流出时间的比值(T/T_0)来表示,当高聚物溶液的浓度较稀时,其相对黏度的对数值与高聚物溶液浓度的比值即为该高聚物的特性黏数 $[\eta]$。根据高聚物的特性黏数可以计算其平均分子量。

《中国药典》(2020 年版)黏度测定采用的常用仪器有平氏毛细管黏度计、旋转黏度计和乌氏毛细管黏度计。

第二节 药物的鉴别

一、常用的鉴别方法

《中国药典》所收载的药物项下的鉴别试验方法,仅适用于贮藏在有标签容器中的药物,用以证实是否为其所标示的药物。这些鉴别试验方法虽然具有一定的专属性,但是还不足以用来确证化合物的结构,因而与分析化学中的定性鉴别有所区别,不能用来鉴别未知物。因此,《中国药典》(2020 年版)凡例中对药品“鉴别”项目的要求是:“鉴别”项下规定的试验方法,系根据反映该药品某些物理、化学或生物学等特性所进行的药物鉴别试验,不完全代表对该药品化学结构的确证。“鉴别”项下规定的试验方法,仅仅适用于鉴别药物的真伪。对于原料药,还应该结合“性状”项下的外观和物理常数进行确认。

二、一般鉴别试验

一般鉴别试验是以药物的化学结构及其物理、化学性质为依据,通过化学反应来鉴别药物的真伪。

对于无机药物,需根据其组成的阴离子和阳离子的特殊反应,并以《中国药典》附录项下的一般鉴别试验为依据进行鉴别试验;对于有机药物,经常采用典型的官能团反应鉴别。阴阳离子鉴别反应的专属性、灵敏度都比较高。所以,简单无机药物只要用阴阳离子分析就可确定其成分。而有机定性分析也有一定的专属性,把几种有机定性分析反应综合起来进行分析归纳,就可以做出准确结论。

一般鉴别试验仅供确认药物质量标准中单一的化学药物,如为数种化学药物的混合物或有干扰物质存在时,除另有规定外,应不适用。

此外,通过一般鉴别试验只能证实是某一类药物,而不能证实是哪一种药物。例如,经一般鉴别反应的钠盐试验,证实某一药物为钠盐,但不能辨认是氯化钠、苯甲酸钠还是其他某一种钠盐药物。要想最后证实被鉴别的物质到底是哪一种药物,必须在一般鉴别试验的基础上,再进行专属鉴别试验,方可确认。

根据药物的结构,《中国药典》(2020 年版)四部通则项下的“一般鉴别试验”项目包括:芳香第一胺类、丙二酰脲类、有机氟化物、托烷生物碱类、有机酸盐(水杨酸盐、枸橼酸盐、乳酸盐、苯甲酸盐、酒石酸盐)、无机金属盐(钠盐、钾盐、锂盐、钙盐、钡盐、铵盐、镁盐、铁盐、铝盐、锌盐、铜盐、银盐、汞盐、铋盐、锑盐、亚锡盐)、无机酸盐(亚硫酸盐或亚硫酸氢盐、硫酸盐、硝酸盐、硼酸盐、碳酸盐与碳酸氢盐、醋酸盐、磷酸盐、氯化物、溴化物、碘化物)等。

(一)芳香第一胺类鉴别反应

1. 鉴别方法 取供试品约 50 mg,加稀盐酸 1 ml,必要时缓缓煮沸使溶解,加 0.1 mol/L 亚硝酸钠试液数滴,加与 0.1 mol/L 亚硝酸钠溶液等体积的 1 mol/L 脲溶液,振摇 1 分钟,滴加碱性 β- 萘酚试液数滴,视供试品不同,生成由粉红到猩红色沉淀。

2. 反应原理 芳香第一胺类药物或水解后、还原后能生成芳香第一胺类的药物均可与亚硝酸钠发生重氮化反应,重氮盐与碱性 β- 萘酚形成偶氮染料。

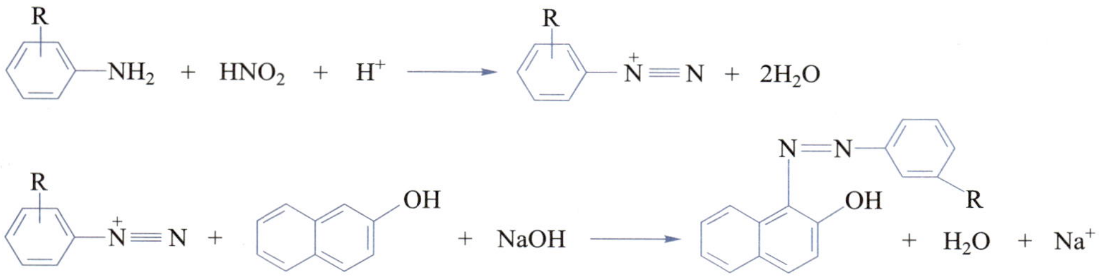

(二)丙二酰脲类鉴别反应

1. 鉴别方法

(1) 取供试品约 0.1 g,加碳酸钠试液 1 ml 与水 10 ml,振摇 2 分钟,滤过,滤液中逐滴加入硝酸银试液,即生成白色沉淀,振摇,沉淀即溶解;继续滴加过量的硝酸银试液,沉淀不再溶解。

(2) 取供试品约 50 mg,加吡啶溶液(1 → 10)5 ml,溶解后,加铜吡啶试液 1 ml,即显紫色或生成紫色沉淀。

2. 反应原理 司可巴比妥钠、异戊巴比妥、异戊巴比妥钠、苯巴比妥和苯巴比妥钠等原料药及其制剂的分子结构均以丙二酰脲为母体,都能在弱碱性溶液中与硝酸银作用生成二银盐的白色沉淀;也能与铜吡啶试液作用而显紫色。

(三)有机氟化物鉴别反应

1. 鉴别方法 取供试品约 7 mg,照氧瓶燃烧法(通则 0703)进行有机破坏,用水 20 ml 与 0.01 mol/L 氢氧化钠溶液 6.5 ml 为吸收液,俟燃烧完毕后,充分振摇;取吸收液 2 ml,加茜素氟蓝试液 0.5 ml,再加 12% 醋酸钠的稀醋酸溶液 0.2 ml,用水稀释至 4 ml,加硝酸亚铈试液 0.5 ml,即显蓝紫色;同时做空白对照试验。

2. 反应原理 地塞米松磷酸钠及其注射液、苄氟噻嗪及其片剂、醋酸曲安奈德及其注射液、哈西奈德、诺氟沙星、氟烷、醋酸地塞米松及其片剂、醋酸氟轻松和醋酸氟轻可的松等有机氟化物中均含有氟。为把有机氟转化为无机氟离子,用氧瓶燃烧法进行破坏,用水和氢氧化钠溶液为吸收液,然后鉴别氟离子。鉴别氟离子的反应原理如下:在 pH 4.3 时,茜素氟蓝与硝酸亚铈试液中的 Ce^{3+} 以 1:1 结合成红色络合物,当有 F^- 存在时,三者以 1:1:1 结合成蓝紫色的络合物,检出限量为 0.2×10^{-6}。

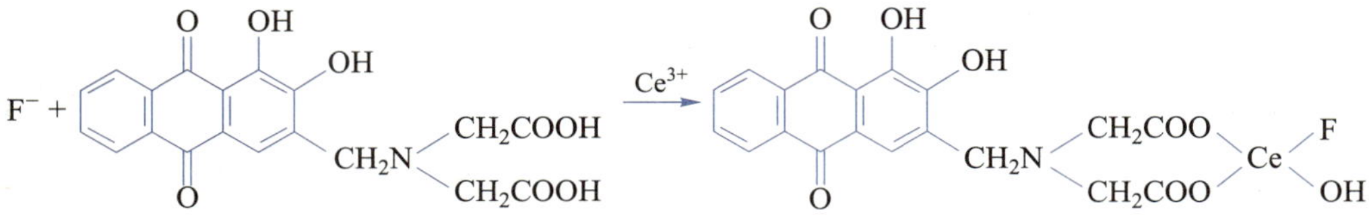

蓝紫色

(四)托烷生物碱类鉴别反应

1. 鉴别方法 取供试品约 10 mg,加发烟硝酸 5 滴,置水浴上蒸干,得黄色的残渣,放冷,加乙醇 2~3 滴湿润,加固体氢氧化钾一小粒,即显深紫色(称为 Vitali 反应)。

2. 反应原理   氢溴酸山莨菪碱及其片剂、注射液,氢溴酸东莨菪碱及其片剂、注射液,丁溴东莨菪碱及其注射液、胶囊,消旋山莨菪碱及其片剂、盐酸消旋山莨菪碱注射液,硫酸阿托品及其片剂、注射液等药物的分子结构,都是由莨菪烷衍生物(又称托烷衍生物)与莨菪酸生成的酯,此类药物称为托烷生物碱类。它们分子中都含有莨菪酸的结构,与发烟硝酸共热,即得黄色的三硝基(或二硝基)衍生物,冷却后加醇制氢氧化钾少许,即显深紫色。

若供试品量少,形成紫色不明显时,可投入氢氧化钾颗粒少许,即可在氢氧化钾表面形成深紫色。氢溴酸后马托品虽然也属于托烷生物碱类,但由于分子中没有莨菪酸的结构,故与发烟硝酸共热,冷却后加氢氧化钾不呈紫色,可供区别。

(五)枸橼酸盐鉴别反应

1. 第一种鉴别方法   取供试品溶液 2 ml(约相当于枸橼酸 10 mg),加稀硫酸数滴,加热至沸,加高锰酸钾试液数滴,振摇,紫色即消失;溶液分成两份,一份中加硫酸汞试液 1 滴,另一份中逐滴加入溴试液,均生成白色沉淀。

反应原理:枸橼酸被高锰酸钾氧化为丙酮二羧酸(也可称为 $\beta-$ 酮戊二酸),与硫酸汞形成复盐沉淀,与溴试液产生五溴丙酮,均为白色沉淀。

第二节 药物的鉴别 31

$$O\!=\!\!S\genfrac{}{}{0pt}{}{OHgOH}{OHgOH} + \genfrac{}{}{0pt}{}{HOOCCH_2}{HOOCCH_2}\!C\!=\!O \longrightarrow O\!=\!\!S\genfrac{}{}{0pt}{}{OHgO-C-CH_2}{OHgO-C-CH_2}\!C\!=\!O\downarrow + 2H_2O$$

白色

$$\genfrac{}{}{0pt}{}{CH_2COOH}{CH_2COOH}\!C\!=\!O + 5Br_2 \longrightarrow 2CO_2 + 5HBr + \genfrac{}{}{0pt}{}{CHBr_2}{CBr_3}\!C\!=\!O\downarrow$$

白色

　　高锰酸钾的用量应加以控制,若加入高锰酸钾过多,丙酮二羧酸可进一步氧化为二氧化碳和水,再加硫酸汞或溴试液时均不生成白色沉淀。应注意逐滴加入溴试液,边加边振摇,以免过量溴试液被五溴丙酮吸附而使沉淀呈黄色。

　　2. 第二种鉴别方法　《中国药典》(2020年版)规定,取供试品约5 mg,加吡啶–醋酐(3∶1)约5 ml,振摇,即生成黄色到红色或紫红色的溶液。本反应机理不明。枸橼酸钾用本法鉴别。

(六) 酒石酸盐鉴别反应

1. 鉴别方法

(1) 取供试品的中性溶液,置洁净的试管中,加氨制硝酸银试液数滴,置水浴中加热,银即游离并附在试管的内壁成银镜。

(2) 取供试品溶液,加醋酸成酸性后,加硫酸亚铁试液1滴和过氧化氢试液1滴,俟溶液褪色后,用氢氧化钠试液碱化,溶液即显紫色。

2. 反应原理

$$HO\!-\!\genfrac{}{}{0pt}{}{H}{}C\!-\!COOH \atop HO\!-\!C\!-\!COOH \atop H + 2Ag(NH_3)_2OH \xrightarrow{\triangle} 2Ag\downarrow + \genfrac{}{}{0pt}{}{HO-C-COOH}{HO-C-COOH} + 4NH_3\uparrow + 2H_2O$$

(七) 乳酸盐鉴别反应

1. 鉴别方法　取供试品溶液5 ml(约相当于乳酸5 mg),置试管中,加溴试液1 ml与稀硫酸0.5 ml,置水浴上加热,并用玻棒小心搅拌至褪色,加硫酸铵4 g,混匀,沿管壁逐滴加入10%亚硝基铁氰化钠的稀硫酸溶液0.2 ml和浓氨试液1 ml,使成两液层;在放置的30 min内,两液层的接界面处出现一暗绿色的环。

2. 反应原理　乳酸钙及其片剂、乳酸钠及其注射液、乳酸钠林格注射液等药物用乳酸盐鉴别试验进行鉴别。其反应原理为:乳酸盐在酸性溶液中被溴试液氧化为乙醛,遇亚硝基铁氰化钠生成暗绿色的缩合产物。加硫酸铵是为了增加下层溶液的相对密度。

(八) 水杨酸盐鉴别反应

1. 鉴别方法

(1) 取供试品的中性或弱酸性稀溶液,加三氯化铁试液1滴,即显紫色。

扫一扫，
学知识

水杨酸盐类
药物鉴别

（2）取供试品溶液，加稀盐酸，即析出白色水杨酸沉淀；分离，沉淀在醋酸铵试液中溶解。

2. 反应原理　本品在中性或弱酸性条件下，与三氯化铁试液生成配位化合物，在中性时呈红色，弱酸性时呈紫色。

（九）苯甲酸盐鉴别反应

1. 鉴别方法

（1）取供试品的中性溶液，滴加三氯化铁试液，即生成赭色沉淀；再加稀盐酸，变为白色沉淀。

（2）取供试品，置干燥试管中，加硫酸后，加热，不炭化，但析出苯甲酸，并在试管内壁凝结成白色升华物。

2. 反应原理

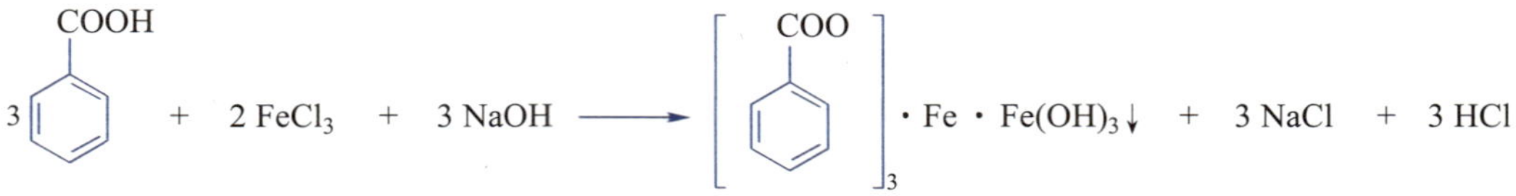

$$3 \overset{\text{COOH}}{\underset{}{\bigcirc}} + 2\,FeCl_3 + 3\,NaOH \longrightarrow \left[\overset{\text{COO}}{\underset{}{\bigcirc}} \right]_3 \cdot Fe \cdot Fe(OH)_3\downarrow + 3\,NaCl + 3\,HCl$$

（十）无机金属盐鉴别反应

除上述有机鉴别试验外，尚有无机金属盐的鉴别试验，现择取一部分，分述如下：

1. 钠盐、钾盐、钙盐（焰色鉴别反应）　取铂丝，用盐酸湿润后，蘸取供试品，在无色火焰中燃烧，火焰即显各离子的特征颜色。钠离子显鲜黄色，钾离子显紫色，钙离子显砖红色。

2. 铵盐　取供试品，加过量氢氧化钠试液后，加热，即分解，发生氨臭；遇用水湿润的红色石蕊试纸，能使之变蓝色，并能使硝酸亚汞试液湿润的滤纸显黑色。

（十一）无机酸盐鉴别反应

1. 氯化物

（1）取供试品溶液，加稀硝酸使成酸性后，滴加硝酸银试液，即生成白色凝乳状沉淀；分离，沉淀加氨试液即溶解，再加硝酸酸化后，沉淀复生成。如供试品为生物碱或其他有机碱的盐酸盐，须先加氨试液使成碱性，将析出的沉淀滤过除去，取滤液进行试验。

（2）取供试品少量，置试管中，加等量的二氧化锰，混匀，加硫酸湿润，缓缓加热，即产生氯气，能使湿润的碘化钾淀粉试纸显蓝色。

2. 硫酸盐

（1）取供试品溶液，滴加氯化钡试液，即生成白色沉淀；分离，沉淀在盐酸或硝酸中均不溶解。

（2）取供试品溶液，滴加醋酸铅试液，即生成白色沉淀；分离，沉淀在醋酸铵试液或氢氧化钠试液中溶解。

（3）取供试品溶液，加盐酸，不生成白色沉淀（与硫代硫酸盐区别）。

3. 硝酸盐

（1）取供试品溶液，置试管中，加等量的硫酸，小心混合，冷后，沿管壁加硫酸亚铁试液,使成两液层,接界面显棕色。

(2) 取供试品溶液,加硫酸与铜丝(或铜屑),加热,即产生红棕色的蒸气。

(3) 取供试品溶液,滴加高锰酸钾试液,紫色不应褪去(与亚硝酸盐区别)。

4. 碳酸盐与碳酸氢盐

(1) 取供试品溶液,加稀酸,即泡沸,产生二氧化碳气体,导入氢氧化钙试液中,即生成白色沉淀。

(2) 取供试品溶液,加硫酸镁试液,如为碳酸盐溶液,即生成白色沉淀;如为碳酸氢盐溶液,须煮沸,始生成白色沉淀。

(3) 取供试品溶液,加酚酞指示液,如为碳酸盐溶液,即显深红色;如为碳酸氢盐溶液,不变色或仅显微红色。

5. 醋酸盐

(1) 取供试品,加硫酸和乙醇后,加热,即分解产生乙酸乙酯的香气。

(2) 取供试品的中性溶液,加三氯化铁试液 1 滴,溶液呈深红色,加稀无机酸,红色即褪去。

6. 磷酸盐

(1) 取供试品的中性溶液,加硝酸银试液,即生成浅黄色沉淀;分离,沉淀在氨试液或稀硝酸中均易溶解。

(2) 取供试品溶液,加氯化铵镁试液,即生成白色结晶性沉淀。

(3) 取供试品溶液,加钼酸铵试液与硝酸后,加热即生成黄色沉淀;分离,沉淀能在氨试液中溶解。

三、专属鉴别试验

专属鉴别试验是根据每一种药物化学结构的差异及其所引起的物理化学特性的不同,选用某些特有的灵敏的定性反应,来鉴别药物真伪。它是证实某一种药物的依据。如鉴别硫酸链霉素的坂口反应,此反应为链霉素水解产物链霉胍的特有反应。本品水溶液加氢氧化钠试液,水解生成链霉胍。链霉胍和 8- 羟基喹啉(或 α- 萘酚)分别同次溴酸钠反应,其各自产物再相互作用生成橙红色化合物。

硫酸链霉素的鉴别方法:取本品约 0.5 mg,加水 4 ml 溶解后,加氢氧化钠试液 2.5 ml 与 0.1% 8- 羟基喹啉的乙醇溶液 1 ml,放冷至约 15℃,加次溴酸钠试液 3 滴,即显橙红色。

综上所述,一般鉴别试验是以某些类别药物的共同化学结构为依据,根据其相同的物理化学性质进行药物真伪的鉴别,以区别不同类别的药物。而专属鉴别试验则是在一般鉴别试验的基础上,利用各种药物的化学结构差异来鉴别药物,以区别同类药物或具有相同化学结构部分的各个药物单体,达到最终确证药物真伪的目的。

药物的鉴别方法要求专属性强,再现性好,灵敏度高,操作简便、快速等。常用的鉴别方法有化学鉴别法、光谱鉴别法、色谱鉴别法等。

(一) 化学鉴别法

化学鉴别法系根据药物与化学试剂在一定条件下发生离子反应或官能团反应产生不同颜色,生成不同沉淀,放出不同气体,呈现不同荧光,从而做出定性分析结论,是药物分析中最常用的鉴别方法。如果供试品的反应现象与药品质量标准中鉴别项目的反应相同,则认定为是同一种药物。化学鉴别法有一定的专属性和灵敏度,且简便易行。鉴别药品时经常使用的化学鉴别法,《中国药典》和《美国药典》均称为一般鉴别试验,《英国药典》和《日本药典》称为定性反应。

1. **显色反应**　显色反应是指在供试品溶液中加入适当的试剂,在一定条件下进行反应,生成易于观测的有色产物。药物鉴别试验中常用的反应类型有以下几种:

(1) 三氯化铁显色反应:具有此反应的药物,一般都含有酚羟基或水解后产生酚羟基。

(2) 异羟肟酸铁反应:具有此反应的药物,多为芳酸及其酯类、酰胺类。

(3) 茚三酮显色反应:具有此反应的药物,一般在其化学结构中含有脂肪氨基。

(4) 重氮化 - 偶合显色反应:具有此反应的药物,一般都有芳香第一胺的结构。

(5) 氧化还原显色反应和其他颜色反应。

2. **沉淀生成反应**　沉淀生成反应是指在供试品溶液中加入适当的试剂,在一定条件下进行反应,生成不同颜色或具有特殊形状的沉淀,据此可对药物进行鉴别。

例如,巴比妥类药物和芳酰胺类药物常与重金属离子反应,生成不同形式的沉淀。生物碱及其盐类,以及具有芳香环的有机碱及其盐类常与硫氰化铬铵(雷氏盐)反应,生成沉淀。

3. **气体生成反应**　大多数胺(铵)类、酰脲类及某些酰胺类药物:经强碱处理后,加热,可产生氨气。

(1) 化学结构中含硫的药物:经强酸处理后,加热,可产生硫化氢气体。

(2) 含碘有机药物:经直火加热,可生成紫色碘蒸气。

(3) 含醋酸酯和乙酰胺类药物:经硫酸水解后,加乙醇可产生乙酸乙酯的香味。

4. **荧光反应**　某些药物受紫外线或可见光照射激发后,能发射出比激发光波长较长的荧光。物质的激发光谱和荧光发射光谱可以用于该物质的定性鉴别。常用的荧光发射形式有以下几类:

(1) 药物本身能够在可见光下发射荧光。

(2) 药物溶液中加入硫酸使其呈酸性后,在可见光下发射荧光。

(3) 药物与溴反应后,在可见光下发射荧光。

(4) 药物与间苯二酚反应或经其他反应后,发射出荧光。

5. **焰色反应**　焰色反应系指某些金属元素在无色火焰中燃烧时,使火焰呈现特征颜色的反应。

焰色反应主要用于鉴别金属盐类药物。如钾离子的焰色呈紫色,钠离子的焰色呈鲜黄色,钙离子的焰色呈砖红色,钡离子的焰色呈黄绿色,锂离子的焰色呈胭脂红色等。据此可用于钾盐、钠盐、钙盐、钡盐、锂盐等的鉴别。

(二) 光谱鉴别法

1. **紫外 - 可见分光光度法(UV-Vis)**　含有芳环或共轭双键的药物在紫外光区(200~360 nm)有特征吸收,含有生色团和助色团的药物在可见光区(360~760 nm)有特征吸收,它们都可用紫外 - 可见分光光度法进行鉴别。本方法具有一定的专属性和灵敏度,应用范围广,使用频率高。同时,紫外 - 可见分光光度计的普及率高,操作也比较简便,在药检工作中易于为大家所接受。本法常与其他鉴别分析方法结合,例如与化学鉴别法或红外光谱法联合,进行有机药物的鉴别。

紫外－可见分光光度法应用范围次于化学鉴别法。用紫外－可见分光光度法鉴别药物的方法有4种,采用这些方法可以适当提高鉴别的专属性。

(1) 对比吸收曲线的一致性:按药品质量标准,将供试品和对照品用规定溶剂分别配成一定浓度的溶液,在规定波长区域内绘制吸收曲线,供试品和对照品的图谱应一致。这里所谓的一致是指吸收曲线的峰位、峰形和相对强度均一致。

(2) 对比最大吸收波长和相应吸光度的一致性:按药品质量标准,将供试品用规定溶剂配成一定浓度的供试液,按分光光度法在规定波长区域内测定最大吸收波长和相应的吸光度,与药品质量标准中规定的最大吸收波长和相应的吸光度对比,如果相同就是同一种药物。《美国药典》规定供试品一律与对照品对比,其最大吸收波长应与对照品一致,相应的吸光度与对照品吸光度的误差一般不得超过 ±2%。

(3) 对比最大吸收波长和最小吸收波长的一致性:例如鉴别马来酸曲美布汀时,用 0.01 mol/L 盐酸溶液溶解并稀释制成每 1 ml 中约含 20 μg 的溶液,照紫外－可见分光光度法(通则0401)测定,在 267 nm 波长处有最大吸收。

(4) 对比最大、最小吸收波长和相应吸光度比值的一致性:例如鉴别维生素 B_{12} 注射液时,取含量测定项下的供试品溶液,按分光光度法测定吸光度,在 278 nm、361 nm 和 550 nm 波长处有最大吸收,361 nm 波长处的吸光度与 278 nm 波长处的吸光度比值应为 1.70~1.88。361 nm 波长处的吸光度与 550 nm 波长处的吸光度比值应为 3.15~3.45。

注意事项:用紫外－可见分光光度法鉴别药物时,对仪器准确度的要求很高,必须按照要求将其严格校正合格后方可使用,样品的纯度也必须达到要求才能测定。

2. 红外光谱法(IR)　又称红外分光光度法。有机药物在红外光区有特征吸收,药物分子的组成、结构、官能团不同时,其红外光谱也不同。药物的红外光谱能反映药物分子的结构特点,具有专属性强、准确度高的特点,是验证已知药物的有效方法。在药品化学结构比较复杂、相互之间差异较小,用颜色反应、沉淀生成或紫外－可见分光光度法不足以相互区分时,采用红外光谱法常可有效地解决。国内外药典都广泛使用红外光谱法鉴别药物的真伪,鉴别品种不断增加,所起作用日益扩大。用本法鉴别药物时,常用直接法,即将供试品的红外光谱与相应的标准红外光谱直接比较,核对是否一致,如不一致,应按该药品图谱中备注的方法进行预处理以后再行绘制、核对;也可采用对照品法,即将供试品与相应的对照品在相同条件下绘制红外光谱,直接对比其图谱是否一致。前一方法简便,但无法消除不同仪器和不同操作条件造成的差异;后一方法没有以上缺点,不足之处是不容易得到对照品,因此《中国药典》一般采用前一种方法。

用红外光谱鉴别药物时,也常将供试品的红外光谱和标准图谱或对照品图谱,按吸收峰的强度由强到弱的顺序,逐个记录第一强峰(A)、第二强峰(B)和第三强峰(C)的波数,相互对比。这些强峰往往反映了药物分子的主要官能团或主要结构特征,对鉴别药物的真伪有重要作用。

《中国药典》(2020 年版)配套出版了相应的《药品红外光谱集》。用本法鉴别药物时,要求按指定条件绘制供试品的红外光谱,与《药品红外光谱集》中的相应标准图谱对比,如果峰位、峰形、相对强度都一致,即为同一种药物。而《美国药典》规定用供试品和对照品同时绘制红外光谱,供试品图谱中的最大吸收波数应与对照品图谱一致;《英国药典》则主要采用与标准红外光谱对比法,也用对照品对比法;《日本药典》两种方法都有采用。

红外光谱法的专属性强,但绘制光谱时受外界条件影响较大,图谱容易发生变异。为了确保鉴别的结果准确无误,《中国药典》不单独用本法进行鉴别,常与其他理化方法联合进行鉴别。由此看出《中国药典》在鉴别药物真伪方面所持的严谨态度。

具有多晶型现象的固体药品,由于供测定的供试品晶型可能不同,导致绘制的光谱图与《药品红外光谱集》所收载的光谱图不一致。遇此情况,应按照该药品红外光谱图中备注的方法或者各品种项下规定的方法进行预处理后再绘制比对。如未规定药用晶型与合适的预处理方法,则可使用对照品,并采用适当的溶剂对供试品与对照品在相同条件下同时进行重结晶后,再依法测定对比。对已经规定药用晶型的,则应采用相应药用晶型的对照品依法对比。

(三) 色谱鉴别法

1. 薄层色谱法(TLC)　薄层色谱法系将供试品溶液点样于薄层板上,经展开、检视后所得的色谱图,与适宜的对照物按同法所得的色谱图做对比,用于药品的鉴别或杂质检查的方法。

薄层色谱法是一种简便易行的方法,其应用范围日益扩大。同一种药物在同样条件下的薄层色谱行为是相同的,依此可以鉴别药物及其制剂的真伪。将供试品和对照品按《中国药典》(2020 年版)规定,用同种溶剂配成同样浓度的溶液在同一薄层板上点样、展开、显色,供试品所显主斑点的颜色、位置应与对照品的主斑点相同。

薄层色谱可将中药内含成分通过分离达到直观、可视化,具有承载信息大、专属性强、快速、经济、操作简便等优点,可作为中药鉴别的首选方法。如人参薄层色谱的鉴别,另外与对照品相比,《中国药典》(2020 年版)更强调使用对照药材做鉴别,以增加整体专属性。

例如脏连丸处方中君药为黄连,鉴别仅用盐酸小檗碱对照品不能专属性地鉴别出黄连,故增加黄连对照药材检视黄连,芦丁对照品检视槐花。过去常用的显色和试管反应因为只是某种或某类成分官能团的反应,相对于中药这种多成分的复杂体系来说,不具专属性,无法说明显色或试管反应鉴别的是哪种药材的成分或成分群,用于控制中药质量的意义不大,故删去,改用薄层色谱法增加专属性,如复方丹参滴丸、复方鱼腥草片、苏合香丸等。定坤丹用阿魏酸做鉴别对照,处方中当归、川芎均含有阿魏酸,方法的专属性不强,且展开剂中含苯;《中国药典》(2020 年版)改用当归、川芎对照药材做对照,采用不同的展开条件,可以区分当归和川芎,且展开剂中不含苯。红参的鉴别,原标准采用人参二醇、人参三醇为对照品,但人参二醇、人参三醇为人参皂苷的水解产物,人参含多种皂苷类成分,用此二者做对照进行鉴别,不能解释清楚其体现的是人参的哪一个皂苷,现改以红参对照药材及人参皂苷 Rb1、Rg1、Re 对照品做对照进行鉴别。修订后的鉴别方法准确,提供的信息量较原来多。

2. 纸色谱法(PC)　有些药物用纸色谱法进行鉴别。纸色谱法系以纸为载体,以纸上所含水分或其他物质为固定相,用展开剂进行展开的分配色谱。供试品经展开后,可用比移值(R_f)表示其各组成成分的位置(比移值 = 原点中心至斑点中心的距离 / 原点中心至展开剂前沿的距离)。由于影响比移值的因素较多,因而一般采用在相同试验条件与对照物质对比以确定其异同。用作药品纯度检查时,可取一定量的供试品,经展开后,按各品种项下的规定,检视其所显杂质斑点的个数或呈色深度(或荧光强度)。进行药品含量测定时,将色谱主斑点剪下经洗脱后,再用适宜的方法测定。

3. 高效液相色谱法(HPLC) 《中国药典》(2020 年版)中大量使用了高效液相色谱法鉴别药物。高效液相色谱法系采用高压输液泵将规定的流动相泵入装有填充剂的色谱柱,对供试品进行分离测定的色谱方法。注入的供试品,由流动相带入柱内,各组分在柱内被分离,并依次进入检测器,由积分仪或数据处理系统记录和处理色谱信号。

采用高效液相色谱法进行药物的鉴别时,要求供试品和对照品色谱峰保留时间一致。

4. 气相色谱法(GC) 气相色谱法系采用气体为流动相(载气)流经装有填充剂的色谱柱进行分离测定的色谱方法。物质或其衍生物气化后,被载气带入色谱柱进行分离,各组分先后进入检测器,用数据处理系统记录色谱信号。采用气相色谱法鉴别的要求同高效液相色谱法。

5. 其他 《中国药典》(2020 年版)还用其他方法对药物进行鉴别,包括放射性药物用测定半衰期和能谱的方法进行鉴别,有些药物(青霉素钠、钾及其针剂,玻璃酸酶及其针剂,胰岛素等)用生物活性法进行鉴别,有些药物用显微镜及偏光显微镜进行鉴别。

显微鉴别具有简便、快速、直观的特点。《中国药典》(2020 年版)尽量选择易见、稳定、专属的显微特征,有效控制投料的真实性及制法的规范性。对于不同成方制剂中出现的同一药材品种,尽可能采用统一的显微特征。制剂项下已有药材薄层鉴别的,删去有干扰、难判断的显微特征。处方中有干扰、难判断的药材,增加显微特征。删除偶见、少见的显微特征。对显微特征涉及的名词、术语进行规范统一。标准中更加大幅度增加横切面或粉末显微鉴别,所有的药材和饮片及含生药粉的中成药基本都增加了专属性很强的横切面或粉末显微鉴别,为进一步规范中药材及饮片用药质量提供依据。

此外,《中国药典》(2020 年版)还采用生物自显影技术、细胞膜技术、生物活性测定等生物方法建立药材的定性鉴别和定量分析方法。DNA 分子标记鉴别是指通过比较药材间 DNA 分子遗传多样性差异来鉴别药材基源、确定学名的方法,适用于采用性状、显微、理化及色谱鉴别等方法难以鉴定的样品的鉴别,如同属多基源物种、动物药等的鉴别。

考证聚焦 》》》》

一、填空题

常用的药物鉴别方法有_____、_____、_____等。

第二章
在线测试

二、简答题

评价药品质量的常用物理常数有哪些？

（郭俐麟）

实训二　化学药物的鉴别

【实训目的】

1. 掌握几种常见化学药物的鉴别方法和原理。
2. 能熟练地进行几种常见化学药物鉴别试验的操作。
3. 能做出正确的结果判断。
4. 熟悉药物质量检测原始数据的记录和检验报告的书写。

【实训原理】

1. 异烟肼片的鉴别　异烟肼分子中的酰肼基具有还原性，可与氨制硝酸银试液反应生成异烟酸和单质银沉淀，肼基则被氧化成氮气。

2. 维生素 C 片的鉴别　维生素 C 具有强还原性，可以使硝酸银还原为单质银。

3. 阿司匹林片的鉴别

（1）阿司匹林分子结构中无游离的酚羟基，与三氯化铁试液不发生显色反应。但其水溶液加热（或较长时间放置，或加碱），水解后产生具有酚羟基的水杨酸，可与三氯化铁试液作用，生成紫堇色的配合物。

（2）阿司匹林分子结构中具有酯键，与碳酸钠试液共热，水解产生水杨酸钠和醋酸钠，放冷后用稀硫酸酸化，析出白色的水杨酸沉淀，并产生醋酸的臭气。

4. 盐酸普鲁卡因注射液的鉴别

（1）本品水溶液显氯化物的鉴别反应：

1）本品在稀硝酸中，与硝酸银反应生成氯化银沉淀，沉淀溶于氨试液，再加稀硝酸酸化后，氯化银沉淀复生成。

2）本品与二氧化锰、硫酸加热产生氯气，氯气能使湿润的碘化钾淀粉试纸显蓝色。

（2）芳香第一胺的鉴别反应：盐酸普鲁卡因分子结构中具有芳香第一胺，可发生重氮化 – 偶合反应。在盐酸溶液中与亚硝酸钠进行重氮化反应，生成的重氮盐再与碱性 β– 奈酚偶合生成有色的偶氮颜料。

5. 维生素 B_1 片的鉴别　维生素 B_1 在碱性溶液中，可被铁氰化钾氧化生成硫色素，硫色素溶于正丁醇中，显蓝色荧光。

6. 硫酸链霉素的鉴别

（1）麦芽酚反应：链霉素在碱性溶液中，两个苷键水解断键，其中生成的链霉糖经分子重排，生成麦芽酚。麦芽酚可在微酸性条件下与硫酸铁铵作用，生成紫红色配合物。

（2）显硫酸盐鉴别反应：

1）与氯化钡反应：本品溶液与氯化钡试液反应生成硫酸钡的白色沉淀；沉淀在盐

酸或硝酸中均不溶解。

2）与醋酸铅反应：本品溶液与醋酸铅试液反应生成硫酸铅的白色沉淀；沉淀在醋酸铵试液或氢氧化钠试液中溶解。

3）与盐酸反应：本品溶液与盐酸反应不生成白色沉淀，从而与硫代硫酸盐区别。

【实训内容】

1. 试药　纯化水、异烟肼片、维生素 C、阿司匹林片、维生素 B₁ 片、注射用硫酸链霉素、盐酸普鲁卡因注射液。

2. 器材　分析天平、台秤、烧杯、量筒、药勺、酒精灯、铁圈、石棉网、铁架台、大试管、研钵、漏斗、滴管等。

3. 操作步骤

（1）异烟肼片的鉴别：取本品的细粉适量（约相当于异烟肼 0.1 g），加水 10 ml，振摇，滤过，取滤液加氨制硝酸银试液 10 ml，即发生气泡与黑色浑浊，并在试管壁上生成银镜。

（2）维生素 C 片的鉴别：取本品的细粉适量（约相当于维生素 C 0.2 g），加水 10 ml，振摇，使维生素 C 溶解，滤过，滤液加硝酸银试液 0.5 ml，即生成银的黑色沉淀。

（3）阿司匹林片的鉴别：取本品的细粉适量（约相当于阿司匹林 0.1 g），加水 10 ml，煮沸，放冷，加三氯化铁试液 1 滴，即显紫堇色。

（4）盐酸普鲁卡因注射液的鉴别：

1）本品水溶液显氯化物的鉴别反应：

① 取供试品溶液，加稀硝酸使呈酸性后，滴加硝酸银试液，即生成白色凝乳状沉淀；分离，沉淀加氨试液即溶解，再加稀硝酸酸化后，沉淀复生成。

② 取供试品少量，置试管中，加等量的二氧化锰，摇匀，加硫酸湿润，缓缓加热，即产生氯气，能使用水湿润的碘化钾淀粉试纸显蓝色。

2）本品显芳香第一胺的鉴别反应：取本品约 50 mg，加稀盐酸 1 ml，必要时缓缓煮沸，溶解，放冷，加 0.1 mol/L 的亚硝酸钠溶液数滴，滴加碱性 β– 奈酚试液数滴，即产生猩红色沉淀。

（5）维生素 B₁ 片的鉴别：取本品的细粉适量，加水搅拌，滤过，滤液蒸干后，取残渣做下列鉴别试验。

1）取本品约 5 mg，加氢氧化钠试液 2.5 ml，溶解后加铁氰化钾试液 0.5 ml 与正丁醇 5 ml，强力振摇 2 分钟，放置使分层，上面的醇层显强烈的蓝色荧光；加酸使成酸性，荧光即消失；再加碱使成碱性，荧光又复出现。

2）本品水溶液显氯化物的鉴别反应：同盐酸普鲁卡因注射液中氯化物的鉴别反应。

（6）硫酸链霉素的鉴别：

1）取本品约 20 mg，加水 5 ml，溶解后加氢氧化钠试液 0.3 ml，置水浴上加热 5 分钟，加硫酸铁铵溶液 0.5 ml，即显紫红色。

2）本品水溶液显硫酸盐的鉴别反应：

① 取供试品溶液，滴加氯化钡试液，即生成白色沉淀；分离，沉淀在盐酸中不溶解。

② 取供试品溶液,滴加醋酸铅试液,即生成白色沉淀;分离,沉淀在氢氧化钠试液中溶解。

③ 取供试品溶液,加盐酸,不生成白色沉淀。

【实训注意】

1. 鉴别试验操作要注意溶液的浓度、温度、酸碱度和反应时间的控制,以便达到鉴别的准确、灵敏、快速。

2. 银镜反应完毕,采用硝酸进行润洗后再用洗涤液清洗试管内壁。

3. 加热时,需边加热边振摇,试管口不要对着试验操作人员。

【实训检测】

1. 试管壁上的银镜可用什么试剂洗涤?

2. 阿司匹林片水解反应鉴别时为何要滤过? 加过量的稀硫酸后,析出的白色沉淀是什么物质?

实训三　中药制剂的鉴别

【实训目的】

1. 掌握薄层色谱法的鉴别方法。
2. 能熟练地进行几种常见中药制剂鉴别试验的操作。
3. 熟悉中成药分析的理化定性方法。
4. 熟悉药物质量检测原始数据的记录和检验报告的书写。

【实训原理】

利用中药的理化性质,采用化学、仪器的方法进行中药制剂的真伪鉴别。

【实训内容】

1. 试药　冰片对照品、二十五味珊瑚丸、十一味能消丸、十五味沉香丸、牛黄解毒片。

2. 器材　研钵、双槽层析缸、分析天平(0.01 mg)、超声波清洗仪、铺板器、薄层色谱仪、薄层喷雾泵、喷雾瓶与喷雾架、2 μl、5 μl 定量点样毛细管、硅胶 G 薄层板、玻璃板 10 cm × 20 cm。

3. 操作步骤

(1) 化学定性鉴别:

1) 二十五味珊瑚丸:取本品粉末 0.2 g,加盐酸 3 ml 和硝酸 1 ml,摇匀,置水浴中加热 10 分钟,加水 4 ml,滤过,取滤液 1 滴,加碘化铜少许,放置,沉淀由白色转为红色,另取滤液 1 ml,加氯化钡试液 0.5 ml,生成白色沉淀。

2) 十一味能消丸:取本品粉末 1 g,加水 5 ml,振摇,滤过,取滤液 1 ml,加硝酸使呈酸性,加硝酸银试液 2 滴,生成凝胶状沉淀,沉淀在氨试液中溶解,在硝酸中不溶。

3)十五味沉香丸:

① 取本品适量,研细,取 0.5 g,加水 10 ml,微温,滤过,滤液加热,发出明显的檀香香气,放冷,加三氯化铁试液 1 滴,即显蓝黑色,再加硫酸 1 滴,蓝黑色消失。

② 取本品适量,研细,取 0.5 g,加 0.1% 氢氧化钾溶液 5 ml,煮沸,放冷,加水 5 ml,滤过,滤液加稀盐酸使呈微酸性,加乙醚 5 ml,振摇,分取乙醚液,加氨试液 5 滴,即显棕红色。

(2)薄层色谱鉴别:

牛黄解毒片:

① 薄层板制备:参照《中国药典》(2020 年版)通则 0502。

② 供试品溶液制备:取本品 5 片,研细,加环己烷 10 ml,充分振摇,放置 30 分钟,滤过,滤液作为供试品溶液。

③ 对照品溶液制备:取冰片对照品,加乙醇制成每 1 ml 中含 5 mg 的溶液,作为对照品溶液。

④ 点样与展开:吸取上述供试品溶液 5 µl、对照品溶液 2 µl,分别点于同一硅胶 G 薄层板上,以二氯甲烷为展开剂,展开,取出,晾干。喷以 5% 磷钼酸乙醇溶液,在 105 ℃加热至斑点显色清晰。供试品色谱中,在与对照品色谱相应的位置上,显相同颜色的斑点。

【实训注意】

1. 鉴别试验操作要注意溶液的浓度、温度、酸碱度和反应时间的控制,以便达到鉴别的准确、灵敏、快速。

2. 用微量进样器进行点样。点样前,先用铅笔在薄层板上距末端 1 cm 处轻轻画一横线,然后用毛细管吸取样液在横线上轻轻点样,如果要重新点样,一定要等前一次点样残余的溶剂挥发后再点样,以免点样斑点过大。一般斑点直径大于 2 mm,不宜超过 5 mm,底线距基线 1~2.5 cm,点间距离为 1 cm 左右,样点与玻璃边缘距离至少 1 cm,为防止边缘效应,可将薄层板两边刮去 1~2 cm,再进行点样。

3. 展开室应预饱和。为达到饱和效果,可在室中加入足够量的展开剂;或者在壁上贴两条与展开室一样高、宽的滤纸条,一端浸入展开剂中,密封室顶的盖。

4. 展开剂一般为两种以上互溶的有机溶剂,并且临用时新配为宜。

5. 薄层板点样后,应待溶剂挥发完,再放入展开室中展开。

6. 展开,应密闭,展距一般为 8~15 cm。薄层板放入展开室时,展开剂不能没过样点。一般情况下,展开剂浸入薄层下。

7. R_f 值一般控制在 0.3~0.8,当 R_f 值很大或很小时,应适当改变流动相的比例。

8. 展开剂每次展开后,都需要更换,不能重复使用。

【实训检测】

1. 每种药物鉴别试验的原理各是什么?

2. 薄层色谱法分析原理是什么?是鉴别处方中何种中药材?

(郭俐麟)

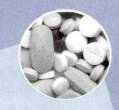

第三章
药物的杂质检查

>>>> 学习目标

- 掌握杂质限量的概念、限量检查的常用方法、限量的表示方法及有关计算;掌握氯化物、硫酸盐、铁盐、重金属、砷盐等一般杂质的检查原理和方法。

- 熟悉药物纯度的概念,理解药物纯度与化学试剂纯度的本质区别;熟悉药物中杂质的来源和分类。

- 了解干燥失重、水分、溶液颜色、澄清度、酸碱度、残留溶剂、灰分和残留农药的检查原理和方法;了解药物中特殊杂质的检查原理和方法。

思维导图

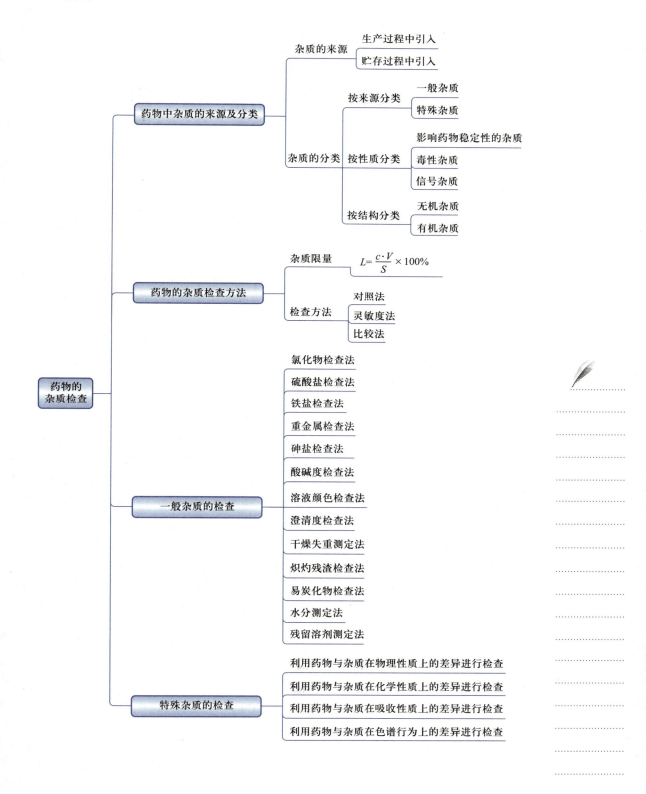

药物的杂质检查

药物中杂质的来源及分类
- 杂质的来源
  - 生产过程中引入
  - 贮存过程中引入
- 杂质的分类
  - 按来源分类
    - 一般杂质
    - 特殊杂质
  - 按性质分类
    - 影响药物稳定性的杂质
    - 毒性杂质
    - 信号杂质
  - 按结构分类
    - 无机杂质
    - 有机杂质

药物的杂质检查方法
- 杂质限量　　$L = \dfrac{c \cdot V}{S} \times 100\%$
- 检查方法
  - 对照法
  - 灵敏度法
  - 比较法

一般杂质的检查
- 氯化物检查法
- 硫酸盐检查法
- 铁盐检查法
- 重金属检查法
- 砷盐检查法
- 酸碱度检查法
- 溶液颜色检查法
- 澄清度检查法
- 干燥失重测定法
- 炽灼残渣检查法
- 易炭化物检查法
- 水分测定法
- 残留溶剂测定法

特殊杂质的检查
- 利用药物与杂质在物理性质上的差异进行检查
- 利用药物与杂质在化学性质上的差异进行检查
- 利用药物与杂质在吸收性质上的差异进行检查
- 利用药物与杂质在色谱行为上的差异进行检查

扫一扫，
学案例

反应停事件

　　杂质是指存在于药物中的无治疗作用或影响药物的稳定性和疗效，甚至对人体健康有害的物质。由于药物在生产和贮存过程中不可避免地会引入杂质，为了确保药物的安全性、有效性和稳定性，同时也为生产及流通领域的药品质量管理提供依据，有必要对药物中的杂质进行检查。

第一节　药物中杂质的来源及分类

一、杂质的来源

　　药物中的杂质主要来源于两个方面：一是由生产过程中引入；二是由贮存过程中引入。

(一) 生产过程中引入

　　药物在生产过程中可能由于所用原料不纯、反应不完全或有副反应发生、加入的试剂和溶剂等在精制时未完全除净、生产器皿有杂质等原因，而引入未作用完全的原料、试剂、中间体或副产物及其他杂质。例如，从阿片中提取吗啡，有可能引入罂粟碱和其他生物碱；以水杨酸为原料合成阿司匹林时，可能由于乙酰化反应不完全而引入水杨酸；地塞米松磷酸钠在生产过程中使用大量甲醇和丙酮，可能会残留在成品中。药物在制备过程中，也可能引入新的杂质。例如，盐酸普鲁卡因在制备和贮藏过程中，可能会水解为对氨基苯甲酸和二乙氨基乙醇，因此，《中国药典》(2020 年版)中要求对盐酸普鲁卡因原料药进行对氨基苯甲酸的检查。

(二) 贮存过程中引入

　　药物在贮存过程中，由于贮存保管不当，或贮存时间过长，在外界条件如温度、湿度、日光、空气、微生物等影响下，可能使药物发生水解、氧化、分解、异构化、晶型转变、聚合、潮解和发霉等变化而产生杂质。其中，药物因发生水解和氧化反应而产生杂质较为常见。例如，酯、内酯、酰胺、环酰胺、卤代烃及苷类等药物在水分存在的情况下容易水解；阿司匹林在贮存过程中可水解产生水杨酸和醋酸；阿托品在贮存过程中可水解产生莨菪醇和消旋莨菪酸等。

　　此外，药物的晶型不同，其理化常数、溶解性、稳定性、体内吸收和疗效也有很大的差异。例如，无味氯霉素存在多晶型现象，A 晶型不易被酯酶水解、活性很低，而 B 晶型为活性型，易被酯酶水解而吸收；甲苯咪唑有 A、B、C 三种晶型，其中 A 晶型的驱虫率小于 20%，B 晶型为 40%~60%，C 晶型为 90%。在生产过程中低效、无效的异构体或晶型较难除尽，且因生产工艺、结晶溶剂的不同及贮存条件的影响也可能引起晶型的转变。因此，控制药物中低效、无效及具有毒副作用的异构体和晶型，在药物纯度研究中日益受到重视。

课堂讨论　▶▶▶

　　无味氯霉素中的 A 晶型是杂质吗？

二、杂质的分类

为了有针对性地控制药物中不同类型的杂质,以确保药物的安全性、有效性和稳定性,应该对药物中不同类型的杂质有所了解。杂质按照来源和性质的不同分为以下几类。

(一)按来源分类

1. **一般杂质**　一般杂质是指在自然界中分布较广,在多种药物的生产和贮存过程中容易引入的杂质。由于对此类杂质的控制涉及多种药物,故在各版《中国药典》附录中均规定了它们的检查方法。《中国药典》(2020年版)四部通则中规定了氯化物、硫酸盐、硫化物、硒、氟、氰化物、铁盐、铵盐、重金属、砷盐、干燥失重、水分、炽灼残渣、易炭化物及残留溶剂等项目的检查。

2. **特殊杂质**　特殊杂质是指药物在生产和贮存过程中,由于药物本身的性质、生产方法及工艺的不同,可能引入的杂质。如阿司匹林中的游离水杨酸,肾上腺素中的酮体,硫酸阿托品中的莨菪碱等。一般来说,某种特殊杂质只存在于某种特定的药物中,故其检查方法收载于《中国药典》的正文中。

(二)按性质分类

1. **影响药物稳定性的杂质**　药物中的金属离子可能会催化氧化还原反应,如Cu^{2+}可使维生素A和E易被氧化;水分可使含有酯键和酰胺结构的药物发生水解,而影响药物的安全性和有效性。

2. **毒性杂质**　药物中重金属(如铅、汞、银、铜、镉、铋、锑、锡、镍、锌等)和砷盐的过量存在,都会导致人体中毒,影响到用药的安全性,因此应严格控制其限量。

3. **信号杂质**　药物中氯化物、硫酸盐等少量存在不会对人体产生危害,但是此类杂质的存在可以反映药物的生产工艺及贮存状况是否正常,因此,此类杂质称为"信号杂质"。

此外,如按照杂质的结构分类,还可将杂质分为无机杂质和有机杂质(包括残留溶剂)。在某些情况下,杂质是属于一般杂质还是特殊杂质,并无严格区分。无论哪种杂质,在保证用药安全、有效的前提下,都要以科学、合理的方法严格进行控制。

三、药物的纯度及化学试剂的纯度

药物的纯度指药物的纯净程度。药物中的杂质是影响药物纯度的主要因素,因此,药物的纯度检查又称为杂质检查,如果药物中所含的杂质超过质量标准中规定的纯度要求,则可能引起药物外观性状、物理常数的变化,甚至会影响药物的稳定性、降低疗效及增加副作用。因此,药物的纯度检查是控制药物质量的一个重要环节。

课堂讨论 ▶▶▶

　　药物的纯度与化学试剂的纯度是一样的吗?有何不同?

药物的纯度又称药用纯度或药用规格,与化学试剂的纯度不能混淆。前者主要从用药的安全性、有效性及对药物稳定性的影响等方面考虑,后者是从杂质可能引起的化学变化对试剂的使用范围及使用目的的影响来考虑的,并不考虑对人体的生理作用和毒副作用。药品只有合格品与不合格品,化学试剂可根据杂质的含量高低和用途不同分为不同级别。因此,不能用化学试剂的规格代替药品标准,更不能将化学试剂当成药品直接用于临床治疗。

知识拓展

化学试剂的规格及标志

化学试剂分为一般试剂、基准试剂和专用试剂。

1. 一般试剂　是实验室中普遍使用的试剂,根据其所含杂质的多少分为优级纯(GR,深绿色)、分析纯(AR,红色)、化学纯(CP,中蓝色)及生物试剂(BR 或 CR,黄色)等。

2. 基准试剂(PT)　常用于直接配制和标定标准溶液,其标签颜色为深绿色。

3. 专用试剂　是指具有专门用途的试剂,如色谱分析用试剂、核磁共振分析用试剂、光谱纯试剂(SP)等。

第二节　药物的杂质检查方法

一、杂质限量

药物中杂质的来源是多途径的,在药物的生产和贮藏过程中,会不可避免地引入杂质。对于药物而言,其杂质的含量当然越少越好,但要把药物中的杂质完全除掉,不仅没有必要,也是不可能的,因为不仅会增加成本,也会受到生产工艺和条件的制约。因此,在保证用药安全、有效,不影响药物稳定性的原则下,允许药物中存在一定量的杂质。药物中所含杂质的最大允许量称为杂质限量。通常用百分之几或百万分之几表示。药物中杂质的检查,一般不要求测定其含量,而只检查杂质的量是否超过限量,这种杂质检查的方法叫作杂质的限量检查。

课堂讨论　▶▶▶

杂质限量是将所含杂质的具体含量计算出来吗?

杂质限量可用下式进行计算:

$$杂质限量 = \frac{标准溶液的浓度 \times 标准溶液的体积}{供试品量} \times 100\%$$

由于供试品(S)中所含杂质的量是通过与一定量杂质标准溶液进行比较来确定的,杂质的最大允许量就是标准溶液的浓度(c)与体积(V)的乘积,因此,杂质限量(L)的计算又可用式 3-1 表示:

$$L = \frac{c \cdot V}{S} \times 100\%$$ 式（3-1）

【实例分析】口服 $NaHCO_3$ 原料药中氯化物检查

取本品 0.15 g（供口服用），加水溶解使成 25 ml，滴加硝酸使成微酸性后，置水浴中加热除尽二氧化碳，放冷，依法检查（通则 0801），与对照标准氯化钠溶液 3.0 ml（10 μg/ml Cl）制成的对照液比较，不得更浓。计算氯化物的限量。

解析：$L = \frac{c \cdot V}{S} \times 100\% = \frac{100 \times 10^{-6} \times 3.0}{0.15} \times 100\% = 0.02\%$

【实例分析】对乙酰氨基酚中硫酸盐的检查

取本品 2.0 g，加水 100 ml，加热溶解后，冷却、滤过，取滤液 25 ml，依法检查（通则 0802），与标准硫酸钾溶液 1.0 ml（100 μg/ml SO_4）制成的对照液比较，不得更浓。计算硫酸盐的限量。

解析：$L = \frac{c \cdot V}{S} \times 100\% = \frac{100 \times 10^{-6} \times 1.0}{2 \times \frac{25}{100}} \times 100\% = 0.02\%$

二、杂质的检查方法

药物的杂质检查按照操作方法的不同，可分为以下三种方法。

（一）对照法

对照法是指取一定量待检杂质的对照溶液与一定量供试品溶液在相同条件下加入一定的试剂处理后，比较反应结果，从而判断供试品中所含杂质是否超过限量。使用本法检查药物的杂质，须遵循平行原则。该法的检测结果，只能判定药物所含杂质是否符合限量规定，一般不能测定杂质的准确含量。各国药典主要采用本法检查药物的杂质。

在使用对照法检查杂质的过程中需注意以下几点：

1. 使用对照法时须注意平行原则。

（1）供试管和对照管应使用配套的纳氏比色管；

（2）两管加入的试剂、反应的温度、放置的时间等均应相同；

（3）如药物本身有色，需进行消色处理；如样品液浑浊，可过滤后，再进行反应。

2. 正确地比色（白色背景，从比色管上口垂直向下观察两管的颜色）和比浊（黑色背景，从比色管上口垂直向下观察两管的浊度），当供试品管的颜色或浊度不超过对照管的颜色或浊度时，才为合格。

3. 检查结果不符合规定或在限度边缘时应对供试管和对照管各复查 2 份。

（二）灵敏度法

灵敏度法是以在检测条件下反应的灵敏度来控制杂质限量的一种方法。一般来说，灵敏度法比对照法对杂质的要求更为严格。如灭菌注射用水中的氯化物检查，是在 50 ml 灭菌注射用水中加入硝酸 5 滴及硝酸银试液 1 ml，要求不得发生浑浊。该法就是利用氯离子与银离子生成氯化银沉淀反应的灵敏度来控制纯化水中氯化物的限量。

（三）比较法

比较法是指取一定量供试品依法检查，测得待检杂质的吸光度或旋光度等与规定

扫一扫,
学操作

紫外 – 可见
分光光度仪
的使用

的限量比较,不得更大。如盐酸去氧肾上腺素中酮体的检查:取本品,依法制成每 1 ml 中含 4.0 mg 的溶液,照紫外 – 可见分光光度法(通则 0401),在 310 nm 的波长处测定吸光度,不得大于 0.20。硫酸阿托品中莨菪碱的检查:取本品加水制成每 1 ml 中含 50 mg 的溶液,依法测定(通则 0621)旋光度不得超过 –0.40°。本法的特点是可以准确测定杂质的吸光度或旋光度(从而可计算出杂质的准确含量)并与规定限量比较,不需要对照物质。

课堂讨论　▶▶▶

高效液相色谱法是药物杂质检查的一种方法吗?

第三节　一般杂质的检查

《中国药典》(2020 年版)对一般杂质检查多采用对照法,即在遵循平行操作的原则下,比较供试管与对照管的浊度、颜色等以判断供试品中杂质限量是否符合规定。若检查结果不符合规定或在限度边缘,应对供试品和对照品各复查 2 份。

一、氯化物检查法

氯化物广泛存在于自然界中,在药物的生产过程中极易引入。少量的氯化物虽对人体无害,但氯化物属信号杂质,其存在的量可以反映出药物的纯净程度及生产工艺和贮存条件是否正常,因此,控制氯化物的量有其特殊的意义。

(一) 检查原理

利用氯化物在硝酸酸性条件下与硝酸银试液作用,生成氯化银的白色浑浊,与一定量标准氯化钠溶液在相同条件下生成的氯化银浑浊比较,以判断供试品中的氯化物是否超过了限量。

$$Cl^- + Ag^+ \longrightarrow AgCl\downarrow (白)$$

课堂讨论　▶▶▶

氯化物检查为什么要在硝酸的酸性条件下?

(二) 操作方法

取规定量的供试品,加水溶解使成 25 ml(溶液如显碱性,可滴加硝酸使成中性),再加稀硝酸 10 ml;溶液如不澄清,应滤过;置 50 ml 纳氏比色管中,加水使成约 40 ml,摇匀,即得供试品溶液。另取药品项下规定量的标准氯化钠溶液,置 50 ml 纳氏比色管中,加稀硝酸 10 ml,加水使成 40 ml,摇匀,即得对照溶液。于供试品溶液与对照溶液中,分别加入硝酸银试液 1.0 ml,用水稀释使成 50 ml,摇匀,在暗处放置 5 分钟,同置黑色背景上,从比色管上方向下观察、比较,即得。

(三) 注意事项

1. 标准氯化钠溶液应临用前配制:精密量取贮备液 10 ml,置 100 ml 量瓶中,加水稀释至刻度,摇匀,即得(每 1 ml 相当于 10 μg 的 Cl)。在检测条件下,以 50 ml 中含 50~80 μg 的 Cl 为宜,在此范围内氯化物与硝酸银反应产生的浑浊梯度最明显,便于比较。因此,在设计检查方法时,应根据氯化物的限量考虑供试品的取用量。

2. 检测中加入硝酸的目的是去除 CO_3^{2-}、PO_4^{3-}、SO_3^{2-} 等杂质的干扰,加速氯化银沉淀的生成并产生较好的乳浊;在暗处放置 5 分钟,是为了避免光线使单质银析出。

3. 有机药物的氯化物检查:① 溶于水的有机药物,按规定方法直接检查;② 不溶于水的有机药物,多数采用加水振摇,使所含氯化物溶解,滤除不溶物或加热溶解供试品,放冷后析出沉淀,滤过,取滤液检查。

4. 检查有机氯杂质,可根据有机氯杂质的结构,选择适宜的有机破坏方法,使有机氯转变为无机氯化物后,再依法检查。

5. 检查碘化物或溴化物中氯化物时,由于氯、溴、碘性质相近,故应采用适当的方法去除干扰后再检查。

6. 供试溶液如带颜色,通常采用内消色法处理后再进行检查。

扫一扫,学操作

氯化物的检查实训操作

知识拓展

乳酸钙中氯化物的检查

取本品 0.10 g,依法检查(通则 0801),与标准氯化钠溶液 5.0 ml 制成的对照液比较,不得更浓(0.05%)。

二、硫酸盐检查法

硫酸盐也是一种广泛存在于自然界中的信号杂质,是许多药物都需要进行检查的一种杂质。

(一) 检查原理

利用硫酸盐在盐酸酸性溶液中与氯化钡生成白色浑浊,与一定量标准硫酸钾溶液在相同条件下与氯化钡生成的浑浊比较,以判断药物中硫酸盐是否超过限量。

$$SO_4^{2-} + Ba^{2+} \longrightarrow BaSO_4 \downarrow (白)$$

课堂讨论 ▶▶▶

硫酸盐检查为什么要在盐酸的酸性条件下?

(二) 操作方法

取规定量的供试品,加水溶解使成约 40 ml(如溶液显碱性,可滴加盐酸使成中性),溶液如不澄清,应滤过,置 50 ml 纳氏比色管中,加稀盐酸 2 ml,摇匀,即得供试品溶液。另取各药品项下规定量的标准硫酸钾溶液,按同样方法制成对照溶液,于供试品溶液与对照溶液中,分别加入 25% 氯化钡溶液 5 ml,用水稀释至 50 ml,充分摇匀,放置 10 分钟,同置黑色背景上,从比色管上方向下观察、比较,即得。

(三) 注意事项

1. 标准硫酸钾溶液的制备:称取硫酸钾 0.181 g,置 1 000 ml 量瓶中,加水适量使溶解并稀释至刻度,摇匀,即得(每 1 ml 相当于 100 μg 的 SO_4^{2-})。本法适宜的比浊浓度范围为 50 ml 溶液中含 0.1~0.5 mg 的 SO_4^{2-},相当于标准硫酸钾溶液 1~5 ml。在此范围内浊度梯度较明显。

2. 供试液中加入盐酸使成酸性的目的是防止 CO_3^{2-}、PO_4^{3-} 等与 Ba^{2+} 生成沉淀而干扰测定,加入稀盐酸的量以 50 ml 溶液中含稀盐酸 2 ml,使溶液的 pH 约为 1 为宜,酸度过高灵敏度会下降。

3. 温度对产生浑浊有影响,温度太低产生浑浊慢且不稳定,当温度低于 10℃时,应将比色管在 25~30℃水浴中放置 10 分钟后再比浊。

4. 《中国药典》(2020 年版)规定采用 25% 氯化钡溶液,不必临用前配制,放置 1 个月后的氯化钡试液,反应的效果也无明显改变。加入氯化钡试液后,应立即充分摇匀,防止局部浓度过高而影响产生浑浊的程度。

5. 如供试液加入盐酸后不澄明,可先用加盐酸成酸性的水洗过的滤纸滤过后再测定。如供试液有颜色,可采用内消色法处理后再进行检查。

扫一扫,
学操作

硫酸盐的检查实训操作

🔖 知识拓展

氯化钠中硫酸盐的检查

取本品 5.0 g,依法检查(通则 0802),与标准硫酸钾溶液 1.0 ml 制成的对照液比较,不得更浓(0.002%)。

三、铁盐检查法

药物中铁盐的存在可使药物发生氧化反应及其他反应而变质,因此,需要控制药物中铁盐的限量。《中国药典》(2020 年版)采用硫氰酸盐法检查。

(一) 检查原理

铁盐在盐酸酸性溶液中与硫氰酸铵生成红色的可溶性硫氰酸铁配位离子,与一定量的标准铁溶液用同法处理后进行比色,以判断铁盐的含量。

$$Fe^{3+} + [\,6SCN^-\,] \rightleftharpoons Fe(SCN)_6^{3-}(红色)$$

(二) 操作方法

取规定量的供试品,加水溶解使成 25 ml,移置 50 ml 纳氏比色管中,加稀盐酸 4 ml 与过硫酸铵 50 mg,用水稀释使成 35 ml 后,加 30% 的硫氰酸铵溶液 3 ml,再加水适量稀释成 50 ml,摇匀,如显色,立即与标准铁溶液一定量按相同方法制成的对照液比较。

(三) 注意事项

1. 用硫酸铁铵[$FeNH_4(SO_4)_2 \cdot 12H_2O$]来配制标准铁贮备液,并加入硫酸防止铁盐水解。标准铁溶液为临用前取贮备液稀释而成,每 1 ml 标准铁溶液相当于 10 μg 的 Fe。本法以 50 ml 溶液中含 Fe^{3+} 10~50 μg 为宜,在此范围内,所显色泽梯度明显,便于目视比色。

2. 测定中加入氧化剂过硫酸铵可将供试品可能存在的 Fe^{2+} 氧化成 Fe^{3+},同时可防止硫氰酸铁受光照还原或分解。

3. 某些药物,如葡萄糖、糊精、硫酸镁等,在检测过程中需加硝酸氧化处理,使 Fe^{2+} 氧化成 Fe^{3+},则不再加过硫酸铵。因硝酸中可能含亚硝酸,能与硫氰酸根离子作用,生成红色亚硝酰硫氰化物,影响比色,因此在加显色剂之前,加热煮沸除去氧化氮,以消除亚硝酸的影响。

4. 若供试管与对照管色调不一致,或所呈红色太浅而不便于比较,可分别移入分液漏斗中,各加正丁醇或异戊醇提取后比色。因硫氰酸铁配位离子在正丁醇等有机溶剂中溶解度大,故能增加颜色深度,且能排除某些干扰物质的影响。

5. 因为铁盐与硫氰酸根生成配位离子的反应是可逆的,所以加入过量硫氰酸铵可以增加生成配位离子的稳定性,提高反应灵敏度,还能消除氯化物等干扰。

6. 硫氰酸根离子能与多种金属离子发生反应,如高汞、锌、锑、银等,在设计方法时应予以注意。

7. 许多酸根阴离子如 SO_4^{2-}、Cl^-、PO_4^{3-} 等可与 Fe^{3+} 形成无色配位化合物而干扰检查。排除干扰的方法是适当增加酸度,增加硫氰酸铵试剂的用量,用正丁醇提取后比色等。

8. 某些有机药物,特别是环状结构的有机药物,在试验条件下不溶解或对检查有干扰,需经炽灼破坏,使铁盐成三氧化二铁留于残渣中,处理后再依法检查。如盐酸普鲁卡因等。

🔖 知识拓展

氯化钠中铁盐的检查

取本品 5.0 g,依法检查(通则 0807),与标准铁溶液 1.5 ml 制成的对照液比较,不得更深(0.000 3%)。

四、重金属检查法

重金属系指在规定试验条件下能与硫代乙酰胺或硫化钠试液作用显色的金属杂质,如银、铅、汞、铜、镉、铋、锑、锡、镍、锌等。重金属可以影响药物的稳定性和安全性,因此,必须严格控制其在药物中的含量。药品在生产过程中受到铅污染的情况较多,铅容易在体内蓄积而引起中毒,故检查重金属以铅为代表,作为限量对照。

(一) 检查原理

重金属检查使用的显色剂主要有硫代乙酰胺和硫化钠试液。硫代乙酰胺在酸性(pH 3.5 的醋酸盐缓冲液)条件下水解,产生硫化氢,与微量重金属离子(以 Pb^{2+} 为代表)生成黄色到棕黑色的硫化物混悬液。或在碱性条件下,硫化钠与微量重金属离子反应生成黄色至棕黑色的硫化物混悬液。与一定量的标准铅溶液在相同条件下反应生成的有色混悬液比色,不得更深。

$$CH_3CSNH_2 + H_2O \xrightarrow{pH=3.5} CH_3CONH_2 + H_2S$$

$$H_2S + Pb^{2+} \xrightarrow{pH=3.5} PbS\downarrow + 2H^+$$

$$或\ Na_2S+Pb^{2+}\xrightarrow{\ NaOH\ }PbS\downarrow+2Na^+$$

（二）操作方法

由于药物性质、重金属的限量和存在状态等的不同，《中国药典》(2020 年版)将重金属检查分为三种方法。

第一法：适用于无须破坏有机物，在酸性条件下可溶解的无色药物中的重金属检查。方法为：取 25 ml 纳氏比色管 3 支，甲管中加入标准铅溶液一定量与醋酸盐缓冲液（pH 3.5）2 ml 后，加水或各药品项下规定的溶剂稀释成 25 ml，作为对照液；乙管中加入按各药品项下规定的方法制成的供试品溶液 25 ml，作为供试品溶液；丙管中加入与乙管相同重量的供试品，加配制供试品溶液的溶剂适量使溶解，再加与甲管相同量的标准铅溶液与醋酸盐缓冲液（pH 3.5）2 ml 后，用溶剂稀释成 25 ml。再分别于甲、乙、丙三管中加入硫代乙酰胺试液各 2 ml，摇匀，放置 2 分钟，同置白纸上，自上向下透视，当丙管中显出的颜色不浅于甲管时，乙管中显示的颜色与甲管比较，不得更深。如丙管中显出的颜色浅于甲管，应取样按第二法重新检查。

第二法：适用于含芳环、杂环及不溶于水、稀酸和乙醇的有机药物中的重金属检查。方法为：先将供试品炽灼破坏，使与有机分子结合的重金属游离，再按第一法检查。

第三法：适用于溶于碱而不溶于稀酸或在稀酸中即生成沉淀的药物中重金属杂质的检查。方法为：取规定量的供试品，加氢氧化钠试液 5 ml 与水 20 ml 溶解后，置纳氏比色管中，加硫化钠试液 5 滴，摇匀，与一定量的标准铅溶液同样处理后的颜色比较，不得更深。

重金属的检查方法较多，各国药典采用的检查方法也不尽相同。对于不同的药物，应选择适当的方法进行检测。

（三）注意事项

1. 用硝酸铅配制标准铅贮备液，并加入硝酸防止铅盐水解。标准铅溶液于临用前取贮备液稀释而成，每 1 ml 标准铅溶液相当于 10 μg 的 Pb。本法的适宜目视比色范围为 27 ml 溶液中含 10~20 μg Pb，相当于标准铅溶液 1~2 ml。

2. 第一法中，溶液的 pH 对金属离子与硫化氢呈色影响较大，pH 为 3.0~3.5 时，硫化铅沉淀较完全。若酸度增大，重金属离子与硫化氢呈色变浅，酸度太大时甚至不显色。故供试品若用强酸溶解或在处理中用了强酸，则应在加入醋酸盐缓冲液前加氨水至对酚酞指示剂显中性。

若供试品溶液带颜色，可在甲管中滴加少量稀焦糖溶液或其他无干扰的有色溶液，使之与乙管、丙管颜色一致，然后再加硫代乙酰胺试液比色。若仍不能使三管颜色一致，可改用内消色法处理。

供试品中含高铁盐影响重金属检查时，可在甲、乙、丙三管中加入抗坏血酸 0.5~1.0 g，使 Fe^{3+} 还原成 Fe^{2+}，再依法检查。

3. 在用第二法检查时，炽灼温度控制在 500~600 ℃，温度太低灰化不完全，温度过高重金属挥发损失，如铅在 700 ℃经 6 小时炽灼，回收率只有 32%。加硝酸进一步破坏有机物后，一定要蒸干除尽氧化氮，防止亚硝酸氧化硫代乙酰胺水解产生硫化氢而析出硫，影响比色。

扫一扫，
学知识

重金属检查——硫代乙酰胺法

4. 第三法中,显色剂硫化钠试液对玻璃有一定的腐蚀性,而且久置会产生絮状物,应临用前配制。

知识拓展

乙酰谷酰胺中重金属的检查

取本品 1.0 g,加水 23 ml,必要时加热使溶解,放冷,加醋酸盐缓冲液(pH 3.5)2 ml 与水适量使成 25 ml,依法检查(通则 0821 第一法),含重金属不得过百万分之十。

扫一扫,学操作

重金属的检查实训操作

五、砷盐检查法

砷盐是毒性杂质,多由药物生产过程中使用的无机试剂及搪瓷反应器引入。检查砷盐的方法有古蔡氏法、二乙基二硫代氨基甲酸银法。

(一)第一法(古蔡氏法)

1. **检查原理** 古蔡氏法检查砷的原理是利用金属锌与酸作用产生新生态的氢,与药物中微量砷盐反应生成具有挥发性的砷化氢,遇溴化汞试纸,产生黄色至棕色的砷斑,与同等条件下一定量标准砷溶液所生成的砷斑比较,判定药物中砷盐的限量。

$$As^{3+} + 3Zn + 3H^+ \longrightarrow 3Zn^{2+} + AsH_3\uparrow$$

$$AsO_3^{3+} + 3Zn + 9H^+ \longrightarrow 3Zn^{2+} + 3H_2O + AsH_3\uparrow$$

砷化氢与溴化汞试纸作用:

$$AsH_3 + 2HgBr_2 \longrightarrow 2HBr + AsH(HgBr)_2(黄色)$$

$$AsH_3 + 3HgBr_2 \longrightarrow 3HBr + As(HgBr)_3(棕色)$$

扫一扫,学案例

中药砷中毒事件

2. **操作方法** 古蔡氏法检砷装置见图 3-1。

测定时,于导气管 C 中装入醋酸铅棉花 60 mg(装管高度为 60~80 mm),再于旋塞 D 的顶端平面上放一片溴化汞试纸(试纸的大小以能覆盖孔径而不露出平面外为宜),盖上旋塞盖 E 并旋紧,即得。

标准砷斑的制备:精密量取标准砷溶液 2 ml,置 A 瓶中,加盐酸 5 ml 与水 21 ml,再加碘化钾试液 5 ml 与酸性氯化亚锡试液 5 滴,在室温放置 10 分钟后,加锌粒 2 g,立即将装妥的导气管 C 密塞于 A 瓶上,并将 A 瓶置 25~40℃的水浴中,反应 45 分钟,取出溴化汞试纸,即得。

供试品检查:取按药品规定方法制成的供试液,置 A 瓶中,照标准砷斑的制备,自"再加碘化钾试液 5 ml"起,依法操作,将生成的砷斑与标准砷斑比较,不得更深。

3. **注意事项**

(1)标准砷溶液临用前取三氧化二砷配制的贮备液稀释而成,每 1 ml 标准砷溶液相当于 1 μg 的 As。砷斑颜色过深或过浅都会影响比色的准确性。《中国药典》(2020 年版)规定,标准砷斑为 2 ml 标准砷溶液制成,可得清晰的砷斑。药物的

扫一扫,学知识

砷盐检查——古蔡氏法

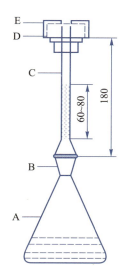

A. 标准磨口锥形瓶;B. 中空的标准磨口塞;C. 导气管;D. 具孔的有机玻璃旋塞;E. 具孔的有机玻璃旋塞盖;单位:mm。

图 3-1 古蔡氏法检砷装置

扫一扫,学操作

碳酸氢钠中砷盐检查实训操作

含砷限量不同,应在标准砷溶液取量为 2 ml 的前提下,改变供试品的取量。

(2) 五价砷在酸性溶液中比三价砷被金属锌还原为砷化氢的速度慢,故在反应液中加入碘化钾及氯化亚锡,将供试品中可能存在的 As^{5+} 还原成 As^{3+},以加快反应速度。碘化钾被氧化生成的碘又可被氯化亚锡还原为碘离子,碘离子又可与反应中产生的锌离子形成稳定的配位离子,有利于生成砷化氢反应的不断进行。

氯化亚锡与碘化钾还能抑制锑化氢的生成,因锑化氢也能与溴化汞试纸作用生成锑斑。在试验条件下,存在 100 μg 锑也不干扰测定。氯化亚锡还能促进锌与盐酸作用,即纯锌与纯盐酸作用较慢,加入氯化亚锡锌,置换出锡沉积在锌的表面,形成局部电池,可加快锌与盐酸作用,使氢气均匀而连续地产生。

(3) 醋酸铅棉花用于吸收供试品及锌粒中可能含有的少量硫化物在酸性条件下产生的硫化氢气体,避免硫化氢气体与溴化汞试纸作用产生硫化汞色斑干扰测定结果。导气管中的醋酸铅棉花应保持干燥,如有润湿,应更换。

(4) 溴化汞试纸与砷化氢作用较氯化汞试纸灵敏,其灵敏度为 1 μg(以 As_2O_3 计),但所呈砷斑不够稳定,反应中应保持干燥及避光,反应完毕后立即比色。制备溴化汞试纸所用的滤纸宜采用质地疏松的定量滤纸。

(5) 供试品若为硫化物、亚硫酸盐、硫代硫酸盐等,在酸性溶液中会产生硫化氢或二氧化硫气体,与溴化汞作用生成黑色硫化汞或金属汞,干扰比色。应先加硝酸处理,使氧化成硫酸盐,过量的硝酸及产生的氮的氧化物须蒸干除尽。如硫代硫酸钠中砷盐的检查。

(6) 供试品若为铁盐,会消耗碘化钾、氯化亚锡等还原剂,影响测定条件,并氧化砷化氢,干扰测定,应先加酸性氯化亚锡试液,将高铁离子还原成低铁离子后再依法检测。如枸橼酸铁铵中砷盐的检查。

(7) 供试品若为强氧化剂或在酸性溶液中能产生强氧化性物质者,如亚硝酸钠在酸性溶液中能产生亚硝酸和硝酸,不仅消耗锌粒,而且产生氮的氧化物,能氧化新生态的氢,影响砷化氢的生成。因此,需加入硫酸先行分解后再依法测定。

(8) 具环状结构的有机药物,因砷可能以共价键与其结合,故要先进行有机破坏,否则检出结果偏低或难以检出。《中国药典》(2020 年版)采用碱破坏法,常用的碱是石灰。

若供试品需经有机破坏后再进行检砷,则制备标准砷斑时,应取标准砷溶液 2 ml,照供试品规定的方法同法处理后,再依法制备标准砷斑。

(9) 砷斑遇光、热及湿气则褪色。如需保存,可将砷斑在石蜡饱和的石油醚溶液中浸过晾干或避光置于干燥器内,也可将砷斑用滤纸包好夹在记录本中保存。

(二) 第二法(二乙基二硫代氨基甲酸银法,Ag-DDC 法)

检查原理:利用金属锌与酸作用产生新生态氢,与微量砷盐反应生成具有挥发性的砷化氢,还原二乙基二硫代氨基甲酸银(Ag-DDC),产生红色的胶态银,与相同条件下定量的标准砷溶液所呈色进行目视比色或在 510 nm 波长处测定吸光度,进行比较,以控制砷盐的限量。

　　本反应为可逆反应，加入有机碱使与 HDDC（二乙基二硫代氨基甲酸）结合，有利于反应向右定量进行完全，所以《中国药典》（2020 年版）规定配制 Ag-DDC 试液时，加入一定量的三乙胺，用 Ag-DDC 的三乙胺 – 氯仿（1.8∶98.2）溶液作砷化氢的吸收液，《美国药典》采用 Ag-DDC 吡啶溶液作砷化氢的吸收液。

　　Ag-DDC 法检砷装置见图 3–2。

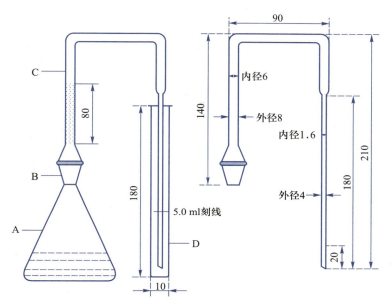

A. 标准磨口锥形瓶；B. 中空的标准磨口塞；C. 导气管；D. 平底玻璃管；单位：mm。

图 3–2　Ag-DDC 法检砷装置

🪨 知识拓展

氯化钠中砷盐的检查

　　取本品 5.0 g，加水 23 ml 溶解后，加盐酸 5 ml，依法检查（通则 0822 第一法），应符合规定（0.000 04%）。

六、酸碱度检查法

　　纯净药物的溶液或过饱和混悬液，其酸碱度应较为恒定，进行酸碱度检查是保证药品质量的措施之一。检查时一般以新沸放冷的水为溶剂，不溶于水的药物可以用中性乙醇等有机溶剂溶解，或将药物与水混摇，使所含酸碱性杂质溶解，滤过，取滤液检查。

课堂讨论 ▶▶▶

　　酸碱度检查中为什么要用新沸过的水为溶剂？

(一) 酸碱滴定法

在规定的指示液条件下,用规定浓度的酸或碱滴定液滴定供试品溶液中碱性或酸性杂质,以消耗酸或碱滴定液的毫升数作为限度指标。如检查氯化钠的酸碱度:取本品5.0 g,加水50 ml溶解后,加溴麝香草酚蓝指示液2滴,如显黄色(示为酸性),加氢氧化钠滴定液(0.02 mol/L)0.10 ml,应变为蓝色;如显蓝色或绿色(示为碱性),加盐酸滴定液(0.02 mol/L)0.20 ml,应变为黄色。

(二) 指示剂法

此法系利用规定的指示剂的变色pH范围控制供试品溶液中酸碱性杂质的限量。如纯化水的酸碱度检查:取本品10 ml,加甲基红指示液2滴,不得显红色(以控制其酸度);另取10 ml,加溴麝香草酚蓝指示液5滴,不得显蓝色(以控制其碱度);即纯化水的pH控制在4.2~7.6。

(三) pH 测定法

该法采用电位法(酸度计)测定供试品溶液的pH,准确度较酸碱滴定法和指示剂法高。对于酸碱度要求较严的注射液、供配制注射剂用的原料药及酸碱度会影响其稳定性的药物,《中国药典》(2020年版)规定其溶液酸碱度应符合一定范围,要采用本法检查酸碱度。如注射用水的pH,按《中国药典》(2020年版)通则0631检查,pH应为5.0~7.0。

七、溶液颜色检查法

溶液颜色检查法是控制药物在生产过程或贮存过程中产生有色杂质限量的方法。《中国药典》(2020年版)采用以下方法检查药物溶液的颜色。

(一) 第一法(目视比色法)

取规定量的供试品,加水溶解,置25 ml的纳氏比色管中加水稀释至10 ml,另取规定色调和色号的标准比色液10 ml,置于纳氏比色管中,两管同置白色背景上,自上向下透视或平视观察,供试品管呈现的颜色与对照品管比较不得更深。

标准比色液由三种有色无机盐重铬酸钾、硫酸铜和氯化钴按不同比例配制而成。其配制方法如下:

1. 比色用重铬酸钾液(黄色原液)、比色用硫酸铜液(蓝色原液)和比色用氯化钴液(红色原液)的配制   重铬酸钾液为每1 ml水溶液中含0.800 mg的$K_2Cr_2O_7$。硫酸铜液为每1 ml水溶液中含62.4 mg的$CuSO_4 \cdot 5H_2O$。氯化钴液为每1 ml水溶液中含59.5 mg的$CoCl_2 \cdot 6H_2O$。

2. 各种色调标准贮备液的制备   按表3–1,精密量取比色用氯化钴液、比色用重铬酸钾液、比色用硫酸铜液和水,混合摇匀,即得。

3. 各种色调色号标准比色液的制备   按表3–2,精密量取各色调标准贮备液与水,混合摇匀,即得。

检查时根据药物有色杂质的颜色及对其限量的要求,选择相应颜色一定色号的标准比色液作为对照液,进行比较。如对乙酰氨基酚乙醇溶液的颜色检查:取本品1.0 g,加乙醇10 ml溶解后,如显色,与棕红色2号或橙红色2号标准比色液比较,不得更深。

表 3-1 各种色调标准贮备液的配制

色调	比色用氯化钴液 /ml	比色用重铬酸钾液 /ml	比色用硫酸铜液 /ml	水 /ml
绿黄色	—	27	15	58
黄绿色	1.2	22.8	7.2	68.8
黄 色	4.0	23.3	0	72.7
橙黄色	10.6	19.0	4.0	66.4
橙红色	12.0	20.0	0	68.0
棕红色	22.5	12.5	20.0	45.0

表 3-2 各种色调色号标准比色液的配制

成分	色号										
	0.5	1	2	3	4	5	6	7	8	9	10
贮备液 /ml	0.25	0.5	1.0	1.5	2.0	2.5	3.0	4.5	6.0	7.5	10.0
水 /ml	9.75	9.5	9.0	8.5	8.0	7.5	7.0	5.5	4.0	2.5	0

(二)第二法(分光光度法)

除另有规定外,取各供试品项下规定量的供试品,加水溶解并使成 10 ml,必要时滤过,滤液照紫外 – 可见分光光度法(通则 0401)于规定波长处测定,吸光度不得超过规定值。

(三)第三法(色差计法)

色差计法是通过色差计直接测定溶液的透射三刺激值,对其颜色进行定量表述和分析的方法。当目视比色法较难判定供试品与标准比色液之间的差异时,应考虑采用本法进行测定与判断。

八、澄清度检查法

澄清度检查是检查药品溶液中的不溶性杂质,一定程度上可反映药品的质量和生产工艺水平,尤其对于注射用原料药检查其溶液的澄清度,有较为重要的意义。

澄清度检查法系将药品溶液与规定的浊度标准液相比较,用以检查溶液的澄清程度。除另有规定外,应采用第一法进行检测。

品种项下规定的"澄清",系指供试品溶液的澄清度与所用溶剂相同,或不超过 0.5 号浊度标准液的浊度。"几乎澄清",系指供试品溶液的浊度介于 0.5 号至 1 号浊度标准液的浊度之间。

(一)第一法(目视法)

除另有规定外,按各品种项下规定的浓度要求,在室温条件下将用水稀释至一定浓度的供试品溶液与等量的浊度标准液分别置于配对的比浊用玻璃管(内径 15~16 mm,平底,具塞,以无色、透明、中性硬质玻璃制成)中,在浊度标准液制备 5 分钟后,在暗室内垂直同置于伞棚灯下,照度为 1 000 lx,从水平方向观察、比较。除另有规定外,供试品溶解后应立即检视。

第一法无法准确判定两者的澄清度差异时,改用第二法进行测定并以其测定结果进行判定。

1. **浊度标准贮备液的配制**　利用硫酸肼与乌洛托品(六亚甲基四胺)反应制备浊度标准贮备液。按规定的配制方法将 1% 的硫酸肼水溶液与等量的 10% 乌洛托品溶液混合,摇匀,于 25℃ 避光静置 24 小时,即得浊度标准贮备液。置冷处避光保存,可在 2 个月内使用。

原理:乌洛托品在偏酸性条件下水解产生甲醛,甲醛与肼缩合生成甲醛腙,不溶于水,形成白色浑浊。

2. **浊度标准原液的配制**　取上述浊度标准贮备液 15.0 ml,置 1 000 ml 量瓶中,加水稀释至刻度,摇匀,即得浊度标准原液。该溶液照分光光度法测定,在 550 nm 波长处的吸光度应在 0.12~0.15 范围内,配制的浊度标准原液应在 48 小时内使用,用前摇匀。

3. **浊度标准液的配制**　取浊度标准原液与水,按表 3-3 配制,即得不同级号的浊度标准液。该液应临用时制备,使用前充分摇匀。

表 3-3　浊度标准液的配制

成分	级号				
	0.5	1	2	3	4
浊度标准原液 /ml	2.5	5.0	10.0	30.0	50.0
水 /ml	97.5	95.0	90.0	70.0	50.0

(二) 第二法(浊度仪法)

供试品溶液的浊度可采用浊度仪测定。溶液中不同大小、不同特性的微粒物质包括有色物质均可使入射光产生散射,通过测定透射光或散射光的强度,可以检查供试品溶液的浊度。仪器测定模式通常有三种类型,透射光式、散射光式和透射光 – 散射光比较测量模式(比率浊度模式)。

九、干燥失重测定法

干燥失重系指药物在规定的条件下,经干燥至恒重后所减失的重量,通常以百分率表示。干燥失重测定法主要控制药物中的水分及挥发性物质,如乙醇等。

取供试品,混合均匀(如为较大的结晶,应先迅速捣碎使成 2 mm 以下的小粒),取约 1 g 或各品种项下规定的重量,置与供试品相同条件下干燥至恒重的扁形称量瓶中,精密称定,除另有规定外,在 105℃ 干燥至恒重。由减失的重量和取样量计算供试品的干燥失重。

供试品干燥时,应平铺在扁形称量瓶中,厚度不可超过 5 mm,如为疏松物质,厚度不可超过 10 mm。放入烘箱或干燥器进行干燥时,应将瓶盖取下,置称量瓶旁,或将瓶盖半开进行干燥;取出时,须将称量瓶盖好。置烘箱内干燥的供试品,应在干燥后取出置干燥器中放冷,然后称定重量。

供试品如未达规定的干燥温度即熔化,除另有规定外,应先将供试品在低于熔化温度 5~10℃ 的温度下干燥至大部分水分除去后,再按规定条件干燥。生物制品应先将供

扫一扫,
学操作

干燥失重
样品的称量

试品于较低的温度下干燥至大部分水分除去后,再按规定条件干燥。

当用减压干燥器(通常为室温)或恒温减压干燥器(温度应按各品种项下的规定设置。生物制品除另有规定外,温度为 60 ℃)时,除另有规定外,压力应在 2.67 kPa (20 mmHg)以下。干燥器中常用的干燥剂为五氧化二磷、无水氯化钙或硅胶;恒温减压干燥器中常用的干燥剂为五氧化二磷。应及时更换干燥剂,使其保持在有效状态。

🥟 知识拓展

葡萄糖干燥失重的检查

取本品,在 105 ℃干燥至恒重,减失重量为 7.5%~9.5%(通则 0831)。

十、炽灼残渣检查法

有机药物经炭化或无机药物加热分解后,加硫酸湿润,先低温再高温(700~800 ℃)炽灼,使完全灰化,有机物分解挥发,残留的非挥发性无机杂质(多为金属氧化物或无机盐类)成为硫酸盐,称为炽灼残渣(《英国药典》称硫酸灰分)。《中国药典》(2020 年版)对某些不含金属的有机药物,规定进行炽灼残渣检查,应符合限量规定。

方法:取供试品 1.0~2.0 g 或各品种项下规定的重量,置已炽灼至恒重的坩埚(如供试品分子结构中含有碱金属或氟元素,则应使用铂坩埚)中,精密称定,缓缓炽灼至完全炭化,放冷;除另有规定外,加硫酸 0.5~1 ml 使湿润,低温加热至硫酸蒸气除尽后,在 700~800 ℃炽灼使完全灰化,移置干燥器内,放冷,精密称定后,再在 700~800 ℃炽灼至恒重,即得。计算限量,公式为:

$$炽灼残渣(\%) = \frac{炽灼至恒重后残渣重量}{供试品取样量} \times 100\% \qquad 式(3-2)$$

药物的炽灼残渣限量一般为 0.1%~0.2%,供试品的取用量应根据炽灼残渣限量和称量误差决定。取量过多,炭化和灰化时间太长;取量过少,称量相对误差加大。一般应使炽灼残渣量为 1~2 mg。因此,如限量为 0.1%,取样量约为 1 g;若限量为 0.05%,取样量则应约为 2 g;限量在 1% 以上者,取样量可在 1 g 以下;如贵重药物或供试品数量不足时,取样可酌情减少。

重金属在高温下易挥发,如供试品需将残渣留作重金属检查,则炽灼温度须控制在 500~600 ℃。挥发性无机药物如盐酸、氯化铵等受热挥发或分解,残留非挥发性杂质,也按上法检查炽灼残渣。

🥟 知识拓展

葡萄糖的炽灼残渣检查

葡萄糖的炽灼残渣检查:不得过 0.1%(通则 0841)。

十一、易炭化物检查法

易炭化物检查是检查药物中夹杂的遇硫酸易炭化或易氧化而呈色的微量有机

杂质。此类杂质多数是结构未知的,用硫酸呈色的方法可以简便地控制此类杂质的总量。

方法:取内径一致的比色管两支,甲管中加各品种项下规定的对照溶液 5 ml;乙管中加硫酸[含 H_2SO_4 94.5%~95.5%(g/g)]5 ml 后,分次缓缓加入规定量的供试品,振摇使溶解。除另有规定外,静置 15 分钟后,将甲、乙两管同置白色背景前比色,平视观察,乙管中所显颜色不得较甲管更深。

供试品如为固体,应先研细,如需加热才能溶解,可取供试品与硫酸混合均匀,加热溶解后,放冷至室温,再移置比色管中。

十二、水分测定法

药物中水分的存在可使药物发生水解、霉变等,《中国药典》(2020 年版)采用第一法(费休氏法)、第二法(烘干法)、第三法(减压干燥法)、第四法(甲苯法)、第五法(气相色谱法)测定化学药物中的水分,主要采用费休氏法。该法也叫卡尔费休氏水分滴定法,其特点是操作简便,专属性强、准确度高,适用于受热易破坏的药物。

(一) 测定原理

费休氏水分测定,是非水溶液中的氧化还原滴定,采用的标准滴定液称费休氏试液,由碘、二氧化硫、吡啶和甲醇按一定比例组成。测定原理是利用碘氧化二氧化硫为三氧化硫时,需要一定量的水分参加反应。

滴定的总反应为:

$$I_2+SO_2+3C_5H_5N+CH_3OH+H_2O \longrightarrow 2C_5H_5N \cdot HI+C_5H_5N \cdot HSO_4CH_3$$

由滴定总反应可知,每 1 mol 水需要 2 mol 碘,1 mol 二氧化硫、3 mol 吡啶和 1 mol 甲醇。吡啶和甲醇不仅参与滴定反应,是反应产物的组成部分,而且还起溶剂作用。指示滴定终点的方法有两种:① 自身作指示剂,即利用碘的颜色指示终点,终点前溶液呈浅黄色,终点时为红棕色(微过量的费休氏试液中碘的颜色)。② 按永停滴定法操作,终点时电流计指针突然偏转,并持续数分钟不退回。该法灵敏、准确,尤其适用于有颜色溶液的测定。

(二) 操作方法

《中国药典》(2020 年版)采用水分测定仪直接标定费休氏试液。或取干燥的具塞锥形瓶,精密加入纯化水约 30 mg,除另有规定外,加入无水甲醇 2~5 ml,用费休氏试液滴至溶液由浅黄变为红棕色,或用永停滴定法指示终点;另作空白试验校正,按下式计算费休氏试液的滴定度:

$$F=\frac{W}{A-B} \qquad\qquad 式(3-3)$$

式中,F 为每 1 ml 费休氏试液相当于水的重量(mg);W 为称取纯化水的重量(mg);A 为滴定所消耗费休氏试液的容积(ml);B 为空白所消耗费休氏试液的容积(ml)。

供试品的测定:精密称取供试品适量(消耗费休氏试液 1~5 ml),除另有规定外,溶剂为无水甲醇,用水分测定仪直接测定。或将供试品置干燥的具塞锥形瓶中,加溶剂 2~5 ml,在不断振摇(或搅拌)下用费休氏试液滴定至溶液由黄色变为红棕色,或用永停滴定法指示终点,另作空白试验,按下式计算:

$$供试品中水分含量(\%)=\frac{(A-B)\cdot F}{W}\times 100\% \qquad 式(3-4)$$

式中,A 为供试品所消耗费休氏试液的体积(ml);B 为空白所消耗费休氏试液的体积(ml);F 为每 1 ml 费休氏试液相当于水的重量(mg);W 为供试品的重量(mg)。

(三) 注意事项

1. 测定供试品中水分时可根据费休氏试液的 F 值及供试品的含水限量来确定供试品的取样量,供试品的取样量一般以消耗费休氏试液 1~5 ml 为宜,费休氏试液的 F 值在 4.0 mg/ml 上下为宜,F 值降低至 3.0 mg/ml 以下时,滴定终点不敏锐,不宜再用。整个操作应迅速,且不宜在阴雨或空气湿度太大时进行。

2. 费休氏法不适用于测定氧化剂、还原剂及能与试液生成水的化合物。一些羰基化合物如活泼的醛、酮可与试剂中的甲醇作用,生成缩醛和水,也会干扰测定。

3.《中国药典》(2020 年版)还采用甲苯法测定药物的水分。该法常用于测定颜色较深的药品或氧化剂、还原剂、皂类、油类等。

知识拓展

头孢氨苄的水分测定

取本品,照水分测定法(通则 0832 第一法 1)测定,含水分应为 4.0%~8.0%。

十三、残留溶剂测定法

药品中的残留溶剂系指在原料药或辅料的生产中,以及在制剂制备过程中使用的,但在工艺过程中未能完全去除的有机溶剂。《中国药典》(2020 年版)收载了"残留溶剂测定法"(通则 0861)。有机溶剂按毒性的程度分为三类:一类有机溶剂毒性较大,且具有致癌作用并对环境有害,应尽量避免使用;二类有机溶剂对人有一定毒性,应限量使用;三类有机溶剂对人的健康危险性较小,因此推荐使用。除另有规定外,第一、二、三类溶剂的残留量应符合表 3-4 中的规定;对其他溶剂,应根据生产工艺的特点,制定相应的限度,使其符合产品规范、药品生产质量管理规范(GMP)或其他基本的质量要求。

(一) 测定方法

《中国药典》(2020 年版)采用气相色谱法(通则 0521)测定药物中的残留溶剂,色谱柱可使用不同极性的毛细管柱或填充柱。除另有规定外,极性相同的不同牌号色谱柱之间可以互换使用;填充柱以直径为 0.25~0.18 mm 的乙二烯苯 – 乙基乙烯苯型高分子多孔球或其他适宜的填料作为固定相;检测器通常使用火焰离子化检测器(FID)。

1. 系统适用性试验

(1) 以待测物的色谱峰计算,毛细管柱的理论板数一般不低于 5 000;填充柱的理论板数一般不低于 1 000。

(2) 色谱图中,待测物色谱峰与其相邻色谱峰的分离度应大于 1.5。

(3) 以内标法测定时,对照品溶液连续进样 5 次,所得待测物与内标物峰面积之比的相对标准偏差(RSD)应不大于 5%;若以外标法测定,所得待测物峰面积的 RSD 应不大于 10%。

表 3-4   药品中常见的残留溶剂及限度

溶剂名称	限度 /%	溶剂名称	限度 %
第一类溶剂		第三类溶剂	
（应该避免使用）		（GMP 或其他质控要求限制使用）	
苯	0.000 2	醋酸	0.5
四氯化碳	0.000 4	丙酮	0.5
1,2- 二氯乙烷	0.000 5	甲氧基苯	0.5
1,1- 二氯乙烯	0.000 8	正丁醇	0.5
1,1,1- 三氯乙烷	0.15	仲丁醇	0.5
第二类溶剂		乙酸丁酯	0.5
（应该限制使用）		叔丁基甲基醚	0.5
乙腈	0.041	二甲基亚砜	0.5
氯苯	0.036	乙醇	0.5
三氯甲烷	0.006	乙酸乙酯	0.5
环己烷	0.388	乙醚	0.5
1,2- 二氯乙烯	0.187	甲酸乙酯	0.5
二氯甲烷	0.06	甲酸	0.5
1,2- 二甲氧基乙烷	0.01	正庚烷	0.5
N,N- 二甲基乙酰胺	0.109	乙酸异丁酯	0.5
N,N- 二甲基甲酰胺	0.088	乙酸异丙酯	0.5
二氧六环	0.038	乙酸甲酯	0.5
2- 乙氧基乙醇	0.016	3- 甲基 -1- 丁醇	0.5
乙二醇	0.062	丁酮	0.5
甲酰胺	0.022	异丁醇	0.5
正己烷	0.029	正戊烷	0.5
甲醇	0.3	正戊醇	0.5
2- 甲氧基乙醇	0.005	正丙醇	0.5
甲基丁基酮	0.005	异丙醇	0.5
甲基环己烷	0.118	乙酸丙酯	0.5
N- 甲基吡咯烷酮	0.053	三乙胺	0.5
硝基甲烷	0.005	第四类溶剂	
吡啶	0.02	（尚无足够毒理学资料）[2]	
环丁砜	0.016	1,1- 二乙氧基丙烷	
四氢化萘	0.01	1,1- 二甲氧基甲烷	
四氢呋喃	0.072	2,2- 二甲氧基丙烷	
甲苯	0.089	异辛烷	
1,1,2- 三氯乙烯	0.008	异丙醚	
二甲苯[1]	0.217	甲基异丙基酮	
异丙基苯	0.007	甲基四氢呋喃	
甲基异丁基酮	0.45	石油醚	
		三氯醋酸	
		三氟醋酸	

注：① 通常含有 60% 间二甲苯、14% 对二甲苯、9% 邻二甲苯和 17% 乙苯。② 药品生产企业在使用时应提供该类溶剂在制剂中残留水平的合理性论证报告。

2. 操作方法

（1）毛细管柱顶空进样等温法：本法适用于被检查的有机溶剂数量不多，且极性差异较小的情况。

（2）毛细管柱顶空进样程序升温法：本法适用于被检查的有机溶剂数量较多，且极性差异较大的情况。

（3）溶液直接进样法：采用填充柱，亦可采用适宜的毛细管柱。本法适用于被检查的有机溶剂数量较多的情况。

3. 计算方法

（1）限度检查：按各品种项下规定的供试品溶液浓度测定。以内标法测定时，供试品溶液所得被测溶剂峰面积与内标峰面积之比不得大于对照品溶液的相应比值。以外标法测定时，供试品溶液所得被测溶剂峰面积不得大于对照品溶液的相应峰面积。

（2）定量测定：按内标法或外标法计算各残留溶剂的量。

（二）注意事项

1. 顶空平衡温度的选择　对沸点较高的残留溶剂，通常选择较高的平衡温度；但此时应兼顾供试品的热分解特性，尽量避免供试品产生的挥发性热分解产物对测定的干扰。

2. 顶空平衡时间　顶空平衡时间通常不宜过长，一般为 30~45 分钟，以保证供试品溶液的气 – 液两相有足够的时间达到平衡。如超过 60 分钟，可能引起顶空瓶的气密性变差，导致定量准确性降低。

3. 供试品溶液与对照品溶液平行原则　对照品溶液与供试品溶液必须使用相同的顶空条件。

4. 含氮碱性化合物的测定　测定含氮碱性化合物时，应采用惰性的硅钢材料或镍钢材料管路，减少其对含氮碱性化合物的吸附性。通常采用弱极性的色谱柱或其填料预先经碱处理过的色谱柱分析含氮碱性化合物，如果采用胺分析专用柱进行分析，效果更好。采用溶液直接进样法测定时，供试品溶液应不呈酸性，以免待测物与酸反应后不易气化。

5. 检测器的选择　对含卤素元素的残留溶剂如二氯甲烷等，采用电子捕获检测器（ECD），易得到较高的灵敏度。

第四节　特殊杂质的检查

药物中的特殊杂质是指该药物在生产和贮存过程中可能引入的中间体、分解产物及副产物等杂质。特殊杂质的检查方法在《中国药典》（2020 年版）中列入各品种的检查项下。药物的品种繁多，特殊杂质也多种多样，检查方法各异，主要是利用药物和杂质在理化性质与生理作用上的差异来选择适当的方法进行检查。常用的检查方法包括物理方法、化学方法、光谱方法和色谱方法等。

一、利用药物与杂质在物理性质上的差异进行检查

利用药物与杂质在臭、味、挥发性、颜色、溶解度及旋光性等方面的差异，检查所含

杂质是否符合限量规定。

(一) 臭味及挥发性的差异

有的药物中存在的杂质具有特殊臭味,可以根据其臭味来判断该杂质的存在。如乙醇中检查杂醇油,将乙醇滴在无臭清洁的滤纸上,待乙醇自然挥发后,不应留有杂醇油的异臭。

(二) 颜色的差异

某些药物自身无色,但在生产或贮存过程中引入了有颜色的中间体或产物,可以根据杂质的颜色来进行判断。如吩噻嗪类药物具有还原性,易被氧化,氧化产物具有颜色。《中国药典》(2020 年版) 中盐酸氯丙嗪原料药澄清度与颜色的检查:取本品 0.50 g,加水 10 ml 溶解后,溶液应澄清无色。如显色,与黄色 2 号标准比色液(通则 0901 第一法)比较,不得更深。

(三) 溶解行为上的差异

某些药物能够溶于溶剂,但杂质却不溶;反之,某些杂质可溶而药物不溶;可以根据溶解度的差异对杂质进行检查。如葡萄糖中糊精的检查。

(四) 旋光性质的差异

比旋度(旋光度)的数值可以用来反映药物的纯度。

1. 药物有旋光性而杂质没有　如利血平在三氯甲烷溶液中比旋度应为 –115°~–131°。

2. 杂质有旋光性而药物没有　如硫酸阿托品为消旋体,无旋光性,而莨菪碱为左旋体,《中国药典》(2020 年版)规定取硫酸阿托品制成供试品(50 mg/ml)溶液,依照旋光度测定法(通则 0621)测定,旋光度不得超过 –0.40°,以控制莨菪碱的量。

扫一扫,
学操作

旋光度测定法检查硫酸阿托品中的特殊杂质

二、利用药物与杂质在化学性质上的差异进行检查

利用药物与杂质在化学性质上的差异,通常是选择特有的化学反应,以此来检查杂质的存在。

(一) 酸碱性的差异

某些药物与其杂质之间的酸碱性不同,如苯巴比妥在合成过程中会有中间体巴比妥酸及其他酸性物质生成,即利用杂质的酸性比苯巴比妥强,将供试品加水煮沸后,滤液加甲基橙指示液,不得显红色,以此控制巴比妥酸等的含量。

(二) 氧化还原性的差异

利用药物与杂质的氧化性或还原性的差异对药物中的杂质进行检查。氢溴酸东莨菪碱中的易氧化物具有还原性,遇高锰酸钾发生氧化还原反应,使高锰酸钾褪色,而氢溴酸东莨菪碱无此反应。取氢溴酸东莨菪碱 0.15 g,加水 5 ml 溶解后,在 15~20℃加高锰酸钾滴定液(0.02 mol/L)0.05 ml,10 分钟内红色不得完全消失。

(三) 杂质与一定试剂反应产生颜色

利用杂质与一定试剂反应产生颜色来检查杂质,根据限量要求,可规定一定反应条件下不得产生某种颜色。如检查阿司匹林中游离的水杨酸,加三氯化铁试液,应不显蓝紫色。

(四) 杂质与一定试剂反应产生气体

利用杂质与一定试剂反应产生气体来检查杂质,根据限量要求,可规定一定反应条

件下产生的气体不得发生某种化学反应。例如,盐酸吗啡在生产过程中容易混入铵盐,铵盐在碱性条件下转化成氨气,氨气能使湿润的红色石蕊试纸变蓝。检查方法:取本品0.20 g,加氢氧化钠试液 5 ml,加热 1 分钟,产生的蒸气不得使湿润的红色石蕊试纸即时变蓝。

三、利用药物与杂质在吸收性质上的差异进行检查

(一) 紫外 – 可见分光光度法

扫一扫,学操作

紫外 – 可见分光光度法检查肾上腺素中的酮体

该法是利用紫外 – 可见分光光度法检查杂质限量,主要是利用药物与杂质之间吸光度的差异进行检查。即配制一定浓度的供试品溶液,选择在药品无吸收而杂质有吸收的波长处测定吸光度,测得的杂质吸光度不得超过规定值。如盐酸甲氧明中酮胺的检查:取本品,加水溶解并稀释制成每 1 ml 中约含 1.5 mg 的溶液,照紫外 – 可见分光光度法(通则 0401),在 347 nm 的波长处测定,规定供试品溶液的吸光度不得过 0.06。

🔖 知识拓展

肾上腺素中酮体的检查

取肾上腺素适量,加盐酸溶液(9 → 2000)制成浓度为 2.0 mg/ml 的溶液,酮体在 310 nm 的吸收系数($E_{1\,cm}^{1\%}$)为 453,照紫外 – 可见分光光度法(通则 0401)测得的吸光度不得大于 0.05。

(二) 原子吸收分光光度法

该法是基于物质所产生的原子蒸气对待测元素的特征谱线的吸收作用来进行定量分析的一种方法。原子吸收分光光度法遵循分光光度法的吸收定律,一般通过比较对照品溶液和供试品溶液的吸光度,计算供试品中待测元素的含量。原子吸收分光光度法主要用于药物中金属杂质的检查,具有分析干扰少、准确度高、灵敏度高、测定范围广等优点,通常可以采用标准曲线法和标准加入法。如维生素 C 就是利用该法检查铁和铜。

(三) 红外分光光度法

该法是基于物质对红外辐射的特征吸收而建立起来的分析方法。红外分光光度法在杂质检查中主要用于药物中无效或低效晶型的检查,具有适用范围广、特征性强的特点。如采用红外分光光度法检查甲苯咪唑中 A 晶型、棕榈氯霉素混悬剂中 A 晶型。

🔖 知识拓展

分光光度法

光是一种电磁波,具有一定的波长和频率。可见光的波长范围在 400~760 nm,紫外光为 200~400 nm,红外光为 760~500 000 nm。可见光因波长不同呈现不同颜色,这些波长在一定范围内呈现不同颜色的光称单色光。太阳或钨丝等发出的白光是复合光,是各种单色光的混合光。利用棱镜可将白光分成按波长顺序排列的各种单色光即红、橙、黄、绿、青、蓝、紫等,这就是光谱。有色物质溶液可选择性地吸收一部分可见光的能量而呈现不同颜色,而某些无色物质能特征性地选择紫外光或红外光的能量。物质吸

收由光源发出的某些波长的光可形成吸收光谱,由于物质的分子结构不同,对光的吸收能力不同,因此每种物质都有特定的吸收光谱,而且在一定条件下其吸收程度与该物质的浓度成正比,分光光度法就是利用物质的这种特征对不同物质进行定性或定量分析的方法。

四、利用药物与杂质在色谱行为上的差异进行检查

利用药物与杂质在吸附或分配性质上的差异,可以通过色谱法将药物与杂质分离并检测,包括薄层色谱法、高效液相色谱法和气相色谱法等。

(一)薄层色谱法(TLC)

扫一扫,学操作

薄层色谱法检查异烟肼中游离肼的实训操作

在特殊杂质的检查中,薄层色谱法是常用的一种方法,具有简便、快速、灵敏、不需要特殊设备等优点。通常有以下几种方法:

1. 灵敏度法(即不允许检出杂质斑点)　该法是在规定试验条件下,利用显色剂对规定量的杂质的最小检出量来控制杂质限量的方法。如异烟肼中游离肼的检查,规定在试验条件下,在供试品主斑点前方与杂质对照品(硫酸肼)斑点相应的位置上不得出现黄色斑点。

2. 限量法(杂质对照品法)　该法适用于待检杂质已经确定,并且具有该杂质的对照品的情况。检查时,取一定量浓度已知的杂质对照品的溶液和供试品溶液,分别在同一薄层板上展开、显色定位。供试品中待检杂质的斑点大小和颜色不得超过杂质对照品的斑点大小和颜色。以所取杂质对照品的质量除以所取供试品的质量再乘 100% 即得杂质的限量。

3. 供试品溶液自身稀释对照法　适用于杂质结构难以确定,或虽然杂质结构已知但无杂质对照品的情况。此法仅限于杂质斑点的颜色与主成分斑点颜色相同或相近的情况。检查时将供试品溶液按限量要求定量稀释至一定浓度作为对照溶液,与供试品溶液分别点于同一薄层板上,展开后显色,供试品溶液所显杂质斑点颜色不得深于对照溶液主斑点颜色(或荧光强度)。如泼尼松龙中有关物质的检查,照薄层色谱法(通则0502)试验,供试品溶液如显杂质斑点,不得多于 3 个,其颜色与对照溶液的主斑点比较,不得更深。

4. 选用可能存在的某种物质作为杂质对照品　当药物中存在的杂质未完全确认或待检杂质不止 1 种时,可根据药物合成路线、化学性质等推断可能存在的杂质,并且能获得该物质的对照品,即可采用此法。应用本法需注意杂质斑点与对照品应具有可比性。

5. 对照药物法　当无合适的杂质对照品时,或者供试品显示的杂质斑点颜色与主成分斑点颜色有差异,难以判断限量时,选用质量符合规定的与供试品相同的药物作为杂质对照品。如马来酸麦角新碱中有关物质的检查即用此法。

(二)高效液相色谱法(HPLC)

扫一扫,学操作

高效液相色谱仪实训操作

高效液相色谱法不仅可以分离,而且可以准确地测定各组分的含量,因此在药物杂质检查中的应用日益广泛。现介绍以下几种方法:

1. 内标法　该法适用于有杂质对照品,能够测定杂质校正因子的情况。按各品种

项下规定,精密称(量)取杂质对照品和内标物质,分别配制成溶液,分别精密量取两种溶液适量,混合配制成测定校正因子的对照溶液。取一定量注入高效液相色谱仪,记录色谱图,计算杂质对照品和内标物质的峰面积和杂质含量。

2. 外标法　该法适用于有对照品的杂质,并且进样量可以准确控制(以定量环或自动进样器进样)的情况。按各品种项下规定,分别配制杂质对照品和供试品溶液,分别取一定量注入高效液相色谱仪,记录色谱图,测定杂质对照品和供试品中杂质的峰面积,按外标法计算杂质的含量。《中国药典》(2020 年版)醋酸地塞米松中地塞米松等有关物质的检查即采用此法。

检查方法:取本品,精密称定,加流动相溶解并定量稀释制成每 1 ml 中约含 0.5 mg 的溶液,作为供试品溶液(需临用新制);另取地塞米松对照品,精密称定,加流动相溶解并定量稀释制成每 1 ml 中约含 0.5 mg 的溶液,精密量取 1 ml,加供试品溶液 1 ml,同置 100 ml 量瓶中,用流动相稀释至刻度,摇匀,作为对照溶液。按含量测定项下的色谱条件,精密量取供试品溶液和对照溶液各 20 μl,分别注入液相色谱仪,记录色谱图至主成分峰保留时间的 2 倍。供试品溶液图谱中如有与对照溶液中地塞米松保留时间一致的杂质峰,按外标法以峰面积计算,其含量不得超过 0.5%。其他单个杂质峰面积不得大于对照溶液中地塞米松峰面积 0.5 倍(0.5%),各杂质峰面积(与地塞米松保留时间一致的杂质峰面积乘以 1.13)的和不得大于对照溶液中地塞米松峰面积(1.0%)。供试品溶液色谱中小于对照溶液中地塞米松峰面积 0.01 倍(0.01%)的峰忽略不计。

3. 加校正因子的主成分自身对照法　进行杂质检查时,可以不用杂质对照品。但是在建立方法时需利用杂质对照品。该方法的优点是不需要杂质对照品,而又考虑到了杂质与主成分的响应因子可能不同所引起的测定误差,所以本法的准确度较好。缺点是在日常检验时没有杂质对照品,杂质的定位必须采用相对保留时间,所以杂质相对于药物的相对保留时间也载入各品种项下。《中国药典》(2020 年版)盐酸四环素中有关物质的检查即采用此法。

检查方法:取本品,加 0.01 mol/L 盐酸溶液溶解并定量稀释制成每 1 ml 中约含 0.8 mg 的溶液,作为供试品溶液;精密量取供试品溶液 2 ml,置 100 ml 量瓶中,用 0.01 mol/L 盐酸溶液稀释至刻度,摇匀,作为对照溶液。精密量取对照溶液 2 ml,置 100 ml 量瓶中,用 0.01 mol/L 盐酸溶液稀释至刻度,摇匀,作为灵敏度溶液。照含量测定项下的色谱条件试验,精密量取供试品溶液与对照溶液各 10 μl,分别注入液相色谱仪,记录色谱图至主成分峰保留时间的 2.5 倍,供试品溶液色谱图中如有杂质峰,土霉素、4- 差向四环素、盐酸金霉素、脱水四环素、差向脱水四环素按校正后的峰面积(分别乘以校正因子 1.0、1.42、1.39、0.48 和 0.62)分别不得大于对照溶液主峰面积的 0.25 倍(0.5%)、1.5 倍(3.0%)、0.5 倍(1.0%)、0.25 倍(0.5%)、0.25 倍(0.5%),其他各杂质峰面积的和不得大于对照溶液主峰面积的 0.5 倍(1.0%),供试品溶液色谱图中小于灵敏度溶液主峰面积的峰忽略不计。

4. 不加校正因子的主成分自身对照法　该法适用于杂质峰面积与主成分峰面积相差悬殊时,或杂质与主成分的响应因子基本相同的情况。当杂质与主成分的响应因子超过 0.9~1.1 范围时,宜用加校正因子的主成分自身对照法或对照品对照检查法。检查时,将供试品溶液稀释成一定浓度的溶液,作为对照溶液,分别取供试品溶液和对照溶液进样,将供试品溶液中各杂质峰面积及其总和,与对照溶液主成分峰面积比较,以控制供试品中杂质的量。例如,《中国药典》(2020 年版)中醋酸甲羟孕酮中有关物质的检查即采用此法。

检查方法:取供试品,加甲醇溶解并稀释制成每 1 ml 中约含 0.8 mg 的溶液,作为供试品溶液;精密量取供试品溶液 1 ml,置 50 ml 量瓶中,用甲醇稀释至刻度,摇匀,作为对照溶液。照含量测定项下的色谱条件,精密量取供试品溶液与对照溶液各 10 μl,分别注入色谱仪,记录色谱图至主成分峰保留时间的 1.5 倍。供试品溶液图谱中如有杂质峰,不得多于 4 个,单个杂质峰面积不得大于对照溶液主峰面积的 0.5 倍(1.0%),各杂质峰面积的和不得大于对照溶液主峰面积的 0.75 倍(1.5%)。供试品溶液色谱峰中小于对照溶液主峰面积 0.05 倍(0.1%)的峰忽略不计。

5. 面积归一化法　该法通常适用于与供试品结构相似、相对含量较高且限度范围较宽的杂质含量的粗略考察。该法检查时,取供试品溶液进样,经色谱分离后,测定各峰面积和色谱图上除溶剂峰以外的总色谱峰面积,计算各峰面积占总峰面积的百分率,不得超过限量。如硫酸庆大霉素中 C 组分的检查即采用此法。需要注意的是,该法简便快捷,但在杂质结构与主成分结构相差较大时可能会有较大的测量误差,因此在《中国药典》(2020 年版)通则 0512 中特别强调:"用于杂质检查时,由于仪器响应的线性限制,峰面积归一化法一般不宜用于微量杂质的检查。"

(三)气相色谱法(GC)

气相色谱法是采用气体为流动相(载气)流经装有填充剂的色谱柱进行分离测定的色谱方法。物质或其衍生物气化后,被载气带入色谱柱进行分离,各组分先后进入检测器,用数据处理系统记录色谱信号。该法主要用于药物中挥发性杂质及有机溶剂残留量的检查。如《中国药典》(2020 年版)收载有"残留溶剂测定法"(通则 0861),采用气相色谱法。

🏷 知识拓展

杂质检查项目与限度

(一)药品中杂质检查项目

1. 新药中的杂质检查项目　新药质量标准中杂质检查的项目应包括经质量研究和稳定性考察检出的,并在批量生产中出现的杂质和降解产物。制剂中主要控制在制备和贮存过程中产生的降解产物等杂质,一般不再检查原料中已检查的杂质。

2. 仿制药中的杂质检查项目　根据已有标准确定,如发现其杂质检测模式与其原始开发药品不同或与已有法定质量标准不同,需增加新的杂质检查项目,并申报。

3. 确定药品中的杂质检查项目的原则

(1)对于表观含量在 0.1% 及以上的杂质,以及表观含量在 0.1% 以下的具有强烈生物作用的杂质或毒性杂质,予以定性或确证其结构。

(2)共存的异构体和抗生素多组分一般不作为杂质检查项目,作为共存物质,必要时规定其比例。对于单一对映体,其可能共存的其他对映体应作为杂质检查。对于消旋体药物,当已有其单一对映体药物的法定质量标准时,应在该消旋体药物的质量标准中设旋光度检查项目。

（3）对残留的毒性溶剂,应规定其检查项目。

（二）质量标准中杂质限度制定依据

1. 应考虑的因素:杂质及含一定限量杂质的药品的毒理学研究结果;给药途径;每日剂量;给药人群;杂质药理学可能的研究结果;原料药的来源;治疗周期;在保证安全有效的前提下,药品生产企业对生产高质量药品所需的成本和消费者对药品价格的承受力。

2. 药品质量标准对毒性杂质和毒性残留溶剂应严格规定限度。

3. 药品质量标准中一般应有单个杂质限量和总杂质限量的规定。

杂质检查方法的选择与要求

杂质限量检查首先要选择专属性强、灵敏度和准确度高的方法。需要验证方法的专属性、检测限和耐用性;用于杂质定量测定的方法需要验证准确度、精密度、专属性、定量限、线性、范围和耐用性。

一般可以根据药物和杂质在物理性质(如性状、光学性质)上的差异、药物和杂质在化学性质上的差异、药物和杂质物理化学性质(如色谱行为)的差异,采用不同的方法进行检查。

考证聚焦 》》》》

一、简答题

1.《中国药典》(2020年版)对药物酸碱度检查所采用的方法有哪些?

2. 药物的杂质检查中哪些杂质是必须要严格控制限量的?

二、计算题

1. 氯化钠注射液(0.9%)中重金属检查:取相当于氯化钠 0.45 g 的注射液,蒸发至约 20 ml,放冷,加醋酸盐(pH 3.5)2 ml 和水适量使成 25 ml,依法检查,含重金属不得过千万分之三。应取标准铅溶液多少毫升?

2. 检查某药物当中的砷盐:规定砷盐含量不得超过百万分之四,取标准的砷溶液(每 1 ml 相当于 0.001 mg As)2 ml,依法检查,应取供试品多少?

扫一扫,
练一练

第三章
在线测试

（唐　倩　冯媛娇）

实训四　碳酸氢钠中一般杂质的检查

【实训目的】

1. 掌握氯化物、硫酸盐、重金属、铁盐、砷盐等一般杂质检查的原理及方法。

2. 熟悉干燥失重、溶液颜色与澄清度等检查的原理及方法。

3. 了解其他杂质检查项目,能够正确记录试验数据,正确判断试验现象。

【实训内容】

1. 试药 碳酸氢钠,氨试液,酚酞指示液,25% 氯化钡溶液,氢氧化钠试液,浊度标准液(0.5、1、2、3、4),稀硝酸,硝酸银试液,标准氯化钠溶液(10 μg/ml),标准铁溶液,标准铅溶液(10 μg/ml),稀盐酸,过硫酸铵,标准硫酸钾溶液(100 μg/ml),4% 的硝酸,碘试液,草酸铵试液,硫氰酸铵,硝酸,醋酸盐缓冲液(pH 3.5),硫代乙酰胺试液,标准砷溶液,标准铜溶液,标准铝溶液,溴化钾溴试液,盐酸,碘化钾试液,酸性氯化亚锡试液,纯化水等。

2. 器材 旋光仪,酸度计,恒温水浴锅,恒温干燥箱,分析天平,高温电炉,坩埚,检砷装置,纳氏比色管(50 ml、25 ml),烧杯(50 ml),量筒(25 ml、50 ml),量瓶(100 ml),刻度吸管(1 ml、2 ml、10 ml 等),醋酸铅棉花,溴化汞试纸,锌粒,红色石蕊试纸,扁形称量瓶,硅胶干燥器等。

3. 操作步骤

(1) 碱度检查:取供试品 0.20 g,加水 20 ml 使溶解,依法测定(通则 0631),pH 应不高于 8.6。

(2) 澄清度检查:取供试品 1.0 g,加水 20 ml 溶解后,溶液应澄清(供注射、血液透析用);如显浑浊,与 2 号浊度标准液(通则 0902)比较,不得更浓(供口服用)。

(3) 氯化物检查:取供试品 1.5 g(供注射、血液透析用)或 0.15 g(供口服用),加水溶解使成 25 ml(溶液如显碱性,可滴加硝酸使成中性),置水浴中加热除尽二氧化碳,放冷,再加稀硝酸 10 ml,溶液如不澄清,应滤过;置 50 ml 纳氏比色管中,加水使成 40 ml,摇匀,即得供试品溶液。另取标准氯化钠溶液(每 1 ml 相当于 10 μg 的 Cl)3.0 ml,置 50 ml 纳氏比色管中,加稀硝酸 10 ml,加水使成 40 ml,摇匀,即得对照溶液。分别于供试品溶液与对照溶液中加入硝酸银试液 1.0 ml,用水稀释使成 50 ml,摇匀,在暗处放置 5 分钟,同置黑色背景上,从比色管上方向下观察,供试品溶液与对照溶液相比较,不得更深(即供注射、血液透析用碳酸氢钠氯化物限量为 0.002%。供口服用碳酸氢钠氯化物限量为 0.02%)。

(4) 硫酸盐检查:称取供试品 3.0 g(供注射、血液透析用)或 0.50 g(供口服用),加水溶解使成约 40 ml,置 50 ml 纳氏比色管中,加稀盐酸 2 ml,滴加盐酸使成微酸性后,置水浴中加热以除尽二氧化碳,放冷,摇匀,即为供试品溶液。另取 1.5 ml 标准硫酸钾溶液置 50 ml 纳氏比色管中,加水使成约 40 ml,加稀盐酸 2 ml,摇匀,即得对照溶液。于供试品溶液与对照溶液中,分别加入 25% 氯化钡溶液 5 ml,用水稀释至 50 ml,充分摇匀放置 10 分钟,同置黑色背景上,从比色管上方向下观察、比较,供试管不得浓于对照管。

(5) 铵盐检查:取供试品 1.0 g,加氢氧化钠试液 10 ml,加热,产生的蒸气遇湿润的红色石蕊试纸不得变蓝色。

(6) 干燥失重检查:取供试品 4.0 g,置于干燥至恒重的扁形称量瓶中,精密称定,置硅胶干燥器中干燥 4 小时,再精密称定,减失重量不得过 0.25%(通则 0831)。

(7) 铝盐检查:取供试品 1.0 g(供血液透析用)两份,分别置 100 ml 聚乙烯量瓶中,小心加入硝酸 4 ml,超声 30 分钟使溶解,一份用水稀释至刻度,摇匀,作为供试品溶液;另一份中加标准铝溶液[精密量取铝单元素标准溶液适量,用水定量稀释制成每 1 ml 中含铝(Al)1 μg 的溶液]2.0 ml,用水稀释至刻度,摇匀,为对照品溶液。以 4% 硝酸溶液为空白。照原子吸收分光光度法(通则 0406 第二法)在 309.8 nm 的波长处分别测定,应符合规定(0.000 2%)。

(8) 铜盐检查:取供试品 1.0 g(供血液透析用)两份,分别置 100 ml 聚乙烯量瓶中,小心加入硝酸 4 ml,超声 30 分钟使溶解,一份用水稀释至刻度,摇匀,作为供试品溶液;另一份中加标准铜溶液[精密量取铜单元素标准溶液适量,用水定量稀释制成每 1 ml 中含铜(Cu)1 μg 的溶液]1.0 ml,用水稀释至刻度,摇匀,作为对照品溶液。以 4% 硝酸溶液为空白。照原子吸收分光光度法(通则 0406 第二法)在 324.8 nm 的波长处分别测定,应符合规定(0.000 1%)。

(9) 钙盐检查:取供试品(供注射、血液透析用)1.0 g,加水 50 ml 溶解后,加氨试液 1 ml 与草酸铵试液 2 ml,摇匀,放置 1 小时;如发生浑浊,与标准钙溶液(精密称取碳酸钙 0.125 g,置 500 ml 量瓶中,加水 5 ml 与盐酸 0.5 ml 的混合液使溶解,并用水稀释至刻度,摇匀,每 1 ml 相当于 0.1 mg 的 Ca)1.0 ml 制成的对照溶液比较,不得更浓(0.01%)。

(10) 铁盐检查:称取供试品 3.0 g(供注射、血液透析用)或 1.0 g(供口服用),加水适量溶解后,加稀硝酸使成微酸性,煮沸 1 分钟,放冷,用水稀释制成 25 ml,移置 50 ml 纳氏比色管中,加稀盐酸 4 ml 与过硫酸铵 50 mg,用水稀释使成 35 ml 后,加 30% 硫氰酸铵溶液 3 ml,再加水适量稀释成 50 ml,摇匀,得供试品溶液;另取标准铁溶液 1.5 ml,置 50 ml 纳氏比色管中,加水使成 25 ml,加稀盐酸 4 ml 与过硫酸铵 50 mg,用水稀释使成 35 ml,加 30% 硫氰酸铵溶液 3 ml,再加水适量稀释成 50 ml,摇匀,即为对照溶液;立即将供试品溶液与对照溶液进行比较,供试管不得深于对照管(即供注射、血液透析用碳酸氢钠铁盐限量为 0.000 5%,供口服用碳酸氢钠铁盐限量为 0.001 5%)。

(11) 重金属检查:取 25 ml 纳氏比色管三支;甲管中加标准铅溶液一定量与醋酸盐缓冲液(pH 3.5)2 ml 后,加水稀释成 25 ml,作为对照溶液;乙管中加入供试品 4.0 g,加稀盐酸 19 ml 与水 5 ml 后,煮沸 5 分钟,放冷,加酚酞指示液 1 滴,并滴加氨试液至溶液显粉红色,放冷,加醋酸盐缓冲液(pH 3.5)2 ml 与水适量使成 25 ml,作为供试品溶液;丙管中加入与乙管相同重量的供试品,加水适量使溶解,再加与甲管相同量的标准铅溶液与醋酸盐缓冲液(pH 3.5)2 ml 后,用水稀释成 25 ml;若供试品溶液带颜色,可在甲管中滴加少量的稀焦糖溶液或其他无干扰的有色溶液,使之与乙管、丙管一致;再在甲、乙、丙三管中分别加硫代乙酰胺试液各 2 ml,摇匀,放置 2 分钟,同置白纸上,自上向下透视,当丙管中显出的颜色不浅于甲管时,乙管中显示的颜色与甲管比较,不得更深(含重金属不得过百万分之五)。

(12) 砷盐检查:精密量取标准砷溶液 2 ml,置砷化氢气体发生瓶中,加盐酸 5 ml 与水 21 ml,再加碘化钾试液 5 ml 与酸性氯化亚锡试液 5 滴,在室温放置 10 分钟后,加锌粒 2 g,立即将填装有醋酸铅棉花的导气管密塞于砷化氢气体发生瓶上,并置 25~40 ℃ 水浴中,反应 45 分钟,取出溴化汞试纸,即得标准砷斑。称取供试品 1.0 g,置砷化氢气体发生瓶中,加水 23 ml 溶解,加盐酸 5 ml,照标准砷斑的制备方法,自"再加碘化钾试液 5 ml"起,依法操作,即得供试品砷斑。与标准砷斑比较,颜色不得更深(0.000 2%)。

【实训注意】

1. 限度检查应遵循平行操作原则,即供试管与对照管的试验条件应保持一致,包括试验用具的选择(纳氏比色管应配对、无色,管的直径大小相等、刻度高低一致,如有差别,不得超过 2 mm)、试剂的量取方法、操作顺序及反应时间等应尽可能一致。

2. 比色、比浊时应将比色管内试剂充分混匀。比色方法是将两管同置白色背景上,从侧面或自上而下观察;比浊方法是将两管同置黑色背景上,从上向下垂直观察。使用过的比色管应及时清洗,注意不能用毛刷刷洗,可采用重铬酸钾浸泡之后再清洗。

3. 一般情况下,供试品取样 1 份进行检查即可。如结果不符合规定或在限度边缘,应对供试品和对照管各复检 2 份,再进行判断。

4. 砷盐检查。

(1) 检砷装置在使用之前应检查是否符合要求,同一套装置应能辨别出标准砷溶液 1.5 ml 与 2.0 ml 所显砷斑的差异,所使用的检砷装置和试药按本法做空白试验,均不得生成砷斑。

(2) 不能使用定性滤纸制备溴化汞试纸,因为所显的砷斑色暗,梯度不规律。

(3) 应使用干燥的导气管;检砷装置应严密不漏气,必要时可在各接头处涂少量熔化的石蜡。

(4) 锌粒的大小以通过 1 号筛为宜,锌粒太大时,用量应酌情增加。砷斑遇光、热、湿气等即颜色变浅或褪色,因此,砷斑制成后应立即观察比较。

5. 干燥失重检查。

(1) 若供试品颗粒较大或结块,应研细后干燥。

(2) 称量时应尽量缩短称量时间,防止供试品吸收空气中的水分,特别是空气中湿度较大时,更须注意。

(3) 如供试品采用其他方法干燥,应严格按操作规程进行。

【实训检测】

1. 用对照法检查药物中杂质,供试管和对照管应如何遵循平行操作原则?

2. 进行铁盐检查时,在加显色剂之前应如何操作? 为什么?

3. 何谓干燥失重? 进行干燥失重检查时应注意什么?

实训五　药物中特殊杂质的检查

【实训目的】

1. 掌握特殊杂质的基本概念。

2. 掌握比色法、薄层色谱法、紫外 – 可见分光光度法、旋光法和高效液相色谱法测定药物中特殊杂质的原理及有关计算。

3. 熟悉药物中特殊杂质检查的其他方法。

【实训内容】

1. 试药　葡萄糖注射液,肾上腺素,硫酸阿托品,阿司匹林,盐酸普鲁卡因,黄体酮,1% 冰醋酸甲醇溶液,水杨酸对照品,乙腈 – 四氢呋喃 – 冰醋酸 – 水(20∶5∶5∶70)

流动相,硫酸肼对照品,异丙醇 – 丙酮(3∶2),对二甲氨基苯甲醛试液,对氨基苯甲酸对照品,0.1% 庚烷磺酸钠的 0.05 mol/L 磷酸二氢钾溶液(用磷酸调节 pH 至 3.0) – 甲醇(68∶32)流动相,0.1 mol/L 氢氧化钠甲醇溶液,甲醇 – 乙腈 – 水(25∶35∶40)流动相等。

2. **器材**　旋光仪、紫外 – 可见分光光度计、高效液相色谱仪、十八烷基硅烷键合硅胶为填充剂的色谱柱(C$_{18}$柱)、辛基硅烷键合硅胶为填充剂的色谱柱、硅胶 G 薄层板、量瓶(100 ml)、恒温水浴锅、0.45 μm 微孔滤膜等。

3. **操作步骤**

(1) 葡萄糖注射液中 5– 羟甲基糠醛的检查(紫外 – 可见分光光度法):精密量取本品适量(约相当于葡萄糖 1.0 g)置 100 ml 量瓶中,加水稀释至刻度,摇匀,在 284 nm 波长处测定,吸光度不得大于 0.32。

(2) 肾上腺素中酮体的检查(紫外 – 可见分光光度法):取本品加盐酸(9 → 2000)制成每 1 ml 中含 2.0 mg 的溶液,在 310 nm 波长处测定,吸光度不得超过 0.05,已知肾上腺酮体在该波长处的吸收系数($E_{1\,cm}^{1\%}$)为 453。通过计算可知控制酮体的限量为 0.055%。

(3) 硫酸阿托品中莨菪碱的检查(旋光度测定法):取本品,按干燥品计算,加水制成每 1 ml 中含 50 mg 的溶液,依法测定(通则 0621),旋光度不得超过 –0.4°。

(4) 异烟肼中游离肼的检查(薄层色谱法):取本品,加丙酮 – 水溶解并稀释制成每 1 ml 中约含 0.1 g 的溶液,作为供试品溶液;另取硫酸肼对照品加丙酮 – 水溶解并稀释制成每 1 ml 中约含 80 μg(约相当于游离肼 20 μg)的溶液,作为对照品溶液;取异烟肼与硫酸肼各适量,加丙酮 – 水溶解并稀释制成每 1 ml 中分别含异烟肼 0.1 g 及硫酸肼 80 μg 的混合溶液,作为系统适用性溶液。采用硅胶 G 薄层板,以异丙醇 – 丙酮(3∶2)为展开剂。照薄层色谱法试验(通则 0502),吸取上述 3 种溶液各 5 μl,分别点于同一硅胶 G 薄层板上,展开,晾干,喷以乙醇制对二甲氨基苯甲醛试液,15 分钟后检视,系统适用性溶液所显游离肼与异烟肼的斑点应完全分离,游离肼的 R_f 值约为 0.75,异烟肼的 R_f 值约为 0.56。在供试品溶液主斑点前方与对照品溶液主斑点相应的位置上,不得显黄色斑点。

(5) 阿司匹林中游离水杨酸的检查(高效液相色谱法):取本品 0.1 g,精密称定,置 10 ml 量瓶中,加 1% 冰醋酸甲醇溶液适量,使溶解,并稀释至刻度,摇匀,作为供试品溶液(临用新配);取水杨酸对照品约 10 mg,精密称定,置 10 ml 量瓶中,加 1% 冰醋酸甲醇溶液适量,摇匀使溶解,并稀释至刻度,摇匀,精密量取 5 ml,置 50 ml 量瓶中,加 1% 冰醋酸甲醇溶液稀释至刻度,摇匀,作为对照品溶液。照高效液相色谱法(通则 0512)试验。以十八烷基硅烷键合硅胶为填充剂(C$_{18}$柱);以乙腈 – 四氢呋喃 – 冰醋酸 – 水(20∶5∶5∶70)为流动相;检测波长为 303 nm。理论板数按水杨酸峰计算不低于 5 000,阿司匹林峰与水杨酸峰的分离度应符合要求。立即精密量取供试品溶液与对照品溶液各 10 μl,分别注入液相色谱仪,记录色谱图。供试品溶液色谱图中如有与水杨酸峰保留时间一致的色谱峰,按外标法以峰面积计算,不得超过 0.1%。

(6) 盐酸普鲁卡因中对氨基苯甲酸的检查(高效液相色谱法):取本品适量,精密称定,加水溶解并定量稀释制成每 1 ml 中含 0.2 mg 的溶液,作为供试品溶液;另取对氨基苯甲酸对照品适量,精密称定,加水溶解并定量稀释制成每 1 ml 中含 1 μg 的溶液,作为对照品溶液;取供试品溶液 1 ml 与对照品溶液 9 ml 混合均匀,作为系统适用性溶液。

照高效液相色谱法（通则 0512）测定，以十八烷基硅烷键合硅胶为填充剂（C_{18} 柱）；以 0.1% 庚烷磺酸钠的 0.05 mol/L 磷酸二氢钾溶液（用磷酸调节 pH 至 3.0）– 甲醇（68∶32）为流动相；检测波长为 279 nm。取系统适用性溶液 10 μl，注入液相色谱仪，理论板数按对氨基苯甲酸峰计算不低于 2 000，盐酸普鲁卡因峰与对氨基苯甲酸峰的分离度应大于 2.0。精密量取供试品溶液与对照品溶液各 10 μl，分别注入液相色谱仪，记录色谱图。供试品溶液色谱图中如有与对氨基苯甲酸峰保留时间一致的色谱峰，按外标法以峰面积计算，不得超过 0.5%。

（7）黄体酮中有关物质的检查（高效液相色谱法）：

1）色谱条件与系统适用性试验：以辛基硅烷键合硅胶为填充剂；以甲醇 – 乙腈 – 水（25∶35∶40）为流动相；检测波长为 241 nm。取本品 25 mg，置 25 ml 量瓶中，加 0.1 mol/L 氢氧化钠甲醇溶液 10 ml 使溶解，置 60℃ 水浴中保温 4 小时，放冷，用 1 mol/L 盐酸溶液调节至中性，用甲醇稀释至刻度，摇匀，作为系统适用性溶液。取 10 μl 注入液相色谱仪，调节流速使黄体酮的保留时间约为 12 分钟，色谱图中黄体酮的峰与相对保留时间约为 1.1 的降解产物峰的分离度应大于 4.0。

2）有关物质检查：取本品适量，精密称定，加甲醇溶液并稀释成每 1 ml 中约含 1 mg 的溶液，作为供试品溶液；精密量取供试品溶液 1 ml，置 100 ml 量瓶中，加甲醇稀释至刻度，摇匀，作为对照溶液。按上述色谱条件，精密量取供试品溶液与对照溶液各 10 μl，分别注入液相色谱仪，记录色谱图至主成分峰保留时间的 2 倍，供试品溶液色谱图中如有杂质峰，单个杂质峰面积不得大于对照溶液主峰面积的 0.5 倍（0.5%），各杂质峰面积的和不得大于对照溶液主峰面积（1.0%）。小于对照溶液主峰面积 0.05 倍的色谱峰忽略不计。

【实训注意】

1. 异烟肼经显色后呈棕橙色斑点，游离肼呈鲜黄色斑点，肼的检出灵敏度为 0.1 μg，控制的限量为 0.02%。

2. 高效液相色谱法中流动相的配制应用色谱纯试剂与超纯化水，使用前应用 0.45 μm 微孔滤膜减压滤过并脱气处理。试验完毕应用流动相冲洗色谱柱 1 小时，再用甲醇冲洗 20 分钟（最后色谱柱应在甲醇中保存）。

【实训检测】

1. 药物中特殊杂质的检查，多是利用了药物和杂质哪些方面的性质不同而进行检查？简要叙述本试验中几种特殊杂质的检查原理。

2. 高效液相色谱仪使用完毕后应将色谱柱保存在什么溶剂中？

（唐　倩　冯媛娇）

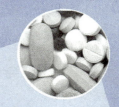

第四章

药典中常用定量分析方法概述

>>>> 学习目标

- 掌握滴定分析法的概念、分类、基本原理、滴定条件与指示剂的选择，以及计算;掌握仪器分析法的概念与分类,紫外 – 可见分光光度法、气相色谱法及高效液相色谱法的基本原理和定量分析方法与计算。
- 熟悉直接滴定法、剩余滴定法的操作方法;熟悉紫外 – 可见分光光度计、气相色谱仪及高效液相色谱仪的仪器结构、操作与维护。
- 了解仪器设备的校正和检定。

思维导图

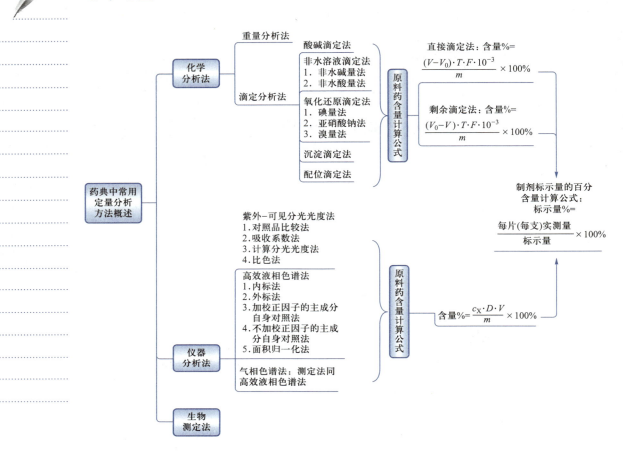

药物的定量分析是指对药物有效成分或指标性成分含量的准确测定。在各药品的质量标准里,含量测定一般规定采用的测定方法有化学、仪器和生物等方法。

化学分析法包括重量分析法和滴定分析法。滴定分析法设备简单、操作简便、成本低、速度快,准确度和精密度都较高,虽专属性低于仪器分析法,但仍在国内外药物质量标准中广泛应用,特别适合于含量较高的原料药的含量测定。

仪器分析法包括电化学分析法、分光光度法和色谱法等方法。仪器分析法的准确度、精密度、专属性均强于化学分析法,在《中国药典》中得到越来越广泛的应用,尤其适合于制剂的含量测定,以及原料药和制剂中的杂质检查。《中国药典》(2020 年版)收录的定量分析仪器方法主要有光谱法和色谱法。光谱法是根据样品的光吸收情况或者光释放情况来进行定量分析的方法,可分为吸收光谱法和发射光谱法。根据待测样品在检时的状态或光信号的来源,分为分子光谱法和原子光谱法。本章重点介绍的是紫外 – 可见分光光度法,该法属于分子吸收光谱法。紫外 – 可见分光光度法的光谱范围大致分为紫外光区(190~400 nm)和可见光区(400~800 nm)。色谱法是一种分离分析方法,在《中国药典》(2020 年版)中应用非常广泛,既可应用于含量测定,也可应用于杂质检查,还能用于鉴别试验。色谱法根据流动相类型不同分为气相色谱法和液相色谱法。本章重点介绍的是高效液相色谱法和气相色谱法。

生物测定法是利用某些生物对药物(如维生素、氨基酸)的特殊需要,或对药物(如激素、植物激素、抗生素等)的特殊反应进行药物定性、定量分析的方法。如用小鼠的惊厥反应测定胰岛素,用微生物测定维生素 B_{12} 等。生物测定法的灵敏度和专属性有时比其他测定方法更优。本章对生物测定法不做论述。

第一节 滴定分析法

一、滴定分析基本概念

滴定分析法又称容量分析法,是将一种已知准确浓度的溶液(滴定液)滴加到含待测物质的溶液中并与之反应,按一定计量关系反应完全即停止滴定,然后根据所用滴定液的消耗体积和浓度计算出待测物质含量的一种分析方法。

知识拓展

重量分析法

重量分析法是一类以质量为测定值的定量分析方法,属于化学分析法。重量分析法常称取一定重量的供试品,按适当的方法将被测组分与试样中其他组分分离,再称定被测组分或其他组分的重量,最后根据称量结果计算被测组分含量。由于供试品中被测组分的性质不同,故采用的分离、分析方法也不相同。

重量分析法对低含量组分的测定误差较大,一般适用于含量大于 1% 的组分测定。《中国药典》(2020 年版)中采用了重量分析法中的固体总量测定法,如炔孕酮片的含量测定。

在实际滴定分析时,常在待测量的溶液中加入指示剂,以滴定过程中指示剂颜色的突变点作为滴定终点进行含量计算。由于指示剂的影响,滴定终点与化学计量点很难完全一致,由此造成的测量误差称为滴定误差或终点误差。

滴定分析法具有仪器简单、操作方便快捷、安全等优点,是药物分析中常见的含量测定方法。滴定分析法在药物分析中主要用于原料药(含量 >98% 以上)的含量测定。

滴定分析法分类如下:

1. 按化学反应类型不同,滴定分析法分为酸碱滴定法、氧化还原滴定法、沉淀滴定法、配位滴定法等滴定方法。

2. 按滴定方式不同,滴定分析法分为直接滴定法、剩余滴定法(亦称返滴定法)、置换滴定法和间接滴定法等滴定方式。各滴定方式的应用大大拓展了滴定分析法的适用范围。

3. 按溶液种类不同,滴定分析法分为水溶液滴定法和非水溶液滴定法。水溶液和非水溶液滴定法各自有对应的酸碱滴定法、沉淀滴定法、配位滴定法和氧化还原滴定法。非水溶液滴定法在药物分析中较多地应用于测定有机弱酸弱碱药物。

二、滴定液

(一) 滴定液的配制

滴定液又叫标准溶液,是一种浓度已知准确的试液,其配制方法有直接配制法和间接配制法。

1. 直接配制法　精密称取一定质量的基准物质定容至一定体积的容量瓶中,即可算出该滴定液的准确浓度。能用于直接配制滴定液或标定滴定液的物质称为基准物质。基准物质应具备以下四个条件:

(1) 纯度高,试剂的纯度一般应在 99.9% 以上。

(2) 试剂组成和化学式应完全相符,若含结晶水,也应标明。

(3) 性质稳定,加热恒重时不反应、分解,称量时不吸潮、不与空气中的 O_2 或 CO_2 等反应。

(4) 当有多种基准物质可选时,最好选择有较大摩尔质量的基准物质,以减少称量误差。

> **课堂讨论** ▶▶▶
>
> 请说明试药 NaOH(分析纯,A.R.)为什么不是基准物质?

2. 间接配制法　对于非基准物质的滴定液配制,只能采用间接法进行配制。首先粗略取量配制成近似浓度的溶液,再用基准物质或其他滴定液对该溶液的浓度进行标定,标定后此溶液才能成为滴定液。标定分为基准物质标定法和比较标定法,常用基准物质标定法。基准物质标定法又可细分为多次称量法和移液管法。

(二) 滴定液的浓度

滴定液的浓度可采用物质的量浓度和滴定度表达。《中国药典》(2020 年版)采用滴定度进行含量测定计算。

每毫升一定浓度的滴定液 A 相当于被测组分 X 的质量,称为滴定度,用 T 表示。滴定度以文字表述于质量标准中,如苯巴比妥(分子式:$C_{12}H_{12}N_2O_3$)含量测定项下的滴定度表述为:每 1 ml 硝酸银滴定液(0.1 mol/L)相当于 23.22 mg 的 $C_{12}H_{12}N_2O_3$。

以滴定度进行计算的公式如下:

$$m_X = V \cdot T \cdot F \qquad\qquad 式(4\text{-}1)$$

式中,m_X 为被测组分 X 的质量;T 为规定滴定度;F 为校正因子($F = c_{实际}/c_{规定}$);V 为滴定液消耗体积。

规定了滴定液种类和浓度的滴定度称为规定滴定度。规定滴定度可直接计算,无须实测。《中国药典》(2020 年版)等药品质量标准中都给出了规定了滴定液种类和浓度的规定滴定度,而实际工作中很难将滴定液浓度配制成规定浓度,因此,为了简化工作,只需将滴定液浓度配制成与规定浓度相差在 ±5% 以内,再直接利用校正因子 F 求算实际滴定度。

三、常用滴定分析法

（一）酸碱滴定法

酸碱滴定法又称为中和法，是以酸碱中和反应为基础的滴定分析法。该滴定法一般以酸（碱）性滴定液滴定被测物质，以酸碱指示液或仪器指示终点，根据酸（碱）滴定液的浓度和消耗的体积，计算出被测物质的含量。

酸碱滴定法按滴定方式可分为：

1. 直接滴定法　$cK \geqslant 10^{-8}$ 的弱酸（弱碱）都可用碱（酸）滴定液直接测定。精密称取供试品适量，置于锥形瓶中，加入适当的溶剂使其溶解，加指示液数滴，用碱（酸）滴定液滴定至规定的突变颜色即达滴定终点。

2. 剩余滴定法　若药物难溶于水或有其他原因不宜采用直接滴定法，可采用剩余滴定法。精密称取供试品适量，置于锥形瓶中，加入适当的溶剂使其溶解，精密加入定量过量的第一种滴定液，待其反应完全后，加指示液数滴，再用第二种滴定液滴定至规定的突变颜色即为终点。

> **课堂讨论** ▶▶▶
>
> 阿司匹林的含量测定描述如下：取本品约 0.4 g，精密称定，加中性乙醇（对酚酞指示液显中性）20 ml 溶解后，加酚酞指示液 3 滴，用氢氧化钠滴定液（0.1 mol/L）滴定。每 1 ml 氢氧化钠滴定液（0.1 mol/L）相当于 18.02 mg 的 $C_9H_8O_4$。
>
> 请问阿司匹林的含量测定采用了何种滴定方式？为何能采用这种滴定方式？

（二）非水溶液滴定法

1. 基本原理　非水溶液滴定法是在非水溶剂中进行滴定的分析方法。以非水溶剂作为介质，不仅能增大有机药物的溶解度，而且能改变物质的化学性质（如酸碱性及其强度），达到直接准确测量的滴定条件，从而扩大了滴定分析的应用范围。《中国药典》（2020 年版）最常采用的是非水酸碱溶液滴定法。

2. 应用　非水酸碱溶液滴定法主要用来测定有机碱及其氢卤酸盐、磷酸盐、硫酸盐、有机酸盐及有机酸碱金属盐类药物的含量，也用于测定某些有机弱酸的含量。其中，以测量碱性有机药物含量的非水碱量法在《中国药典》（2020 年版）中较为常见。

非水碱量法是用高氯酸滴定液（0.1 mol/L）测定弱碱性药物含量，主要用于含氮碱性有机药物及其氢卤酸盐、硫酸盐、磷酸盐、有机酸盐的测定。这类药物碱性比较弱，在水溶液中无法直接滴定，若使用冰醋酸或冰醋酸-醋酐作溶剂，可提高药物的表观碱强度，从而能被直接准确测定，常采用结晶紫作为指示剂，也可采用电位滴定法来指示滴定终点。

（1）有机弱碱的滴定：有机弱碱如胺类、生物碱类等，只要其在水溶液中的 $K_b \geqslant 10^{-10}$，就能在冰醋酸介质中用高氯酸滴定液进行定量测定，如肾上腺素的含量测定。对 $K_b < 10^{-10}$ 的极弱碱，需使用冰醋酸-醋酐的混合溶液为介质，且随着醋酐用量的增加，滴定范围显著增大。

（2）有机酸碱金属盐的滴定：由于有机酸的酸性较弱，其共轭碱（有机酸根）在冰醋酸中显较强的碱性，故可用高氯酸滴定液直接滴定。

（3）有机碱的氢卤酸盐的滴定：大多数有机碱难溶于水，且不太稳定，故常将有机碱与酸成盐，所用酸大多为氢卤酸，如盐酸麻黄碱、氢溴酸东莨菪碱等。由于氢卤酸的酸性较强，使得滴定反应进行不完全，所以当用高氯酸滴定时应先加入一定量醋酸汞冰醋酸溶液，使其形成难解离的卤化汞，将氢卤酸盐转化成可测定的醋酸盐，然后再用高氯酸滴定。醋酸汞冰醋酸溶液用量按醋酸汞与氢卤酸的摩尔比（1∶2）计算，可稍过量，一般加 3~5 ml 以消除氢卤酸的干扰，反应式如下：

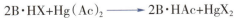

$$2B \cdot HX + Hg(Ac)_2 \longrightarrow 2B \cdot HAc + HgX_2$$

（4）有机碱的硫酸盐的滴定：由于硫酸的酸性强，用非水碱量法测定有机碱的硫酸盐时，只能滴定至 HSO_4^- 的程度，即在滴定过程中，SO_4^{2-} 作为共轭碱，只能生成 HSO_4^-，如硫酸阿托品和硫酸奎宁的含量测定。

（5）有机碱的硝酸盐的滴定：此类药物的滴定产物有硝酸，可氧化破坏指示剂，因此只能用电位法指示终点，如硝酸士的宁的含量测定。

扫一扫，
链拓展

电位滴定法
确定滴定液
消耗体积的
方法

📎 知识拓展

非水溶液中和法的电极系统为玻璃 – 饱和甘汞电极。应注意，饱和甘汞电极套管内装氯化钾的饱和无水甲醇溶液，玻璃电极用过后应立即清洗并浸在水中保存。

（6）有机碱的有机酸盐的滴定：如重酒石酸、枸橼酸盐类药物都属于有机碱的有机酸盐，其通式为 B·HA。冰醋酸或冰醋酸 – 醋酐的混合溶剂，能增强有机碱的有机酸盐的碱性，因此可以结晶紫为指示剂，用高氯酸滴定液滴定。

由于冰醋酸的膨胀系数较大，所以若滴定样品和标定高氯酸滴定液时的温度差超过 10℃，应重新标定，若未超过 10℃，则应对温度引起体积的改变进行校正。

$$c_1 = \frac{c_0}{1 + 0.001\ 1\ (t_1 - t_0)} \qquad\qquad 式（4-2）$$

式中，0.001 1 为冰醋酸的膨胀系数；t_0 为标定高氯酸滴定液时的温度；t_1 为滴定样品时的温度；c_0 为 t_0 时高氯酸滴定液的浓度；c_1 为 t_1 时高氯酸滴定液的浓度。

（三）氧化还原滴定法

氧化还原滴定法是以氧化还原反应为基础的一种滴定分析方法。根据滴定液种类不同，氧化还原滴定法分为碘量法、亚硝酸钠法、溴量法、铈量法、高锰酸钾法和重铬酸钾法等。

1. 碘量法

（1）基本原理：碘量法是利用 I_2 的氧化性或 I^- 的还原性而进行的氧化还原滴定分析方法。根据滴定方式的不同，碘量法分为直接碘量法（亦称碘滴定法）和间接碘量法（亦称滴定碘法），间接碘量法又分为剩余碘量法和置换碘量法两种。

1）直接碘量法：直接碘量法是用碘滴定液直接滴定被测物的方法，用于测定具有较强还原性的药物。I_2 作为氧化剂氧化被测定的药物，本身被还原为 I^-，可用淀粉指示液指示终点，化学计量点后，再滴入少许碘滴定液，即有剩余的碘与淀粉结合显蓝色而指示终点；还可以利用碘自身的颜色指示终点，化学计量点后，溶液中稍过量的碘即使溶液显黄色而指示终点。淀粉指示液应在滴定前加入。

2）剩余碘量法：剩余碘量法是在供试品中先加入定量、过量的碘滴定液，待 I_2 与测定组分反应完全后，再用硫代硫酸钠滴定液滴定剩余的 I_2，最后根据与药物反应的 I_2 量来计算药物含量。淀粉指示液应在近终点时加入。

3）置换碘量法：置换碘量法主要用于强氧化剂的测定，如 $K_2Cr_2O_7$、H_2O_2 等。此外，硫代硫酸钠滴定液的标定也采用了置换碘量法。在供试品溶液中加入碘化钾，氧化剂将碘化钾氧化成 I_2，I_2 再用硫代硫酸钠滴定。此法淀粉指示液在近终点时加入。

课堂讨论 ▶▶▶

　　若剩余碘量法与直接碘量法都采用淀粉指示液，请描述两种方法终点颜色变化过程。

（2）注意事项：碘量法应注意溶液酸度的控制及指示液加入的时机，使用碘量瓶防止碘挥发及被空气氧化等。

2. 亚硝酸钠法

（1）基本原理：亚硝酸钠法是利用亚硝酸钠在盐酸存在下可与具有芳香第一胺的化合物发生重氮化反应，定量生成重氮盐，根据滴定时消耗亚硝酸钠的量来计算待测药物含量的方法。《中国药典》（2020 年版）采用永停滴定法指示终点。

（2）应用：对于含有芳香第一胺或水解后能生成芳香第一胺的化合物，可选用亚硝酸钠法测定。

本法受滴定条件的影响很大，主要的滴定条件有：

1）加入过量的盐酸：加入过量的盐酸可加快反应的速度，又可使产物重氮盐在酸性溶液中稳定存在，同时还可防止偶氮氨基化合物的形成。

2）在室温条件（10~30℃）下滴定：温度太高，可使亚硝酸逸失；温度过低，反应的速度太慢。

3）滴定时加入溴化钾作为催化剂，以加快滴定反应的速度。

4）滴定的方式——快速滴定法：插入 Pt-Pt 电极后，将滴定管尖端插入液面下约 2/3 处，一次将大部分亚硝酸钠滴定液在搅拌下迅速加入，在近终点时，将滴定管尖端提出液面，用少量水淋洗尖端，洗液并入溶液中，再缓缓滴定至终点。将滴定管尖端插入液面下滴定是为了避免 HNO_2 的逸失。近终点时，药物浓度极稀，滴定反应的速度变慢，所以应缓缓滴定。若使用自动永停终点仪，则直接将滴定管尖端和电极插入液面下，在磁力搅拌器搅拌下由仪器自动滴定。

5）指示终点的方法：《中国药典》（2020 年版）采用永停滴定法指示终点。亚硝酸钠滴定液及其分解产物为可逆电对，待测芳香第一胺类药物及其产物为不可逆电对。终点前，溶液中无亚硝酸，线路无电流通过，化学计量点后，溶液中有微量亚硝酸存在，电极即起氧化还原反应，电路中有电流通过，使电流计指针突然偏转，不再为零，即为终点。电极反应如下：

$$阳极 \quad NO + H_2O \longrightarrow HNO_2 + H^+ + e^-$$
$$阴极 \quad HNO_2 + H^+ + e^- \longrightarrow NO + H_2O$$

电极应及时清洁,否则污染的电极反应迟钝,终点时电流变化小。可将电极插入 10 ml 浓硝酸和 1 滴三氯化铁的溶液中,煮沸数分钟,或用洗液浸泡数分钟后取出用水洗净。亚硝酸钠滴定液应于棕色具塞玻璃瓶中避光保存。

3. 溴量法

(1) 基本原理:溴量法是以溴的氧化作用和溴代作用为基础的滴定法。由于溴溶液易挥发,浓度不稳定,难于操作,故常用溴酸钾和溴化钾的混合溶液代替溴溶液进行分析测定。滴定时先将上述混合液加到含被测物的酸性溶液中,$KBrO_3$ 与 KBr 在酸性溶液中立即反应生成 Br_2,待生成的 Br_2 与被测物反应完成后,向溶液中加入过量 KI 与剩余的 Br_2 作用,置换出化学计量的 I_2,再用 $Na_2S_2O_3$ 滴定液滴定 I_2,近终点时加入淀粉指示液,最后根据溴溶液的加入量和 $Na_2S_2O_3$ 滴定液用量计算被测物的含量。

(2) 应用:溴量法主要用来测定能和 Br_2 发生溴代反应或能被溴氧化的药物的含量。如司可巴比妥钠、依他尼酸,盐酸去氧肾上腺素等的含量测定。

(四) 沉淀滴定法

1. 基本原理   沉淀滴定法是以沉淀反应为基础的滴定分析法。目前应用较广的是银量法。

2. 应用   银量法可用于无机卤化物及能与 Ag^+ 或 SCN^- 形成沉淀的离子的测定。如氯化钾、氯化钠及其制剂、碘酊中碘化钾的含量测定及巴比妥类药物的含量测定。

银量法按所用的指示剂不同又分为铬酸钾法、铁铵矾指示剂法和吸附指示剂法,也可采用电位滴定判断终点。《中国药典》(2020 年版)中常用吸附指示剂法和电位滴定法。

(1) 吸附指示剂法:采用硝酸银滴定液,以吸附指示剂确定终点。常用的吸附指示剂有荧光黄等。

(2) 电位滴定法:电位滴定时以银电极为指示电极,饱和甘汞电极为参比电极(或者采用银 – 硝酸钾盐桥 – 饱和甘汞电极系统),滴加硝酸银滴定液,并记录电位变化情况,按电位滴定法判断终点。银电极在使用前须用稀硝酸浸泡 1~2 分钟,再用水冲洗干净。

课堂讨论 ▶▶▶

　　氯化钠的含量测定如下:取本品约 0.12 g,精密称定,加水 50 ml 溶解后,加 2% 糊精溶液 5 ml、2.5% 硼砂溶液 2 ml 与荧光黄指示剂 5~8 滴,用硝酸银滴定液(0.1 mol/L)滴至出现粉红色即为终点。《中国药典》(2020 年版)规定每 1 ml 硝酸银滴定液(0.1 mol/L)相当于 5.844 mg 的氯化钠。

　　请问加入糊精溶液和硼砂溶液的目的分别是什么?

(五) 配位滴定法

配位滴定法是以配位反应为基础的滴定分析方法。应用最广泛的是以乙二胺四乙酸(EDTA)为配位剂,用金属指示剂(In)指示终点的方法。在直接滴定法中,In 在一定条件下能与金属离子(M)形成有色配合物(MIn)(显乙色),当滴定到达终点时,稍过量的 EDTA 与 MIn 反应使指示剂 In 游离出来,显示 In 自身的颜色(显甲色),从而指示终点。

课堂讨论 ▶▶▶

　　剩余滴定法中,配位滴定法终点颜色是由乙色变为甲色,还是由甲色变为乙色?

　　酸度不但影响配位化合物的稳定性,还影响金属指示剂的颜色,因此,控制酸度是配位滴定法的关键条件,滴定须在一定的酸度范围内进行,常加入缓冲溶液控制酸度范围。为排除其他金属离子的干扰,常加入三乙醇胺等掩蔽试剂。

技能赛点 ▶▶▶

1. 滴定分析法的实验操作、数据记录及结果判定。
2. 滴定管的校正值和温度校正值的使用与计算。

扫一扫,
知重点

滴定分析
法——重点

第二节　紫外 - 可见分光光度法

　　紫外-可见分光光度法一般通过测量样品在最大吸收波长处的吸光度,采用朗伯-比尔定律对样品进行定量分析。

一、朗伯 - 比尔定律

　　朗伯 - 比尔定律认为,一束平行单色光穿过某一被测物质溶液时,在入射光强度、入射光波长、溶剂等检测条件不变的情况下,被测物质对光的吸收量与该被测物质的浓度和液层厚度成正比,其公式如下:

$$A = E_{1\,cm}^{1\%} \cdot c \cdot l = -\lg T \qquad\qquad 式(4–3)$$

式中,A 为吸光度;T 为透光率;$E_{1\,cm}^{1\%}$ 为百分吸收系数,其物理意义为当溶液质量浓度为 1%［1 g/100 ml］,液层厚度为 1 cm 时的吸收系数;c 为质量浓度,指 100 ml 溶液中所含被测物质的质量(按干燥品或无水物计算,g),单位为 g/100 ml,本书依《中国药典》(2020 年版)用符号 % 来表示;l 为液层厚度(cm)。

　　朗伯 - 比尔定律也叫光的吸收定律,是紫外 - 可见分光光度法进行定量分析的理论依据。该定律直接适合于稀溶液的检测,若样品浓度过高,将会出现偏离。

　　1. **单色光**　具有单一波长的光,称为单色光。只有照射到样品上的光的波长固定不变时,朗伯 - 比尔定律才适用。因此,在进行定量分析时,必须选择某一单色光作为检测波长。一般选择该待测物质的最大吸收波长作为检测波长,因为该波长处样品的吸收信号强,不仅能对较低浓度产生响应,也可以分辨出极微小的浓度变化,使得该检测的灵敏度高,检测限低。

🦚 知识拓展

　　最大吸收波长应选择该物质的吸收光谱图中吸光度强度大的吸收峰波长,但该吸收峰起伏应较平坦,不宜选择峰形尖锐的吸收峰波长。

　　2. 透光率与吸光度　　如图 4-1 所示,入射光强度 I_o 分成了 I_t、I_a、I_r 三部分。透射光强度 I_t 与入射光强度 I_o 的百分比值,称为透光率或透光度(T)。

$$T = \frac{I_t}{I_o} \times 100\% \qquad\qquad 式(4-4)$$

入射光强度 I_o 与 I_t、I_a、I_r 的关系见式(4-5)。

$$I_a = I_o - I_t - I_r \qquad\qquad 式(4-5)$$

式(4-5)说明物质的透光越强,吸光就越弱,基于此,人为定义出式(4-6)。

$$A = -\lg T \qquad\qquad 式(4-6)$$

二、紫外 – 可见分光光度计的基本结构

　　朗伯 – 比尔定律认为定量分析时入射光强度应当不变。由于紫外 – 可见分光光度计的最简结构为单波长单光束分光光度计,其只有一条光路,不能同时检测样品池和参比池的反射,以及参比池中参比溶液的吸收情况,所以带来时间差上的光源强度波动,将使得样品池和参比池检测时条件不一致,易造成较大的测量误差。而单波长双光束分光光度计采用了切光器,具有两束几乎同强度的光,即可避免此问题。此外,还有双波长双光束的分光光度计,常简称为双波长分光光度计。

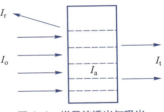

图 4-1　样品的透光与吸光

　　1. 光源　　紫外 – 可见分光光度计常见的光源,有能发射可见光波段的钨灯及卤钨灯,以及能发射紫外光波段的氢灯和氙灯。

　　2. 单色器　　单色器通过光栅的散射及狭缝的宽窄调节,从光源放出的连续波段光中分离出单色光,再照射到样品池上。仪器的精密度和准确度主要由单色器来决定。

　　3. 吸收池　　吸收池又称比色皿或比色杯,用来盛装样品溶液或参比溶液。吸收池的材料有石英和光学玻璃两种,光学玻璃材料的吸收池适合于可见光波段下的样品检测,石英材料的吸收池适合于紫外和可见光波段下的样品检测。光学玻璃材料在紫外光下有较强吸收,不适合于该波段下的检测。吸收池应当配套使用,使用前应进行吸收池配套试验。吸收池间透光率相差在 0.3% 以下者即可配对使用,否则必须加以校正。

扫一扫,
学操作

吸收池的使用操作

扫一扫,
学操作

吸收池的配套试验

4. **检测器**　检测器将透过的光信号转换为相应强度的电信号。常见检测器为光电倍增管。检测器的稳定性将影响信号中噪声的情况,进而影响方法的检测限和定量限。

三、紫外－可见分光光度计的校正和检定

为保证测量的精密度和准确度,所用仪器应按照国家计量检定规程(JJG)和《中国药典》(2020 年版)(四部)规定定期进行校正检定。

1. **波长**　由于环境因素对机械部分的影响,仪器的波长经常会略有变动,因此除应定期对所用的仪器进行全面校正检定外,还应于测定前校正测定波长。常用汞灯中的较强谱线 237.83 nm,253.65 nm,275.28 nm,296.73 nm,313.16 nm,334.15 nm,365.02 nm,404.66 nm,435.83 nm,546.07 nm 与 576.96 nm, 或用仪器中氘灯的 486.02 nm 与 656.10 nm 谱线进行校正。钬玻璃在波长 279.4 nm,287.5 nm,333.7 nm,360.9 nm,418.5 nm,460.0 nm,484.5 nm,536.2 nm 与 637.5 nm 处有锐线吸收峰,也可作波长校正用,但因来源不同或随着时间的推移会有微小的变化,使用时应注意;近年来,常使用高氯酸钬溶液校正双光束仪器,以 10% 高氯酸溶液为溶剂,配制含氧化钬(Ho_2O_3)4% 的溶液,该溶液的吸收峰波长为 241.13 nm,278.10 nm,287.18 nm,333.44 nm,345.47 nm,361.31 nm,416.28 nm,451.30 nm,485.29 nm,536.64 nm 和 640.52 nm。

仪器波长的允许误差为:紫外光区 ± 1 nm,500 nm 附近 ± 2 nm。

2. **吸光度的准确度**　可用重铬酸钾的硫酸溶液检定。取在 120℃ 干燥至恒重的基准重铬酸钾约 60 mg,精密称定,用 0.005 mol/L 硫酸溶液溶解并稀释至 1 000 ml,在规定的波长处测定并计算其吸收系数 $E_{1\,cm}^{1\%}$,并与规定的吸收系数 $E_{1\,cm}^{1\%}$ 比较,应符合表 4-1 中的规定。

表 4-1　分光光度计吸光度的检定

吸收系数	波长 /nm			
	235(最小)	257(最大)	313(最小)	350(最大)
吸收系数的规定值	124.5	144.0	48.6	106.6
吸收系数的许可范围	123.0~126.0	142.8~146.2	47.0~50.3	105.5~108.5

3. **杂散光的检查**　可按表 4-2 所列的试剂和浓度,配制成水溶液,置 1 cm 石英吸收池中,在规定的波长处测定透光率,应符合表 4-2 中的规定。

表 4-2   分光光度计杂散光的检查

试剂	浓度 /% [g·(100 ml)$^{-1}$]	测定用波长 /nm	透光率 /%
碘化钠	1.00	220	<0.8
亚硝酸钠	5.00	340	<0.8

4. 对溶剂的要求   含有杂原子的有机溶剂,通常均具有很强的末端吸收。因此,当作溶剂使用时,它们的使用范围均不能小于截止使用波长。例如,甲醇、乙醇的截止使用波长为 205 nm。另外,当溶剂不纯时,也可能增加干扰吸收。因此,在测定供试品前,应先检查所用的溶剂在供试品所用的波长附近是否符合要求,即将溶剂置 1 cm 石英吸收池中,以空气为空白(即空白光路中不置任何物质)测定其吸光度。溶剂和吸收池的吸光度:在 220~240 nm 范围内不得超过 0.40,在 241~250 nm 范围内不得超过 0.20,在 251~300 nm 范围内不得超过 0.10,在 300 nm 以上时不得超过 0.05。

四、紫外 – 可见分光光度法的定量分析方法

采用紫外 – 可见分光光度法进行定量分析时,除另有规定外,应以配制供试品溶液的同批溶剂为空白对照,采用 1 cm 的石英吸收池,在规定的吸收峰波长 ± 2 nm 以内测试几个点的吸光度,或由仪器在规定波长附近自动扫描测定,以核对供试品的吸收峰波长位置是否正确。除另有规定外,吸收峰波长应在该品种项下规定的波长 ± 2 nm 以内,并以吸光度最大的波长作为测定波长。一般供试品溶液的吸光度读数,以控制在 0.3~0.7 为宜。仪器的狭缝波带宽度宜小于供试品吸收带的半高宽度的 1/10,否则测得的吸光度会偏低;狭缝宽度的选择,应以减小狭缝宽度时供试品的吸光度不再增大为准。由于吸收池和溶剂本身可能有空白吸收,因此测定供试品的吸光度后应减去空白读数,或由仪器自动扣除空白读数后再计算含量。

当溶液的 pH 对测定结果有影响时,应将供试品溶液的 pH 和对照品溶液的 pH 调成一致。

紫外 – 可见分光光度法的定量分析方法在《中国药典》(2020 年版)中收录有如下几种:

1. 对照品比较法   按各品种项下的方法,分别配制供试品溶液和对照品溶液,对照品溶液中所含被测成分的量应为供试品溶液中被测成分规定量的 100% ± 10%,所用溶剂也应完全一致,在规定的波长处测定供试品溶液和对照品溶液的吸光度后,按下式计算供试品中被测溶液的浓度:

$$c_X = (A_X / A_R) \cdot c_R \qquad \text{式(4-7)}$$

式中,c_X 为供试品溶液的浓度;A_X 为供试品溶液的吸光度;c_R 为对照品溶液的浓度;A_R 为对照品溶液的吸光度。

2. 吸收系数法   按各品种项下的方法配制供试品溶液,在规定的波长处测定其吸光度,再以该品种在规定条件下的吸收系数计算含量。用本法测定时,吸收系数通常应大于 100,并注意仪器的校正和检定。

$$c_X = \frac{A_X}{E_{1\,cm}^{1\%} \cdot l} \times \frac{1}{100} \qquad \text{式(4-8)}$$

式中,c_X 为供试品溶液的浓度;A_X 为供试品溶液的吸光度;$E_{1\ cm}^{1\%}$ 为供试品在规定波长处的吸收系数;l 为光程长度,常为 1 cm。

3. 计算分光光度法　计算分光光度法有多种,使用时均应按各品种项下规定的方法进行。当吸光度处在吸收曲线的陡然上升或下降的部位测定时,波长的微小变化可能对测定结果造成显著影响,故对照品和供试品的测试条件应尽可能一致。计算分光光度法一般不宜用作含量测定。

4. 比色法　供试品本身在紫外 - 可见光区没有强吸收,或在紫外光区虽有吸收,但为了避免干扰或提高灵敏度,可加入适当的显色剂,发生显色反应,得到的反应产物具有颜色,其最大吸收波长移至可见光区,这种测量方法称为比色法。

用比色法测定时,由于显色反应影响显色深浅的因素较多,应取供试品与对照品或标准品同时操作。除另有规定外,比色法所用的空白系指用同体积的溶剂代替对照品或供试品溶液,然后依次加入等量的相应试剂,并用同样方法处理。在规定的波长处测定对照品和供试品溶液的吸光度后,按上述对照品比较法计算供试品浓度。

当吸光度和浓度关系不呈良好线性时,应取数份梯度量的对照品溶液,用溶剂补充至同一体积,显色后测定各份溶液的吸光度,然后以吸光度与相应的浓度绘制标准曲线,再根据供试品的吸光度在标准曲线上查得其相应的浓度,并求出其含量。或者,计算出标准曲线的线性回归方程,将待测样品吸光度代入进行含量计算。本方法常用于《中国药典》(2020 年版)三部收录的生物药物的测定。

在标准曲线法中,线性相关系数(r)越接近于 1,测量结果的准确度就越高。《中国药典》(2020 年版)规定,紫外 - 可见分光光度法的标准曲线法在应用时,直线回归方程的 r 应不低于 0.99;在预处理过程较少的含量测定方案中,r 应不低于 0.999。

五、紫外 - 可见分光光度法的应用

紫外 - 可见分光光度法因仪器操作简便、准确度高而大量应用于药物的溶出度、含量均匀度、含量、效价及活性测定,收录在《中国药典》(2020 年版)四部通则 0401 中。该方法可以单独使用直接测定药物的含量,如维生素 B_{12} 原料药及制剂的含量测定。此外,维生素 A 测定法(通则 0721)采用了紫外 - 可见分光光度法中的三点法进行校正计算。

在药物含量、效价及活性测定的众多方法中,有部分方法须加入显色剂,再采用紫外 - 可见分光光度法进行测定。

扫一扫,
链拓展

如何应用相
关计算软件
进行线性回
归方程与判
定系数 R^2
的计算

扫一扫,
知重点

紫外 - 可
见分光光度
法——重点

第三节　色谱分析法

色谱分析法根据其分离原理可分为:吸附色谱法、分配色谱法、离子交换色谱法与分子排阻色谱法等。被涂布或键合在固体载体上,不动的一相,称为固定相;另一相为带动样品流动的液体、气体等流体,称为流动相。吸附色谱法是利用被分离组分存在着吸附能力差异,用吸附剂吸附和流动相洗脱使组分分离;常用的吸附剂有氧化铝、硅胶、聚酰胺等有吸附活性的物质。分配色谱法是利用被分离组分在两相中分配系数存在差异使组分分离;常用的载体有硅胶、硅藻土、硅镁型吸附剂与纤维素粉等。离子交换色谱法是利用被分离组分在离子交换树脂上交换能力的差异使组分分离;常用的树脂有

不同强度的阳离子交换树脂、阴离子交换树脂,流动相为水或含有机溶剂的缓冲液。分子排阻色谱法又称凝胶色谱法,是利用被分离组分在填料上渗透程度(由分子大小的不同导致)不同使组分分离;常用的填料有分子筛、葡聚糖凝胶、微孔聚合物、微孔硅胶或玻璃珠等,根据固定相和供试品的性质选用水或有机溶剂作为流动相。

　　色谱法又可根据分离操作形式分为:纸色谱法、薄层色谱法、柱色谱法、气相色谱法、高效液相色谱法等。本法所用溶剂应与供试品不起化学反应,纯度要求较高。分离时的温度,除气相色谱法或另有规定外,系指在室温操作。分离后各成分的检测,应采用各品种项下所规定的方法。柱色谱法、气相色谱法和高效液相色谱法于色谱柱出口处连接各种检测器进行检测,也可分别收集流出液后再用适宜的方法测定。

一、高效液相色谱法

　　《中国药典》越来越多地采用高效液相色谱法来进行鉴别、杂质检查和含量测定,高效液相色谱法已成为药物分析非常重要的方法。

(一) 基本原理

　　高效液相色谱法是一种采用高压输液泵将规定的流动相泵入装有填充剂的色谱柱,对供试品进行分离测定的色谱方法。注入的供试品,由流动相带入色谱柱内,各组分在柱内被分离,并进入检测器检测,由积分仪或数据处理系统记录和处理色谱信号。

(二) 对仪器的一般要求和色谱条件

扫一扫,
学知识

六通阀进样
过程

　　高效液相色谱仪由高压输液泵、进样器、色谱柱、检测器、积分仪或数据处理系统组成。色谱柱内径一般为 2.1~4.6 mm,填充剂粒径为 2~10 μm。超高效液相色谱仪是适应小粒径(约 2 μm)填充剂的耐超高压、小进样量、低死体积、高灵敏度检测的高效液相色谱仪。所用的高效液相色谱仪器应定期检定并符合有关规定。

1. 色谱柱

　　(1) 反相色谱柱:是以键合非极性基团的载体为填充剂填充而成的色谱柱。常见的载体有硅胶、聚合物复合硅胶和聚合物等;常用的填充剂有十八烷基硅烷键合硅胶、辛基硅烷键合硅胶和苯基硅烷键合硅胶等。

　　(2) 正相色谱柱:是用硅胶填充剂,或键合极性基团的硅胶填充而成的色谱柱。常见的填充剂有硅胶、氨基键合硅胶和氰基键合硅胶等。氨基键合硅胶和氰基键合硅胶也可用作反相色谱。

　　(3) 离子交换色谱柱:是用离子交换填充剂填充而成的色谱柱。有阳离子交换色谱柱和阴离子交换色谱柱。

　　(4) 手性分离色谱柱:是用手性填充剂填充而成的色谱柱。

　　色谱柱的内径与长度,填充剂的形状、粒径与粒径分布、孔径、表面积、键合基团的表面覆盖度、载体表面基团残留量,填充的致密与均匀程度等均影响色谱柱的性能,应根据被分离物质的性质来选择合适的色谱柱。

　　温度会影响分离效果,品种正文中未指明色谱柱温度时系指室温,应注意室温变化的影响。为改善分离效果,可适当提高色谱柱的温度,但一般不宜超过 60℃。

　　对于残余硅羟基未封闭的硅胶色谱柱,流动相 pH 应控制在 2~8。当 pH>8 时,可使载体硅胶溶解;当 pH<2 时,与硅胶相连的化学键合相易水解脱落。残余硅羟基已封

闭的硅胶、聚合物复合硅胶或聚合物色谱柱可耐受更广泛 pH 的流动相,适合于 pH<2 或 pH>8 的流动相。当色谱系统中需使用 pH>8 的流动相时,应选用耐碱的填充剂,如采用高纯硅胶为载体并具有高表面覆盖度的键合硅胶、包覆聚合物填充剂、有机 – 无机杂化填充剂或非硅胶填充剂等;当需使用 pH<2 的流动相时,应选用耐酸的填充剂,如具有大体积侧链,能产生空间位阻保护作用的二异丙基或二异丁基取代十八烷基硅烷键合硅胶、有机 – 无机杂化填充剂等。

2. 检测器 常用的检测器为紫外检测器,包括二极管阵列检测器(DAD)。其他常见的检测器有荧光检测器、示差折光检测器、蒸发光散射检测器、电化学检测器和质谱检测器等。

紫外 – 可见分光检测器、荧光检测器、电化学检测器为选择性检测器,其响应值不仅与被测物质的量有关,还与其结构有关;蒸发光散射检测器和示差折光检测器为通用检测器,对所有物质均有响应,结构相似的物质在蒸发光散射检测器的响应值几乎仅与被测物质的量有关。

紫外 – 可见分光检测器、荧光检测器、电化学检测器和示差折光检测器的响应值与被测物质的量在一定范围内呈线性关系,但蒸发光散射检测器的响应值与被测物质的量通常呈指数关系,一般需经对数转换。

不同的检测器,对流动相的要求不同。紫外 – 可见分光检测器所用流动相应符合紫外 – 可见分光光度法项下对溶剂的要求;采用低波长检测时,还应考虑有机溶剂的截止使用波长,并选用色谱级有机溶剂。蒸发光散射检测器和质谱检测器不得使用含不挥发性盐的流动相。

3. 流动相 反相色谱系统的流动相常用甲醇 – 水系统和乙腈 – 水系统,用紫外末端波长检测时,宜选用乙腈 – 水系统。流动相中应尽可能不用缓冲盐,如需用,应尽可能使用低浓度缓冲盐。由于十八烷基硅烷键合硅胶色谱柱的 C_{18} 链在水相环境中不易保持伸展状态,其碳链的卷曲程度将发生随机变化进而导致组分保留值变化,导致柱效下降、色谱系统不稳定,故对于十八烷基硅烷键合硅胶为固定相的反相色谱系统,其流动相中有机溶剂的比例一般不低于 5%。

流动相配制时应注意,须用 0.45 μm 微孔滤膜过滤,并脱气处理后方可使用。

各品种项下规定的条件除固定相种类、流动相组成、检测器类型不得改变外,其余如色谱柱内径与长度、填充剂粒径、流动相流速、流动相组分比例、柱温、进样量、检测器灵敏度等,均可适当调整,以达到系统适用性试验的要求。这些色谱参数允许调整范围见《中国药典》(2020 年版)四部通则 0512。如等度洗脱的流动相比例要求:最小比例的流动相组分可在相对值 ±30% 或者绝对值 ±2% 的范围内进行调整(两者之间选择最大值);最小比例流动相组分的比例需小于(100/n)%,n 为流动相中组分的个数。

高效液相色谱仪的流路须及时清洁,特别是色谱柱和进样器。对于反相色谱柱,若使用了含盐缓冲液作为流动相,在检测结束后应用 10 倍柱体积(如 150 mm 柱长,约 15 ml)的低浓度的甲醇 / 乙腈 – 水溶液(10%~20%)冲洗,使色谱柱内的盐完全溶解洗脱出,再用较高浓度的甲醇 / 乙腈 – 水溶液(50%)冲洗,最后用高浓度的甲醇 / 乙腈 – 水溶液(80%~100%)冲洗,使色谱柱中的强吸附物质冲洗出来,减缓色谱柱的老化。

(三) 高效液相色谱系统适用性试验

色谱系统的适用性试验通常包括理论板数、分离度、灵敏度、拖尾因子和重复性等五个参数。其中,分离度和重复性更具实用意义。

按各品种项下要求对色谱系统进行适用性试验,即用规定的对照品溶液或系统适用性溶液在规定的色谱系统进行试验,必要时,可对色谱系统进行适当调整,以符合要求。

1. **色谱柱的理论板数(n)**　用于评价色谱柱的分离效能。由于不同物质在同一色谱柱上的色谱行为不同,采用理论板数作为衡量色谱柱效能的指标时,应指明测定物质,一般为待测物质或内标物质的理论板数。在规定的色谱条件下,注入供试品溶液或各品种项下规定的内标物质溶液,记录色谱图,量出供试品主成分峰或内标物质峰的保留时间 t_R、峰宽(W)或半高峰宽($W_{h/2}$),这三个参数可用时间(分钟)或长度计(下同),但应取相同单位。按式(4-9)或式(4-10)计算色谱柱的理论板数:

$$n = 5.54 \times (t_R / W_{h/2})^2 \qquad 式(4-9)$$

$$n = 16 \times (t_R / W)^2 \qquad 式(4-10)$$

2. **分离度(R)**　用于评价待测物质与被分离物质之间的分离程度,是衡量色谱系统分离效能的关键指标。可以通过测定待测物质与已知杂质的分离度,也可以通过测定待测物质与某一指标性成分(内标物质或其他难分离物质)的分离度,或将供试品或对照品用适当的方法降解,通过测定待测物质与某一降解产物的分离度,对色谱系统分离效能进行评价与调整。

无论是定性鉴别还是定量分析,均要求待测物质色谱峰与内标物质色谱峰或特定的杂质对照色谱峰及其他色谱峰之间有较好的分离度。除另有规定外,定量分析时待测物质色谱峰与相邻色谱峰之间的分离度应不小于1.5。分离度的计算公式为:

$$R = \frac{2 \times (t_{R_2} - t_{R_1})}{W_1 + W_2} \qquad 式(4-11)$$

式中,t_{R_2} 为相邻两峰中后一峰的保留时间;t_{R_1} 为相邻两峰中前一峰的保留时间;W_1 及 W_2 为此相邻两峰的峰宽(图4-2)。

3. **灵敏度**　用于评价色谱系统检测微量物质的能力,通常以信噪比(S/N)来表示。通过测定一系列不同浓度的供试品或对照品溶液来测定信噪比。定量测定时,信噪比应不小于10;定性测定时,信噪比应不小于3。《中国药典》(2020年版)等药品质量标准中的系统适用性试验中常设置灵敏度试验溶液来评价色谱系统的检测能力。

4. **拖尾因子(T)**　用于评价色谱峰的对称性。为保证分离效果和测量精度,应检查待测峰的拖尾因子是否符合各品种项下的规定。拖尾因子计算公式为:

$$T = \frac{W_{0.05\,h}}{2d_1} \qquad 式(4-12)$$

式中,$W_{0.05\,h}$ 为5%峰高处的峰宽;d_1 为峰顶点至峰前沿之间的距离(图4-3)。

以峰高作为定量参数时,除另有规定外,T 应在 0.95~1.05。

以峰面积作为定量参数时,一般的峰拖尾或前伸不会影响峰面积积分,但严重拖尾会影响基线和色谱峰起止的判断和峰面积积分的准确性,此时药品质量标准会在品种正文项下对拖尾因子做出规定。

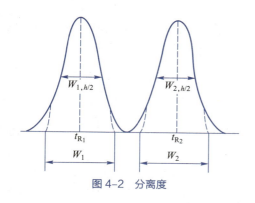
图4-2　分离度

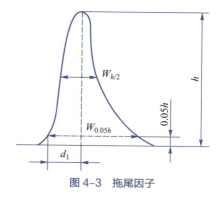
图4-3　拖尾因子

5. 重复性　用于评价色谱系统连续进样时响应值的重复性能。除另有规定外,通常取各品种项下的对照品溶液,连续进样5次,其峰面积测量值(或内标比值或其校正因子)的相对标准偏差应不大于2.0%。视进样溶液的浓度和/或体积、色谱峰响应和分析方法所能达到的精度水平等,对相对标准偏差的要求可适当放宽或收紧,放宽或收紧的范围以满足品种项下检测需要的精密度要求为准。

(四)定量测定方法

1. 内标法　按各品种项下的规定,精密称(量)取对照品和内标物质,分别配成溶液,精密量取各溶液适量,配成校正因子测定用的对照溶液。取一定量注入仪器,记录色谱图。测量对照品和内标物质的峰面积或峰高,按下式计算校正因子:

$$校正因子(f) = \frac{A_S/c_S}{A_R/c_R} \qquad 式(4-13)$$

式中,A_S为内标物质的峰面积或峰高;c_S为内标物质的浓度;A_R为对照品的峰面积或峰高;c_R为对照品的浓度。

再取各品种项下含有内标物质的供试品溶液,注入仪器,记录色谱图,测量供试品中待测成分(或其杂质)和内标物质的峰面积或峰高,按下式计算含量:

$$含量(c_X) = f \cdot \frac{A_X}{A'_S/c'_S} \qquad 式(4-14)$$

式中,c_X为供试品中待测成分(或其杂质)的浓度;f为内标法校正因子;A_X为供试品中待测成分(或其杂质)的峰面积或峰高;A'_S为内标物质的峰面积或峰高;c'_S为内标物质的浓度。

采用内标法,可避免因供试品前处理及进样体积误差对测定结果的影响。常用于测定供试品中主成分或某个杂质的含量。

2. 外标法　按各品种项下的规定,精密称(量)取对照品和供试品,配制成溶液,分别精密量取一定量,进样,记录色谱图。测量对照品溶液和供试品溶液中待测成分的峰面积(或峰高),按下式计算含量:

$$含量(c_X) = c_R \cdot \frac{A_X}{A_R} \qquad 式(4-15)$$

式中，A_X 为供试品（或其杂质）的峰面积或峰高；A_R 为对照品的峰面积或峰高；c_X 为供试品（或其杂质）的浓度；c_R 为对照品的浓度。

由于微量注射器不易精确控制进样量，故当采用外标法测定供试品中某杂质或主成分含量时，以定量环或自动进样器进样为好，常用于测定供试品中主成分或某个杂质含量。

课堂讨论 ▶▶▶

内标法中的校正因子是绝对校正因子还是相对校正因子？

---

3. 加校正因子的主成分自身对照法　测定杂质含量时，可采用加校正因子的主成分自身对照法。在建立方法时，按各品种项下的规定，精密称（量）取杂质对照品和参比物质对照品各适量，配制待测杂质校正因子的溶液，进样，记录色谱图，按上述式 4-13 计算杂质的校正因子。

也可精密称（量）取主成分对照品和杂质对照品各适量，分别配制成不同浓度的溶液，进样，记录色谱图，绘制主成分浓度和杂质浓度对其峰面积的回归曲线，以主成分回归直线斜率与杂质回归直线斜率的比计算校正因子。

校正因子可直接载入各品种项下，用于校正杂质的实测峰面积，需做校正计算的杂质，通常以主成分为参比，采用相对保留时间定位，其数值一并载入各品种项下。

测定杂质含量时，按各品种项下规定的杂质限度，将供试品溶液稀释成与杂质限度相当的溶液，作为对照溶液，进样，记录色谱图，必要时，调节纵坐标范围（以噪声水平可接受为限），使对照溶液的主成分色谱峰的峰高约达满量程的 10%~25%。除另有规定外，通常含量低于 0.5% 的杂质，峰面积测量值的相对标准偏差（RSD）应小于 10%；含量在 0.5%~2% 的杂质，峰面积测量值的 RSD 应小于 5%；含量大于 2% 的杂质，峰面积测量值的 RSD 应小于 2%。然后，取供试品溶液和对照溶液适量，分别进样。除另有规定外，供试品溶液的记录时间，应为主成分色谱峰保留时间的 2 倍，测量供试品溶液色谱图上各杂质的峰面积，分别乘以相应的校正因子后与对照溶液主成分的峰面积比较，计算各杂质含量。

4. 不加校正因子的主成分自身对照法　测定杂质含量时，若无法获得待测杂质的校正因子，或校正因子可以忽略，也可采用不加校正因子的主成分自身对照法。同上述"加校正因子的主成分自身对照法"配制对照溶液、进样调节纵坐标范围和计算峰面积的相对标准偏差后，取供试品溶液和对照品溶液适量，分别进样。除另有规定外，供试品溶液的记录时间应为主成分色谱峰保留时间的 2 倍，测量供试品溶液色谱图上各杂质的峰面积并与对照溶液主成分的峰面积比较，依法计算杂质含量。

5. 面积归一化法　按各品种项下的规定，配制供试品溶液，取一定量进样，记录色谱图。测量各峰的面积和色谱图上除溶剂峰以外的总色谱峰面积，计算各峰面积占总峰面积的百分率。用于杂质检查时，由于仪器响应的线性限制，峰面积归一化法一般不宜用于微量杂质的检查。由于峰面积归一化法测定误差大，因此，本法通常只能用于粗略考察供试品中的杂质含量。

如适用，也可使用其他方法如标准曲线法等。

(五)多维液相色谱简介

多维色谱又称为色谱/色谱联用技术,采用匹配的接口将不同分离性能或特点的色谱连接起来,第一级色谱中未分离开或需要分离富集的组分由接口转移到第二级色谱中,第二级色谱仍需进一步分离或分离富集的组分,也可以继续通过接口转移到第三级色谱中。理论上,可以通过接口将任意级色谱串联或并联起来,直至将混合物样品中所有的难分离、需富集的组分都分离或富集之。但实际上,一般只要选用两个合适的色谱联用就可以满足对绝大多数难分离混合物样品的分离或富集要求。因此,一般的色谱/色谱联用都是二级,即二维色谱。

在二维色谱的术语中,1D 和 2D 分别指一维和二维;而 ^{1}D 和 ^{2}D 则分别代表第一维和第二维。

二维液相色谱可以分为差异显著的两种主要类型:中心切割式二维色谱和全二维色谱。中心切割式二维色谱是通过接口将前一级色谱中某一(些)组分传递到后一级色谱中继续分离,一般用 LC–LC(也可用 LC+LC)表示;全二维色谱是通过接口将前一级色谱中的全部组分连续地传递到后一级色谱中进行分离,一般用 LC×LC 表示。此外,这两种类型下还有若干子类,包括选择性全二维色谱(sLC×LC)和多中心切割 2D–LC(mLC–LC)。

LC–LC 或 LC×LC 两种二维色谱可以是相同的分离模式和类型,也可以是不同的分离模式和类型。接口技术是实现二维色谱分离的关键之一,原则上,只要有匹配的接口,任何模式和类型的色谱都可以联用。

与一维色谱一样,二维色谱也可以和质谱、红外和核磁共振等联用。

(六)离子色谱法简介

离子色谱法[《中国药典》(2020 年版)四部通则 0513]系采用高压输液泵系统将规定的洗脱液泵入装有填充剂的色谱柱,对可解离物质进行分离测定的色谱方法。离子色谱法常用于无机阴离子、无机阳离子、有机酸、糖醇类、氨基糖类、氨基酸、蛋白质、糖蛋白等物质的定性和定量分析。它的分离机制主要为离子交换,即基于离子交换色谱固定相上的离子与流动相中具有相同电荷的溶质离子之间进行的可逆交换;离子色谱法的其他分离机制还有形成离子对、离子排阻等。

离子色谱仪器中所有与洗脱液或供试品接触的管道、器件均应使用惰性材料,如聚醚醚酮(PEEK)等。也可使用一般的高效液相色谱仪,只要其部件能与洗脱液和供试品溶液相适应。仪器应定期检定并符合有关规定。系统适用性试验照高效液相色谱法[《中国药典》(2020 年版)四部通则 0512]项下相应的规定。

对于基质简单的澄清水溶液一般通过稀释并经 0.45 μm 滤膜过滤后直接进样分析。对于基质复杂的样品,可通过微波消解、紫外光降解、固相萃取等方法去除干扰物后进样分析。

离子色谱法定量分析法以外标法和标准曲线法最为常用。

(七)分子排阻色谱法简介

分子排阻色谱法[《中国药典》(2020 年版)四部通则 0514]是根据待测组分的分子大小进行分离的一种液相色谱技术。分子排阻色谱法的分离原理为凝胶色谱柱的分子筛机制。色谱柱多以亲水硅胶、凝胶或经过修饰的凝胶如葡聚糖凝胶和琼脂糖凝胶等为填充剂,这些填充剂表面分布着不同孔径尺寸的孔,药物分子进入色谱柱后,它们中的不同组分按其分子大小进入相应的孔内,大于所有孔径的分子不能进入填充剂颗粒内部,在色谱过程中不被保留,最早被流动相洗脱至柱外,表现为保留时间较短;小于所有孔径的分子能自由进入填充剂表面的所有孔径,在色谱柱中滞留时间较长,表现为保留时间较长;其余分子则按分子大小依次被洗脱。

分子排阻色谱法所需的进样器和检测器同高效液相色谱法[《中国药典》(2020 年版)四部通则 0512],液相色谱泵一般分常压、中压和高压泵。在药物分析中,尤其是分子量或分子量分布测定中,通常采用高效分子排阻色谱法(HPSEC)。应选用与供试品分子大小相适应的色谱柱填充剂。使用的流动相通常为水溶液或缓冲溶液,溶液的 pH 不宜超出填充剂的耐受力,一般 pH 在 2~8 范围。流动相中可加入适量的有机溶剂,但不宜过浓,一般不应超过 30%,流速不宜过快,一般为 0.5~1.0 ml/min。

分子排阻色谱法的系统适用性试验中色谱柱的理论板数(n)、分离度、重复性、拖尾因子的测定方法,在一般情况下,同高效液相色谱法项下方法。

分子排阻色谱法的测定法有分子量测定法、生物大分子聚合物分子量与分子量分布的测定法、高分子杂质测定法。按各品种项下规定的色谱条件进行分离,定量分析的方法有:

1. 主成分自身对照法   同高效液相色谱法项下规定。一般用于高分子杂质含量较低的品种。

2. 面积归一化法   同高效液相色谱法项下规定。

3. 限量法   除另有规定外,规定不得检出保留时间小于标准物质保留时间的组分,一般用于混合物中高分子物质的控制。

4. 自身对照外标法   一般用于 Sephadex G-10 凝胶色谱系统中 $\beta-$ 内酰胺抗生素中高分子杂质的检查。

二、气相色谱法

(一) 基本原理

气相色谱法是一种采用气体为流动相(载气)带动样品流经装有填充剂的色谱柱进行分离测定的色谱方法。物质或其衍生物经气化后,被载气带入色谱柱进行分离,各组分先后进入检测器,用数据处理系统记录色谱信号。

气相色谱法在《中国药典》(2020 年版)中主要用于溶剂残留量的检查、乙醇测定、挥发性杂质检查、维生素 E 及其制剂的含量测定等。

(二) 对仪器的一般要求

气相色谱仪由载气源、进样部分、色谱柱、检测器、温控系统和数据处理系统组成。进样部分、色谱柱和检测器的温度均应根据分析要求适当设定。

1. 载气源   气相色谱法的流动相为气体,称为载气。氦、氮和氢可用作载气,可由高压钢瓶或高纯度气体发生器提供,经过适当的减压装置,以一定的流速经过进样器和色谱柱。载气应根据供试品的性质和检测器种类来选择,除另有规定外,常用载气为氮气。

2. 进样部分   进样方式一般可采用溶液直接进样、自动进样或顶空进样。

溶液直接进样采用微量注射器、微量进样阀或有分流装置的气化室进样。采用溶液直接进样时,进样口温度应高于柱温 30~50℃,进样量一般不超过数微升;柱径越细,进样量应越少,采用毛细管柱时,一般应分流以免过载。

顶空进样适用于固体和液体供试品中挥发性组分的分离和测定。将固态或液态的供试品制成供试液后,置于密闭小瓶中,在恒温控制的加热室中加热至供试品中挥发性组分在液态和气态达至平衡后,由进样器自动吸取一定体积的顶空气注入色谱柱中。

扫一扫,
链拓展

气相色谱仪
进样器

3. **色谱柱** 气相色谱仪的色谱柱为填充柱或毛细管柱。填充柱的材质为不锈钢或玻璃,内径为 2~4 mm,柱长为 2~4 m,内装吸附剂、高分子多孔小球或涂渍固定液的载体,粒径为 0.18~0.25 mm、0.15~0.18 mm 或 0.125~0.15 mm。常用载体为经酸洗并硅烷化处理的硅藻土或高分子多孔小球,常用固定液有甲基聚硅氧烷、聚乙二醇等。毛细管柱的材质为玻璃或石英,内壁或载体经涂渍或交联固定液,内径一般为 0.25 mm、0.32 mm 或 0.53 mm,柱长 5~60 m,固定液膜厚 0.1~5.0 μm。常用的固定液有甲基聚硅氧烷、不同比例组成的苯基甲基聚硅氧烷、聚乙二醇等。

新填充柱和毛细管柱在使用前需老化处理,以除去残留溶剂及易流失的物质,色谱柱如长期未用,使用前应老化处理,使基线稳定。

4. **柱温箱** 气相色谱仪的温控系统中用于色谱柱温度控制的部分称为柱温箱。由于柱温箱温度的波动会影响色谱分析结果的重现性,因此柱温箱控温精度应在 ±1℃,且温度波动小于每小时 0.1℃。温度控制系统分为恒温和程序升温两种。

5. **检测器** 适合气相色谱法的检测器有火焰离子化检测器(FID)、热导检测器(TCD)、氮磷检测器(NPD)、火焰光度检测器(FPD)、电子捕获检测器(ECD)、质谱检测器(MS)等。火焰离子化检测器对碳氢化合物响应良好,适合检测大多数的药物;氮磷检测器对含氮、磷元素的化合物灵敏度高;火焰光度检测器对含磷、硫元素的化合物灵敏度高;电子捕获检测器适于含卤素的化合物;质谱检测器还能给出供试品某个成分相应的结构信息,可用于结构确证。除另有规定外,一般用火焰离子化检测器,用氢气作为燃气,空气作为助燃气。在使用火焰离子化检测器时,检测器温度一般应高于柱温,并不得低于 150℃,以免水汽凝结,通常为 250~350℃。

课堂讨论 ▶▶▶

气相色谱仪中哪些部件需要温控装置?

6. **数据处理系统** 可分为记录仪、积分仪及计算机工作站等。各品种项下规定的色谱条件,除检测器种类、固定液品种及特殊指定的色谱柱材料不得改变外,其余如色谱柱内径、长度、载体牌号、粒度、固定液涂布浓度、载气流速、柱温、进样量、检测器的灵敏度等,均可适当改变,以适应具体品种并符合系统适用性试验的要求。一般色谱图约于 30 分钟内记录完毕。

(三)系统适用性试验

除另有规定外,应照高效液相色谱法[《中国药典》(2020 年版)四部通则 0512]项下的规定。

(四) 测定法

1. 内标法。

2. 外标法。

3. 面积归一化法。

上述 1~3 法的具体内容均同高效液相色谱法项下相应的规定。

4. 标准溶液加入法。

测定供试品中某个杂质或主成分含量:精密称(量)取某个杂质或待测成分对照品适量,配制成适当浓度的对照品溶液,取一定量,精密加入供试品溶液中,根据外标法或内标法测定杂质或主成分含量,再扣除加入的对照品溶液含量,即得供试品溶液中某个杂质和主成分含量。

也可按下述公式进行计算。加入对照品溶液前后校正因子应相同,即:

$$\frac{A_{is}}{A_X} = \frac{c_X + \Delta c_X}{c_X} \qquad \qquad 式(4-16)$$

则待测组分的浓度 c_X 可通过如下公式进行计算:

$$c_X = \frac{\Delta c_X}{(A_{is}/A_X) - 1} \qquad \qquad 式(4-17)$$

式中,c_X 为供试品中组分 X 的浓度;A_X 为供试品中组分 X 的色谱峰面积;Δc_X 为所加入的已知浓度的待测组分对照品的浓度;A_{is} 为加入对照品后组分 X 的色谱峰面积。

气相色谱法的进样量一般仅数微升,为减小进样误差,尤其当采用手工进样时,由于留针时间和室温等对进样量也有影响,故以采用内标法定量为宜。当采用自动进样器时,由于进样重复性的提高,在保证分析误差的前提下,也可采用外标法定量。当采用顶空进样时,由于供试品和对照品处于不完全相同的基质中,故可采用标准溶液加入法,以消除基质效应的影响;当标准溶液加入法与其他定量方法结果不一致时,应以标准溶液加入法结果为准。

三、液相色谱 - 质谱联用技术简介

质谱法(MS)是让样品离子化,再利用电场和磁场让运动中的离子按它们的质荷比进行分离、检测的方法。质谱图是以检测到的离子信号强度为纵坐标,以离子的质荷比为横坐标建立的谱图。由于核素的准确质量是一个多位小数,不会有两个核素的质量是一样的,而且不会有一种核素的质量恰好是另一核素质量的整数倍,故利用质谱图测出离子的准确质量,即可确定离子的化合物组成。分析这些离子可获得化合物的分子量、化学结构、裂解规律和由单分子分解形成的某些离子间存在的某种相互关系等信息。因此,质谱法具备极强的定性鉴别、结构分析能力。

质谱法没有对复杂样品进行分离的能力,只能分析纯度较高的样品。科研人员制作了色谱仪和质谱仪之间的接口,将高效的分离手段与强大的鉴别手段联合起来进行使用,为复杂未知样品的分离分析提供了有效的手段,如研究药物在人体内的代谢情况等。

色谱与质谱联用分析因其强大的分离、结构解析能力而得到广泛应用。早期,在色

谱 – 质谱联用技术中应用较多的是气相色谱 – 质谱联用分析（GC-MS），但气相色谱仪能分离具有挥发性、低分子量、对热较为稳定的化合物，多数情况下要将试样进行适当的预处理，甚至衍生化。而液相色谱可分离难挥发、大分子、强极性及热稳定性差的化合物，同时液相色谱 – 质谱联用（LC-MS）弥补了传统液相色谱检测器的不足，具备强大的结构解析能力，而被广泛应用到生物、医药、化工和环境等领域。目前，商品化的小型 LC-MS 仪器作为成熟的常规分析仪器已经在生物、医药实验室发挥着极其重要的作用（图 4-4）。

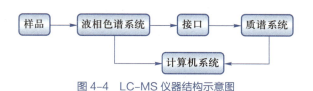

图 4-4　LC-MS 仪器结构示意图

扫一扫，
知重点

色谱法——
重点

第四节　分析方法的验证

药品质量标准分析方法验证的目的是证明采用的方法适合于相应检测要求。在建立药品质量标准、变更药品生产工艺或制剂组分、修订原分析方法时，需对分析方法进行验证。生物制品质量控制中采用的方法包括理化分析方法和生物学测定方法，其中理化分析方法的验证原则与化学药品基本相同，所以可参照本指导原则进行，但在进行具体验证时还需要结合生物制品的特点考虑；相对于理化分析方法而言，生物学测定方法存在更多的影响因素，因此本节所述的验证指导原则不涉及生物学测定方法验证的内容。

验证的分析项目有：鉴别试验、杂质测定（限度或定量分析）、含量测定（包括特性参数和含量 / 效价测定，其中特性参数有药物溶出度、释放度等）。验证指标有：专属性、准确度、精密度（包括重复性、中间精密度和重现性）、检测限、定量限、线性、范围和耐用性。在分析方法验证中，须采用标准物质进行试验。由于分析方法具有各自的特点，并随分析对象而变化，因此需要视具体方法拟订验证的指标。表 4-3 中列出的分析项目和相应的验证指标可供参考。

表 4-3　分析项目和验证指标

验证指标	鉴别试验	杂质测定		含量测定
		定量	限度	
专属性[①]	+	+	+	+
准确度	−	+	−	+
精密度				
重复性	−	+	−	+
中间精密度	−	+[②]	−	+[②]
检测限	−	−[③]	+	−

续表

验证指标	鉴别试验	杂质测定		含量测定
		定量	限度	
定量限	–	+	–	–
线性	–	+	–	+
范围	–	+	–	+
耐用性	+	+	+	+

注:① 如一种方法不够专属,可用其他分析方法予以补充。② 已有重现性验证,不需验证中间精密度。③ 视具体情况予以验证。

一、专属性

专属性系指在其他成分(如杂质、降解产物、辅料等)可能存在的情况下,采用的分析方法能正确测定出被测物的能力。鉴别反应、杂质检查和含量测定方法,均应考察其专属性。如方法专属性不强,应采用一种或多种不同原理的方法予以补充。

1. 鉴别试验 应能区分可能共存的物质或结构相似的化合物。不含被测成分的供试品,以及结构相似或组分中的有关化合物,应均呈阴性反应。

2. 含量测定和杂质测定 采用色谱法和其他分离方法,应附代表性图谱,以说明方法的专属性,并应标明各成分在图中的位置,色谱法中的分离度应符合要求。

在杂质对照品可获得的情况下,对于含量测定,试样中可加入杂质或辅料,考察测定结果是否受干扰,并可与未加杂质或辅料的试样比较测定结果。对于杂质检查,也可向试样中加入一定量的杂质,考察各成分包括杂质之间能否得到分离。

在杂质或降解产物不能获得的情况下,可将含有杂质或降解产物的试样进行测定,与另一个经验证的方法或药典方法比较结果。也可用强光照射、高温、高湿、酸(碱)水解或氧化的方法进行强制破坏,以研究可能的降解产物和降解途径对含量测定和杂质测定的影响。含量测定应比对两种方法的结果,杂质测定应比对检出的杂质个数,必要时可采用光二极管阵列检测和质谱检测,进行峰纯度检查。

二、准确度

准确度系指用该方法测定的结果与真实值或参考值接近的程度,一般用回收率(%)表示。准确度应在规定的范围内测试。准确度也可由所测定的精密度、线性和专属性推算出来。

在规定范围内,取同一浓度(相当于 100% 浓度水平)的供试品,用至少 6 份样品的测定结果进行评价;或设计至少 3 种不同浓度,每种浓度分别制备至少 3 份供试品溶液进行测定,用至少 9 份样品的测定结果进行评价,且浓度的设定应考虑样品的浓度范围。两种方法的选定应考虑分析的目的和样品的浓度范围。

1. 化学药含量测定方法的准确度 原料药可用已知纯度的对照品或供试品进行测定,或用所测定结果与已知准确度的另一个方法测定的结果进行比较。制剂可在处方量空白辅料中,加入已知量被测物对照品进行测定。如不能得到制剂辅料的全部组分,可向待测制剂中加入已知量的被测物进行测定,或用所建立方法的测定结果与已知准确度的另一个方法的测定结果进行比较。

2. **化学药杂质定量测定方法的准确度**　可向原料药或制剂中加入已知量杂质对照品进行测定。如不能得到杂质对照品,可用所建立的方法与另一成熟方法(如药典标准方法或经过验证的方法)的测定结果进行比较。

3. **中药化学成分测定方法的准确度**　可用已知纯度的对照品进行加样回收率测定,即向已知被测成分含量的供试品中再精密加入一定量的已知纯度的被测成分对照品,依法测定。用实测值与供试品中含有量之差,除以加入对照品量计算回收率。在加样回收试验中须注意对照品的加入量与供试品中被测成分含有量之和必须在标准曲线线性范围之内;加入的对照品的量要适当,过小会引起较大的相对误差,过大则干扰成分相对减少,真实性差。

$$回收率(\%)=(C-A)/B\times100\% \qquad 式(4-18)$$

式中,A 为供试品所含被测成分量;B 为加入对照品量;C 为实测值。

4. **数据要求**　对于化学药应报告已知加入量的回收率(%)或测定结果平均值与真实值之差及其相对标准偏差或置信区间(置信度一般为95%);对于中药应报告供试品取样量、供试品中含有量、对照品加入量、测定结果和回收率(%)计算值,以及回收率(%)的相对标准偏差(RSD)或置信区间。样品中待测定成分含量和回收率限度的关系可参考表4-4。在基质复杂、组分含量低于 0.01% 及多成分等分析中,回收率限度可适当放宽。

表4-4　样品中待测定成分含量和回收率限度

待测定成分含量			待测定成分质量分数	回收率限度 /%
%	ppm 或 ppb	mg/g 或 μg/g	g/g	
100	—	1 000 mg/g	1.0	98~101
10	100 000 ppm	100 mg/g	0.1	95~102
1	10 000 ppm	10 mg/g	0.01	92~105
0.1	1 000 ppm	1 mg/g	0.001	90~108
0.01	100 ppm	100 μg/g	0.000 1	85~110
0.001	10 ppm	10 μg/g	0.000 01	80~115
0.000 1	1 ppm	1 μg/g	0.000 001	75~120
	10 ppb	0.01 μg/g	0.000 000 01	70~125

课堂讨论　▶▶▶

相对误差和绝对误差在实际工作中有何作用?

三、精密度

精密度系指在规定的测试条件下,同一个均匀供试品,经多次取样测定所得结果之间的接近程度。精密度一般用偏差、标准偏差或相对标准偏差表示。

在相同条件下,由同一个分析人员测定所得结果的精密度称为重复性;在同一个实验室内的条件改变,不同时间、不同分析人员、不同设备等测定结果之间的精密度,称为中间精密度;不同实验室测定结果之间的精密度,称为重现性。

含量测定和杂质的定量测定应考虑方法的精密度。

1. **重复性**　在规定范围内,取同一浓度(分析方法拟订的样品测定浓度,相当于100%浓度水平)的供试品,用至少6份的测定结果进行评价;或设计至少3种不同浓度,每种浓度分别制备3份供试品溶液进行测定,用9份样品的测定结果进行评价。采用9份测定结果进行评价时,浓度的设定应考虑样品的浓度范围。

2. **中间精密度**　考察随机变动因素如不同日期、不同分析人员、不同仪器对精密度的影响,应设计方案进行中间精密度试验。

3. **重现性**　国家药品质量标准采用的分析方法,应进行重现性试验,如通过不同实验室检验获得重现性结果。协同检验的目的、过程和重现性结果均应记载在起草说明中。应注意重现性试验用样品质量的一致性及贮存运输中的环境对该一致性的影响,以免影响重现性结果。

4. **数据要求**　均应报告偏差、标准偏差、相对标准偏差或置信区间。样品中待测定成分含量和精密度 RSD 可接受范围参考表 4-5(可接受范围可在给出数值 0.5~2 倍区间。重复性计算公式:$RSD_r = C^{-0.15}$;重现性计算公式:$RSD_R = 2C^{-0.15}$;其中 C 为待测成分含量)。在基质复杂、含量低于 0.01% 及多成分等分析中,精密度限量可适当放宽。

表 4-5　样品中待测定成分含量和精密度 RSD 可接受范围

待测定成分含量			待测定成分质量分数	重复性（RSD_r/%）	重现性（RSD_R/%）
%	ppm 或 ppb	mg/g 或 μg/g	g/g		
100	—	1 000 mg/g	1.0	1	2
10	100 000 ppm	100 mg/g	0.1	1.5	3
1	10 000 ppm	10 mg/g	0.01	2	4
0.1	1 000 ppm	1 mg/g	0.001	3	6
0.01	100 ppm	100 μg/g	0.000 1	4	8
0.001	10 ppm	10 μg/g	0.000 01	6	11
0.000 1	1 ppm	1 μg/g	0.000 001	8	16
	10 ppb	0.01 μg/g	0.000 000 01	15	32

四、检测限

检测限系指试样中被测物能被检测出的最低量。检测限仅作为限度试验指标和定性鉴别的依据,没有定量意义。常用的方法如下:

1. **直观法**　用已知浓度的被测物,试验出能被可靠地检测出的最低浓度或量。

2. **信噪比法**　用于能显示基线噪声的分析方法,即把已知低浓度试样测出的信号与空白样品测出的信号进行比较,计算出能被可靠地检测出的被测物质的最低浓度或量。一般以信噪比为 3∶1 时相应浓度或注入仪器的量确定检测限。

3. **基于响应值标准偏差和标准曲线斜率法**　按照公式 $LOD=3.3\delta/S$ 计算。式中,LOD 为检测限;δ 为响应值的偏差;S 为标准曲线的斜率。δ 可以通过下列方法测得:① 测定空白值的标准偏差;② 采用标准曲线的剩余标准偏差或截距的标准偏差。

4. **数据要求**　上述计算方法获得的检测限数据须用含量相近的样品进行验证。应附测试图谱,说明测试过程和检测限结果。

五、定量限

定量限系指试样中被测物能被定量测定的最低量,其测定结果应符合准确度和精密度要求。对微量或痕量药物分析、定量测定药物杂质和降解产物时,应确定方法的定量限。常用的方法如下:

1. **直观法**　用已知浓度的被测物,试验出能被可靠地定量测定的最低浓度或量。

2. **信噪比法**　用于能显示基线噪声的分析方法,即把已知低浓度试样测出的信号与空白样品测出的信号进行比较,计算出能被可靠地定量的被测物质的最低浓度或量。一般以信噪比为 10∶1 时相应浓度或注入仪器的量确定定量限。

3. **基于响应值标准偏差和标准曲线斜率法**　按照公式 $LOQ=10\delta/S$ 计算。式中,LOQ 为定量限;δ 为响应值的偏差;S 为标准曲线的斜率。δ 可以通过下列方法测得:① 测定空白值的标准偏差;② 采用标准曲线的剩余标准偏差或是截距的标准偏差。

4. **数据要求**　上述计算方法获得的定量限数据须用含量相近的样品进行验证。应附测定图谱,说明测试过程和定量限结果,包括准确度和精密度验证数据。

课堂讨论 ▶▶▶

检测限和定量限有何异同?

六、线性

线性系指在设计的范围内,线性试验结果与试样中被测物浓度直接呈比例关系的能力。

应在设计的范围内测定线性关系。可用同一对照品贮备液经精密稀释,或分别精密称取对照品,制备一系列对照品溶液的方法进行测定,至少制备 5 个不同浓度水平。以测得的响应信号作为被测物浓度的函数作图,观察是否呈线性,再用最小二乘法进行线性回归。必要时,响应信号可经数学转换,再进行线性回归计算,或者可采用描述浓度－响应关系的非线性模型。

数据要求:应列出回归方程、相关系数、残差平方和、线性图(或其他数学模型)。

七、范围

范围系指分析方法能达到一定精密度、准确度和线性要求时的高低限浓度或量的区间。范围应根据分析方法的具体应用及其线性、准确度、精密度结果和要求确定。原料药和制剂含量测定,范围一般为测定浓度的80%~120%;制剂含量均匀度检查,范围应为测定浓度的70%~130%,特殊剂型,如气雾剂和喷雾剂,范围可适当放宽;溶出度或释放度中的溶出量测定,范围一般为限度的±30%,如规定了限度范围,则应为下限的－20%至上限的+20%;杂质测定,范围应根据初步实际测定数据,拟订为规定限度的±20%。如果一个试验同时进行含量测定和纯度检查,且仅使用100%的对照品,线性范围应覆盖杂质的报告水平至规定含量的120%。

在中药分析中,范围应根据分析方法的具体应用和线性、准确度、精密度结果及要求确定。对于有毒的、具特殊功效或药理作用的成分,其验证范围应大于被限定含量的区间。溶出度或释放度中的溶出量测定,范围一般为限度的±30%。

八、耐用性

耐用性系指在测定条件有小的变动时,测定结果不受影响的承受程度,为所建立的方法用于日常检验提供依据。开始研究分析方法时,就应考虑其耐用性。如果测试条件要求苛刻,则应在方法中写明,并注明可以接受变动的范围,可以先采用均匀设计确定主要影响因素,再通过单因素分析等确定变动范围。

典型的变动因素有被测溶液的稳定性、样品的提取次数、时间等。液相色谱法中典型的变动因素有流动相的组成和pH、不同品牌或不同批号的同类型色谱柱、柱温、流速等。气相色谱法变动因素有不同品牌或批号的色谱柱、不同类型的担体、载气流速、柱温、进样口和检测器温度等。

经试验,测定条件小的变动应能满足系统适用性试验要求,以确保方法的可靠性。

第五节   定量分析有关计算

定量分析的结果是判断药品质量优劣的重要依据。原料药与制剂的含量表示方法不同,其计算公式还因分析测定方法不同而异。原料药的含量用百分含量(含量%)表达,制剂的含量则用标示量的百分含量(标示量%)表达,生物药物的含量也常用效价表达。

1. 原料药的百分含量计算

$$含量\% = \frac{m_X}{m} \times 100\% \qquad\qquad 式(4-19)$$

式中,m_X为供试品中待测组分的实测量(g或ml);m为供试品的取样量(g或ml)。原料药多为固体,《中国药典》(2020年版)中的含量常采用质量百分数表示。

2. 制剂标示量的百分含量计算

$$标示量\% = \frac{每片（每支）实测量}{标示量} \times 100\% = \frac{m_X}{S} \times 100\% \qquad 式（4-20）$$

此计量方式系指每片或每支中该药物实测量相对于标示出的药用规格的比例,此值越接近于100%,说明每片或每支中该药物实测量与标示出的药用规格越接近,可保证用药量的安全。

每片片剂的重量(质量)可采用平均片重这一参数替代。平均片重可称量,虽未标示,但为某批产品的固定值。则片剂标示量的百分含量计算可推导为:

$$标示量\% = \frac{每片实测量}{标示量} \times 100\% = \frac{\dfrac{供试品中待测组分实测质量}{供试品的取样质量} \times 平均片重}{标示量} \times 100\%$$

$$= \frac{\dfrac{供试品中待测组分实测质量}{供试品的取样质量}}{\dfrac{标示量}{平均片重}} \times 100\% = \frac{实测的质量分数}{标示的质量分数} \times 100\%$$

而每支注射液的标示装量和标示量均为已知参数,其标示量的百分含量的计算可推导为:

$$标示量\% = \frac{每支实测量}{标示量} \times 100\% = \frac{\dfrac{供试品中待测组分实测量}{供试品的取样体积} \times 标示装量}{标示量} \times 100\%$$

$$= \frac{\dfrac{供试品中待测组分实测量}{供试品的取样体积}}{\dfrac{标示量}{标示装量}} \times 100\% = \frac{实测的浓度}{标示的浓度} \times 100\%$$

由以上推导,片剂和注射液的标示量的百分含量计算公式表达形式可总结如下,以便记忆使用:

$$标示量\% = \frac{实测含量}{标示含量} \times 100\%$$

课堂讨论 ▶▶▶

其他剂型的标示量的百分含量如何表达?

一、滴定分析法的含量计算

滴定分析法采用了滴定度 T 后算得结果即为待测组分的质量 m_X[见式(4-1)],因此,结合式(4-19)可得原料药的百分含量计算公式:

$$含量\% = \frac{m_X}{m} \times 100\% = \frac{V \cdot T \cdot F}{m} \times 100\% \qquad 式（4-19 ①）$$

片剂标示量的百分含量计算公式为：

$$标示量\% = \frac{实测的质量分数}{标示的质量分数} \times 100\% = \frac{\dfrac{m_X}{m}}{\dfrac{S}{\overline{W}}} \times 100\% = \frac{m_X \cdot \overline{W}}{m \cdot S} \times 100\% \qquad 式（4-20 ①）$$

注射液标示量的百分含量计算公式为：

$$标示量\% = \frac{实测的浓度}{标示的浓度} \times 100\% = \frac{\dfrac{m_X}{m}}{\dfrac{S}{\overline{V}}} \times 100\% = \frac{m_X \cdot \overline{V}}{m \cdot S} \times 100\% \qquad 式（4-20 ②）$$

式（4-20 ①）、式（4-20 ②）中，m_X 为供试品中待测组分的实测量（g）；m 为供试品的取样量（g 或 ml）；$\overline{W}$ 为平均片重（g）；$\overline{V}$ 为标示装量（ml）；S 为标示量（g）。

由式（4-1）、式（4-19 ①）、式（4-20 ①）、式（4-20 ②）可推知不同滴定方式测定原料药及其制剂的含量计算公式，见表4-6。

表4-6　滴定分析法测定原料药及其制剂的含量计算公式

方式	原料药	制剂	
直接滴定法	$含量\% = \dfrac{(V-V_0) \cdot T \cdot F \cdot 10^{-3}}{m} \times 100\%$	片剂　$标示量\% = \dfrac{(V-V_0) \cdot T \cdot F \cdot 10^{-3} \cdot \overline{W}}{m \cdot S} \times 100\%$	
		注射剂　$标示量\% = \dfrac{(V-V_0) \cdot T \cdot F \cdot 10^{-3} \cdot \overline{V}}{m \cdot S} \times 100\%$	
剩余滴定法	$含量\% = \dfrac{(V_0-V) \cdot T \cdot F \cdot 10^{-3}}{m} \times 100\%$	片剂　$标示量\% = \dfrac{(V_0-V) \cdot T \cdot F \cdot 10^{-3} \cdot \overline{W}}{m \cdot S} \times 100\%$	
		注射剂　$标示量\% = \dfrac{(V_0-V) \cdot T \cdot F \cdot 10^{-3} \cdot \overline{V}}{m \cdot S} \times 100\%$	

注：式中，V 为供试品消耗滴定液的体积（ml）；V_0 为空白试验消耗滴定液的体积（ml）；T 为规定滴定度（mg）；F 为校正因子（$F = c_{实际}/c_{规定}$）；m 为供试品的取样量（g 或 ml）；$\overline{W}$ 为平均片重（g）；$\overline{V}$ 为标示装量（ml）；S 为片剂或注射剂的标示量（g）。

扫一扫，
链拓展

剩余滴定法
公式的推导

剩余滴定法采用了两种滴定液。先加入准确过量的第一种滴定液与被测物质发生反应，再用第二种滴定液滴定测量第一种滴定液的剩余量，由此进行被测物质的含量计算。

在剩余滴定法的计算公式中，T 为第一种滴定液的规定滴定度；V、V_0 和 F 分别为第二种滴定液的消耗体积、空白试验消耗体积、校正因子。因此,第一种滴定液无须标定。

如氯贝丁酯的含量测定就是采用了剩余滴定法[《中国药典》(2020 年版)]:取本品 2 g,精密称定,置锥形瓶中,加中性乙醇(对酚酞指示液显中性)10 ml 与酚酞指示液数滴,滴加氢氧化钠滴定液(0.1 mol/L)至显粉红色,再精密加氢氧化钠滴定液(0.5 mol/L) 20 ml,加热回流 1 小时至油珠完全消失,放冷,用新沸过的冷水洗涤冷凝管,洗液并入锥形瓶中,加酚酞指示液数滴,用盐酸滴定液(0.5 mol/L)滴定,并将滴定的结果用空白试验校正。每 1 ml 氢氧化钠滴定液(0.5 mol/L)相当于 121.4 mg 的 $C_{12}H_{15}ClO_3$。

课堂讨论 ▶▶▶

氯贝丁酯的含量测定中,是"滴加氢氧化钠滴定液(0.1 mol/L)至显粉红色",还是"再精密加氢氧化钠滴定液(0.5 mol/L)20 ml",能说明氢氧化钠滴定液是第一种滴定液?

为了控制药物中水分及挥发性物质(如乙醇等)的量,《中国药典》(2020 年版)采用了干燥失重测定法对此进行测量。该参数不仅用于说明水分及挥发性物质等杂质的存在量,还常应用到含量计算之中,以此修正出样品真实质量,使计算结果更接近实际情况,常见于原料药的含量测定,表述为"按干燥品计算"。为方便记忆,简化表中公式,本书仅举下例说明"按干燥品计算"的处理方式,后均按此例处理,不再累述于表格公式中。

【实例分析】谷氨酸(分子式:$C_5H_9NO_4$)的含量测定

精密称取本品 0.269 5 g,置锥形瓶中,加沸水 50 ml 使溶解,放冷,加溴麝香草酚蓝指示液 5 滴,用氢氧化钠滴定液(0.100 3 mol/L)滴定至溶液由黄色变为蓝绿色,滴定液消耗体积为 18.09 ml。每 1 ml 氢氧化钠滴定液(0.1 mol/L)相当于 14.71 mg 的 $C_5H_9NO_4$。计算谷氨酸的含量。本品干燥失重项目的检验结果为 0.02%。《中国药典》 (2020 年版)规定,按干燥品计算,含 $C_5H_9NO_4$ 不得少于 98.5%。

解:

$$含量\% = \frac{(V-V_0)\cdot T\cdot F\cdot 10^{-3}}{m\cdot(1-干燥失重)}\times 100\%$$

$$= \frac{18.09\times 14.71\times \dfrac{0.100\,3}{0.1}\times 10^{-3}}{0.269\,5\times(1-0.02\%)}\times 100\%$$

$$=99.06\%$$

解析:本品为原料药,检测方法是酸碱滴定法,滴定方式为直接滴定法,没有做空白试验。《中国药典》(2020 年版)规定,按干燥品计算,含 $C_5H_9NO_4$ 不得少于 98.5%。因此,本品的含量测定检验结果符合规定。

【实例分析】谷氨酸片(规格:0.5 g)的含量测定

取本品 10 片,精密称定为 6.245 0 g,研细,精密称取 0.499 6 g,加沸水 50 ml 使谷氨酸溶解,放冷,加溴麝香草酚蓝指示液 0.5 ml,用氢氧化钠滴定液(0.100 3 mol/L)滴定至溶液由黄色变为蓝绿色,滴定液消耗体积为 29.37 ml。每 1 ml 氢氧化钠滴定液(0.1 mol/L)相当于 14.71 mg 的 $C_5H_9NO_4$。计算谷氨酸片的含量。《中国药典》(2020 年版)规定,本品含谷氨酸($C_5H_9NO_4$)应为标示量的 95.0%~105.0%。

解:

$$标示量\% = \frac{(V-V_0)\cdot T \cdot F \cdot 10^{-3}\cdot \overline{W}}{m\cdot S}\times 100\%$$

$$= \frac{29.37\times 14.71\times\dfrac{0.100\ 3}{0.1}\times 10^{-3}\times\dfrac{6.245\ 0}{10}}{0.499\ 6\times 0.5}\times 100\%$$

$$=108.33\%$$

解析:本品为谷氨酸片,检测方法是酸碱滴定法,滴定方式为直接滴定法,没有做空白试验。《中国药典》(2020 年版)规定,本品含谷氨酸($C_5H_9NO_4$)应为标示量的 95.0%~105.0%,因此,本品的含量测定检验结果不符合规定。

二、仪器分析法的含量计算

在仪器分析法的实际操作中,样品需制成一定浓度的供试液再进行检测,由仪器测得参数(如 A_X 等)即可计算出供试液中待测组分的浓度 c_X,因此,固体原料药的百分含量计算公式为:

$$含量\% = \frac{m_X}{m}\times 100\% = \frac{c_X\cdot D\cdot V}{m}\times 100\%　　　　式(4\text{-}19\text{②})$$

标示量的百分含量计算公式因剂型不同而存在差异。

片剂(固体)须先溶解至 V(初溶体积),再稀释至合适浓度进行测量,因此,片剂的标示量的百分含量计算公式为:

$$标示量\% = \frac{实测的质量分数}{标示的质量分数}\times 100\% = \frac{\dfrac{c_X\cdot D\cdot V}{m}}{\dfrac{S}{\overline{W}}}\times 100\% = \frac{c_X\cdot D\cdot V\cdot\overline{W}}{m\cdot S}\times 100\%$$

$$式(4\text{-}21\text{①})$$

注射液(液体)无须初溶,只需稀释至合适浓度即可进行测量,因此,注射剂的标示量的百分含量计算公式为:

$$标示量\% = \frac{实测的浓度}{标示的浓度}\times 100\% = \frac{c_X\cdot D}{\dfrac{S}{\overline{V}}}\times 100\% = \frac{c_X\cdot D\cdot\overline{V}}{S}\times 100\%$$

$$式(4\text{-}21\text{②})$$

式(4-19②)、式(4-21①)、式(4-21②)中,c_X 为供试液中待测组分的实测浓度(g/ml);D 为稀释倍数;V 为样品初溶体积(ml);m 为供试品的取样量(g);$\overline{V}$ 为标示装量(ml);$\overline{W}$ 为平均片重(g);S 为标示量(g)。

综上所述,将式(4-7)、式(4-8)分别代入式(4-19②)、式(4-21①)、式(4-21②),紫外 -

可见分光光度法测定原料药及制剂的含量计算公式即可得,见表4-7。

表4-7　紫外 – 可见分光光度法测定原料药及制剂的含量计算公式

方法	原料药	制剂
对照品比较法	$$含量\ \% = \dfrac{c_R \cdot \dfrac{A_X}{A_R} \cdot D \cdot V}{m} \times 100\%$$	片剂 $$标示量\ \% = \dfrac{c_R \cdot \dfrac{A_X}{A_R} \cdot D \cdot V \cdot \overline{W}}{m \cdot S} \times 100\%$$ 注射剂 $$标示量\ \% = \dfrac{c_R \cdot \dfrac{A_X}{A_R} \cdot D \cdot \overline{V}}{S} \times 100\%$$
吸收系数法	$$含量\ \% = \dfrac{\dfrac{A}{E_{1\,cm}^{1\%} \cdot l} \cdot \dfrac{1}{100} \cdot D \cdot V}{m} \times 100\%$$	片剂 $$标示量\ \% = \dfrac{\dfrac{A}{E_{1\,cm}^{1\%} \cdot l} \cdot \dfrac{1}{100} \cdot D \cdot V \cdot \overline{W}}{m \cdot S} \times 100\%$$ 注射剂 $$标示量\ \% = \dfrac{\dfrac{A}{E_{1\,cm}^{1\%} \cdot l} \cdot \dfrac{1}{100} \cdot D \cdot \overline{V}}{S} \times 100\%$$

注:式中,c_X 为供试品溶液的浓度;A_X 为供试品溶液的吸光度;c_R 为对照品溶液的浓度;A_R 为对照品溶液的吸光度;$E_{1\,cm}^{1\%}$ 为待测组分吸收系数;l 为比色皿宽度,通常为 1 cm;D 为稀释倍数;V 为样品初溶体积;m 为供试品的取样量(g 或 ml);$\overline{W}$ 为平均片重(g);$\overline{V}$ 为标示装量(ml);S 为标示量(g)。

综上所述,将式(4-14)、式(4-15)分别代入式(4-19②)、式(4-21①)、式(4-21②),色谱法测定原料药及其制剂的含量计算公式即可得,见表4-8。

表4-8　色谱法测定原料药及制剂的含量计算公式

方法	原料药	制剂
外标法	$$含量\ \% = \dfrac{c_R \cdot \dfrac{A_X}{A_R} \cdot D \cdot V}{m} \times 100\%$$	片剂 $$标示量\ \% = \dfrac{c_R \cdot \dfrac{A_X}{A_R} \cdot D \cdot V \cdot \overline{W}}{m \cdot S} \times 100\%$$ 注射剂 $$标示量\ \% = \dfrac{c_R \cdot \dfrac{A_X}{A_R} \cdot D \cdot \overline{V}}{S} \times 100\%$$

续表

方法	原料药	制剂
内标法	$含量\%=\dfrac{f\cdot\dfrac{A_X}{A'_s}\cdot c'_s\cdot D\cdot V}{m}\times100\%$	**片剂** $标示量\%=\dfrac{f\cdot\dfrac{A_X}{A'_s}\cdot c'_s\cdot D\cdot V\cdot\overline{W}}{m\cdot S}\times100\%$ **注射剂** $标示量\%=\dfrac{f\cdot\dfrac{A_X}{A'_s}\cdot c'_s\cdot D\cdot\overline{V}}{S}\times100\%$

注:式中,A_R 为对照品的峰面积或峰高;C_R 为对照品的浓度;A_X 为供试品(或其杂质)的峰面积或峰高;C_X 为供试品(或其杂质)的浓度;A'_s 为内标物质的峰面积或峰高;c'_s 为内标物质的浓度;f 为内标法校正因子;D 为稀释倍数;V 为样品初溶体积;m 为供试品的取样量(g 或 ml);$\overline{W}$ 为平均片重(g);$\overline{V}$ 为标示装量(ml);S 为标示量(g)。

课堂讨论 ▶▶▶

试推导旋光法测定注射剂含量的计算公式。

【实例分析】醋酸去氧皮质酮的含量测定

精密称取干燥品 34.90 mg,加无醛乙醇溶解并定容至 100 ml 量瓶中,精密移取 5 ml 定容至 50 ml 量瓶中,精密量取 10 ml,置 25 ml 量瓶中,加氯化三苯四氮唑试液 2 ml,在氮气流下,迅速加入氢氧化四甲基铵试液 2 ml,通氮气后,密塞,摇匀,在 30℃ 水浴中放置 1 小时,迅速冷却,用无醛乙醇稀释至刻度,摇匀,照紫外 - 可见分光光度法,在 485 nm 的波长处测定吸光度为 0.412;另精密称取醋酸去氧皮质酮对照品 35.11 mg,同法测定,吸光度为 0.416。《中国药典》(2020 年版)规定,按干燥品计算,含 $C_{23}H_{32}O_4$ 应为 97.0%~103.0%。

解:

$$含量\%=\dfrac{c_R\cdot\dfrac{A_X}{A_R}\cdot D\cdot V}{m}\times100\%$$

$$=\dfrac{\dfrac{35.11}{100\times\dfrac{50}{5}\times\dfrac{25}{10}}\times\dfrac{0.412}{0.416}\times\dfrac{25}{10}\times\dfrac{50}{5}\times100}{34.90}\times100\%$$

$$=99.63\%$$

解析:本品为醋酸去氧皮质酮原料药,采用了紫外 - 可见分光光度法中的对照品比较法进行含量测定。《中国药典》(2020 年版)规定,按干燥品计算,含 $C_{23}H_{32}O_4$ 应为 97.0%~103.0%,因此,本品的含量测定检验结果符合规定。

课堂讨论 ▶▶▶

上述实例分析中提到了"同法测定",可否由此简化计算公式?

【实例分析】五肽胃泌素注射液(规格 2 ml:400 μg)的含量测定

精密量取本品 3.5 ml,用 0.01 mol/L 氨溶液定量稀释至 15 ml,照紫外 – 可见分光光度法,在 280 nm 的波长处测定吸光度为 0.352,比色皿宽度为 1 cm,按 $C_{37}H_{49}N_7O_9S$ 的吸收系数($E_{1\,cm}^{1\%}$)为 70 计算,即得。《中国药典》(2020 年版)规定,本品含五肽胃泌素($C_{37}H_{49}N_7O_9S$)应为标示量的 90.0%~110.0%。

解:

$$标示量\% = \frac{\dfrac{A}{E_{1\,cm}^{1\%} \cdot l} \cdot \dfrac{1}{100} \cdot D \cdot \overline{V}}{S} \times 100\%$$

$$= \frac{\dfrac{0.352}{70 \times 1} \times \dfrac{1}{100} \times \dfrac{15}{3.5} \times 2}{400 \times 10^{-6}} \times 100\%$$

$$= 107.76\%$$

解析:本品为五肽胃泌素注射液,采用了紫外 – 可见分光光度法中的吸收系数法进行含量测定。《中国药典》(2020 年版)规定,本品含五肽胃泌素($C_{37}H_{49}N_7O_9S$)应为标示量的 90.0%~110.0%,因此,本品的含量测定检验结果符合规定。

【实例分析】头孢唑林钠含量测定

精密称取含量为 99.5% 的头孢唑林对照品 25.13 mg,加磷酸盐缓冲液(pH 7.0)5 ml 溶解后,再加流动相定量稀释至 250 ml,制成对照溶液,取此溶液 10 μl 注入液相色谱仪,测定峰面积,3 次测定值分别为 2 490 189、2 492 796 和 2 492 178;另外称取头孢唑林钠供试品 3 份,分别为 28.13 mg、29.35 mg 和 27.10 mg,按上法测定,分别取 10 μl 溶液注入液相色谱仪,测得峰面积分别为 2 634 858、2 763 699 和 2 536 847,求供试品的含量。按外标法以峰面积计算供试品中 $C_{14}H_{14}N_8O_4S_3$ 的含量。《中国药典》(2020 年版)规定,按无水物计算,本品含头孢唑林($C_{14}H_{14}N_8O_4S_3$)不得少于 86.0%。

解:

$$计算公式为:含量\% = \frac{c_R \cdot \dfrac{A_X}{A_R} \cdot D \cdot V}{m} \times 100\% = \frac{\dfrac{m_R}{V \cdot D} \cdot \dfrac{A_X}{A_R} \cdot D \cdot V}{m} \times 100\%$$

题设提示"按上法测定",故供试品和对照溶液的配制方法一样(初溶体积和稀释倍数完全相同),因此:

$$含量\% = \frac{m_R \cdot \dfrac{A_X}{A_R}}{m} \times 100\%$$

对照品平均峰面积：

$$\frac{2\,490\,189+2\,492\,796+2\,492\,178}{3}=2\,491\,721$$

第一次测定：

$$含量\%=\frac{25.13\times99.5\%\times\dfrac{2\,634\,858}{2\,491\,721}}{28.13}\times100\%=93.99\%$$

第二次测定：

$$含量\%=\frac{25.13\times99.5\%\times\dfrac{2\,763\,699}{2\,491\,721}}{29.35}\times100\%=94.49\%$$

第三次测定：

$$含量\%=\frac{25.13\times99.5\%\times\dfrac{2\,536\,847}{2\,491\,721}}{27.10}\times100\%=93.94\%$$

解析：本品为头孢唑林钠原料药，采用了高效液相色谱法中的外标法进行含量测定。《中国药典》(2020 年版) 规定，按无水物计算，本品含头孢唑林（$C_{14}H_{14}N_8O_4S_3$）不得少于 86.0%，因此，本品的含量测定检验结果符合规定。

【实例分析】哈西奈德软膏（规格 10 g:10 mg）的含量测定

内标溶液的制备：取黄体酮，加流动相溶解并稀释制成浓度为每 1 ml 中含 0.150 5 mg 的溶液。

精密称取本品 1.250 5 g，置 50 ml 量瓶中，加甲醇约 30 ml，置 80 ℃ 水浴中加热 2 分钟，振摇使哈西奈德溶解，放冷，精密加内标溶液 5 ml，用甲醇稀释至刻度，摇匀，置冰浴中冷却 2 小时以上，取出后迅速滤过，放至室温，取续滤液作为供试品溶液，取 20 μl 注入液相色谱仪，记录色谱图，哈西奈德与黄体酮的峰面积分别为 12 049 176 和 10 458 986。

另精密称取哈西奈德对照品 12.53 mg，置 100 ml 量瓶中，加甲醇溶解并稀释至刻度，摇匀，精密量取该溶液 10 ml 与内标溶液 5 ml，置 50 ml 量瓶中，用甲醇稀释至刻度，摇匀，同法测定，哈西奈德与黄体酮的峰面积分别为 11 550 112 和 10 452 195。按内标法以峰面积计算，即得。《中国药典》(2020 年版) 规定，本品含哈西奈德（$C_{24}H_{32}ClFO_5$）应为标示量的 90.0%～110.0%。

解：

$$f=\frac{A_S/c_S}{A_R/c_R}=\frac{10\,452\,195/\left(0.150\,5\times\dfrac{5}{50}\right)}{11\,550\,112/\left(12.53\times\dfrac{1}{100}\times\dfrac{10}{50}\right)}=1.507$$

$$标示量\%=\frac{f\cdot\dfrac{A_X}{A'_s}\cdot c'_s\cdot D\cdot V\cdot\overline{W}}{m\cdot S}\times100\%$$

$$=\frac{1.507\times\dfrac{12\ 049\ 176}{10\ 458\ 986}\times0.150\ 5\times\dfrac{5}{50}\times10^{-3}\times50\times10}{1.250\ 5\times10\times10^{-3}}\times100\%$$

$$=104.47\%$$

解析：本品为哈西奈德软膏，采用了高效液相色谱法中的内标法进行含量测定。《中国药典》（2020 年版）规定，本品含哈西奈德（$C_{24}H_{32}ClFO_5$）应为标示量的 90.0%~110.0%，因此，本品的含量测定检验结果符合规定。

考证聚焦 〉〉〉〉

一、简答题

1. 药物的容量分析方法有哪些？试比较直接滴定法和剩余滴定法含量计算的区别。

2. 滴定误差产生的原因是什么？

3. 简述分光光度计的校正和检定的方法。

二、计算题

1. 维生素 C 注射液（规格 5 ml：0.5 g）的含量测定。

精密量取维生素 C 注射液适量（约相当于维生素 C 0.2 g），加水 15 ml 与丙酮 2 ml，摇匀，放置 5 分钟，加稀醋酸 4 ml 与淀粉指示液 1 ml，用碘滴定液（0.050 32 mol/L）滴定，至溶液显蓝色并持续 30 秒不褪。滴定液消耗体积为 22.57 ml。每 1 ml 碘滴定液（0.05 mol/L）相当于 8.806 mg 的 $C_6H_8O_6$。《中国药典》（2020 年版）规定，本品为维生素 C 的灭菌水溶液，含维生素 C（$C_6H_8O_6$）应为标示量的 93.0%~107.0%。

（1）本方法是直接滴定法还是间接滴定法？本方法指示剂加入的时机是何时？

（2）本题中维生素 C 注射液（规格 5 ml：0.5 g）的取样量应为多少？

（3）请计算样品的含量。

（4）请判断样品含量是否符合规定。

2. 复方醋酸地塞米松乳膏（10 g：7.5 mg）中醋酸地塞米松的含量测定。

色谱条件与系统适用性要求：以十八烷基硅烷键合硅胶为填充剂；以甲醇－水（70：30）为流动相；检测波长为 240 nm。理论板数按醋酸地塞米松峰计算不低于 2 000，醋酸地塞米松峰、内标物质峰与相邻杂质峰的分离度应符合要求。

内标溶液的制备：精密取甲睾酮 0.010 1 g，置 50 ml 量瓶中，用甲醇溶解并稀释至刻度，即得。

测定法：精密称取本品 1.834 9 g，置烧杯中，精密加内标溶液 5 ml，加甲醇 20 ml，在 80 ℃水浴中加热搅拌使醋酸地塞米松溶解，在冰浴中冷却，待基质凝固后，滤过，基质再用甲醇提取两次,每次 10 ml,滤过,合并三次滤液置同一 50 ml 量瓶中,用甲醇稀释至刻度,摇匀,置冰浴中冷却 2 小时以上,取出后迅速滤过,取续滤液作为供试品溶液,取 20 μl 注入液相色谱仪,记录色谱图;测得数据供试品峰面积为 18 699 977,内标物峰面积为 16 357 632。

另精密称取醋酸地塞米松对照品 12.7 mg,置 50 ml 量瓶中,加甲醇溶解并稀释至刻度,摇匀,精密量取该溶液与内标溶液各 5 ml,置 50 ml 量瓶中,用甲醇稀释至刻度,摇匀,同法测定。测得数据,对照品峰面积为 18 301 591,内标物峰面积为 16 410 126。

按内标法以峰面积计算。本品含醋酸地塞米松（$C_{24}H_{31}FO_6$）应为标示量的 90.0%~110.0%。

（1）本方法是反相色谱法还是正相色谱法? 检测器是什么?

（2）醋酸地塞米松峰、内标物质峰与相邻杂质峰的分离度应符合什么要求?

（3）请计算样品的含量。

（4）请判断样品含量测定检验结果是否符合规定。

3. 用气相色谱法的内标法加校正因子检查地塞米松磷酸钠中甲醇和丙酮的残留量。称取供试品 0.123 6 g,加 0.5% 正丙醇内标溶液 0.5 ml,定容成 5 ml,取 0.3 μl 进样,所得色谱图中未出现甲醇峰。测得丙酮峰面积为 191 200,正丙醇峰面积为 132 525。已知其校正因子为 1.038 0。某质量标准规定其限量为 5.0%。

（1）本检验属于含量测定项还是检查项下的内容?

（2）请计算供试品中丙酮的残留量。

（3）请判断本项检验结果是否符合规定。

4. 两性霉素 B 的含量测定。

色谱条件与系统适用性要求:以十八烷基硅烷键合硅胶为填充剂;以乙腈 – 磷酸溶液（pH 1.00 ± 0.05）（370：630）为流动相;流速为每分钟 0.8 ml;柱温为 25℃;检测波长为 383 nm。取两性霉素 B 对照品溶液 10 μl 注入液相色谱仪,记录色谱图,两性霉素 B 峰与相邻杂质峰间的分离度应符合要求。

测定法:临用新制。精密称取本品 0.200 9 g,置 250 ml 棕色量瓶中,加 N,N- 二甲基甲酰胺溶解并定量稀释至刻度,摇匀;精密量取 1 ml,置 10 ml 棕色量瓶中,用 N,N- 二甲基甲酰胺 – 水（1：1）稀释至刻度,摇匀,作为供试品溶液,精密量取 10 μl 注入液相色谱仪,记录色谱图,测得主峰面积为 1 510 211;另精密称取两性霉素 B 对照品 0.195 6 g,同法配制并测定其主峰面积为 1 569 748。按外标法以峰面积计算。每 1 mg 的 $C_{47}H_{73}NO_{17}$ 相当于 1 049 两性霉素 B 单位。《中国药典》（2020 年版）规定,按干燥品计算,每 1 mg 的效价不得少于 850 两性霉素 B 单位。

（1）除另有规定外,流动相的流速应为多少?

（2）是磷酸溶液还是流动相乙腈 – 磷酸溶液的 pH=1.00 ± 0.05 ?

（3）请计算样品的效价。

（4）请判断样品的含量测定检验结果是否符合规定。

扫一扫,
练一练

第四章
在线测试

（谭　韬）

实训六　维生素 B$_{12}$ 注射液的含量测定

【实训目的】

1. 掌握吸收系数法测定维生素 B$_{12}$ 注射液含量的原理。
2. 掌握紫外 – 可见分光光度计的操作方法。
3. 掌握容量瓶和吸量管的正确操作。
4. 熟悉原始数据的规范记录和检验报告的规范书写。

【实训原理】

维生素 B$_{12}$ 注射液为含钴的有机药物,为粉红色至红色的澄明液体,在可见光下有较强吸收,在 278 nm ± 1 nm、361 nm ± 1 nm、550 nm ± 1 nm 波长处均有较强吸收,其中维生素 B$_{12}$ 在 361 nm 波长处的吸收系数为 207。操作时应注意避光。

【实训内容】

1. **试药**　维生素 B$_{12}$ 注射液,纯化水。
2. **器材**　紫外 – 可见分光光度计,比色皿 2 个,10 ml、50 ml 容量瓶各 5 个,10 ml 刻度吸管 1 支,100 ml 烧杯 3 个,滤纸片,移液管架,擦镜纸。
3. **操作步骤**

(1) 比色皿配套检验:取比色皿 2 个,洗净,装纯化水,在 220 nm 进行检验。

1) 以其中一个比色皿对仪器调节透光率为 100%。若该仪器透光率只能显示 0~100% 档位,则可以调节透光率为 95%。记录数据。

2) 测量另一个比色皿的透光率,记录数据。两比色皿透光率之差不超过 0.3%,即可配套使用,否则必须加以校正。

(2) 含量测定:精密量取本品适量,用水定量稀释成每 1 ml 中约含维生素 B$_{12}$ 25 µg 的溶液,作为供试品溶液,照紫外 – 可见分光光度法(通则 0401),在 361 nm 的波长处测定吸光度,按 $C_{63}H_{88}CoN_{14}O_{14}P$ 的吸收系数($E_{1\ cm}^{1\%}$)为 207 计算,即得。平行测量 5 次。

【实训注意】

1. 本实训中所用的容量瓶和吸量管均应经检定校正、洗净后使用。

2. 使用的石英吸收池必须洁净。吸收池中装入同一溶剂,在规定波长测定各吸收池的透光率,如透光率相差在 0.3% 以下,可配对使用,否则必须加以校正。

3. 取吸收池时,手指拿毛玻璃面的两侧。装样品溶液的体积以吸收池体积的 2/3~4/5 为度,使用挥发性溶液时应加盖,透光面要用擦镜纸由上而下擦拭干净,检视应无残留溶剂,为防止溶剂挥发后溶质残留在池子的透光面,可先用蘸有空白溶剂的擦镜纸擦拭,然后再用干擦镜纸拭净。吸收池放入样品室时应注意每次放入方向相同。使用后用溶剂及水冲洗干净,晾干,防尘保存,吸收池污染不易洗净时,可用硫酸发烟硝酸 3:1(V/V)混合液稍加浸泡后,洗净备用。如用铬酸钾清洁液清洗,吸收池不宜在清洁液中长时间浸泡,否则清洁液中的铬酸钾结晶会损坏吸收池的光学表面,并应充分用水冲洗,以防铬酸钾吸附于吸收池表面。

4. 称量应按《中国药典》(2020 年版)规定要求。配制测定溶液时稀释转移次数应尽可能少,转移稀释时所取容积一般应不少于 5 ml。平行操作,每份结果对平均值的相对偏差应控制在 ±0.5% 以内。

5. 供试品溶液的浓度,除各品种项下已有注明者外,供试品溶液的吸光度以 0.3~0.7 为宜,吸光度读数在此范围误差较小,并应结合所用仪器吸光度线性范围,配制合适的读数浓度。

【实训检测】

1. 单色光不纯对于吸收系数法有何影响?
2. 比较同一溶液在不同仪器上测得的吸光度有无不同,试作解释。
3. 比较对照品比较法和吸收系数法。

(谭　韬)

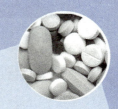

第五章
制剂分析

⟩⟩⟩⟩ 学习目标

- 掌握片剂、注射剂中常见辅料的干扰及排除方法;掌握片剂、注射剂常规检查项目;掌握溶出度及含量均匀度的计算。
- 熟悉制剂及复方制剂分析的特点;熟悉片剂、注射剂常规检查项目的检查方法。
- 了解片剂与注射剂的组成;了解复方制剂分析实例。

思维导图

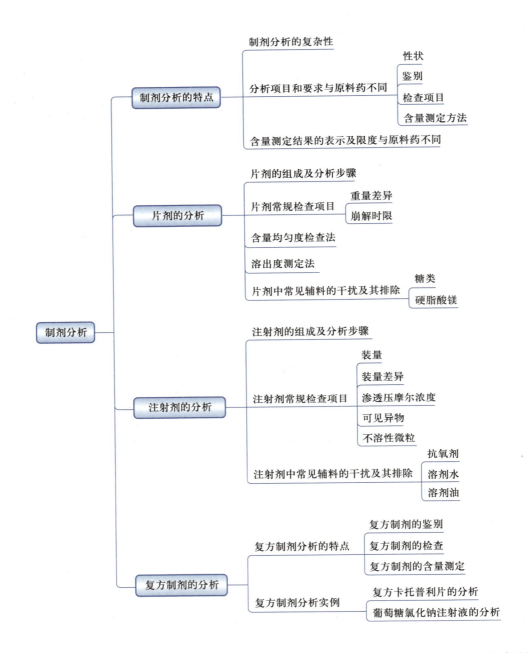

　　为了防治与诊断疾病,更好地发挥药物疗效,降低毒性,减少副作用,便于患者服用,便于贮藏与运输,根据《中国药典》、局颁标准或其他法定处方,将原料药和辅料等经过加工制成各种制剂。制剂质量优劣直接影响药物的疗效和患者的安全,因此,控制药物制剂质量非常重要。本章重点讲解片剂和注射剂的分析。

第一节　制剂分析的特点

《中国药典》(2020年版)制剂通则中收载了药物制剂38种,常用的剂型有:片剂、注射剂、酊剂、栓剂、胶囊剂等。制剂分析是利用物理、化学或生物测定方法对不同剂型的药物进行检验分析,以确定其是否符合质量标准的规定要求。与原料药分析比较,制剂分析具有以下特点。

一、制剂分析的复杂性

由于药物制剂组成复杂(含有活性成分及辅料)、药物的含量低、须进行剂型检查等原因,药物制剂分析通常比原料药分析困难。不同类型的药物制剂,其质量控制项目、分析方法及样品预处理方法一般不同。

二、分析项目和要求与原料药不同

(一)性状的规定和描述不同

原料药性状项下主要描述药物的外观、色、臭、溶解度、稳定性及物理常数等。药物制剂的性状分析是药物制剂质量控制不可缺少的组成部分,能够在一定程度上从多方面体现药品的质量。药物制剂对影响药物内在质量的外观性状也有规定。如《中国药典》(2020年版)制剂通则中规定:片剂外观应完整光洁,色泽均匀,有适宜的硬度和耐磨性,以免包装、运输过程中发生磨损或破碎。制剂如有包衣或者外壳,还应规定内容物的外观性状。

(二)鉴别方法或有不同

药物制剂的鉴别方法通常以相应原料药的鉴别方法为基础。药物制剂的辅料常干扰药物的鉴别,故须排除干扰后进行。用化学法、紫外-可见分光光度法鉴别固体制剂时需采用提取或过滤的方法排除辅料干扰。由于辅料干扰,制剂一般不采用红外分光光度法鉴别。若制剂的含量测定采用了高效液相色谱法,则制剂鉴别项下一般有高效液相色谱法。当药物制剂的辅料不干扰药物鉴别时,可直接采用原料药的鉴别试验鉴别药物制剂。

(三)检查项目和要求不同

原料药检查包括杂质检查和安全性检查。药物制剂检查包括杂质检查、制剂常规检查和安全性检查。

1. 杂质检查　药物制剂采用经检验且符合规定的原料药及辅料制备而成,原料药检查的杂质原则上制剂一般不再检查。对于制剂过程中带入的杂质,需进行检查。通常,药物制剂杂质检查主要包括以下两个方面:第一,制剂制备和贮藏过程中可能产生的(原料药未控制的)杂质;第二,制剂制备和贮藏过程中可能增加的(原料药已控制的)杂质。

2. 制剂常规检查和安全性检查　为了保证药物制剂的稳定性、均一性、有效性和安全性,《中国药典》(2020年版)在制剂通则中规定了不同剂型的常规检查项目。如阿司匹林片需检查溶出度、重量差异、脆碎度等;阿司匹林栓剂需检查重量差异、融变时限、微生物限度等;阿司匹林肠溶片需检查释放度、重量差异等。

(四) 含量测定方法不同

制剂的含量测定方法多与相应原料药的含量测定方法不同。药物制剂的辅料常常干扰药物的含量测定，故须采用过滤、提取、色谱分离等方法消除干扰后再进行，小剂量制剂的含量测定还需浓缩或改用灵敏度较高的方法。原料药的含量测定主要考虑方法的准确度和精密度，常选择滴定分析法和紫外－可见分光光度法。制剂的含量测定强调方法的灵敏度和专属性，多采用具有分离能力的色谱分析法。

三、含量测定结果的表示及限度与原料药要求不同

原料药的含量以百分含量表示，除另有注明者外，均按重量计。如规定上限为100%以上时，系指用《中国药典》(2020年版)规定的分析方法测定时可能达到的数值，它为《中国药典》(2020年版)规定的限度或允许偏差，并非真实含有量；未规定上限时，系指不超过101.0%。制剂的含量以标示量的百分含量表示，由于组成复杂、干扰物质多，含量限度一般较宽。如阿司匹林各制剂含量测定均采用高效液相色谱法，阿司匹林片含量限度为标示量的95%~105%，肠溶片含量限度为标示量的93%~107%，栓剂含量限度为标示量的90%~110%，均宽于原料药的不得少于99.5%。

第二节　片剂的分析

片剂系指原料药物或与适宜的辅料制成的圆形或异形的片状固体制剂。片剂以口服普通片为主，另有含片、舌下片、口腔贴片、咀嚼片、分散片、可溶片、泡腾片、阴道片、阴道泡腾片、控释片、缓释片与口崩片等。本节主要介绍口服普通片的分析。

一、片剂的组成及分析步骤

片剂由主药和填充剂(稀释剂)、崩解剂、润湿剂、黏合剂及润滑剂等辅料组成。片剂的分析步骤为性状检查、鉴别、杂质检查、常规检查及安全性检查、含量测定。片剂的质量要求外观完整光洁、色泽均匀，有适宜的硬度和耐磨性，以及符合《中国药典》品种项下规定。

二、片剂常规检查项目

(一) 重量差异

片剂的重量差异是指按规定称量方法称量片剂时，每片的重量与平均片重之间的差异。片剂生产过程中，由于颗粒的流动性及均匀度较差、生产设备的性能较低等原因，可能使片剂的重量产生差异，从而引起各片间药物含量的差异，因此需要检查片剂的重量差异，以控制各片重量的一致性，保证用药剂量的准确。

取供试品20片，精密称定总重量，求得平均片重，再分别精密称定各片的重量，每片重量与平均片重相比较(凡无含量测定的片剂或有标示片重的中药片剂，每片重量应与标示片重比较)，按表5-1中的规定，超出重量差异限度的不得多于2片，并不得有1片超出限度的1倍。

糖衣片的片芯应检查重量差异并符合规定，包糖衣后不再检查片重差异。薄膜衣片应在包薄膜衣后检查重量差异并符合规定。

表 5-1 片剂的重量差异检查

平均片重或标示片重	重量差异限度
0.30 g 以下	± 7.5%
0.30 g 及 0.30 g 以上	± 5%

凡规定检查含量均匀度的片剂,不再检查重量差异。

（二）崩解时限

崩解是指口服固体制剂在规定条件下全部崩解溶散或成碎粒,除不溶性包衣材料或破碎的胶囊壳外,应全部通过筛网。如有少量不能通过筛网,但已软化或轻质上漂且无硬心者,可作符合规定论。

1. 检查方法 将吊篮通过上端的不锈钢轴悬挂于金属支架上,浸入 1 000 ml 烧杯中,并调节吊篮位置使其下降至低点时筛网距烧杯底部 25 mm,烧杯内盛有温度 37℃ ±1℃的水,调节水位高度使吊篮上升至高点时筛网在水面下 15 mm,吊篮顶部不可浸没于溶液中。升降的金属支架上下移动距离为 55 mm ± 2 mm,往返频率为每分钟 30~32 次。

2. 结果判定 除另有规定外,取供试品 6 片,分别置上述吊篮的玻璃管中,启动崩解仪进行检查,各片均应在 15 分钟内全部崩解。如有 1 片不能完全崩解,应另取 6 片复试,均应符合规定（表 5–2）。

表 5-2 片剂的崩解时限检查

片剂类型	液体介质	崩解时限
普通片	水	≤ 15 分钟
薄膜衣片	盐酸溶液（9 → 1 000）	≤ 30 分钟
糖衣片	水	≤ 60 分钟
肠溶片	盐酸溶液（9 → 1 000）	2 小时内每片均不得有裂缝、崩解或软化现象
	磷酸盐缓冲溶液（pH 6.8）	≤ 60 分钟

扫一扫,学操作

片剂的重量差异和崩解时限检查实训

三、含量均匀度检查法

含量均匀度是指小剂量或单剂量的固体制剂、半固体制剂和非均相液体制剂的每片（粒、个）含量符合标示量的程度。当主药与片剂辅料难以混合均匀时,片重差异不能准确反映片剂中主药含量的均匀程度,应以含量均匀度来检查。

小剂量制剂需检查含量均匀度。《中国药典》（2020 年版）中,除另有规定外,片剂、硬胶囊剂、颗粒剂或散剂等,每一个单剂标示量小于 25 mg 或主药含量小于每一个单剂重量 25% 者;药物间或药物与辅料间采用混粉工艺制成的注射用无菌粉末;内充非均相溶液的软胶囊;单剂量包装的口服混悬液、透皮贴剂和栓剂等品种项下规定含量均匀度应符合要求的制剂,均应检查含量均匀度。

1. 取样 初试取供试品 10 片,复试取 20 片,注意应随机取样。

2. 测单剂含量　照《中国药典》(2020 年版)正文品种项下规定的方法,分别测定每片的响应值(如吸光度或峰面积)或含量。

3. 计算　根据测得的响应值分别计算每一个单剂以标示量为 100 的相对含量 X,求其平均值 $\overline{X}$ 和标准差 S,以及标示量与均值之差的绝对值 A($A = |100 - \overline{X}|$)。

4. 结果判定　若 $A + 2.2S \leq L$(含量差异限度),则供试品的含量均匀度符合规定;若 $A + S > L$,则不符合规定;若 $A + 2.2S > L$,且 $A + S \leq L$,则应另取供试品 20 个复试。

复试判定方法:根据初、复试结果,计算 30 个单剂的均值 $\overline{X}$、标准差 S 和标示量与均值之差的绝对值 A。再按下述公式计算并判定:当 $A \leq 0.25L$ 时,若 $A^2 + S^2 \leq 0.25L^2$,则供试品的含量均匀度符合规定;若 $A^2 + S^2 > 0.25L^2$,则不符合规定。当 $A > 0.25L$ 时,若 $A + 1.7S \leq L$,则供试品的含量均匀度符合规定;若 $A + 1.7S > L$,则不符合规定。

公式中 L 为规定值。除另有规定外,$L = 15.0$;如该品种项下规定含量均匀度的限度为 ±20% 或其他数值,应将上述各判断式中的 15.0 改为 20.0 或其他数值,但各判断式中的系数不变。

【实例分析】盐酸三氟拉嗪片含量均匀度检查

避光操作。取本品 1 片(规格 1 mg),置乳钵中,加盐酸溶液(1 → 20)适量,研磨,使盐酸三氟拉嗪溶解,除去不溶物,用盐酸溶液(1 → 20)定量稀释至 100 ml,照紫外 – 可见分光光度法,在 256 nm 的波长处测定吸光度,测得 10 片的吸光度分别为 0.641、0.634、0.629、0.627、0.631、0.625、0.622、0.643、0.612、0.619。按盐酸三氟拉嗪($C_{21}H_{24}F_3N_3S \cdot 2HCl$)的吸收系数($E_{1\,cm}^{1\%}$)为 630,判断该产品含量均匀度是否符合规定。

解:

$$标示量\% = \frac{\dfrac{A_X}{E_{1\,cm}^{1\%} \cdot l \cdot 100} \cdot V}{1 \times 10^{-3}} \times 100\%$$

$$= \frac{\dfrac{0.641}{630 \times 1 \times 100} \times 100}{1 \times 10^{-3}} \times 100\%$$

$$= 101.75\%$$

其余 9 片的相对标示含量分别为:100.63%、99.84%、99.52%、100.16%、99.21%、98.73%、102.06%、97.14%、98.25%。

计算得 $\overline{X} = 99.73$,$S = 1.52$

$A = |100 - \overline{X}| = 0.27$

$A + 2.2S = 3.6 < 15.0$

结论:该产品含量均匀度符合规定。

扫一扫,
学操作

片剂的含量
均匀度检查
实训

课堂讨论　▶▶▶

重量差异和含量均匀度检查在适用范围、检查指标方面有什么差异?

四、溶出度测定法

溶出度是指活性药物在规定条件下从片剂、胶囊剂或颗粒剂等普通制剂中溶出的速率和程度,在缓释制剂、控释制剂、肠溶制剂及透皮贴剂等制剂中也称释放度。《中国药典》(2020 年版)中收载了七种溶出度与释放度测定方法:第一法(篮法)、第二法(桨法)、第三法(小杯法)、第四法(桨碟法)、第五法(转筒法)、第六法(流池法)、第七法(往复筒法)。小杯法为缩小的桨法,溶出杯的体积为 250 ml,仪器装置类似于桨法。以下介绍第一法和第二法。

凡检查溶出度、融变时限或分散均匀性的制剂及咀嚼片,不再检查崩解时限。

1. 检查方法　测定前,应对仪器装置进行调试,使转篮或桨叶底部距溶出杯的内底部 25 mm ± 2 mm。分别量取溶出介质置各溶出杯内,实际量取的体积与规定体积的偏差应在 ±1% 范围之内,待溶出介质温度恒定在 37℃ ±0.5℃后,取供试品 6 片(粒、袋),如为第一法,分别投入 6 个干燥的转篮内,将转篮降入溶出杯中;如为第二法,分别投入 6 个溶出杯内。注意避免供试品表面产生气泡,立即按照品种项下规定的转速启动仪器,计时;至规定的取样时间(实际取样时间与规定时间的差异不得过 ±2%),吸取溶出液适量(取样位置应在转篮或桨叶顶端至液面的中点,距溶出杯内壁 10 mm 处;需多次取样时,所量取溶出介质的体积之和应在溶出介质的 1% 之内,如超过总体积的 1%,应及时补充相同体积的温度为 37℃ ±0.5℃的溶出介质,或在计算时加以校正),立即用适当的微孔滤膜滤过,自取样至滤过应在 30 秒内完成。取澄清滤液,照该品种项下规定的方法测定,计算每片(粒、袋)的溶出量。

2. 计算溶出量　取澄清滤液,按该品种项下规定的方法测定响应值,计算每片的溶出量。

$$溶出量\% = \frac{溶出质量}{标示量} \times 100\% \qquad\qquad 式(5-1)$$

3. 结果判定　符合下列条件之一者可判为符合规定。

初试时,6 片的溶出量按标示量计算,均不低于规定限度(Q);或 6 片中有 1~2 片低于 Q,但不低于 Q–10%,且其平均溶出量不低于 Q,均判为符合规定。6 片中有 1~2 片低于 Q,其中仅有 1 片低于 Q–10%,但不低于 Q–20%,且其平均溶出量不低于 Q 时,应另取 6 片复试。

复试时,初、复试的 12 片中有 1~3 片低于 Q,其中仅有 1 片低于 Q–10%,但不低于 Q–20%,且其平均溶出量不低于 Q。

以上结果判定中所示 10%、20% 是指相对于标示量的百分率(%)。

课堂讨论 ▶▶▶

什么类型的药物需要做溶出度检查?

知识拓展

释 放 度

释放度系指药物在规定条件下从缓释制剂、控释制剂、肠溶制剂及透皮贴剂等制剂中释放的速率和程度。它是模拟体内消化道条件,用规定的仪器,在规定的温度、介质、搅拌速率等条件下,对制剂进行药物释放速率的试验,用以检测产品的生产工艺是否达到控制产品质量的目的。

检查释放度的仪器装置同溶出度,只是取样次数、溶出介质等不同。

五、片剂中常见辅料的干扰及其排除

片剂在制剂过程中常加入稀释剂、润湿剂与黏合剂、崩解剂、润滑剂等辅料。这些辅料常干扰片剂的含量测定,需通过预处理排除干扰或采用专属性强的方法测定含量。

(一) 糖类的干扰及其排除

淀粉、蔗糖、糊精、乳糖是片剂常用的稀释剂。其中淀粉、蔗糖、糊精水解产生的葡萄糖具有还原性,乳糖是还原糖,均可干扰氧化还原滴定法。

使用氧化还原滴定法测定含有糖类稀释剂的片剂含量时,不应使用高锰酸钾法、溴酸钾法等以强氧化性物质为滴定剂的方法。同时应采用阴性对照品(空白辅料)进行阴性对照试验,若阴性对照品消耗滴定剂,须改用其他方法来测定。

(二) 硬脂酸镁的干扰及其排除

硬脂酸镁是片剂常用的润滑剂。其中镁离子(Mg^{2+})可能干扰配位滴定法,硬脂酸根离子($C_{17}H_{35}COO^-$)可能干扰非水碱量法。

1. 配位滴定法　当溶液 pH 约为 10 时,Mg^{2+} 与 EDTA 可形成稳定的配位化合物。若被测金属离子与 EDTA 形成的配位化合物比 Mg^{2+} 与 EDTA 形成的配位化合物稳定得多,则 Mg^{2+} 对测定的干扰可忽略不计。否则,Mg^{2+} 消耗的 EDTA 滴定液使测定结果偏高,需加入掩蔽剂、改变 pH 或选择合适的指示剂排除干扰。例如,在 pH 6.0~7.5 条件下,加入掩蔽剂酒石酸,可与 Mg^{2+} 形成更稳定的配位化合物,排除硬脂酸镁对配位滴定的干扰。如碳酸钙咀嚼片的含量测定。

改变 pH 和选择合适的指示剂:pH<9 时,Mg^{2+} 与 EDTA 不反应;pH>12 时,Mg^{2+} 生成 $Mg(OH)_2$ 沉淀。因此,pH<9 或 pH>12 时,硬脂酸镁无干扰,可直接测定。如枸橼酸铋钾片含量测定,控制 pH 至 2~3,选择二甲酚橙指示剂,可直接用 EDTA 滴定。

2. 非水碱量法　硬脂酸镁具有弱碱性,对非水碱量法有干扰。若片剂中硬脂酸镁的含量低,其干扰可忽略不计,否则需排除干扰或选用其他方法。对于脂溶性药物,可用适当的有机溶剂提取药物,排除硬脂酸镁的干扰后,再用非水溶液滴定法测定。例如,《中国药典》(2020 年版)中枸橼酸哌嗪片、硫酸奎尼丁片的含量测定,硬脂酸镁干扰可忽略不计,直接采用非水溶液滴定法测定;硫酸奎宁片的辅料干扰非水溶液滴定法,可在氢氧化钠碱性条件下,加氯化钠盐析,采用三氯甲烷提取,得到奎宁三氯甲烷溶液,再用非水溶液滴定法测定含量;盐酸氯丙嗪片中的硬脂酸镁干扰原料药采用的非水滴定法,采用紫外 – 可见分光光度法测定含量,硬脂酸镁无紫外吸收,可排除干扰测定。

第三节　注射剂的分析

注射剂系指原料药物或与适宜的辅料制成的供注入体内的无菌制剂。注射剂包括注射液(溶液型、乳状液型或混悬型)、注射用无菌粉末与注射用浓溶液等。

一、注射剂的组成及分析步骤

注射剂一般由药物、溶剂和附加剂(抗氧剂、抑菌剂、等渗调节剂、pH 调节剂等)组成。注射剂的分析步骤为性状检查、鉴别、杂质检查、常规检查及安全性检查、含量测定。注射剂的质量应符合《中国药典》(2020 年版)正文各品种项下的规定。

二、注射剂常规检查项目

注射剂的常规检查项目和安全性检查项目包括装量或装量差异、渗透压摩尔浓度、可见异物、不溶性微粒、无菌、热原或细菌内毒素等。溶液型注射液应澄清;除另有规定外,混悬型注射液中原料药物粒径应控制在 15 μm 以下,含 15~20 μm(间有个别 20~50 μm)者,不应超过 10%,若有可见沉淀,振摇时应容易分散均匀。混悬型注射液不得用于静脉注射或椎管内注射;乳状液型注射液不得有相分离现象,不得用于椎管注射;静脉用乳状液型注射液中 90% 的乳滴粒径应在 1 μm 以下,除另有规定外,不得有大于 5 μm 的乳滴。

(一)装量

为保证注射液的注射用量不少于标示量,以达到临床用药剂量要求,需对注射液及注射用浓溶液的装量进行检查。

1. 取样　标示装量 ≤ 2 ml 者取 5 支(瓶),2 ml 以上至 50 ml 者取 3 支(瓶),50 ml 以上者取 3 个,生物制品多剂量供试品取 1 支(瓶)。

2. 检查　开启时注意避免损失,将内容物分别用相应体积的干燥注射器及注射针头抽尽,然后缓慢连续地注入经标化的量入式量筒内(量筒的大小应使待测体积至少占其额定体积的 40%,排尽针头中的液体),在室温下检视。测定油溶液、乳状液或混悬液时,应先加温(如有必要)摇匀,再用干燥注射器及注射针头抽尽后,同前法操作,放冷(加温时),检视。

生物制品多剂量供试品,按标示的剂量数和每剂的装量分别用注射器抽出按要求测定单次剂量。

预装式注射器和弹筒式装置的供试品与所配注射器、针头或旋塞装配后将供试品缓慢连续注入容器(不排尽针头中的液体),按要求进行装量检查。

标示装量为 50 ml 以上的注射剂和注射用浓溶液照《中国药典》(2020 年版)"最低装量检查法"检查装量,应符合规定。

3. 结果判定　每支(瓶)(个)的装量均不得少于其标示装量。标示装量为 50 ml 以上的注射剂和注射用浓溶液平均装量不得少于其标示装量,且每个容器装量不得少于其标示装量的 97%。

扫一扫,
学操作

注射剂的
装量检查
实训

(二) 装量差异

为保证注射用无菌粉末装量的一致性,保证临床用药剂量的准确,需对注射用无菌粉末进行装量差异检查。除另有规定外,药物间或药物与辅料间采用混粉工艺制成的注射用无菌粉末应检查含量均匀度,凡规定检查含量均匀度的注射用无菌粉末,一般不再进行装量差异检查。

1. **取样**　初试取供试品 5 瓶(支),复试取供试品 10 瓶(支)。

2. **检查**　除去供试品标签,铝盖容器外壁用乙醇擦净,干燥,开启时注意避免玻璃屑等异物落入容器中,分别迅速精密称定;容器为玻璃瓶的注射用无菌粉末,首先小心开启内塞,使容器内外气压平衡,盖紧后精密称定。然后倾出内容物,用水或乙醇洗净容器,在适宜条件下干燥后,再分别精密称定每一容器的重量,求出每瓶(支)的装量与平均装量。

3. **结果判定**　每瓶(支)装量与平均装量相比较(如有标示装量,则与标示装量相比较)。初试每瓶(支)装量均应符合表 5–3 规定,如有 1 瓶(支)不符合规定则复试;复试每瓶(支)装量均应符合规定。

表 5–3　注射用无菌粉末装量差异限度

平均装量或标示装量	装量差异限度	平均装量或标示装量	装量差异限度
0.05 g 及 0.05 g 以下	± 15%	0.15 g 以上至 0.50 g	± 7%
0.05 g 以上至 0.15 g	± 10%	0.50 g 以上	± 5%

课堂讨论 ▶▶▶

为保证注射剂临床用药剂量的准确,需对注射剂进行哪些常规检查?

(三) 渗透压摩尔浓度

生物膜,如人体的细胞膜或毛细血管壁,一般具有半透膜的性质,溶剂通过半透膜由低浓度向高浓度溶液扩散的现象称为渗透,阻止渗透所需要施加的压力,称为渗透压。在涉及溶质的扩散或通过生物膜的液体转运各种生物过程中,渗透压都起着极其重要的作用。因此,在制备注射剂、眼用液体制剂等药物制剂时,必须关注其渗透压。溶液的渗透压通常以渗透压摩尔浓度来表示,它反映的是溶液中各种溶质对溶液渗透压贡献的总和。渗透压摩尔浓度的单位,通常以每千克溶剂中溶质的毫渗透压摩尔(mOsmol/kg)来表示。正常人体血液的渗透压摩尔浓度范围为 285~310 mOsmol/kg,0.9% 氯化钠溶液或 5% 葡萄糖溶液的渗透压摩尔浓度与人体血液相当。

《中国药典》(2020 年版)规定,处方中添加了渗透压调节剂的制剂,均应控制其渗透压摩尔浓度。

1. 渗透压摩尔浓度的测定方法

(1) 渗透压摩尔浓度测定仪校正用标准溶液的制备:取基准氯化钠试剂,于 500~650℃ 干燥 40~50 分钟,置干燥器(硅胶)中放冷至室温。根据需要,按表 5–4 中所列数据精密称取适量,溶于 1 kg 水中,摇匀,即得。

表 5-4　渗透压摩尔浓度测定仪校正用标准溶液的制备

每 1 kg 水中 NaCl 的重量 /g	毫渗透压摩尔浓度 /(mOsmol·kg⁻¹)	冰点下降温度 ΔT/℃
3.087	100	0.186
6.260	200	0.372
9.463	300	0.558
12.684	400	0.744
15.916	500	0.930
19.147	600	1.116
22.380	700	1.302

(2) 供试品溶液的制备:除另有规定外,供试品应结合临床用法,直接测定或按各品种项下规定的具体溶解或稀释方法制备供试品溶液,并使其摩尔浓度处于表中测定范围内。例如,注射用无菌粉末可采用药品标签或说明书中的规定溶剂溶解并稀释后测定。

(3) 测定:首先取适量新沸放冷的水调节仪器零点,然后由表中选择两种标准溶液(供试品溶液的渗透压摩尔浓度应介于两者之间)校正仪器,再测定供试品溶液的渗透压摩尔浓度或冰点下降值。

2. 渗透压摩尔浓度比的测定方法　供试品溶液与 0.9% [0.9g/100 ml]氯化钠标准溶液的渗透压摩尔浓度比率称为渗透压摩尔浓度比。

(1) 渗透压摩尔浓度比测定用标准溶液的制备:取基准氯化钠试剂,于 500~650℃干燥 40~50 分钟,置干燥器(硅胶)中放冷至室温。取 0.900 g,精密称定,加水溶解并稀释至 100 ml,摇匀,即得。

(2) 测定:用渗透压摩尔浓度测定仪分别测定供试品溶液与 0.9% 氯化钠标准溶液的渗透压摩尔浓度,方法同渗透压摩尔浓度测定法,并计算渗透压摩尔浓度比。

3. 结果判定　除另有规定外,静脉输液及椎管注射用注射液均应符合各品种项下的规定。例如:《中国药典》(2020 年版)规定,氯化钠注射液、甲硝唑氯化钠注射液渗透压摩尔浓度应分别为 260~320 mOsmol/kg、260~340 mOsmol/kg;替硝唑葡萄糖注射液渗透压摩尔浓度比应为 0.9~1.1。

📎 知识拓展

反　渗　透

反渗透又称逆渗透,是一种以压力差为推动力,从溶液中分离出溶剂的膜分离操作。因为它和自然渗透的方向相反,故称反渗透。根据各种物料的不同渗透压,可以使用大于渗透压的反渗透压力,即反渗透法,达到分离、提取、纯化和浓缩的目的。反渗透膜是一种模拟生物半透膜制成的具有一定特性的人工半透膜,是反渗透技术的核心构件,当前使用的膜材料主要为醋酸纤维素和芳香聚酰胺类。反渗透由于过程简单、能耗低、运行成本低、净化效率高、环境友好等优点,近年来得到迅速发展,反渗透技术在生活和工业水处理中已有广泛应用,如纯水和超纯水的制备、海水和苦咸水的淡化、医用和工业用水的生产、工业废水的处理、食品的加工浓缩、气体的分离等。

(四)可见异物

可见异物系指存在于注射剂、眼用液体制剂和无菌原料药中,在规定条件下目视可以观测到的不溶性物质,其粒径或长度通常大于 50 μm。注射液中如有可见异物,使用后可引起静脉炎、过敏反应,甚至可以堵塞毛细血管。因此,为保证用药安全,出厂前应逐一检查并同时剔除不合格产品。临用前,需在自然光下目视检查(避免阳光直射),不得有可见异物。

《中国药典》(2020 年版)收载的可见异物检查法有灯检法和光散射法,一般常用灯检法,灯检法不适用的品种可选用光散射法,灯检法还用于光散射法检出可见异物供试品的确认。下面介绍注射液的灯检法。

1. **检查装置**　如图 5-1 所示。

2. **检查要求**

(1)灯检法应在暗室中进行。

(2)检查人员远距离和近距离视力测验,均应为 4.9 及以上(矫正后视力应为 5.0 及以上),无色盲。

(3)用无色透明容器包装的无色供试品溶液,检查时被观察供试品所在处的光照度应为 1 000~1 500 lx;用透明塑料容器包装、棕色透明容器包装的供试品或有色供试品溶液,光照度应为 2 000~3 000 lx;混悬型供试品或乳状液,光照度应增加至约 4 000 lx。

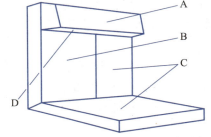

A. 带有遮光板的日光灯光源(光照度可在 1 000~4 000 lx 范围内调节);B. 不反光的黑色背景;C. 不反光的白色背景和底部(供检查有色异物);D. 反光的白色背景(指遮光板内侧)。

图 5-1　灯检法检查装置

3. **取样**　除另有规定外,取供试品 20 支(瓶)。

4. **检查**　除去供试品容器标签,擦净容器外壁,必要时将药液转移至洁净透明的适宜容器内,将供试品置遮光板边缘处,在明视距离(指供试品至人眼的清晰观测距离,通常为 25 cm),手持容器颈部,轻轻旋转和翻转容器(但应避免产生气泡),使药液中可能存在的可见异物悬浮,分别在黑色和白色背景下目视检查,重复观察,总检查时限为 20 秒。供试品装量 ≤ 10 ml 的,每次检查可手持 2 支(瓶)。大容量注射液按直、横、倒三步法旋转检视。供试品溶液中有大量气泡产生影响观察时,需静置足够时间至气泡消失后检查。

5. **结果判定**　供试品中不得检出金属屑、玻璃屑、长度超过 2 mm 的纤维、最大粒径超过 2 mm 的块状物、静置一定时间后轻轻旋转时肉眼可见的烟雾状微粒沉积物、无法计数的微粒群或摇不散的沉淀,以及在规定时间内较难计数的蛋白质絮状物等明显可见异物。

溶液型静脉用注射液、注射用浓溶液如仅有 1 支(瓶)检出微细可见异物(点状物、

2 mm 以下的短纤维或块状物等),另取 20 支(瓶)复试。复试时均不得检出微细可见异物。

溶液型非静脉用注射液如有 1~2 支(瓶)检出微细可见异物,另取 20 支(瓶)复试。初、复试的供试品中,检出微细可见异物的供试品不得超过 2 支(瓶)。

(五) 不溶性微粒

不溶性微粒检查是在可见异物检查符合规定后,用以检查静脉用注射剂(溶液型注射液、注射用无菌粉末、注射用浓溶液)及供静脉注射用无菌原料药中不溶性微粒的大小及数量。《中国药典》(2020 年版)收载了光阻法和显微计数法。除另有规定外,一般先采用光阻法。当光阻法测定结果不符合规定或供试品不适于用光阻法时,再采用显微计数法,并以显微计数法的测定结果作为判定依据。下面介绍注射液的光阻法。

光阻法检查用仪器通常包括取样器、传感器和数据处理器三部分。光阻法检查原理是当一定体积的供试品溶液通过窄小的检测区时,与液体流向垂直的入射光,由于被供试品溶液中的微粒阻挡而减弱,所以传感器输出的信号降低,这种信号变化与微粒的截面积大小相关。可通过检测区注射液的体积,计算出每 1 ml 供试品溶液中 ≥ 10 μm 和 ≥ 25 μm 的不溶性微粒数。

1. 试验环境及仪器试剂要求

(1) 试验操作环境不得引入外来微粒,测定前的操作应在洁净工作台中进行。玻璃仪器和其他所需用品应洁净、无微粒。

(2) 微粒检查用水(或其他适宜溶剂)使用前须经 ≤ 1.0 μm 的微孔滤膜滤过。取 50 ml 测定,要求每 10 ml 含 ≥ 10 μm 的不溶性微粒数应在 10 粒以下,含 ≥ 25 μm 的不溶性微粒数应在 2 粒以下。

2. 检查方法

(1) 取供试品,除去供试品外包装,用试验用水将容器外壁洗净,置适宜环境中备用。

(2) 检查标示装量 ≥ 25 ml 的静脉用注射液,除另有规定外,取供试品至少 4 个,分别按下法测定:小心翻转 20 次,使溶液混合均匀,立即小心开启容器,先倒出部分供试品溶液冲洗开启口及取样杯后,再将供试品溶液倒入取样杯中,静置 2 分钟或适当时间脱气泡,置于取样器上(或将供试品容器直接置于取样器上)。开启搅拌,使溶液混匀(避免气泡产生),每个供试品至少测定 3 次,每次取样应不少于 5 ml,记录数据,弃第一次测定数据,取后续测定数据的平均值作为测定结果。

标示装量 < 25 ml 的静脉用注射液或注射用浓溶液,除另有规定外,取供试品至少 4 个,分别按下法测定:小心翻转 20 次,使溶液混合均匀,静置 2 分钟或适当时间脱气泡,小心开启容器,直接将供试品容器置于取样器上,开启搅拌或以手缓缓转动,使溶液混匀(避免产生气泡),由仪器直接抽取适量溶液(以不吸入气泡为限),测定并记录数据,弃第一次测定数据,取后续测定数据的平均值作为测定结果。也可采用适宜的方法,在洁净工作台小心合并至少 4 个供试品的内容物(使总体积不少于 25 ml)后测定。

注射用浓溶液如黏度太大,不便直接测定时,可经适当稀释后测定。

3. 结果判定

(1) 标示装量 ≥ 100 ml 的静脉用注射液,除另有规定外,每 1 ml 中含 ≥ 10 μm 的微粒数不得过 25 粒,含 ≥ 25 μm 的微粒数不得过 3 粒。

(2) 标示装量 < 100 ml 的静脉用注射液、静脉注射用无菌粉末、注射用浓溶液及供

扫一扫,学操作　注射剂中可见异物的检查实训

注射用无菌原料药,除另有规定外,每个供试品容器(份)中含 $\geqslant 10\ \mu m$ 的微粒数不得过 6 000 粒,含 $\geqslant 25\ \mu m$ 的微粒数不得过 600 粒。

4. 注意事项　注射用浓溶液如黏度太大,不便直接测定时,可经适当稀释后测定。光阻法不适于黏度过高或易析出结晶的制剂,如乳剂、胶体溶液、混悬液、脂肪乳、甘露醇注射液等,也不适于进入传感器时容易产生气泡的制剂,如碳酸盐缓冲液制成的制剂,另外,溶解性差的样品在管道中与水相混时,可能会在局部析出沉淀,会使检查结果偏高,并造成管路堵塞,此时,应考虑采用显微计数法。

三、注射剂中常见辅料的干扰及其排除

注射剂在制剂生产过程中常加入溶剂和附加剂,注射剂中的溶剂包括注射用水、注射用油、其他注射非水溶剂,附加剂主要包括渗透压调节剂、pH 调节剂、抗氧剂、增溶剂、乳化剂、助悬剂、抑菌剂及止痛剂等。目的是保证注射剂的稳定,减少对人体组织的刺激,抑制细菌的生长等。溶剂与附加剂等辅料常干扰注射剂的含量测定。在测定注射剂含量时,如果加入的溶剂和附加剂无干扰,则可采用原料药的含量测定方法;否则,需通过预处理排除干扰或采用专属性强的方法测定含量。下面讨论抗氧剂、溶剂水及溶剂油对含量测定的干扰及其排除方法。

(一) 抗氧剂的干扰及其排除

具有还原性药物的注射剂中常需加抗氧剂,常用的抗氧剂包括亚硫酸钠、亚硫酸氢钠、焦亚硫酸钠、硫代硫酸钠、维生素 C 等。这些抗氧剂都具有较药物更强的还原性,当采用氧化还原滴定法测定药物含量时,抗氧剂便会产生干扰。排除干扰的方法通常有以下几种:

1. 加掩蔽剂　当注射剂中含有亚硫酸钠、亚硫酸氢钠、焦亚硫酸钠等抗氧剂时,对碘量法、铈量法及亚硝酸钠法等有干扰,使测定结果偏高,可加入掩蔽剂丙酮或甲醛,使其生成加成物以排除干扰。氧化性较强的滴定液不宜采用甲醛。如《中国药典》(2020年版)中硫代硫酸钠注射液、维生素 C 注射液含量测定,先加入丙酮排除干扰,再用直接碘量法测定含量。

$$Na_2S_2O_5 + H_2O \longrightarrow 2NaHSO_3$$

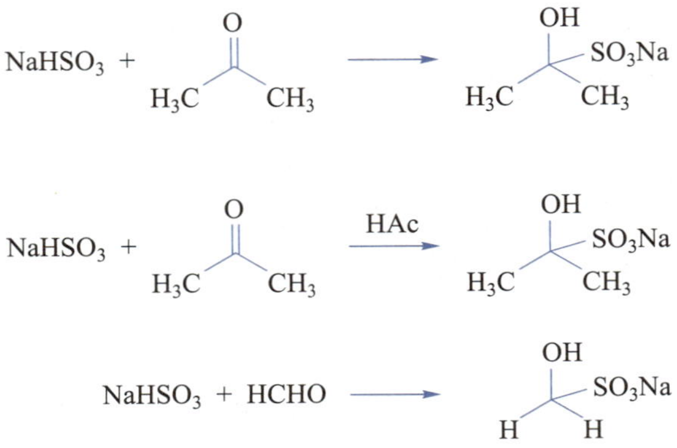

$$NaHSO_3 + HCHO \longrightarrow$$

2. 加酸使抗氧剂分解　当注射剂中抗氧剂为焦亚硫酸钠、亚硫酸钠、亚硫酸氢钠、

硫代硫酸钠时,可加入强酸使抗氧剂分解。如《中国药典》(2020 年版)中盐酸去氧肾上腺素注射液含量测定,加稀盐酸煮沸至近干使抗氧剂分解,再用原料药的方法测定含量;盐酸普鲁卡因胺注射液含量测定,盐酸的加入,既能使抗氧剂分解,又参与亚硝酸钠滴定反应。

$$Na_2S_2O_5 + H_2O \longrightarrow 2NaHSO_3$$

$$Na_2S_2O_3 + 2HCl \longrightarrow 2NaCl + H_2S_2O_3$$

$$NaHSO_3 + HCl \longrightarrow NaCl + H_2SO_3$$

$$H_2S_2O_3 \longrightarrow H_2SO_3 + S\downarrow$$

$$H_2SO_3 \xrightarrow{\triangle} SO_2\uparrow + H_2O$$

3. 加弱氧化剂氧化　　当注射剂中抗氧剂为焦亚硫酸钠、亚硫酸钠、亚硫酸氢钠时,可利用主药与抗氧剂的还原性差异,加入弱氧化剂,以选择性氧化抗氧剂(不消耗滴定液,也不氧化被测药物),排除干扰。常用的弱氧化剂为硝酸和过氧化氢。

$$Na_2SO_3 + 2HNO_3 \longrightarrow Na_2SO_4 + H_2O + 2NO_2\uparrow$$

$$NaHSO_3 + H_2O_2 \longrightarrow NaHSO_4 + H_2O$$

课堂讨论 ▶▶▶

　　当滴定液为氧化性较强的氧化剂(如高锰酸钾)时,为消除注射剂中抗氧剂的干扰,能否以甲醛作为掩蔽剂?

(二) 溶剂水的干扰及其排除

溶剂水干扰非水溶液滴定法,可采用蒸干水、有机溶剂提取法排除水的干扰,也可采用其他不受水干扰的方法(如紫外 – 可见分光光度法或高效液相色谱法)测定含量。

1. 蒸干水　　对于热稳定性好的主药可先采用蒸干水的方法排除干扰,再采用非水溶液滴定法测定含量。如《中国药典》(2020 年版)中磷酸可待因注射液、羟丁酸钠注射液均置水浴上蒸干,105℃干燥,放冷后,再采用原料药相同的方法(非水溶液滴定法)测定含量。

2. 有机溶剂提取法　　如果主药遇热易分解,则可先在适当的 pH 条件下,采用适当的有机溶剂提取主药,蒸干有机溶剂,再用非水溶液滴定法测定含量。如《中国药典》(2020 年版)中二盐酸奎宁注射液,先加氨试液使成碱性,使二盐酸奎宁生成游离的奎宁,用三氯甲烷提取奎宁,置水浴上蒸干三氯甲烷,再采用原料药相同的方法(非水溶液滴定法)测定含量;奋乃静注射液先加氢氧化钠试液使成碱性,用三氯甲烷提取,蒸干三氯甲烷,再用非水溶液滴定法测定其含量。

(三) 溶剂油的干扰及其排除

某些脂溶性药物的注射液以植物油为溶剂。植物油[主要为大豆油(供注射用)]

对主药的含量测定常有干扰。可采用有机溶剂稀释法、萃取法和柱色谱法等方法排除干扰。

1. 有机溶剂稀释法　对于主药含量高、含量测定方法中规定取样量较少的注射液,可用有机溶剂稀释供试品,以降低溶剂油的干扰。如《中国药典》(2020年版)中二巯丙醇注射液采用无水乙醇 – 三氯甲烷(3:1)稀释后,用碘量法测定含量;己酸羟孕酮注射液采用甲醇稀释后,用高效液相色谱法测定含量;苯甲酸雌二醇注射液采用无水乙醇稀释后,用高效液相色谱法测定含量。

2. 萃取法　采用适当的溶剂提取药物,以排除溶剂油的干扰。如《中国药典》(2020年版)中丙酸睾酮注射液、十一酸睾酮注射液、苯丙酸诺龙注射液、己烯雌酚注射液、戊酸雌二醇注射液、黄体酮注射液等均用乙醚溶解后再甲醇分次提取主药,排除油的干扰,然后测定含量。

3. 柱色谱法　可选用适宜的固定相和流动相,通过柱色谱法分离并排除溶剂油的干扰后,再测定含量。如《美国药典》中庚酸睾酮注射液,以层析用硅烷化硅藻土为固定相,乙醇 – 水 – 正庚烷(95:5:50)为流动相,采用柱色谱法进行预处理,收集洗脱液,采用紫外 – 可见分光光度法测定庚酸睾酮的含量。

第四节　复方制剂的分析

复方制剂是指含有2种或2种以上药物的制剂。复方制剂由于辅料及共存药物的干扰,其分析较单方制剂的分析更复杂。如果辅料和共存药物对待测药物的分析无影响或可忽略,可直接进行分析;否则需适当分离后,再进行分析。色谱法(如高效液相色谱法、气相色谱法、薄层色谱法)不但同时具有分离和分析的优点,在一定条件下还能实现多组分的同时测定,是目前复方制剂分析应用最多的方法。

一、复方制剂分析的特点

1. 复方制剂的鉴别　复方制剂的鉴别一般采用理化鉴别法、薄层色谱法、高效液相色谱法。选用化学鉴别法时,如辅料及共存药物对鉴别无干扰,则可直接鉴别;否则,应先排除干扰后鉴别,一般选用合适的溶剂将待测药物与辅料及共存药物分离。

2. 复方制剂的检查　复方制剂的杂质检查和安全性检查同各单方制剂;复方制剂的剂型常规检查,按各剂型检查项下的要求进行,且仅检查制剂中符合检查条件的组分。例如,当复方制剂中仅有一种组分的标示量低于25 mg/片时,只对该组分进行含量均匀度检查,其他组分仍进行重量(装量)差异检查。

3. 复方制剂的含量测定　复方制剂的含量测定首选高效液相色谱法。《中国药典》(2020年版)收载的复方制剂中,绝大多数采用了高效液相色谱法测定含量,其余复方制剂根据成分结构特点采用了化学法、光学分析法或生物学法等。

二、复方制剂分析实例

(一)复方卡托普利片的分析

本品含卡托普利($C_9H_{15}NO_3S$)与氢氯噻嗪($C_7H_8ClN_3O_4S_2$)均应为标示量的90.0%~

110.0%。

【处方】

卡托普利	10 g
氢氯噻嗪	6 g
辅料	适量

制成	1 000 片

1. 性状　本品为白色或类白色片。

2. 鉴别

（1）取本品 1 片,研细,加水 5 ml,摇匀,加碱性亚硝基铁氰化钠试液适量,即显紫红色。

解析:卡托普利含巯基,能与碱性亚硝基铁氰化钠试液反应生成紫红色产物,因制剂中的辅料和氢氯噻嗪对其无干扰,所以可直接检测。

（2）取本品 3 片,研细,加水 15 ml,振摇使卡托普利溶解,滤过,取滤渣烘干,置试管中,加氢氧化钠试液 10 ml,振摇使氢氯噻嗪溶解,滤过,取滤液 3 ml,煮沸 5 分钟,放冷,加变色酸试液 5 ml,置水浴上加热,应显蓝紫色。

解析:卡托普利在水中溶解,氢氯噻嗪在水中不溶而在碱性条件下溶解。利用二者的溶解性能差异,先加水使卡托普利溶解,滤过并取滤渣烘干,将二者分离,再加入氢氧化钠试液并振摇,使氢氯噻嗪溶解。氢氯噻嗪分子结构中含有磺酰胺,在碱性条件下迅速水解,产生 5- 氯 -2,4- 二氨磺酰基苯胺和甲醛。甲醛可与变色酸反应呈现蓝紫色。

（3）在含量测定项下记录的色谱图中,供试品溶液两主峰的保留时间应与对照品溶液相应的两主峰保留时间一致。

3. 检查　本品需检查卡托普利二硫化物、含量均匀度、溶出度及应符合片剂项下有关的各项规定。

（1）卡托普利二硫化物(卡托普利杂质 I):避光操作。精密称取本品的细粉适量(约相当于卡托普利 25 mg),置 50 ml 量瓶中,加流动相适量超声 15 分钟,放冷,用流动相稀释至刻度,摇匀,滤过,取续滤液作为供试品溶液(8 小时内使用);另取卡托普利杂质 I 对照品,精密称定,加甲醇适量溶解,用流动相定量稀释制成每 1 ml 中约含 15 μg 的溶液,作为对照品溶液。采用高效液相色谱法测定,供试品溶液的色谱图中如有与卡托普利杂质 I 峰保留时间一致的色谱峰,按外标法以峰面积计算,不得过卡托普利标示量的 3.0%。

解析:由于卡托普利分子结构中含有巯基,具有还原性,其水溶液易发生氧化还原反应,生成卡托普利二硫化物,所以《中国药典》(2020 年版)中,采用高效液相色谱法检查卡托普利二硫化物的杂质限量。检查时为了防止卡托普利继续氧化,要求避光操作,供试品溶液应在 8 小时内使用。

（2）含量均匀度:取本品 1 片,置 100 ml 量瓶中,加流动相适量,超声使卡托普利与氢氯噻嗪溶解,放冷,用流动相稀释至刻度,摇匀,滤过,取续滤液照含量测定项下的方法测定,应符合规定。

解析:本品中卡托普利与氢氯噻嗪的标示量均低于 25 mg/ 片,因此,都需要检查含量均匀度。检测方法为高效液相色谱法,与含量测定方法相同,按外标法以峰面积计算。

4. 含量测定

(1) 色谱条件:以十八烷基硅烷键合硅胶为填充剂;以 0.01 mol/L 磷酸二氢钠溶液 – 甲醇 – 乙腈(70∶25∶5)(用磷酸调节 pH 至 3.0)为流动相;检测波长为 215 nm;柱温 40℃。

(2) 测定法:取本品 20 片,精密称定,研细,精密称取适量(约相当于卡托普利 10 mg),置 100 ml 量瓶中,加流动相适量,超声约 20 分钟使卡托普利与氢氯噻嗪溶解,放冷,用流动相稀释至刻度,摇匀,滤过,取续滤液作为供试品溶液,精密量取 10 μl,注入液相色谱仪,记录色谱图;另取卡托普利对照品与氢氯噻嗪对照品,精密称定,加流动相溶解并定量稀释制成每 1 ml 中约含卡托普利 0.1 mg 与氢氯噻嗪 0.06 mg 的溶液,同法测定。按外标法以峰面积计算,即得。

解析:利用高效液相色谱法同时具有分离和分析的优点,在该色谱条件下,实现了卡托普利与氢氯噻嗪的同时测定。

(二) 葡萄糖氯化钠注射液的分析

本品含葡萄糖($C_6H_{12}O_6 \cdot H_2O$)与氯化钠(NaCl)均应为标示量的 95.0%~105.0%。

1. 性状   本品为无色的澄明液体。

2. 鉴别

(1) 取本品,缓缓滴入微温的碱性酒石酸铜试液中,即生成氧化亚铜的红色沉淀。

解析:制剂中只有葡萄糖具有还原性,氯化钠和辅料无干扰,可取样直接检测。

(2) 本品显钠盐与氯化物相关鉴别的反应。

3. 检查   本品需检查 pH、5- 羟甲基糠醛、重金属、细菌内毒素、无菌及其他(装量、可见异物、不溶性微粒)等。

5- 羟甲基糠醛:精密量取本品适量(约相当于葡萄糖 0.1 g),置 50 ml 量瓶中,用水稀释至刻度,摇匀,照紫外 – 可见分光光度法在 284 nm 的波长处测定,吸光度不得大于 0.25。

解析:本品在高温灭菌时葡萄糖易分解产生 5- 羟甲基糠醛、羟基乙酰丙酸和甲酸,5- 羟甲基糠醛对人体有害,其量可反映出葡萄糖的分解情况,故对该杂质进行限量检查。利用 5- 羟甲基糠醛分子结构具有共轭双键,在 284 nm 波长处有最大吸收,而药物在此波长处无吸收,通过测定一定浓度药物溶液在此波长处的吸光度值控制 5- 羟甲基糠醛限量。

4. 含量测定

(1) 葡萄糖:取本品,在 25℃时依法测定旋光度,与 2.085 2 相乘,即得供试量中含有 $C_6H_{12}O_6 \cdot H_2O$ 的重量(g)。

解析:本品中只有葡萄糖具有旋光性,其他组分无干扰,可取样直接测定。

(2) 氯化钠:精密量取供试品 10 ml(含氯化钠 0.9%),加水 40 ml 或精密量取供试品 50 ml(含氯化钠 0.18%),加 2% 糊精溶液 5 ml、2.5% 硼砂溶液 2 ml 与荧光黄指示液 5~8 滴,用硝酸银滴定液(0.1 mol/L)滴定。每 1 ml 硝酸银滴定液(0.1 mol/L)相当于 5.844 mg 的 NaCl。

解析:银量法测定本品中氯化钠含量,其他组分无干扰,可取样直接测定。

考证聚焦 ▷▷▷▷

一、简答题

1. 什么叫制剂分析？制剂分析与原料药分析相比较有哪些不同？

2. 测定溶出度时所用溶剂为什么要经脱气处理？为什么取样后必须在 30 秒内过滤完成？

3. 简述片剂常见辅料的干扰及其排除方法。

4. 注射剂中常用的抗氧剂有哪些？其对何种分析方法有干扰？如何排除干扰？

二、名词解释

1. 注射剂

2. 可见异物

3. 复方制剂

三、计算题

1. 取阿司匹林肠溶片（规格 25 mg）20 片，精密称定总重为 1.738 g，充分研细，精密称取 2 份供试品，分别为 0.034 8 g、0.035 4 g，置 100 ml 量瓶中，加 1% 冰醋酸甲醇溶液适量，强烈振摇使溶解，并稀释至刻度，滤过，精密量取续滤液 10 μl，注入液相色谱仪，记录色谱图，2 份供试品溶液的平均峰面积分别为 310、314；另取阿司匹林对照品，精密称定，加上述溶剂溶解并定量稀释制成 0.1 mg/ml 的溶液，同法测定，得对照品溶液平均峰面积为 301。按外标法以峰面积计算阿司匹林肠溶片含量。本品含 $C_9H_8O_4$ 应为标示量的 93.0%~107.0%。判断阿司匹林肠溶片的含量是否符合规定。

2. 取对乙酰氨基酚片（规格 0.3 g），照溶出度测定法（第一法），以稀盐酸 24 ml 加水至 1 000 ml 为溶出介质，转速为每分钟 100 转，依法操作，经 30 分钟时，取溶液滤过，精密量取续滤液 1 ml，用 0.04% 氢氧化钠溶液稀释至 50 ml，照紫外 – 可见分光光度法，在 257 nm 的波长处测定吸光度，测得的吸光度值分别为 0.362、0.348、0.351、0.339、0.343、0.350。对乙酰氨基酚的吸收系数为 715。判断该供试品的溶出度是否符合规定。对乙酰氨基酚片的限度为标示量的 80%。

3. 避光操作。取奋乃静片 1 片（规格 2 mg），除去包衣后，置乳钵中，加水 5 滴，湿润后，研细，加溶剂（取乙醇 500 ml，加 HCl 10 ml，加水至 1 000 ml，摇匀）适量，研磨均匀，用溶剂定量转移至 50 ml 量瓶中，充分振摇使奋乃静溶解，用溶剂稀释至刻度，摇匀，滤过，精密量取续滤液 1 ml，置 10 ml 量瓶中，用溶剂稀释至刻度，摇匀，作为供试品溶液。另取奋乃静对照品，精密称定，用上述溶剂溶解并定量稀释成每 1 ml 中含 4.0 μg 的溶液，作为对照品溶液。取上述两种溶液，照紫外 – 可见分光光度法，在 255 nm 的波长处分别测定吸光度。对照品溶液的吸光度值为 0.368；10 片供试品的吸光度值分别为 0.351、0.365、0.358、0.371、0.362、0.354、0.363、0.355、0.369 和 0.361。判断该供试品的含量均匀度是否符合规定。

4. 避光操作。精密量取规格为 1 ml:25 mg 的盐酸氯丙嗪注射液 2 ml(约相当于盐酸氯丙嗪 50 mg),置 200 ml 量瓶中,用盐酸溶液(9 → 1 000)稀释至刻度,摇匀;精密量取 2 ml,置 100 ml 量瓶中,用盐酸溶液(9 → 1 000)稀释至刻度,摇匀,照紫外 – 可见分光光度法,在 254 nm 的波长处测得吸光度分别为 0.458、0.460、0.462。按 $C_{17}H_{19}ClN_2S \cdot HCl$ 的吸收系数($E_{1\ cm}^{1\%}$)为 915 计算,《中国药典》(2020 年版)规定供试品含盐酸氯丙嗪应为标示量的 95.0%~105.0%。判断盐酸氯丙嗪注射液的含量是否符合规定。

(张志琴   方丽波)

扫一扫,
练一练

第五章
在线测试

实训七   片剂的溶出度检查

【实训目的】

1. 掌握篮法测定片剂溶出度的操作步骤和数据处理方法。
2. 熟悉溶出度测定仪的使用方法。
3. 巩固紫外 – 可见分光光度计的正确使用。

【实训原理】

溶出度检查是一种模拟口服固体制剂在胃肠道中崩解和溶出的体外试验法。口服固体制剂在体内胃肠液中需经崩解和溶解过程才能经生物膜被机体吸收,对许多药物而言,其吸收量通常与该药物从剂型中溶出的量成正比,即溶出的药物量越大,吸收的药量就越大,药效就越强。

对难溶性药物而言,溶解是其主要过程,崩解时限往往不能作为判断难溶性药物制剂的吸收指标。因此,对口服固体制剂,尤其是在体内吸收不良的难溶性药物的固体制剂、缓控释制剂,以及治疗量与中毒量接近的药物固体制剂,均应做溶出度检查。《中国药典》(2020 年版)和许多国家药典对口服固体制剂的溶出度及其测定方法都有明确的规定。

【实训内容】

1. **试药**   对乙酰氨基酚片(规格:0.5 g)。
2. **器材**   溶出度仪、紫外 – 可见分光光度计、超声仪、注射器、微孔滤膜、移液管、量瓶、烧杯。
3. **篮法仪器装置**
(1) 转篮分篮体与篮轴两部分,均为不锈钢或其他惰性材料制成。转篮内径为 20.2 mm ± 1.0 mm,转篮转动时,下缘的摆动幅度不得偏离轴心 ± 1.0 mm。
(2) 溶出杯一般为由硬质玻璃或其他惰性材料制成的底部为半球形的 1 000 ml 杯装容器,配有适宜的盖子,盖上有适当的孔,中心孔为篮轴的位置,其他孔供取样或测量温度用。溶出杯置恒温水浴或其他适当的加热装置中。
(3) 电动机与篮轴相连,由速度调节装置控制电动机的转速,使篮轴的转速在各品种项下规定转速的 ± 4% 范围之内。转篮旋转时,篮轴与溶出杯的垂直轴在任一点的偏离均不得大于 2 mm,转篮下缘的摆动幅度不得偏离轴心 1.0 mm。

(4) 取样点位置应在转篮顶端至液面的中点,距溶出杯内壁 10 mm 处。

4. **操作步骤** 取本品 6 片,分别平放在 6 个干燥转篮内,选择仪器的温度档为 37℃,仪器转速调节为每分钟 100 转。照溶出度测定法(通则 0931),以稀盐酸 24 ml 加水至 1 000 ml 为溶出介质,经 30 分钟后,在转篮顶端至液面的中心,离溶出杯壁 10 mm 处取样,滤过,精密量取续滤液适量,用 0.04% 氢氧化钠溶液稀释成每 1 ml 中含有对乙酰氨基酚 5~10 µg 的溶液,照紫外 – 可见分光光度法,在 257 nm 的波长处测定吸光度,按 $C_8H_9NO_2$ 的吸收系数($E_{1\ cm}^{1\%}$)为 715 计算每片的溶出量。

5. **计算**

$$标示量\% = \frac{\dfrac{A_x}{E_{1\ cm}^{1\%} \cdot l} \cdot \dfrac{1}{100} \cdot D \cdot V}{S} \qquad 式(5\text{-}2)$$

式中,A_x 为吸光度;D 为稀释倍数;V 为溶出介质体积;l 为吸收池厚度。

按《中国药典》(2020 年版)的规定判断是否合格。规定限度(Q)为标示量的 80%。

6. **结果判定** 初试时,6 片的溶出量按标示量计算,均不低于规定限度(Q);或 6 片中有 1~2 片低于 Q,但不低于 Q–10%,且其平均溶出量不低于 Q,均判为符合规定。6 片中有 1~2 片低于 Q,其中仅有 1 片低于 Q–10%,但不低于 Q–20%,且其平均溶出量不低于 Q 时,应另取 6 片复试。

复试时,初、复试的 12 片中有 1~3 片低于 Q,其中仅有 1 片低于 Q–10%,但不低于 Q–20%,且其平均溶出量不低于 Q。

以上结果判定中所示 10%、20% 是指相对于标示量的百分率(%)。

【实训注意】

1. 溶出介质应新鲜制备并经脱气处理(溶解的气体在试验过程中可能形成气泡,从而影响试验结果)。脱气方法:水可以直接煮沸(5 000 ml 煮沸时间为沸腾后 15 分钟即可);或取水在 41℃加热并在真空条件下不断搅拌 5 分钟以上;或采用超声、抽滤等其他有效的脱气方法。水脱气放冷后,再按溶出度的要求制备。

2. 在达到该品种规定的溶出时间时,应在仪器开动的情况下取样,自取样至过滤应在 30 秒内完成。

3. 测定时,除另有规定外,每个溶出杯只允许投入供试品 1 片,不得多投。并应注意投入杯底中心位置。

4. 溶出试验结束后,应用水冲洗篮轴、篮体。转篮必要时可用水或其他溶剂超声处理。

【实训检测】

1. 溶出度的测定主要针对哪些药物和制剂?

2. 测定溶出度时必须严格控制哪些试验条件?

3. 测定用的溶剂为什么需要脱气? 在测定中转篮底部、顶部为什么不得附有气泡?

实训八　葡萄糖酸钙注射液的含量测定

【实训目的】

1. 掌握配位滴定法测定葡萄糖酸钙注射液含量的原理与方法。
2. 熟练掌握配位滴定的技能操作和滴定终点判断。
3. 能及时正确记录试验原始数据,会计算和判定结果及书写检验报告。

【实训原理】

本品主药葡萄糖酸钙含有钙元素,能与乙二胺四乙酸二钠定量反应,可通过配位滴定法测定钙元素的含量来测定葡萄糖酸钙的含量。其主要反应式如下:

滴定前：　　　　　　　$Ca^{2+}+H_2In^- \rightleftharpoons CaIn^-+2H^+$
　　　　　　　　　　　（纯蓝色）　　　　　（紫红色）

滴定中：　　　　　　　$Ca^{2+}+H_2Y^{2-} \rightleftharpoons CaY^{2-}+2H^+$

滴定终点：　　　　　　$CaIn^-+H_2Y^{2-} \rightleftharpoons CaY^{2-}+H_2In^-$
　　　　　　　　　　　（紫红色）　　　　　（纯蓝色）

【实训内容】

1. **试药**　葡萄糖酸钙注射液样品、纯化水、氢氧化钠试液、钙紫红素指示剂、乙二胺四乙酸二钠滴定液（0.05 mol/L）等。

2. **器材**　电子天平、锥形瓶、移液管、烧杯、洗耳球、滤纸、量筒、滴定架、酸式滴定管、试剂瓶、药匙等。

3. **操作步骤**　精密量取本品适量（约相当于葡萄糖酸钙 0.5 g）,置锥形瓶中用水稀释使成 100 ml,加氢氧化钠试液 15 ml 与钙紫红素指示剂 0.1 g,用乙二胺四乙酸二钠滴定液（0.05 mol/L）滴定至溶液自紫色转变为纯蓝色。每 1 ml 乙二胺四乙酸二钠滴定液（0.05 mol/L）相当于 22.42 mg 的 $C_{12}H_{22}CaO_{14} \cdot H_2O$。

4. **计算**

$$标示量\% = \frac{V \cdot T \cdot F \cdot 10^{-3} \cdot \bar{V}}{m \cdot S} \times 100\% \qquad 式(5\text{-}3)$$

式中,V 为滴定液消耗体积(ml);T 为滴定度(mg/ml);F 为滴定液浓度校正因子;$\bar{V}$ 为标示装量(ml);m 为供试品取样量(ml);S 为标示量(g)。

【实训注意】

1. 加钙紫红素指示剂 0.1g 时,不宜加入过多,否则容易导致终点观察困难。
2. 滴定终点颜色为纯蓝色,不得有紫红色痕迹。

【实训检测】

1. 配位滴定中使用钙紫红素作为指示剂为何需加入氢氧化钠试液?

2. 如果使用铬黑 T 作为指示剂，能否测定葡萄糖酸钙中 Ca^{2+} 的含量？为何要加入氨 – 氯化铵缓冲溶液？

3. 配位滴定法通常使用乙二胺四乙酸二钠配制滴定液，为何不用乙二胺四乙酸配制？

（张志琴　方丽波）

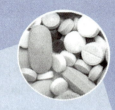

第六章

芳酸类药物的分析

>>>> 学习目标

- 掌握水杨酸类、苯甲酸类和其他芳酸类药物中典型药物的鉴别、杂质检查和含量测定原理及操作方法。
- 熟悉水杨酸类、苯甲酸类和其他芳酸类药物的结构与性质的关系。
- 了解芳酸类药物的分类方法。

思维导图

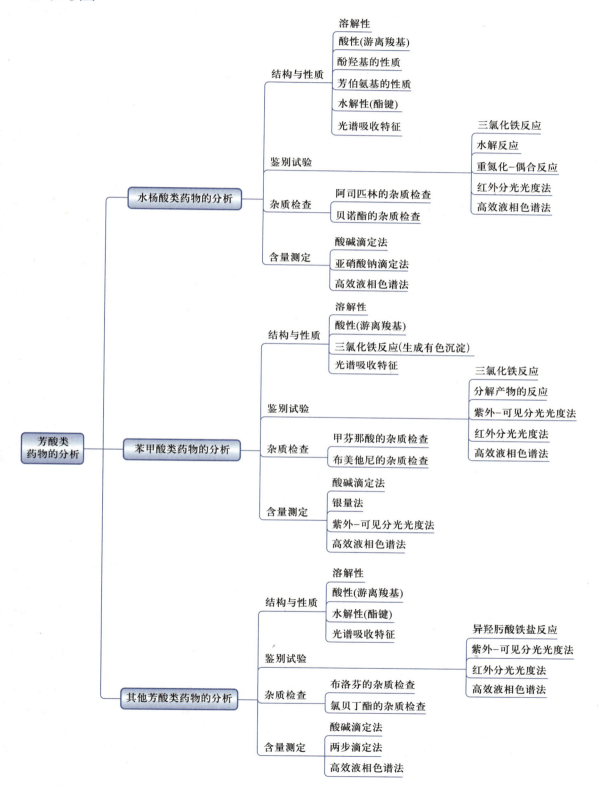

芳酸类药物是指分子结构中含有苯环和羧基的化合物,芳环上通常有取代基,羧基可以成盐或成酯键。本类药物按结构特征可分为水杨酸类、苯甲酸类和其他芳酸类三种类型。

第一节　水杨酸类药物的分析

扫一扫,
学案例

阿司匹林的
"前世今生"

《中国药典》(2020年版)收载的水杨酸类药物有水杨酸、阿司匹林、贝诺酯和对氨基水杨酸钠等。水杨酸是常用的消毒防腐药;阿司匹林和贝诺酯是常用的解热镇痛、非甾体抗炎药,小剂量的阿司匹林还具有抗血小板聚集的药理作用,用于心血管疾病的预防和治疗;对氨基水杨酸钠是常见的抗结核药。

一、结构与性质

(一)化学结构

典型药物的结构如下:

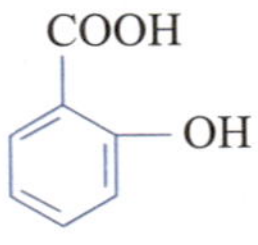

COOH
—OH

水杨酸

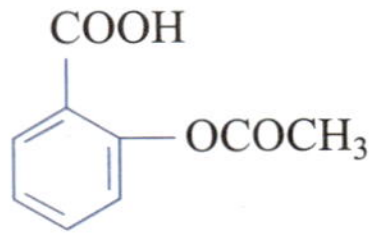

COOH
—OCOCH₃

阿司匹林

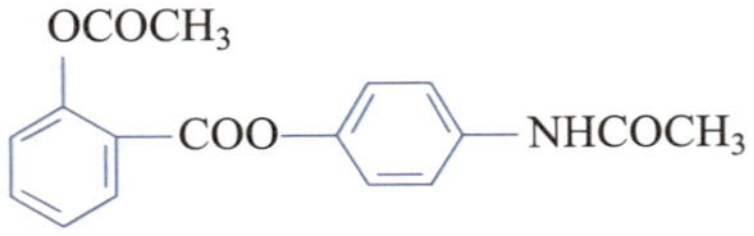

OCOCH₃
—COO——NHCOCH₃

贝诺酯

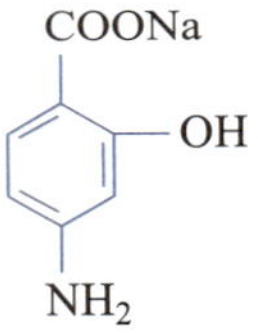

COONa
—OH
NH₂

对氨基水杨酸钠

(二)理化性质

根据结构特点,水杨酸类药物主要具有以下理化性质,可作为本类药物鉴别、检查及含量测定的依据。

1. **溶解性**　本类药物多为固体,具有一定的熔点。除对氨基水杨酸钠易溶于水外,其他药物在水中微溶或几乎不溶,能溶于乙醇、乙醚及三氯甲烷等有机溶剂。

2. **酸性**　水杨酸、阿司匹林的结构中具有游离羧基而显弱酸性,水杨酸的 pK_a 为 2.95,阿司匹林的 pK_a 为 3.49,均可与碱发生中和反应,可用氢氧化钠滴定液直接滴定测定水杨酸和阿司匹林原料药的含量。

3. **酚羟基的性质**　水杨酸、对氨基水杨酸钠具有酚羟基,阿司匹林、贝诺酯水解后能生成具有酚羟基的水杨酸,均可与三氯化铁试液反应,生成有色的配位化合物,用于鉴别。

4. **芳伯氨基的性质**　贝诺酯水解产物结构中具有芳伯氨基,在酸性溶液条件下,能与亚硝酸钠和碱性 β– 萘酚试液发生重氮化 – 偶合反应,生成有色沉淀,可用于鉴别。对氨基水杨酸钠结构中也具有芳伯氨基,可利用其与亚硝酸钠发生重氮化反应的性质,进行含量测定。

5. 水解性 阿司匹林、贝诺酯具有酯键,可发生水解反应,生成的水解产物具有特殊的性质,可用于鉴别。具有酯键结构的药物容易在生产和贮藏过程中发生水解反应而引入杂质,因此,此类药物应控制水解产生的杂质,如阿司匹林应检查游离水杨酸。

6. 光谱吸收特征 本类药物的分子结构中有共轭体系,具有紫外特征吸收,可用于鉴别和含量测定。分子结构中的苯环、羧基、羟基、酯键等特征官能团具有红外特征吸收,可用于鉴别。

> **课堂讨论** ▶▶▶
>
> 什么是共轭体系?请指出水杨酸类药物的共轭体系。

二、鉴别试验

(一)三氯化铁反应

含有酚羟基的药物在中性或弱酸性条件下(pH 4~6)与三氯化铁试液反应,生成紫堇色或紫红色配位化合物。水杨酸与三氯化铁在弱酸性条件下的反应式如下:

$$6 \begin{array}{c} COOH \\ \text{⟨⟩}-OH \end{array} + 4FeCl_3 \longrightarrow \left[\left(\begin{array}{c} COO^- \\ \text{⟨⟩}-O^- \end{array}\right)_2 Fe^{3+}\right]_3 Fe^{3+} + 12HCl$$

《中国药典》(2020 年版)采用此法对阿司匹林进行鉴别,阿司匹林结构中的酯键在加热条件下发生水解,放冷,加入三氯化铁试液,即显紫堇色。

(二)水解反应

阿司匹林分子结构中具有酯键,加碳酸钠试液加热煮沸后,生成水杨酸钠和醋酸钠,再加过量稀硫酸酸化后,析出白色的水杨酸沉淀,并产生醋酸的臭气。

$$\begin{array}{c} COOH \\ \text{⟨⟩}-OCOCH_3 \end{array} + Na_2CO_3 \xrightarrow{\triangle} \begin{array}{c} COONa \\ \text{⟨⟩}-OH \end{array} + CH_3COONa + CO_2\uparrow$$

$$2\begin{array}{c} COONa \\ \text{⟨⟩}-OH \end{array} + H_2SO_4 \longrightarrow 2\begin{array}{c} COOH \\ \text{⟨⟩}-OH \end{array}\downarrow + Na_2SO_4$$

$$2CH_3COONa + H_2SO_4 \longrightarrow 2CH_3COOH + Na_2SO_4$$

(三)重氮化 – 偶合反应

此反应为芳香第一胺类的鉴别反应,贝诺酯具有潜在的芳伯氨基,在酸性溶液中水解后生成的对氨基酚具有游离芳伯氨基,在盐酸酸性溶液中,与亚硝酸钠试液发生重氮化反应,生成的重氮盐再与碱性 β– 萘酚偶合,产生橙红色沉淀。

（四）红外分光光度法

红外吸收光谱是由分子振动、转动能级的跃迁所产生的，它比紫外吸收光谱的专属性强，目前被各国药典广泛用于化学药物的鉴别。《中国药典》(2020 年版)收载的水杨酸、阿司匹林、贝诺酯和对氨基水杨酸钠均采用红外分光光度法鉴别，其红外吸收光谱图应与对照的图谱一致。阿司匹林的红外吸收光谱图见图 6-1。

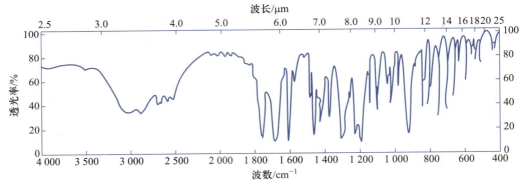

图 6-1　阿司匹林的红外吸收光谱图

（五）高效液相色谱法

如果药物采用高效液相色谱法测定含量，可通过比较含量测定项下记录的色谱图中供试品溶液主峰的保留时间与对照品是否一致来进行鉴别。如《中国药典》(2020 年版)中水杨酸软膏、阿司匹林片、阿司匹林肠溶片、阿司匹林肠溶胶囊、阿司匹林泡腾片、贝诺酯片等均采用此法鉴别。

三、杂质检查

（一）阿司匹林的杂质检查

药物杂质检查的内容主要根据药物合成及生产工艺和药物稳定性来制定。

在阿司匹林的合成过程中，经常会有未完全反应的原料、中间产物及副产物产生，在贮藏的过程中也可能产生水解产物。阿司匹林的合成工艺如下：

因此，《中国药典》(2020 年版)阿司匹林的检查项下，除检查干燥失重、炽灼残渣、重金属外，还需进行如下项目的检查：

1. **溶液的澄清度**　本项目检查利用药物与杂质溶解性的差异，检查阿司匹林在碳酸钠试液中的不溶性杂质。阿司匹林中不溶性杂质有未反应完全的酚类、水杨酸精制时温度过高发生脱羧副反应生成的苯酚,以及合成过程中副反应生成的醋酸苯酯、水杨酸苯酯和乙酰水杨酸苯酯等。这些杂质不溶于碳酸钠试液,而阿司匹林结构中有羧基,可溶解于碳酸钠试液。

检查方法:取本品 0.50 g,加温热至约 45℃ 的碳酸钠试液 10 ml 溶解后,溶液应澄清。

2. 游离水杨酸　此项杂质主要为阿司匹林生产过程中乙酰化不完全或贮藏过程中水解而产生的水杨酸。水杨酸对人体有毒性,且其分子中所含的酚羟基在空气中被逐渐氧化成一系列淡黄、红棕甚至深棕色的醌型化合物,而使阿司匹林成品变色,因而需加以控制。

检查方法:临用新制。取本品约 0.1 g,精密称定,置 10 ml 量瓶中加 1% 冰醋酸的甲醇溶液适量,振摇使溶解,并稀释至刻度,摇匀,作为供试品溶液;取水杨酸对照品约 10 mg,精密称定,置 100 ml 量瓶中,加 1% 冰醋酸的甲醇溶液适量使溶解并稀释至刻度,摇匀,精密量取 5 ml,置 50 ml 量瓶中,用 1% 冰醋酸的甲醇溶液稀释至刻度,摇匀,作为对照品溶液。照高效液相色谱法试验。以十八烷基硅烷键合硅胶为填充剂;以乙腈 – 四氢呋喃 – 冰醋酸 – 水(20:5:5:70)为流动相;检测波长为 303 nm。理论板数按水杨酸峰计算不低于 5 000,阿司匹林峰与水杨酸峰的分离度应符合要求。立即精密量取对照品溶液与供试品溶液各 10 μl,分别注入液相色谱仪,记录色谱图。供试品溶液色谱图中如有与水杨酸峰保留时间一致的色谱峰,按外标法以峰面积计算不得过 0.1%。

🔖 知识拓展

阿司匹林及其制剂中游离水杨酸的检查

通常制剂不再检查原料药项下的有关杂质,但由于阿司匹林在制剂过程中易水解生成水杨酸,故《中国药典》(2020 年版)规定阿司匹林片、阿司匹林肠溶片、阿司匹林肠溶胶囊、阿司匹林泡腾片、阿司匹林栓均按上述方法控制游离水杨酸的量,限量分别为 0.3%、1.5%、1.0%、3.0%、3.0%。

3. 易炭化物　本项目检查被硫酸炭化而呈色的低分子有机杂质。

检查方法:加 5 ml 硫酸[含 H_2SO_4 94.5%~95.5%(g/g)]于比色管中,取本品 0.5 g,分次缓慢加入硫酸中,振摇使溶解,静置 15 分钟后,与对照液(取比色用氯化钴液 0.25 ml、比色用重铬酸钾液 0.25 ml、比色用硫酸铜液 0.40 ml 加水使成 5 ml)比较,不得更深。

4. 有关物质　阿司匹林中“有关物质”系指除游离水杨酸外的合成原料苯酚及其他合成副产物,如水杨酸苯酯、醋酸苯酯、水杨酰水杨酸、水杨酸酐、乙酰水杨酸苯酯、乙酰水杨酰水杨酸及乙酰水杨酸酐等杂质。《中国药典》(2020 年版)采用高效液相色谱法中不加校正因子的主成分自身对照法进行该项检查。

检查方法:取本品约 0.1 g,置 10 ml 量瓶中,加 1% 冰醋酸的甲醇溶液适量,振摇使溶解并稀释至刻度,摇匀,作为供试品溶液;精密量取 1 ml 供试品溶液,置 200 ml 量瓶中,用 1% 冰醋酸的甲醇溶液稀释至刻度,摇匀,作为对照溶液;取水杨酸对照品约 10 mg,精密称定,置 100 ml 量瓶中,加 1% 冰醋酸的甲醇溶液适量使溶解并稀释至刻度,摇匀,精密量取 5 ml,置 50 ml 量瓶中,用 1% 冰醋酸的甲醇溶液稀释至刻度,摇匀,作为水杨酸对照品溶液;精密量取对照溶液 1 ml,置 10 ml 量瓶中,用 1% 冰醋酸的甲醇溶液稀释至刻度,摇匀,作为灵敏度试验用溶液。照高效液相色谱法试验。以十八烷基硅烷键合硅胶为填充剂;以乙腈 – 四氢呋喃 – 冰醋酸 – 水(20:5:5:70)为流动相 A,乙腈为流动相 B,按表 6-1 进行梯度洗脱;检测波长为 276 nm。阿司匹林峰的保留时间约为 8 分钟,阿司匹林峰与水杨酸峰的分离度应符合要求。灵敏度溶液色谱图中主成分峰高的信噪比应大于 10。分别精密量取供试品溶液、对照溶液、灵敏度溶液与水杨酸对照品溶液各 10 μl,注入液相色谱仪,记录色谱图。供试品溶液色谱图中如有杂质峰,除水杨酸峰外,其他各杂质峰面积的和不得大于对照溶液主峰面积(0.5%)。供试品溶液色谱图中小于灵敏度溶液主峰面积的色谱峰忽略不计。

表 6-1　阿司匹林有关物质检查项下梯度洗脱的流动相配比表

时间 / 分钟	流动相 A/%	流动相 B/%
0	100	0
60	20	80

(二)贝诺酯的杂质检查

由于贝诺酯在生产和贮藏过程中容易水解,生成对氨基酚和游离水杨酸等。因此,《中国药典》(2020 年版)中贝诺酯的检查项下,除氯化物、硫酸盐、干燥失重、炽灼残渣、重金属这五项一般杂质检查外,还需要进行对氨基酚、游离水杨酸、有关物质的检查。

1. **对氨基酚**　对氨基酚等存在不仅导致药物变色,而且对人体有毒性,需严加控制。本项检查利用对氨基酚在碱性条件下与亚硝基铁氰化钠试液反应呈色的原理进行检查。

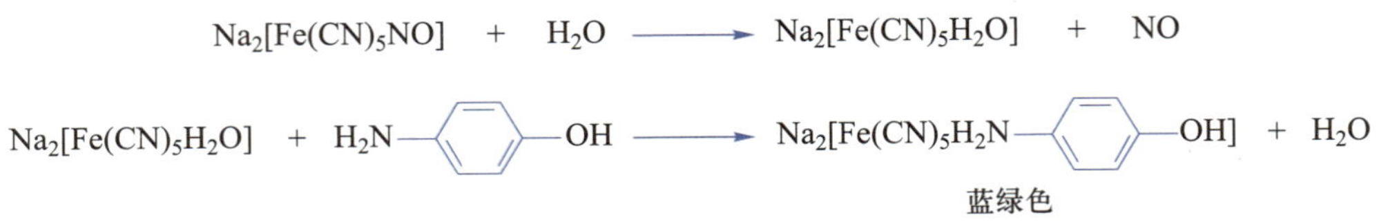

$$Na_2[Fe(CN)_5NO] + H_2O \longrightarrow Na_2[Fe(CN)_5H_2O] + NO$$

$$Na_2[Fe(CN)_5H_2O] + H_2N\!-\!\langle\;\rangle\!-\!OH \longrightarrow Na_2[Fe(CN)_5H_2N\!-\!\langle\;\rangle\!-\!OH] + H_2O$$

蓝绿色

检查方法:取本品 1.0 g,加甲醇溶液(1 → 2)20 ml,搅匀,加碱性亚硝基铁氰化钠试液 1 ml,摇匀,放置 30 分钟,不得显蓝绿色。

2. **游离水杨酸**　杂质水杨酸具有游离酚羟基,与三价铁离子反应,生成紫堇色的配位化合物,而贝诺酯结构中无游离水杨酸,不能与三价铁离子作用显色,本项目使用比色法进行检查。

检查方法:取本品 0.1 g,加乙醇 5 ml,加热溶解后,加水适量,摇匀,滤入 50 ml 比色管中,加水使成 50 ml,立即加新制的稀硫酸铁铵溶液(取 1 mol/L 盐酸溶液 1 ml,加硫酸铁铵指示液 2 ml,再加水适量使成 100 ml)1 ml,摇匀,30 秒内如显色,与对照液(精密称取水杨酸 0.1 g,置 1 000 ml 量瓶中,加水溶解后,加冰醋酸 1 ml,摇匀,再加水适量至刻度,摇匀,精密量取 1 ml,加乙醇 5 ml 与水 44 ml,再加上述新制的稀硫酸铁铵溶液

1 ml,摇匀)比较,不得更深(0.1%)。

1 ml,摇匀)比较,不得更深(0.1%)。

课堂讨论 ▶▶▶

　　贝诺酯中游离水杨酸限量怎么计算?

　　3. 有关物质　《中国药典》(2020 年版)采用高效液相色谱法中不加校正因子的主成分自身对照法检查贝诺酯中的有关物质。

　　检查方法:临用新制。取本品,加甲醇溶解并稀释制成每 1 ml 中含 0.4 mg 的溶液,摇匀,作为供试品溶液;精密量取供试品溶液 1 ml,置 100 ml 量瓶中,用甲醇稀释至刻度,摇匀,作为对照溶液;另取对乙酰氨基酚对照品适量,精密称定,加甲醇溶解并定量稀释制成每 1 ml 中约含 10 μg 的溶液,作为对照品溶液。照高效液相色谱法试验。以十八烷基硅烷键合硅胶为填充剂;以水(用磷酸调节 pH 至 3.5)- 甲醇(44∶56)为流动相;检测波长为 240 nm。系统适用性要求:理论板数按贝诺酯计算不低于 3 000,贝诺酯峰与相邻杂质峰之间的分离度应符合要求。精密量取供试品溶液、对照溶液与对照品溶液各 10 μl,分别注入液相色谱仪,记录色谱图至主成分峰保留时间的 2.5 倍,供试品溶液色谱图中如有与对照品溶液主成分峰保留时间一致的色谱峰,其峰面积不得大于对照溶液主峰面积的 0.1 倍(0.1%),其他单个杂质峰面积不得大于对照溶液主峰面积的 0.5 倍(0.5%),各杂质峰面积的和不得大于对照溶液主峰面积(1.0%)。

四、含量测定

(一) 酸碱滴定法

　　水杨酸和阿司匹林结构中具有羧基,可与氢氧化钠发生酸碱中和反应,《中国药典》(2020 年版)采用此法测定水杨酸和阿司匹林的含量。阿司匹林含量测定的反应方程式如下:

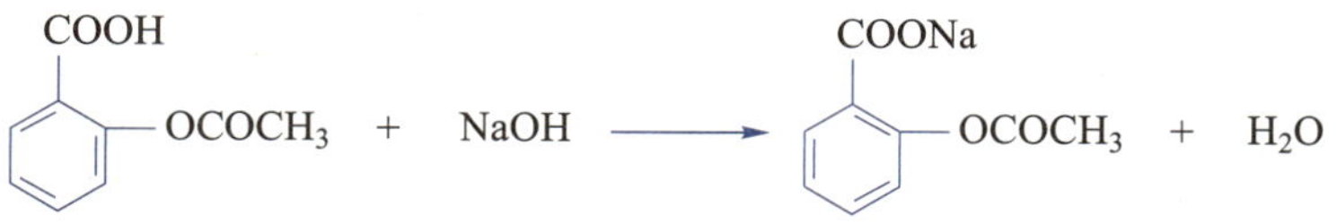

$$\text{COOH—C}_6\text{H}_4\text{—OCOCH}_3 + \text{NaOH} \longrightarrow \text{COONa—C}_6\text{H}_4\text{—OCOCH}_3 + \text{H}_2\text{O}$$

　　《中国药典》(2020 年版)中阿司匹林的含量测定方法为:取本品约 0.4 g,精密称定,加中性乙醇(对酚酞指示液显中性)20 ml 溶解后,加酚酞指示液 3 滴,用氢氧化钠滴定液(0.1 mol/L)滴定至溶液显粉红色,30 秒不褪,即为终点。每 1 ml 氢氧化钠滴定液(0.1 mol/L)相当于 18.02 mg 的 $C_9H_8O_4$。按干燥品计算,含 $C_9H_8O_4$ 不得少于 99.5%。

课堂讨论 ▶▶▶

　　滴定操作中为了防止阿司匹林酯键的水解,使测定结果偏高,应注意哪些因素?

扫一扫，
学操作

阿司匹林片
的质量分析
（一）

扫一扫，
学操作

阿司匹林片
的质量分析
（二）

【实例分析】阿司匹林的含量测定

精密称取阿司匹林供试品（干燥失重为 0.3%）0.403 2 g、0.401 9 g，加中性乙醇 20 ml 溶解后，加酚酞指示液 3 滴，用氢氧化钠滴定液（0.100 5 mol/L）滴定至终点，分别消耗氢氧化钠滴定液 22.11 ml、22.03 ml，每 1 ml 氢氧化钠滴定液（0.1 mol/L）相当于 18.02 mg 的 $C_9H_8O_4$。求阿司匹林的百分含量，并判断该批产品的含量是否符合规定。

$$阿司匹林含量_1\% = \frac{18.02 \times 22.11 \times \frac{0.100\ 5}{0.1}}{0.403\ 2 \times (1-0.3\%) \times 1\ 000} \times 100\% = 99.61\%$$

$$阿司匹林含量_2\% = \frac{18.02 \times 22.03 \times \frac{0.100\ 5}{0.1}}{0.401\ 9 \times (1-0.3\%) \times 1\ 000} \times 100\% = 99.57\%$$

$$含量平均值 = \frac{99.61\% + 99.57\%}{2} = 99.59\%$$

结论：该批产品的含量为 99.59%，修约为 99.6%，符合规定。

技能赛点 ▶▶▶

1. 酸碱滴定的实验操作、数据记录及结果判定。
2. 滴定管的正确清洗、装液、读数。

（二）亚硝酸钠滴定法

对氨基水杨酸钠具有芳伯氨基，在盐酸条件下，与亚硝酸钠定量地发生重氮化反应，生成重氮盐，以永停法指示终点，测定含量。

扫一扫，
链拓展

亚硝酸钠
滴定法

《中国药典》（2020 年版）中对氨基水杨酸钠的含量测定方法为：取本品约 0.15 g，精密称定，加水 20 ml 溶解后，加 50% 溴化钠溶液 10 ml 与冰醋酸 25 ml，照电位滴定法，快速加入亚硝酸钠滴定液（0.1 mol/L）5 ml 后，继续用该滴定液滴定至终点。每 1 ml 亚硝酸钠滴定液（0.1 mol/L）相当于 17.52 mg 的 $C_7H_6NNaO_3$。按无水物计算，含 $C_7H_6NNaO_3$ 不得少于 98.0%。

（三）高效液相色谱法

为了消除原料和制剂中杂质、辅料等对结果的干扰，《中国药典》（2020 年版）采用高效液相色谱法测定水杨酸制剂、阿司匹林制剂、贝诺酯及贝诺酯制剂、对氨基水杨酸钠制剂等药物的含量。

《中国药典》（2020 年版）中贝诺酯的含量测定方法为：

色谱条件与系统适用性要求：以十八烷基硅烷键合硅胶为填充剂；以水（用磷酸调节 pH 至 3.5）– 甲醇（44∶56）为流动相；检测波长为 240 nm。理论板数按贝诺酯峰计算不低于 3 000，贝诺酯峰与相邻杂质峰之间的分离度应符合要求。

测定法：取本品，精密称定，加甲醇溶解并定量稀释制成每 1 ml 中约含 0.4 mg 的溶液，摇匀，精密量取 10 μl 注入液相色谱仪，记录色谱图；另取贝诺酯对照品，同法测定。按外标法以峰面积计算，即得。按干燥品计算，含 $C_{17}H_{15}NO_5$ 应为 99.0%~102.0%。

第二节　苯甲酸类药物的分析

《中国药典》(2020年版)收载的本类药物有苯甲酸及其钠盐、甲芬那酸、丙磺舒、泛影酸及布美他尼等药物及其制剂。苯甲酸是常用的消毒防腐药,苯甲酸钠是作抑菌剂使用的药用辅料,甲芬那酸为解热镇痛、非甾体抗炎药,丙磺舒为抗痛风药,泛影酸为诊断用药,布美他尼为利尿药。

一、结构与性质

(一)化学结构

典型药物的结构如下:

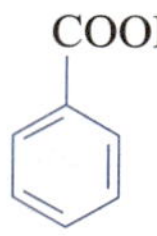

苯甲酸 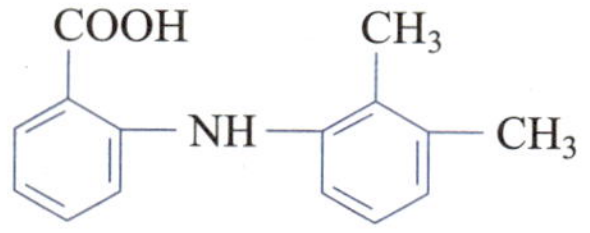　　　　甲芬那酸 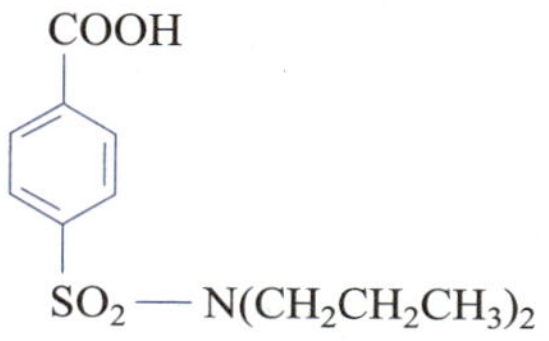　　　　丙磺舒

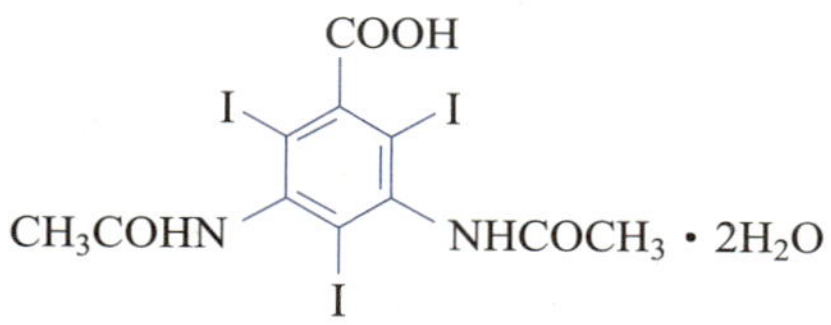

泛影酸 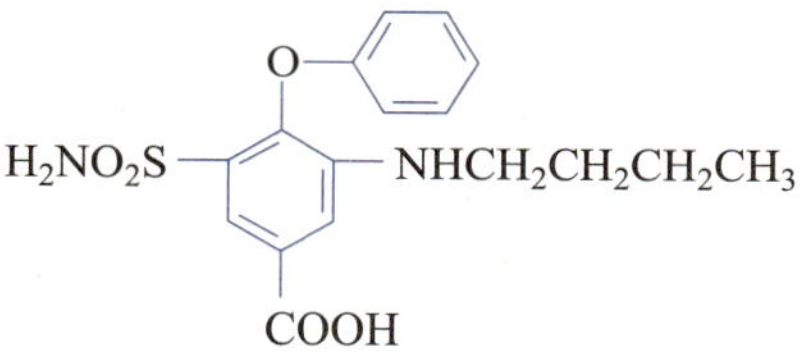　　　　布美他尼

(二)理化性质

苯甲酸类药物的以下理化性质可作为本类药物鉴别、检查及含量测定的依据。

1. **溶解性**　本类药物多易溶于乙醇、三氯甲烷和乙醚等有机溶剂,除苯甲酸钠在水中易溶外,其他同类药物在水中微溶或几乎不溶;丙磺舒、甲芬那酸在乙醇、乙醚、氯仿等有机溶剂中略溶、微溶或难溶,但均溶于氢氧化钠溶液。

2. **酸性**　因结构中具有游离羧基,苯甲酸、甲芬那酸、布美他尼等均具有弱酸性,可用酸碱滴定法测定其含量。苯甲酸类药物的 pK_a 在3~6,可与碱成盐。

3. **三氯化铁反应**　此类药物大多数可与三氯化铁试液作用,生成带有特殊颜色的铁盐沉淀,可用于鉴别。

4. **光谱吸收特征**　本类药物分子结构中都具有苯环,在紫外光区有特征吸收,可利用该性质进行鉴别和含量测定。分子中具有苯环等特征官能团,可用红外分光光度法鉴别。

二、鉴别试验

(一)三氯化铁反应

苯甲酸的碱性水溶液或苯甲酸钠的中性溶液与三氯化铁试液反应,生成碱式苯甲酸铁盐的赭色沉淀。

$$7 \text{(COONa-}C_6H_5) + 3FeCl_3 + 2OH^- \longrightarrow \left[\text{(COO-}C_6H_5)\right]_6 Fe_3(OH)_2 \, OOC\text{-}C_6H_5 \downarrow + 7NaCl + 2Cl^-$$

赭色

丙磺舒加少量氢氧化钠试液生成钠盐后，在 pH 为 5.0~6.0 的水溶液中与三氯化铁试液反应，生成米黄色铁盐沉淀。

$$3 \left[\begin{array}{c} COOH \\ \text{(} \\ SO_2-N(CH_2CH_2CH_3)_2 \end{array}\right] + FeCl_3 \longrightarrow \left[\begin{array}{c} COO \\ \text{(} \\ SO_2-N(CH_2CH_2CH_3)_2 \end{array}\right]_3 Fe\downarrow + 3NaCl$$

米黄色

《中国药典》(2020 年版)采用此法对苯甲酸、丙磺舒及其片剂进行鉴别。

(二) 分解产物的反应

丙磺舒为含硫药物，与氢氧化钠熔融时分解生成亚硫酸钠，被氧化成硫酸钠，盐酸酸化后，可与氯化钡试液反应生成硫酸钡沉淀。《中国药典》(2020 年版)采用此法对丙磺舒及其片剂进行鉴别。

$$\begin{array}{c} COOH \\ \text{(} \\ O_2S-N(CH_2CH_2CH_3)_2 \end{array} \xrightarrow[\triangle]{NaOH} Na_2SO_3 \xrightarrow{[O]} Na_2SO_4$$

泛影酸为有机碘化物，加热破坏后分解生成碘蒸气，可供鉴别。《中国药典》(2020 年版)中收载的泛影酸鉴别方法：取本品约 10 mg，置坩埚中，小火加热，即产生紫色的碘蒸气。

(三) 紫外－可见分光光度法

丙磺舒和甲芬那酸在紫外光区有特征吸收，《中国药典》(2020 年版)采用测定样品溶液最大吸收波长和对应波长位置吸光度的方法对丙磺舒及其片剂、甲芬那酸及其片剂和胶囊剂等进行鉴别。如鉴别甲芬那酸：取本品，加 1 mol/L 盐酸溶液－甲醇(1:99)混合液溶解并稀释制成每 1 ml 中含 20 μg 的溶液，照紫外－可见分光光度法测定，在 279 nm 与 350 nm 的波长处有最大吸收，其吸光度分别为 0.69~0.74 与 0.56~0.60。

(四) 红外分光光度法

《中国药典》(2020 年版)中采用红外分光光度法对苯甲酸、丙磺舒、泛影酸、甲芬那酸、布美他尼等进行鉴别。丙磺舒的红外吸收光谱图见图 6–2。

(五) 高效液相色谱法

在《中国药典》(2020 年版)中，甲芬那酸片、甲芬那酸胶囊、布美他尼片和布美他尼注射液等制剂采用高效液相色谱法,通过对比供试品溶液主峰的保留时间与对照品溶液主峰的保留时间是否一致来进行鉴别。

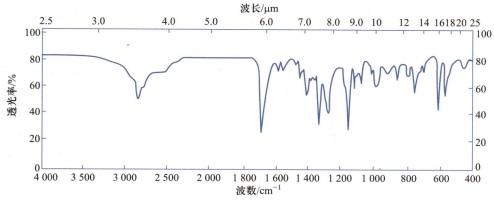

图 6-2　丙磺舒的红外吸收光谱图

三、杂质检查

(一)甲芬那酸的杂质检查

甲芬那酸主要以邻氯苯甲酸和 2,3– 二甲基苯胺为原料,在铜的催化下缩合而成,反应方程式如下:

《中国药典》(2020 年版)中,甲芬那酸除检查干燥失重、炽灼残渣和重金属外,还需检查铜、有关物质和 2,3– 二甲基苯胺。

1. **铜**　将样品置石英坩埚中,加硫酸湿润,炽灼灰化完全后,用 0.1 mol/L 硝酸溶液溶解后,采用原子吸收分光光度法测定,限量为 0.001%。

2. **有关物质**　《中国药典》(2020 年版)采用高效液相色谱法中不加校正因子的主成分自身对照法检查甲芬那酸中的有关物质。

取本品适量,加流动相溶解并稀释制成每 1 ml 中约含 1 mg 的溶液,作为供试品溶液;精密取供试品溶液适量,加流动相溶解并稀释制成每 1 ml 中约含 5 μg 的溶液,作为对照溶液。照高效液相色谱法测定。以十八烷基硅烷键合硅胶为填充剂;以 0.05 mol/L 磷酸二氢铵溶液(用氨试液调节 pH 至 5.0)– 乙腈 – 四氢呋喃(40∶46∶14)为流动相;检测波长为 254 nm。理论板数按甲芬那酸峰计算不低于 5 000。精密量取对照溶液与供试品溶液各 10 μl,分别注入液相色谱仪,记录色谱图至主成分峰保留时间的 2.5 倍。供试品溶液色谱图中如有杂质峰,单个杂质峰面积不得大于对照溶液主峰面积的 0.2 倍(0.1%),各杂质峰面积的和不得大于对照溶液主峰面积(0.5%)。

3. **2,3– 二甲基苯胺**　《中国药典》(2020 年版)采用气相色谱法的外标法检查甲芬那酸中的 2,3– 二甲基苯胺。

取本品适量,精密称定,加二氯甲烷 – 甲醇(3∶1)溶液溶解并定量稀释制成每 1 ml 中约含 25 mg 的溶液,作为供试品溶液;另取 2,3– 二甲基苯胺适量,精密称定,加二氯甲烷 – 甲醇(3∶1)溶解并定量稀释制成每 1 ml 中约含 2.5 μg 的溶液,作为对照品溶液。照气相色谱法测定。以聚乙二醇(PEG–20M)为固定液的毛细管柱为色谱柱;对照品溶液采用恒温 150℃,供试品溶液采用程序升温,起始温度为 150℃,维持至 2,3– 二甲基苯胺峰出峰后,以每分钟 70℃ 的速率升温至 220℃,维持 20 分钟;进样口温度为 250℃;检测器温度为 260℃。精密量取对照品溶液与供试品溶液各 1 μl,分别注入气相色谱仪,记录色谱图。供试品溶液中如有与 2,3– 二甲基苯胺保留时间一致的色谱峰,其峰面积不得大于对照品溶液中 2,3– 二甲基苯胺峰面积(0.01%)。

(二)布美他尼的杂质检查

在《中国药典》(2020 年版)中,布美他尼需要检查的杂质有碱性溶液的澄清度与颜色、氯化物、芳香第一胺、有关物质、干燥失重、炽灼残渣、重金属、砷盐。

1. 芳香第一胺   取本品 40 mg,精密称定,置 10 ml 量瓶中,加乙醇溶解并稀释至刻度,摇匀,精密量取 1 ml,置 10 ml 量瓶中,加盐酸溶液(9 → 100)3 ml 与 4% 亚硝酸钠溶液 0.5 ml,摇匀,放置 2 分钟,用 10% 氨基磺酸铵溶液 1 ml,摇匀,放置 5 分钟,加 2% 二盐酸萘基乙二胺的稀乙醇溶液 0.5 ml,摇匀,放置 2 分钟,用水稀释至刻度,摇匀,照紫外 – 可见分光光度法,在 518 nm 的波长处测定吸光度,不得大于 0.19。

课堂讨论 ▶▶▶

布美他尼中进行芳香第一胺杂质检查的原理是什么?

---

2. 有关物质   布美他尼的有关物质主要是在生产过程中可能引入的起始原料、中间体、副产物,以及在贮藏过程中产生的降解产物。《中国药典》(2020 年版)采用高效液相色谱法中不加校正因子的主成分自身对照法检查布美他尼中的有关物质。

取本品约 12.5 mg,精密称定,置 50 ml 量瓶中,用流动相溶解并稀释至刻度,摇匀,作为供试品溶液;精密量取供试品溶液适量,用流动相定量稀释制成每 1 ml 中含 0.5 μg 的溶液,作为对照溶液。照高效液相色谱法测定。以十八烷基硅烷键合硅胶为填充剂,以甲醇 –0.1% 三氟乙酸溶液(58∶42)为流动相,检测波长为 220 nm。理论板数按布美他尼峰计算不低于 3 000,布美他尼峰与相邻杂质峰的分离度应符合要求。精密量取供试品溶液与对照溶液各 20 μl,分别注入液相色谱仪,记录色谱图至主成分峰保留时间的 3 倍,供试品溶液色谱图中如有杂质峰,单个杂质峰面积不得大于对照溶液主峰面积(0.2%),各杂质峰面积的和不得大于对照溶液主峰面积的 2 倍(0.4%)。

四、含量测定

(一)酸碱滴定法

苯甲酸、甲芬那酸、布美他尼结构中具有羧基,可与氢氧化钠滴定液发生中和反应,《中国药典》(2020 年版)采用此法测定苯甲酸、甲芬那酸和布美他尼等药物的含量。苯甲酸含量测定的反应方程式如下:

$$COOH + NaOH \longrightarrow COONa + H_2O$$

《中国药典》(2020 年版)中苯甲酸的含量测定方法为:取本品约 0.25 g,精密称定,加中性稀乙醇(对酚酞指示液显中性)25 ml 溶解后,加酚酞指示液 3 滴,用氢氧化钠滴定液(0.1 mol/L)滴定。每 1 ml 氢氧化钠滴定液(0.1 mol/L)相当于 12.21 mg 的 $C_7H_6O_2$。本品含 $C_7H_6O_2$ 不得少于 99.0%。

课堂讨论 ▶▶▶

在《中国药典》(2020 年版)中,中性稀乙醇的配制方法是怎样的?

(二) 银量法

泛影酸为有机碘化物,碘原子结合在苯环上,比较牢固,需要在碱性溶液中用锌粉还原,使碳卤键断裂,形成无机卤化物,再使用银量法测定含量。

《中国药典》(2020 年版)中泛影酸的含量测定方法:取本品约 0.4 g,精密称定,加氢氧化钠试液 30 ml 与锌粉 1.0 g,加热回流 30 分钟,放冷,冷凝管用少量水洗涤,滤过,烧瓶与滤器用水洗涤 3 次,每次 15 ml,合并洗液与滤液,加冰醋酸 5 ml 与曙红钠指示液 5 滴,用硝酸银滴定液(0.1 mol/L)滴定。每 1 ml 硝酸银滴定液(0.1 mol/L)相当于 20.46 mg 的 $C_{11}H_9I_3N_2O_4$。按干燥品计算,含 $C_{11}H_9I_3N_2O_4$ 不得少于 98.5%。

课堂讨论 ▶▶▶

什么是吸附指示剂法?该方法的测定原理是什么?

(三) 紫外－可见分光光度法

丙磺舒在紫外光区有特征吸收,《中国药典》(2020 年版)采用吸收系数法测定丙磺舒片的含量。由于片粉中含有不溶性辅料,会干扰测定,需过滤除去辅料,消除干扰。

《中国药典》(2020 年版)中丙磺舒片的含量测定方法:取本品 10 片,精密称定,研细,精密称取适量(约相当于丙磺舒 60 mg),置 200 ml 量瓶中,加乙醇 150 ml 与盐酸溶液(9→100)4 ml,置 70℃水浴上加热 30 分钟,放冷,用乙醇稀释至刻度,摇匀,滤过,精密量取续滤液 5 ml,置 100 ml 量瓶中,加盐酸溶液(9→100)2 ml,用乙醇稀释至刻度,摇匀,照紫外－可见分光光度法,在 249 nm 的波长处测定吸光度,按 $C_{13}H_{19}NO_4S$ 的吸收系数($E_{1cm}^{1\%}$)为 338 计算,即得。本品含丙磺舒($C_{13}H_{19}NO_4S$)应为标示量的 95.0%~105.0%。

(四) 高效液相色谱法

《中国药典》(2020 年版)以高效液相色谱法测定丙磺舒、甲芬那酸片、甲芬那酸胶囊、布美他尼片和布美他尼注射液等苯甲酸类药物的含量。以丙磺舒为例,采用高效液相色谱法中的外标法测定含量。

色谱条件与系统适用性要求:以十八烷基硅烷键合硅胶为填充剂;以 0.05 mol/L 磷酸二氢钠(加 1% 冰醋酸,用磷酸调节 pH 至 3.0)– 乙腈(50∶50)为流动相;检测波长为 245 nm。理论板数按丙磺舒峰计算不低于 3 000。

测定法:取本品适量,精密称定,加流动相溶解并定量稀释制成每 1 ml 中含 60 μg 的溶液,精密量取 20 μl,注入液相色谱仪,记录色谱图;另取丙磺舒对照品,同法测定。按外标法以峰面积计算,即得。按干燥品计算,含 $C_{13}H_{19}NO_4S$ 应为 98.0%~102.0%。

第三节   其他芳酸类药物的分析

《中国药典》(2020 年版)收载的本类药物有布洛芬、氯贝丁酯、酮洛芬、萘普生等药物及其制剂。布洛芬、萘普生和酮洛芬是常用的解热镇痛、非甾体抗炎药,氯贝丁酯为降血脂药。

一、结构与性质

(一)化学结构
典型药物的结构如下:

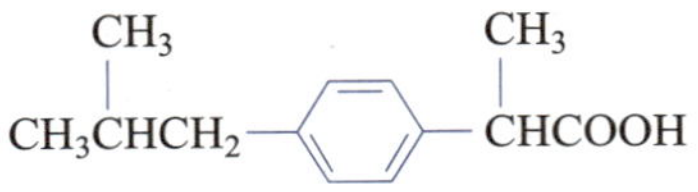

布洛芬 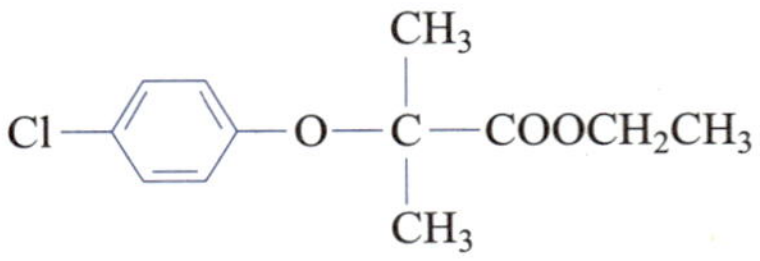   氯贝丁酯

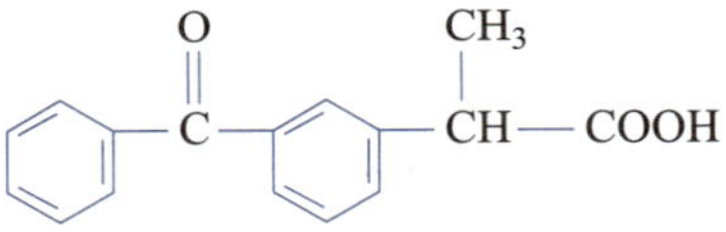

酮洛芬 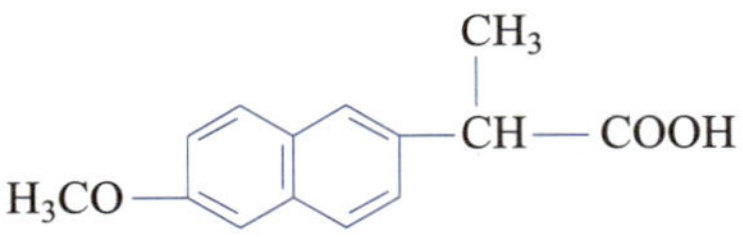   萘普生

(二)理化性质

1. 溶解性   氯贝丁酯为无色至黄色的澄清油状液体,有特臭。布洛芬、酮洛芬和萘普生为白色或类白色结晶或结晶性粉末。本类药物在水中几乎不溶,在乙醇、三氯甲烷等有机溶剂中易溶。

2. 酸性   布洛芬、酮洛芬和萘普生等具有游离羧基,具有弱酸性,可采用酸碱滴定法测定含量。

3. 水解性   氯贝丁酯结构中具有酯键,易水解,可利用此性质进行鉴别和含量测定。

4. 光谱吸收特征   药物分子结构中都具有苯环和特征官能团,可利用光谱吸收特征进行鉴别和含量测定。

二、鉴别试验

(一)异羟肟酸铁盐反应
氯贝丁酯分子中含有酯键,经碱水解后与盐酸羟胺作用生成异羟肟酸盐,在弱酸性

条件下,与三氯化铁反应生成紫色异羟肟酸铁。反应原理如下:

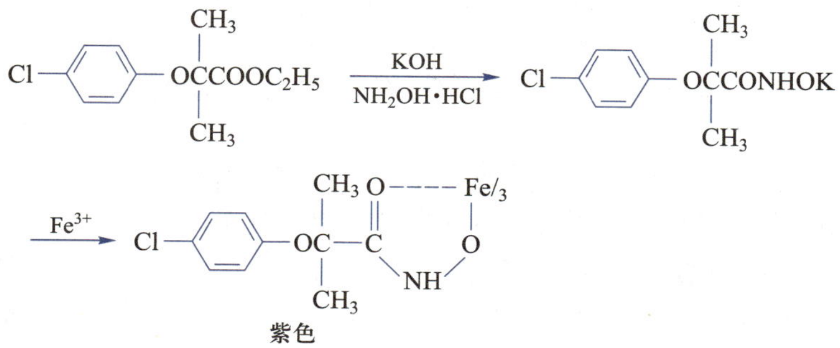

(二)紫外 – 可见分光光度法

本类药物在紫外光区有特征吸收,《中国药典》(2020 年版)普遍采用该法对酮洛芬制剂、氯贝丁酯、布洛芬和萘普生的原料药及制剂进行鉴别。如鉴别布洛芬口服溶液:取本品 20 ml,用 1 mol/L 盐酸溶液调节 pH 至 2.0,滤过,用少量水洗涤残渣,晾干。取残渣约 25 mg,置 100 ml 量瓶中,加 0.4% 氢氧化钠溶液溶解并稀释至刻度,摇匀,照紫外 – 可见分光光度法测定,在 265 nm 与 273 nm 的波长处有最大吸收,在 245 nm 与 271 nm 的波长处有最小吸收,在 259 nm 的波长处有一肩峰。

(三)红外分光光度法

《中国药典》(2020 年版)中采用红外分光光度法对布洛芬及布洛芬片和胶囊、氯贝丁酯、酮洛芬、萘普生及萘普生片和胶囊等进行鉴别。

(四)高效液相色谱法

在《中国药典》(2020 年版)中,布洛芬制剂、萘普生制剂等采用高效液相色谱法,通过对比供试品溶液主峰的保留时间与对照品溶液主峰的保留时间是否一致来进行鉴别。

三、杂质检查

(一)布洛芬的杂质检查

在《中国药典》(2020 年版)中,布洛芬需要检查的杂质有氯化物、有关物质、干燥失重、炽灼残渣和重金属。

布洛芬的有关物质主要是在生产过程中可能引入的异丁苯乙酮、异丁苯乙醇和 2–(4– 异丁苯基)–2– 羟基丙酸等,《中国药典》(2020 年版)采用薄层色谱法中的自身稀释对照法进行检查。

取本品,用三氯甲烷制成每 1 ml 中含有 100 mg 的溶液,作为供试品溶液。精密量取供试品溶液适量,用三氯甲烷定量稀释制成每 1 ml 中含 1 mg 的溶液,作为对照溶液。照薄层色谱法试验,吸取上述两种溶液各 5 μl,分别点于同一硅胶 G 薄层板上,以正己烷 – 乙酸乙酯 – 冰醋酸(15:5:1)为展开剂,展开,晾干,喷以 1% 高锰酸钾的稀硫酸溶液,在 120℃加热 20 分钟,置紫外灯(365 nm)下检视。供试品溶液如显杂质斑点,与对照溶液的主斑点比较,不得更深。

(二)氯贝丁酯的杂质检查

氯贝丁酯中可能存在起始原料对氯酚,合成中间体对氯苯氧异丁酸,放置过程中也可能分解生成对氯苯氧异丁酸等。

在《中国药典》(2020年版)中,氯贝丁酯需要检查的杂质有酸度、对氯酚、挥发性杂质。

1. **酸度**　取本品 2.0 g,加中性乙醇(对酚酞指示液显中性)10 ml 溶解后,加酚酞指示液数滴与氢氧化钠滴定液(0.1 mol/L)0.15 ml,应显粉红色。

2. **对氯酚**　采用杂质对照品比较法进行检查,对氯酚结构中含有游离的酚羟基,可与氢氧化钠溶液反应生成水溶性钠盐,酸化后用三氯甲烷提取,作为供试品溶液。具体方法如下:取本品约 10 g,精密称定,加氢氧化钠试液 20 ml,振摇提取,分取下层液,用水 5 ml 振摇洗涤后,留作挥发性物质检查用。上述水洗液并入碱性提取液中,用三氯甲烷振摇洗涤 2 次,每次 5 ml,弃去三氯甲烷液,加稀盐酸使成酸性,用三氯甲烷提取2 次,每次 5 ml,合并三氯甲烷提取液,并加三氯甲烷稀释成 10 ml,作为供试品溶液;另取 0.002 5% 对氯酚的三氯甲烷溶液作为对照品溶液。照气相色谱法,用 2 m 玻璃色谱柱,以甲基硅橡胶(SE-30)为固定液,涂布浓度为 5%,在柱温 160℃测定,含对氯酚不得过 0.002 5%。

3. **挥发性杂质**　照气相色谱法测定,照对氯酚检查项下的色谱条件。取对氯酚检查项下经碱液洗涤后的本品适量,经无水硫酸钠干燥,作为供试品溶液;称取供试品适量,用三氯甲烷稀释制成每 1 ml 中约含 10 mg 的溶液作为预试溶液,取预试溶液适量,注入气相色谱仪,调节检测灵敏度或进样量使仪器适合测定;取供试品溶液注入气相色谱仪,记录色谱图至主成分峰保留时间的 2 倍。供试品溶液色谱图中如有杂质峰,按面积归一化法计算,各杂质峰面积的和不得大于总峰面积的 5‰。

四、含量测定

(一)酸碱滴定法

布洛芬、酮洛芬、萘普生结构中具有羧基,可与氢氧化钠反应。《中国药典》(2020年版)采用酸碱滴定法测定布洛芬、酮洛芬、萘普生等药物的含量。以布洛芬为例,取本品约 0.5 g,精密称定,加中性乙醇(对酚酞指示液显中性)50 ml 溶解后,加酚酞指示液3 滴,用氢氧化钠滴定液(0.1 mol/L)滴定。每 1 ml 氢氧化钠滴定液(0.1 mol/L)相当于 20.63 mg 的 $C_{13}H_{18}O_2$。按干燥品计算,含 $C_{13}H_{18}O_2$ 不得少于 98.5%。

(二)两步滴定法

《中国药典》(2020年版)采用两步滴定法测定氯贝丁酯及其胶囊的含量。

氯贝丁酯的含量测定方法为:取本品 2 g,精密称定,置锥形瓶中,加中性乙醇(对酚酞指示液显中性)10 ml 与酚酞指示液数滴,滴加氢氧化钠滴定液(0.1 mol/L)至显粉红色,再精密加氢氧化钠滴定液(0.5 mol/L)20 ml,加热回流 1 小时至油珠完全消失,放冷,用新沸过的冷水洗涤冷凝管,洗液并入锥形瓶中,加酚酞指示液数滴,用盐酸滴定液(0.5 mol/L)滴定,并将滴定的结果用空白试验校正。每 1 ml 氢氧化钠滴定液(0.5 mol/L)相当于121.4 mg 的 $C_{12}H_{15}ClO_3$。本品含 $C_{12}H_{15}ClO_3$ 不得少于98.5%。

为了消除酸性杂质的干扰,在加热水解前,滴加氢氧化钠滴定液(0.1 mol/L)至显粉红色,然后精密加入氢氧化钠滴定液(0.5 mol/L)20 ml,加热回流使氯贝丁酯的酯键充分完全水解,剩余的氢氧化钠再用盐酸滴定液(0.5 mol/L)滴定。

(三)高效液相色谱法

《中国药典》(2020 年版)以高效液相色谱法测定布洛芬、酮洛芬和萘普生制剂的含量。以萘普生栓为例,采用高效液相色谱法中的外标法测定含量。

色谱条件与系统适用性要求:以十八烷基硅烷键合硅胶为填充剂;以甲醇–0.01 mol/L 磷酸二氢钾溶液(75:25),用磷酸调节 pH 至 3.0 为流动相;检测波长为272 nm。理论板数按萘普生峰计算不低于 2 000,萘普生峰与相邻杂质峰间的分离度应符合要求。

测定法:取供试品 10 粒,精密称定,在水浴上熔化,在不断搅拌下放冷,精密称取适量(约相当于萘普生 0.2 g),置 100 ml 量瓶中,加甲醇 70 ml,置 50~60℃水浴上振摇使萘普生溶解,保持 10 分钟后取出,放冷,用甲醇稀释至刻度,摇匀。再放入冰箱中冷冻(–18℃)1 小时后立即滤过,精密量取放冷的续滤液 2 ml,置 200 ml 量瓶中,用流动相稀释至刻度,摇匀,作为供试品溶液,精密量取 20 μl 注入液相色谱仪,记录色谱图。另取萘普生对照品,精密称定,加流动相溶解并定量稀释成每 1 ml 中含 20 μg 的溶液,同法测定。按外标法以峰面积计算,即得。本品含 $C_{14}H_{14}O_3$ 应为标示量的 90.0%~110.0%。

考证聚焦　>>>>

一、填空题

1. 鉴别水杨酸及其盐类,最常用的试液是_____。
2. 贝诺酯的含量测定方法为_____。
3. 泛影酸的含量测定方法为_____。

二、简答题

1. 试述苯甲酸类药物的结构与分析方法的关系。
2. 试述《中国药典》(2020 年版)中采用亚硝酸钠法测定对氨基水杨酸钠含量的原理。

三、计算题

氯贝丁酯的含量测定:取本品 2 g,精密称定(2.062 7 g),置锥形瓶中,加中性乙醇(对酚酞指示液显中性)10 ml 与酚酞指示液数滴,滴加氢氧化钠滴定液(0.1 mol/L)至显粉红色,再精密加氢氧化钠滴定液(0.5 mol/L)20 ml,加热回流 1 小时至油珠完全消失,放冷,用新沸过的冷水洗涤冷凝管,洗液并入锥形瓶中,加酚酞指示液数滴,用盐酸滴定液(0.5 mol/L,F=0.992)滴定(消耗 3.38 ml),并将滴定的结果用空白试验校正(消耗 20.39 ml)。每 1 ml 氢氧化钠滴定液(0.5 mol/L)相当于 121.4 mg 的 $C_{12}H_{15}ClO_3$,计算氯贝丁酯的含量。

扫一扫,
练一练

第六章
在线测试

(刘筱琴)

实训九　水杨酸的含量测定

【实训目的】

1. 掌握酸碱滴定法测定水杨酸含量的原理。
2. 掌握酸碱滴定法的操作和计算,能正确判断滴定终点。
3. 熟悉原始数据的记录和检验报告的书写。

【实训原理】

水杨酸结构中具有游离羧基,显弱酸性,可以与氢氧化钠发生酸碱中和反应,根据消耗氢氧化钠滴定液的体积,计算水杨酸的含量。

【实训内容】

1. 试药　水杨酸样品、乙醇、酚酞指示剂、氢氧化钠滴定液(0.1 mol/L)、蒸馏水。
2. 器材　分析天平、锥形瓶 2 个、50 ml 碱式滴定管 1 支、25 ml 量筒 1 个。
3. 操作步骤

(1) 中性稀乙醇的配制:取 95% 乙醇 529 ml,加水稀释至 1 000 ml,摇匀,即得稀乙醇。向稀乙醇中加入酚酞指示剂数滴,用氢氧化钠滴定液(0.1 mol/L)滴定至呈微红色,即得中性稀乙醇。

(2) 水杨酸含量测定:取本品约 0.3 g,精密称定,加中性稀乙醇 25 ml 溶解后,加酚酞指示剂 3 滴,用氢氧化钠滴定液(0.1 mol/L)滴定。每 1 ml 氢氧化钠滴定液(0.1 mol/L)相当于 13.81 mg 的 $C_7H_6O_3$。本品含 $C_7H_6O_3$ 不得少于 99.5%。平行测定 2 份,按下列公式计算含量:

$$水杨酸的含量\% = \frac{V \cdot T \cdot F}{m \cdot 1\,000} \times 100\% \qquad 式(6\text{--}1)$$

式中,V 为供试品消耗滴定液的体积(ml);T 为滴定度,13.81 mg/ml;F 为滴定液浓度校正因子;m 为供试品称样量(g)。

【实训注意】

1. 试验中所用的滴定管应经检定校正、洗净后使用。
2. 水杨酸在生产和贮藏过程中可能引入未完全反应的原料、中间体和副产物,如苯酚、4- 羟基苯甲酸、4- 羟基间苯二甲酸等酸性物质,也会消耗氢氧化钠滴定液,使结果偏高。

【实训检测】

1. 为何要使用中性稀乙醇溶解样品？
2. 本试验的精密度相对标准偏差（RSD）应符合什么要求？

（刘筱琴）

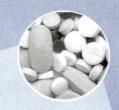

第七章

芳胺及芳烃胺类药物的分析

>>>> 学习目标

- 掌握酰苯胺类、对氨基苯甲酸酯类及苯乙胺类药物的鉴别、杂质检查和含量测定原理及方法。
- 熟悉酰苯胺类、对氨基苯甲酸酯类及苯乙胺类药物的结构、性质和分析方法之间的关系。
- 了解酰苯胺类、对氨基苯甲酸酯类及苯乙胺类药物的分类及常用药物。

思维导图

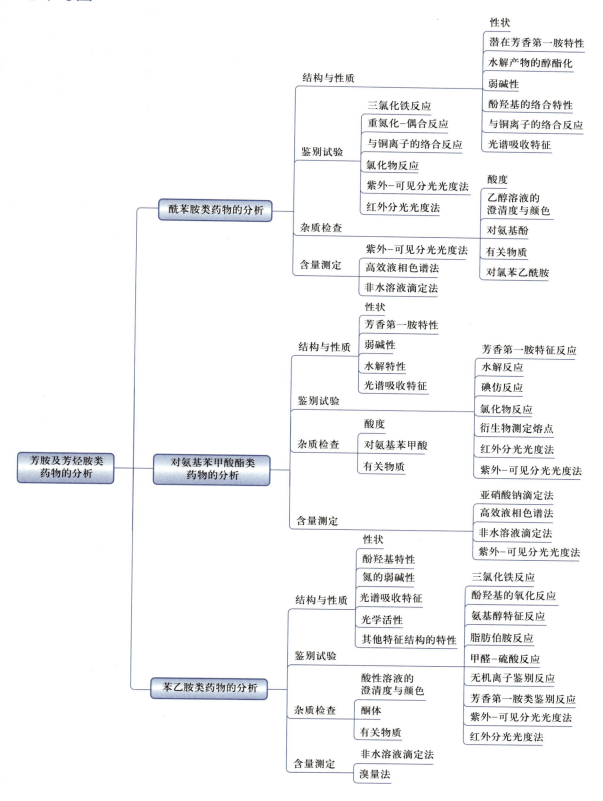

本章重点讨论芳胺类和芳烃胺类药物的分析,芳胺类主要包括酰苯胺类和对氨基苯甲酸酯类药物,酰苯胺类的代表药物为对乙酰氨基酚,对氨基苯甲酸酯类的代表药物为盐酸普鲁卡因。芳烃胺类结构特点为芳环直接与烃基连接,氨基则连接在烃基侧链上,苯乙胺类的代表药物为肾上腺素。因芳胺及芳烃胺类药物的结构中均含有氨基和苯环,某些药物结构中具有芳伯氨基、酚羟基等特征官能团,可为药物分析提供可靠的结构依据。

第一节   酰苯胺类药物的分析

一、结构与性质

(一) 化学结构

酰苯胺类结构特点为氨基直接被酰化,其对位有取代的苯胺衍生物,结构共性为具有芳酰氨基,基本结构如下:

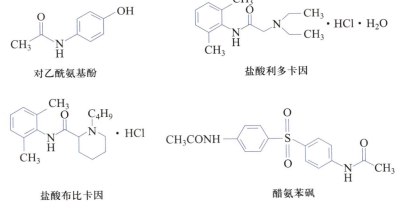

本类药物以对乙酰氨基酚(解热镇痛药)、盐酸利多卡因和盐酸布比卡因(局部麻醉药)及醋氨苯砜(抗麻风药)等几个典型药物为重点介绍,各药物的结构如下:

对乙酰氨基酚   盐酸利多卡因

盐酸布比卡因   醋氨苯砜

(二) 理化性质

1. **性状**   本类药物大多为白色结晶或结晶性粉末,其游离碱均难溶于水,盐酸盐易溶于水和乙醇。

2. **潜在芳香第一胺特性**   本类药物结构中均含有芳酰氨基结构,在酸性溶液中水解为芳伯氨基官能团,能发生重氮化 – 偶合的特征反应。其中利多卡因和布比卡因由于结构中酰胺基在苯环邻位的两个甲基形成空间位阻,会阻碍二者水解形成对应的芳香第一胺官能团,导致不发生重氮化 – 偶合反应。

3. **水解产物的醇酯化**   对乙酰氨基酚和醋氨苯砜结构中的酰胺键易水解,生成醋酸,可在硫酸溶液中与乙醇反应,生成乙酸乙酯特殊香味。

4. **弱碱性** 利多卡因和布比卡因结构中与酰胺基相连的脂肪烃胺侧链末端为叔胺氮原子,有弱碱性,可与酸成盐,可用非水滴定法进行含量测定。还可与生物碱沉淀剂发生沉淀反应,生成具有一定熔点的沉淀,可用于鉴别。对乙酰氨基酚和醋氨苯砜不具有此结构,无此类反应,可利用此法区别。

5. **酚羟基的络合特性** 对乙酰氨基酚具有酚羟基,能与三氯化铁络合显色,可与无酚羟基的药物区别。

6. **与铜离子的络合反应** 铜离子的水溶液与利多卡因、布比卡因结构中酰胺基上的氮配位,生成有色的络合物沉淀,此沉淀可溶于三氯甲烷等有机溶剂而显色。

7. **光谱吸收特征** 本类药物都含有苯环的共轭结构,在紫外光区有特征吸收,可用于鉴别和含量测定。结构中的特征官能团有红外特征吸收,可用于鉴别。

二、鉴别试验

(一)三氯化铁反应

对乙酰氨基酚结构中的游离酚羟基可直接与三氯化铁试液中的 Fe^{3+} 络合,呈现蓝紫色。反应式如下:

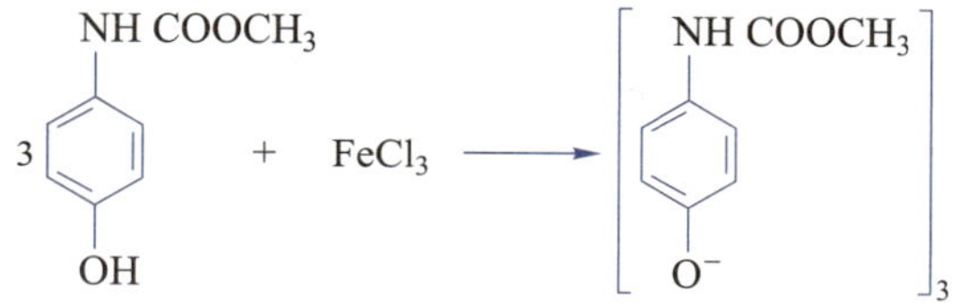

对乙酰氨基酚片的鉴别方法:取本品的细粉适量(约相当于对乙酰氨基酚 0.5 g),用乙醇 20 ml 分次研磨使对乙酰氨基酚溶解,滤过,合并滤液,蒸干,残渣的水溶液加三氯化铁试液,即显蓝紫色。

《中国药典》(2020 年版)收载的对乙酰氨基酚及其片剂、咀嚼片、注射液、栓剂、胶囊剂、颗粒剂、凝胶剂均可采用本法鉴别。

(二)重氮化 - 偶合反应

对乙酰氨基酚和醋氨苯砜具有潜在的芳香第一胺官能团,经处理后生成游离的芳伯氨基,均可发生重氮化 - 偶合的特征反应,生成红色的偶氮化合物沉淀。对乙酰氨基酚的重氮化 - 偶合反应式如下:

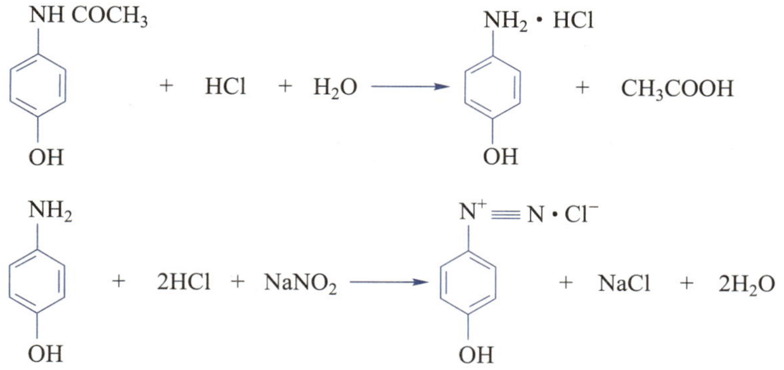

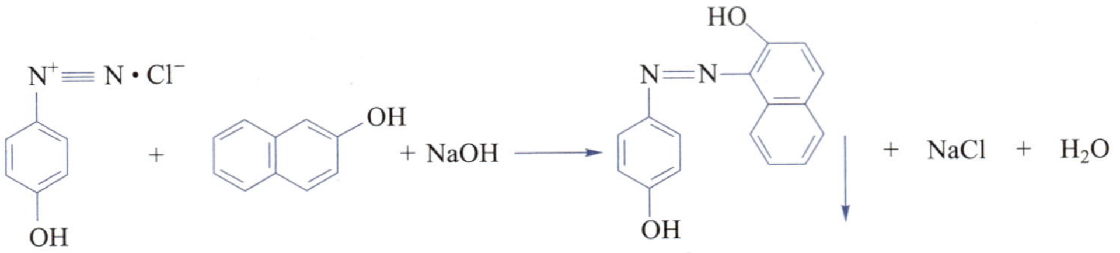

对乙酰氨基酚注射液的鉴别方法:取本品适量(约相当于对乙酰氨基酚 0.1 g),加稀盐酸 5 ml,置水浴中加热 40 分钟,放冷;取 0.5 ml,滴加亚硝酸钠试液 5 滴,摇匀,用水 3 ml 稀释后,加碱性 β- 萘酚试液 2 ml,振摇,即显红色。

《中国药典》(2020 年版)收载的对乙酰氨基酚及其片剂、咀嚼片、泡腾片、注射液、栓剂、胶囊剂、颗粒剂与滴剂可采用本法鉴别,醋氨苯砜及其注射液则先在硫酸溶液中加热水解后,方显此鉴别反应。

(三) 与铜离子的络合反应

盐酸利多卡因和盐酸布比卡因结构中酰胺基上的氮可在水溶液中与铜离子络合,生成的有色络合物沉淀溶于氯仿等有机溶剂后显色。

盐酸利多卡因酰胺基上的氮在碳酸钠溶液中,与铜离子络合生成蓝紫色配位化合物,再转溶于三氯甲烷中显黄色。反应式如下:

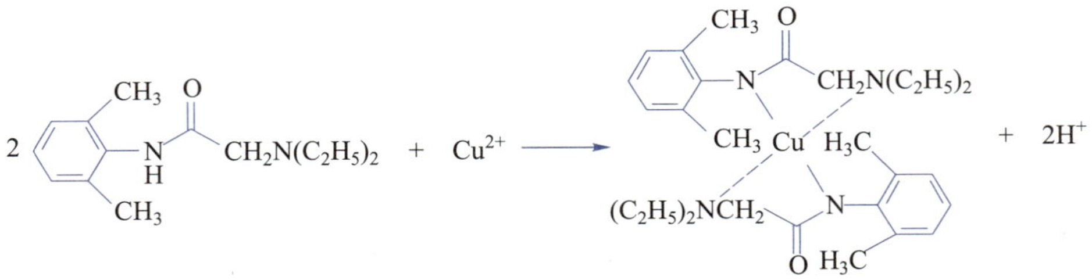

盐酸利多卡因注射液的鉴别方法:取本品适量(约相当于盐酸利多卡因 0.2 g),加水 20 ml 溶解后,取溶液 2 ml,加硫酸铜试液 0.2 ml 与碳酸钠试液 1 ml,即显蓝紫色;加三氯甲烷 2 ml,振摇后放置,三氯甲烷层显黄色。

《中国药典》(2020 年版)规定盐酸利多卡因及其注射液、盐酸利多卡因注射液(溶剂用)、盐酸利多卡因胶浆(Ⅰ)及盐酸利多卡因凝胶均可采用本法鉴别。

(四) 氯化物反应

盐酸利多卡因和盐酸布比卡因的水溶液显氯化物鉴别反应。反应式如下:

$$Ag^+ + Cl^- \longrightarrow AgCl\downarrow(白色)$$
$$AgCl + 2NH_3 \cdot H_2O \longrightarrow Ag(NH_3)_2^+ + Cl^- + 2H_2O$$
$$Ag(NH_3)_2^+ + Cl^- + H^+ \longrightarrow AgCl\downarrow + 2NH_4^+$$

盐酸布比卡因原料药的鉴别方法:取供试品溶液,加稀硝酸使成酸性后,滴加硝酸银试液,即生成白色凝乳状沉淀;分离沉淀,加氨试液沉淀即溶解,再加稀硝酸酸化后,沉淀复生成。

《中国药典》(2020 年版)收载的盐酸利多卡因及其注射液、盐酸利多卡因注射液(溶剂用)、盐酸利多卡因胶浆(Ⅰ)、盐酸利多卡因凝胶及盐酸布比卡因均可采用本法鉴别。

> **课堂讨论** ▶▶▶
>
> 采用哪种化学试剂可将盐酸利多卡因、盐酸布比卡因、对乙酰氨基酚、醋氨苯砜这四个药物相区分?

(五)紫外-可见分光光度法

大多有苯环的药物都具有紫外特征吸收。《中国药典》(2020年版)收载的醋氨苯砜、盐酸布比卡因均可采用此法鉴别,具体条件见表7-1。

表7-1　酰苯胺类典型药物的紫外特征吸收鉴别

药物名称	溶剂	溶液浓度 /(μg·ml⁻¹)	λ_{max}/nm	特征光谱或吸光度(A)
醋氨苯砜	无水乙醇	5	256 和 284	最大吸收峰
盐酸布比卡因	0.01 mol/L 盐酸溶液	400	263 和 271	0.53~0.58、0.43~0.48

(六)红外分光光度法

利用本类药物结构中的特征官能团,可采用特征性强、专属性高的红外分光光度法进行鉴别。《中国药典》(2020年版)收载的对乙酰氨基酚及其片剂、咀嚼片、栓剂,醋氨苯砜、盐酸利多卡因及其胶浆剂(Ⅰ)、盐酸布比卡因及其注射液均可采用此法鉴别,供试品的红外吸收图谱应与对照图谱一致。

三、杂质检查

对乙酰氨基酚原料药的生产工艺过程中除可能引入一般杂质外,还可能引入一些反应中间体、副产物及分解物等特殊杂质。《中国药典》(2020年版)规定对乙酰氨基酚除了检查酸度、氯化物、硫酸盐、干燥失重、炽灼残渣和重金属等一般杂质外,还需检查特殊杂质。

扫一扫,
知重点

酰胺类药物
杂质检查及
含量测定

(一)酸度

对乙酰氨基酚贮存过程中会水解产生醋酸,且生产工艺中也可能引入酸性杂质。《中国药典》(2020年版)收载的对乙酰氨基酚原料药、泡腾片、凝胶剂,盐酸利多卡因原料药、盐酸利多卡因注射液及滴剂、胶浆剂(Ⅰ)、凝胶剂,盐酸布比卡因原料药及其注射液均需检查酸度。

对乙酰氨基酚凝胶的酸度检查方法:取本品1.0 g,加水20 ml,加热使对乙酰氨基酚溶解,放冷后,依法测定,pH应为4.0~5.5。

(二)乙醇溶液的澄清度与颜色

本品的生产工艺中用铁粉作为还原剂,可能带入成品中。对乙酰氨基酚在乙醇中易溶,而铁粉导致乙醇溶液显浑浊。中间体对氨基酚的有色氧化产物在乙醇溶液中呈现橙红色或棕色。以上杂质均影响药品质量。

对乙酰氨基酚原料药乙醇溶液澄清度与颜色的检查方法:取本品1.0 g,加乙醇10 ml溶解后,溶液应澄清无色;如显浑浊,与1号浊度标准液比较,不得更浓;如显色,与棕红色 2 号或橙红色 2 号标准液比较,不得更深。

此外,盐酸利多卡因原料药需检查溶液澄清度,盐酸布比卡因原料药需检查溶液澄清度与颜色。

(三) 对氨基酚

本品的生产工艺路线较多,不同生产工艺路线可能引入不同的杂质,合成过程中乙酰化不完全或贮藏不当发生水解,则会引入特殊杂质——对氨基酚。对氨基酚毒性强,且易被氧化变色而影响药品质量,故应严格控制其限量。《中国药典》(2020 年版)规定采用高效液相色谱法检查"对氨基酚及有关物质",以控制对氨基酚、对氯乙酰苯胺、邻乙酰基对乙酰氨基酚、偶氮苯、氧化偶氮苯、苯醌和醌亚胺等特殊杂质的含量。对氨基酚的对照液不稳定,注意用前现配。

《中国药典》(2020 年版)收载的对乙酰氨基酚片剂及咀嚼片、泡腾片、胶囊剂、颗粒剂、滴剂均需检查特殊杂质对氨基酚。下面以片剂中对氨基酚的检查为例进行介绍。

色谱条件:与系统适用性要求用辛烷基硅烷键合硅胶为填充剂;以磷酸盐缓冲液 (取磷酸氢二钠 8.95 g,磷酸二氢钠 3.9 g,加水溶解至 1 000 ml,加 10% 四丁基氢氧化铵溶液 12 ml) – 甲醇(90:10)为流动相;检测波长为 245 nm;柱温为 40℃。理论板数按对乙酰氨基酚峰计算不低于 2 000,对氨基酚峰与对乙酰氨基酚峰的分离度应符合要求。

检查方法:取本品细粉适量(约相当于对乙酰氨基酚 0.2 g),精密称定,置 10 ml 量瓶中,加溶剂[甲醇 – 水(4:6)]适量,振摇使对乙酰氨基酚溶解,加溶剂稀释至刻度,摇匀,滤过,取续滤液,作为供试品溶液。取对氨基酚对照品与对乙酰氨基酚对照品各适量,精密称定,加上述溶剂溶解并定量稀释制成每 1 ml 中各约含 20 μg 的混合溶液,作为对照品溶液。精密量取对照品溶液与供试品溶液各 1 ml,置同一 100 ml 量瓶中,用上述溶剂稀释至刻度,摇匀,作为对照溶液。精密量取对照溶液与供试品溶液各 20 μl,分别注入液相色谱仪,记录色谱图。供试品溶液色谱图中如有与对照品溶液中对氨基酚保留时间一致的色谱峰,按外标法以峰面积计算,含对氨基酚不得过乙酰氨基酚标示量的 0.1%。注意每次测定采用的供试品溶液与对照品溶液均需临用前配制。

此外,盐酸利多卡因原料药及其凝胶剂采用高效液相色谱法检查特殊杂质 2,6- 二甲基苯胺;醋氨苯砜原料药采用薄层色谱法,以氨苯砜为对照品检查其杂质限量。

(四) 有关物质

《中国药典》(2020 年版)规定对乙酰氨基酚原料药及其注射液的有关物质检查以对氨基酚为对照品。

色谱条件与系统适用性要求:以十八烷基硅烷键合硅胶为填充剂;以 0.05 mol/L 醋酸铵溶液 – 甲醇(85:15)为流动相;检测波长为 245 nm;进样体积 10 μl。理论板数按对乙酰氨基酚峰计算不低于 2 000。对乙酰氨基酚峰与对氨基酚峰之间的分离度应符合要求。

检查方法:精密量取本品适量,用流动相定量稀释制成每 1 ml 中约含对乙酰氨基酚 2.5 mg 的溶液,摇匀,作为供试品溶液。精密量取供试品溶液 1 ml,置 10 ml 量瓶中,用流动相稀释至刻度,摇匀,作为对照溶液。取对氨基酚对照品与对乙酰氨基酚对照品各适量,精密称定,加流动相溶解并定量稀释制成每 1 ml 中约含对氨基酚 2.5 μg 和对乙酰氨基酚 10 μg 的混合溶液,作为对照品溶液。精密量取供试品溶液、对照溶液与对照品溶液,分别注入液相色谱仪,记录色谱图至主成分峰保留时间的 2 倍。供试品溶液色谱图中如有与对氨基酚保留时间一致的色谱峰,按外标法以峰面积计算,含对氨基酚不得过对乙酰氨基酚标示量的 0.1%,其他各杂质峰面积的和不得大于对照溶液的主峰面积(1.0%)。

此外,盐酸利多卡因注射液、盐酸利多卡因注射液(溶剂用)采用高效液相色谱法检查以 2,6- 二甲基苯胺为对照品的有关物质,盐酸布比卡因原料药及其注射液采用高效液相色谱法的主成分自身稀释对照法检查有关物质。

(五)对氯苯乙酰胺

《中国药典》(2020 年版)采用高效液相色谱法来控制对氯苯乙酰胺的限量,目前仅对乙酰氨基酚的原料药须检查此项目。

色谱条件与系统适用性要求:用辛烷基硅烷键合硅胶为填充剂;以磷酸盐缓冲液(取磷酸氢二钠 8.95 g,磷酸二氢钠 3.9 g,加水溶解至 1 000 ml,加 10% 四丁基氢氧化铵 12 ml)– 甲醇(60∶40)为流动相;检测波长为 245 nm;柱温为 40℃。理论板数按对乙酰氨基酚峰计算不低于 2 000,对氯苯乙酰胺峰与对乙酰氨基酚峰的分离度应符合要求。

检查方法:取本品适量,精密称定,置 10 ml 量瓶中,加溶剂[甲醇 – 水(4∶6)]溶解并定量稀释制成每 1 ml 中约含对乙酰氨基酚 20 mg 的溶液,作为供试品溶液;另取对氯苯乙酰胺对照品与对乙酰氨基酚对照品各适量,精密称定,加溶剂[甲醇 – 水(4∶6)]溶解并定量稀释制成每 1 ml 中约含对氯苯乙酰胺 1 μg 与对乙酰氨基酚 20 μg 的混合溶液,作为对照品溶液。精密量取对照溶液与供试品溶液各 20 μl,分别注入液相色谱仪,记录色谱图。按外标法以峰面积计算,含对氯苯乙酰胺不得过 0.005%。

四、含量测定

(一)紫外 – 可见分光光度法

对乙酰氨基酚结构中的苯环有紫外吸收特征,在碱性溶液中,于 257 nm 波长处有最大吸收峰。《中国药典》(2020 年版)规定对乙酰氨基酚原料药及其片剂、咀嚼片、栓剂、胶囊剂、颗粒剂均可利用紫外 – 可见分光光度法进行含量测定。

扫一扫,
学知识

紫外 – 可见
分光光度计
的工作原理

> **技能赛点** ▶▶▶
>
> 根据波长范围选择吸收池,紫外 – 可见分光光度计的操作步骤、数据记录及结果判定。

扫一扫,
学操作

紫外 – 可见
分光光度计
的操作

1. 对乙酰氨基酚原料药的含量测定方法　取本品约 40 mg,精密称定,置 250 ml 量瓶中,加 0.4% 氢氧化钠溶液 50 ml 溶解后,加水稀释至刻度,摇匀,精密量取 5 ml,置 100 ml 量瓶中,加 0.4% 氢氧化钠溶液 10 ml,加水稀释至刻度,摇匀,取供试品溶液照紫外 – 可见分光光度法,在 257 nm 波长处测定吸光度,按 $C_8H_9NO_2$ 吸收系数($E_{1\,cm}^{1\%}$)为 715 计算,即得。按干燥品计算,含 $C_8H_9NO_2$ 应为 98.0%~102.0%。

2. 含量计算公式

$$含量\% = \frac{\dfrac{A_X}{E_{1\,cm}^{1\%} \cdot l} \cdot \dfrac{1}{100} \cdot D \cdot V}{m} \times 100\% \qquad\qquad 式(7\text{--}1)$$

式中,A_X 为供试品溶液的吸光度;$E_{1\,cm}^{1\%}$ 为待测组分吸收系数;l 为比色皿宽度;D 为稀释倍数;V 为样品初溶体积;m 为供试品的取样量(g 或 ml)。

🦢 知识拓展

物质的吸收系数

物质对不同波长光的选择性吸收,以及相对应的吸收系数是该物质的物理常数。在一定条件下,物质的吸收系数是恒定的,且与入射光的强度、吸收池厚度及样品浓度无关。当已知某纯物质在一定条件下的吸收系数后,可用同样条件将该供试品配制成溶液,测定其吸光度,即可由上式计算出供试品中该物质的含量。

(二)高效液相色谱法

《中国药典》(2020 年版)收载的对乙酰氨基酚注射液、泡腾片、滴剂及凝胶剂,盐酸利多卡因及其注射液、盐酸利多卡因注射液(溶剂用)及胶浆(Ⅰ)、凝胶,盐酸布比卡因注射液均采用本法测定含量。

对乙酰氨基酚注射液的含量测定方法:

色谱条件与系统适用性要求:以十八烷基硅烷键合硅胶为填充剂;以 0.05 mol/L 醋酸铵溶液 – 甲醇(85∶15)为流动相;检测波长为 257 nm。理论板数按对乙酰氨基酚峰计算不低于 2 000,对乙酰氨基酚峰与相邻杂质峰的分离度应符合要求。

测定法:精密量取本品适量,用流动相定量稀释制成每 1 ml 中约含对乙酰氨基酚 0.125 mg 的溶液,作为供试品溶液;另取对乙酰氨基酚对照品适量,精密称定,加流动相溶解并定量稀释制成每 1 ml 中约含对乙酰氨基酚 0.125 mg 的溶液,作为对照品溶液。精密量取供试品溶液与对照品溶液各 10 μl,分别注入液相色谱仪,记录色谱图。按外标法以峰面积计算,含对乙酰氨基酚($C_8H_9NO_2$)应为标示量的 95.0%~105.0%。

(三)非水溶液滴定法

盐酸布比卡因结构中与酰胺相连的哌啶环侧链有叔胺氮原子,显弱碱性,其水溶液不能用盐酸直接滴定,须在非水溶液中滴定。《中国药典》(2020 年版)规定盐酸布比卡因原料药采用非水溶液滴定法测定含量。

盐酸布比卡因原料药的含量测定方法:取本品约 0.2 g,精密称定,加冰醋酸 20 ml 与醋酐 20 ml 溶解后,照电位滴定法,用高氯酸滴定液(0.1 mol/L)滴定,并将滴定的结果用空白试验校正。每 1 ml 高氯酸滴定液(0.1 mol/L)相当于 32.49 mg 的 $C_{18}H_{28}N_2O \cdot HCl$。按干燥品计算,含 $C_{18}H_{28}N_2O \cdot HCl$ 不得少于 98.5%。

第二节 对氨基苯甲酸酯类药物的分析

一、结构与性质

(一)化学结构

本类药物结构中氨基未被酰化,而其对位有取代的苯胺衍生物,具有对氨基苯甲酸酯的母核,结构通式为:

$$R_1HN-\text{—}-\overset{\overset{O}{\|}}{C}-OR_2$$

临床常用的本类药物主要为局部麻醉药盐酸普鲁卡因、苯佐卡因和盐酸丁卡因等，各典型药物的结构如下：

$$H_2N-\text{—}-\overset{\overset{O}{\|}}{C}-OCH_2CH_2N\overset{CH_3}{\underset{CH_3}{}}\cdot HCl$$

盐酸普鲁卡因

$$H_2N-\text{—}-\overset{\overset{O}{\|}}{C}-OCH_2CH_3$$

苯佐卡因

$$H_3C(H_2C)_3HN-\text{—}-\overset{\overset{O}{\|}}{C}-OCH_2CH_2N\overset{CH_3}{\underset{CH_3}{}}\cdot HCl$$

盐酸丁卡因

（二）理化性质

1. **性状**　本类药物大多为碱性油状液体或低熔点固体，可溶于有机溶剂，难溶于水。其盐酸盐为白色结晶性粉末，具有固定熔点，易溶于水、乙醇，难溶于有机溶剂。

2. **芳香第一胺特性**　本类药物多含有芳伯氨基(盐酸丁卡因除外)，能发生重氮化-偶合特征反应，可用于鉴别和含量测定。

3. **弱碱性**　本类药物结构脂肪烃侧链末端为叔胺氮原子(苯佐卡因除外)，其游离碱有弱碱性，可与生物碱沉淀剂发生沉淀反应。因其碱性太弱，不能在水溶液中直接滴定，可采用非水滴定法测定含量。

4. **水解特性**　结构中的酯键易水解，光、热及碱性条件更易促进水解。盐酸普鲁卡因、苯佐卡因的主要水解产物为对氨基苯甲酸(PABA)，盐酸丁卡因的水解产物为对丁氨基苯甲酸(BABA)。须严格控制水解产物的限量。

5. **光谱吸收特征**　本类药物都含有苯环的共轭结构，在紫外光区有特征吸收，可用于鉴别、含量测定。结构中的特征官能团有红外吸收特征，可用于鉴别。

二、鉴别试验

（一）芳香第一胺特征反应

《中国药典》(2020年版)四部通则0301"一般鉴别试验"收载了重氮化-偶合反应，为芳香第一胺的特征鉴别反应，凡是具有芳香第一胺或经处理后生成芳香第一胺官能团的药物，先与酸性亚硝酸钠试液发生重氮化反应，再与碱性 β- 萘酚偶合生成有色的偶氮化合物。盐酸普鲁卡因的重氮化-偶合反应式如下：

$$\underset{COOCH_2CH_2N(C_2H_5)_2}{\underset{|}{NH_2\cdot HCl}} + NaNO_2 + HCl \longrightarrow \underset{COOCH_2CH_2N(C_2H_5)_2}{\underset{|}{N^+\equiv N\cdot Cl^-}} + NaCl + H_2O$$

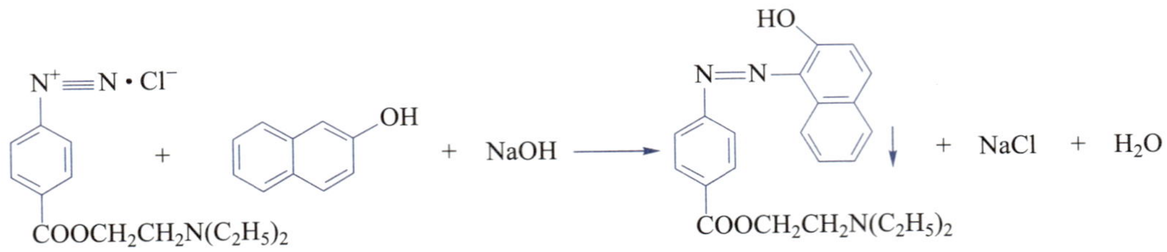

　　盐酸普鲁卡因原料药的鉴别方法:取供试品约 50 mg,加稀盐酸 1 ml,必要时缓缓煮沸使溶解,加 0.1 mol/L 亚硝酸钠溶液数滴,加与 0.1 mol/L 亚硝酸钠溶液等体积的 1 mol/L 脲溶液,振摇 1 分钟,滴加碱性 β-萘酚试液数滴,生成粉色到猩红色的沉淀。

　　《中国药典》(2020 年版)收载的苯佐卡因、盐酸普鲁卡因原料药及其注射液、注射用盐酸普鲁卡因无菌粉末均可采用此法鉴别。

(二) 水解反应

　　盐酸普鲁卡因具有酯键,为强酸弱碱盐,遇氢氧化钠试液中和,即游离出白色的普鲁卡因沉淀,由于沉淀熔点低,此时加热易导致沉淀吸热变为油状,酯键在继续加热下会水解完全致油状物消失,产生具有挥发性的二乙氨基乙醇及溶于水的对氨基苯甲酸钠。碱性的二乙氨基乙醇挥发上升,使湿润的红色石蕊试纸变蓝。盐酸酸化放冷后的对氨基苯甲酸钠水溶液,析出对氨基苯甲酸的白色沉淀,加入过量盐酸,最终生成盐酸盐而溶解。《中国药典》(2020 年版)收载的盐酸普鲁卡因原料药和注射用盐酸普鲁卡因无菌粉末均可采用此法鉴别。反应式如下:

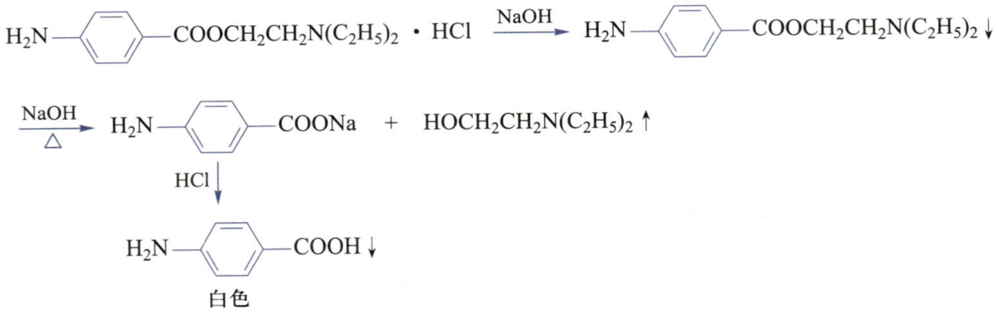

　　盐酸普鲁卡因原料药的鉴别方法:取本品约 0.1 g,加水 2 ml 溶解后,加 10% 氢氧化钠溶液 1 ml,即生成白色沉淀;加热,变为油状物;继续加热,产生的蒸气能使湿润的红色石蕊试纸变为蓝色;加热至油状物消失后,放冷,加盐酸酸化,即析出白色沉淀。

(三) 碘仿反应

　　苯佐卡因在碱性条件下酯键水解生成乙醇,可与碘试液反应,产生碘仿(三碘甲烷)的臭气,同时生成黄色的碘仿沉淀。此为碘仿反应。反应式如下:

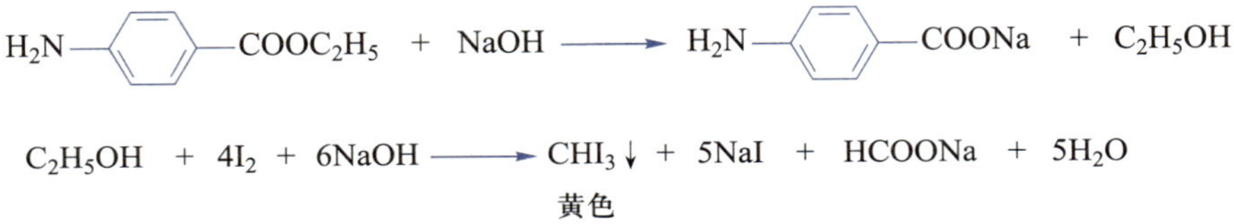

苯佐卡因原料药的鉴别方法:取本品约 0.1 g,加氢氧化钠试液 5 ml,煮沸,即有乙醇生成;加碘试液,加热,即生成黄色沉淀,并产生碘仿的臭气。

(四)氯化物反应

《中国药典》(2020 年版)四部通则 0301"一般鉴别试验"收载了氯化物反应。盐酸普鲁卡因和盐酸丁卡因均为盐酸盐,水溶液含有氯离子,显氯化物鉴别反应。《中国药典》(2020 年版)规定盐酸普鲁卡因及其注射液、注射用盐酸普鲁卡因无菌粉末、盐酸丁卡因及注射用盐酸丁卡因无菌冻干品均可采用本法鉴别。

(五)衍生物测定熔点

国内外药典常采用制备衍生物测定熔点来鉴别药物。《中国药典》(2020 年版)规定盐酸丁卡因可通过制备硫氰酸盐衍生物测熔点的方法进行鉴别。

盐酸丁卡因原料药的鉴别方法:取供试品约 0.1 g,加 5% 醋酸钠溶液 10 ml 溶解后,加 25% 硫氰酸铵溶液 1 ml,即析出白色结晶;滤过,结晶用水洗涤,在 80℃ 干燥,依法测定(通则 0612 第一法),熔点约为 131℃。

课堂讨论 ▶▶▶

盐酸普鲁卡因和盐酸丁卡因加什么试剂可以进行区分?

(六)红外分光光度法

本类药物结构中有特征官能团,可通过特征性强、专属性高的红外分光光度法进行鉴别。《中国药典》(2020 年版)规定盐酸普鲁卡因及其注射液、盐酸丁卡因和苯佐卡因可采用本法鉴别,供试品的红外吸收图谱应与对照图谱一致。

(七)紫外 – 可见分光光度法

《中国药典》(2020 年版)收载的本类药物中仅有注射用盐酸丁卡因无菌冻干品采用此法鉴别。盐酸丁卡因结构中有苯环的共轭结构,故具有紫外吸收特征。

注射用盐酸丁卡因无菌冻干品的鉴别方法:取本品 10 瓶,分别加水溶解,并分别定量转移至 250 ml 量瓶中,用水稀释至刻度,摇匀,作为供试品溶液,照紫外 – 可见分光光度法测定,在 227 nm 与 310 nm 的波长处有最大吸收。

三、杂质检查

《中国药典》(2020 年版)规定盐酸普鲁卡因除须检查酸度、溶液澄清度、铁盐、炽灼残渣、重金属、干燥失重等一般杂质外,还须检查特殊杂质对氨基苯甲酸。

(一)酸度

盐酸普鲁卡因在贮藏过程中,可能会水解生成对氨基苯甲酸的游离酸;此外,其生产过程经氧化、酯化、成盐等反应,均在酸性条件下进行,故可能会引入酸性杂质,因此《中国药典》(2020 年版)规定应控制酸度限量。

盐酸普鲁卡因原料药的检查方法:取本品 0.40 g,加水 10 ml 溶解后,加甲基红指示液 1 滴,如显红色,加氢氧化钠滴定液(0.02 mol/L)0.2 ml,应变为橙色。

《中国药典》(2020 年版)还收载了盐酸普鲁卡因原料药的溶液澄清度检查、盐酸普鲁卡因注射液的 pH 检查和注射用盐酸普鲁卡因无菌粉末的酸度、溶液澄清度检查。

(二) 对氨基苯甲酸

盐酸普鲁卡因的生产和贮藏过程都可能引入对氨基苯甲酸。盐酸普鲁卡因结构中的酯键易水解而失效,尤其注射液制备过程受光线、灭菌温度、溶液 pH、贮藏时间及金属离子等因素影响,可水解生成对氨基苯甲酸。对氨基苯甲酸在贮藏过程中受热或随时间延长会脱羧为有毒致癌的苯胺,继而易被氧化为有色物,导致药物毒性增加、颜色变黄、疗效降低。故《中国药典》(2020 年版)规定盐酸普鲁卡因原料药、注射用盐酸普鲁卡因无菌粉末均须检查特殊杂质对氨基苯甲酸的限量。

盐酸普鲁卡因原料药的检查方法:

色谱条件与系统适用性要求:以十八烷基硅烷键和硅胶为填充剂;以含 0.1% 庚烷磺酸钠的 0.05 mol/L 磷酸二氢钾溶液(用磷酸调节 pH 至 3.0)– 甲醇(68∶32)为流动相;检测波长为 279 nm。理论板数按对氨基苯甲酸峰计算不低于 2 000,盐酸普鲁卡因峰和对氨基苯甲酸峰的分离度大于 2.0。

检查方法:取本品,精密称定,加水溶解,并定量稀释制成每 1 ml 中含 0.2 mg 的溶液,作为供试品溶液;另取对氨基苯甲酸对照品适量,精密称定,加水溶解并定量稀释制成每 1 ml 中含 1 μg 的溶液,作为对照品溶液;取供试品溶液 1 ml 与对照品溶液 9 ml,混匀,作为系统适用性溶液。精密量取供试品溶液与对照品溶液各 10 μl,分别注入液相色谱仪,记录色谱图。供试品溶液色谱图中如有与对氨基苯甲酸峰保留时间一致的色谱峰,按外标法以峰面积计算,不得超过 0.5%。

(三) 有关物质

盐酸普鲁卡因注射液须进行"有关物质"的检查,具体方法如下:

色谱条件与系统适用性要求:同盐酸普鲁卡因对氨基苯甲酸项下的方法。

检查方法:精密量取本品适量,用水定量稀释制成每 1 ml 中约含盐酸普鲁卡因 0.2 mg 的溶液,作为供试品溶液;精密量取 1 ml,置 100 ml 量瓶中,用水稀释至刻度,摇匀,作为对照溶液;取对氨基苯甲酸对照品适量,精密称定,加水溶解并定量稀释制成每 1 ml 中约含 2.4 μg 的溶液,作为对照品溶液;取供试品溶液 1 ml 与对照品溶液 9 ml,混匀,作为系统适用性溶液。精密量取供试品溶液、对照溶液与对照品溶液各 10 μl,分别注入液相色谱仪,记录色谱图至主成分峰保留时间的 4 倍。供试品溶液色谱图中如有与对氨基苯甲酸保留时间一致的色谱峰,按外标法以峰面积计算,不得过盐酸普鲁卡因标示量的 1.2%,其他杂质峰面积的和不得大于对照溶液的主峰面积(1.0%)。

此外,盐酸普鲁卡因注射液、注射用盐酸普鲁卡因无菌粉末还须检查渗透摩尔压浓度、细菌内毒素、无菌,以及进行注射剂项下有关的剂型检查。

《中国药典》(2020 年版)还规定盐酸丁卡因、注射用盐酸丁卡因无菌冻干品以对氨基苯甲酸、对丁氨基苯甲酸为杂质对照品进行"有关物质"检查,苯佐卡因则采用薄层色谱法的主成分自身稀释对照法进行"有关物质"检查。

四、含量测定

（一）亚硝酸钠滴定法

1. 原理　含芳香第一胺或潜在芳香第一胺官能团的药物在酸性溶液中与亚硝酸钠以 1∶1 定量反应，生成重氮化合物，可采用亚硝酸钠滴定法进行含量测定。反应式如下：

扫一扫，知重点

$$Ar — NH_2 + NaNO_2 + 2HCl \longrightarrow Ar — N_2^+Cl^- + NaCl + H_2O$$

$$Ar — N_2^+Cl^- + H_2O \longrightarrow Ar — OH + N_2\uparrow + HCl$$

$$Ar — N_2^+Cl^- + H_2N — Ar \longrightarrow Ar — N = N — NH — Ar + HCl$$

对氨基苯甲酸酯类药物含量测定

2. 测定条件　由于重氮化反应的速度受诸多因素影响，且亚硝酸钠滴定液及反应生成的重氮盐不够稳定，故在测定中应注意以下主要条件：

扫一扫，学知识

（1）滴定方法：采用先快后慢的滴定方式。反应开始时含有大量的被测物，反应速度较快，且为避免滴定过程中亚硝酸的挥发和分解，应将滴定管尖端插入液面下约 2/3 处，一次性将大部分亚硝酸钠滴定液在搅拌条件下迅速加入，在强烈搅拌条件下其快速扩散并与被测物反应。然后将滴定管尖端提出液面，用少量水淋洗尖端后，洗液并入溶液中，再缓缓滴定至终点。当被测物大部分反应完成，浓度较低时，反应速度更慢。故在近终点时，每滴入一滴或半滴亚硝酸钠滴定液后，应充分搅拌 1~5 分钟，再观察终点是否真正到达。这种滴定方式可以缩短滴定时间，同时也能保证结果的准确性。

重氮化 – 偶合反应

（2）滴定温度：室温（10~30℃）滴定。一般情况下，重氮化反应随着温度升高速度加快，但温度过高则会导致亚硝酸逸失及重氮盐分解。反应式如下：

$$Ar — N_2^+Cl^- + H_2O \longrightarrow Ar — OH + N_2\uparrow + HCl$$

一般温度每升高 10℃，重氮化反应速度加快 2.5 倍，同时重氮盐的分解速度也相应加快 2 倍；而低温时反应慢。经综合考虑和试验，在 10~30℃下进行最适宜。

（3）过量盐酸：加速反应。反应的速度与酸的种类及浓度有关，在氢溴酸中最快，其次为盐酸，而在硫酸与硝酸中则较慢。因氢溴酸价格较高，且胺类药物的盐酸盐比其硫酸盐的溶解度大，故多采用盐酸。

按反应式物质的量比为 1 mol 芳胺需与 2 mol 盐酸作用，但实际测定时往往加入过量的盐酸，其目的为：重氮盐在过量的盐酸中更稳定，同时过量的盐酸使重氮化反应速度加快，并可防止重氮氨基化合物生成而影响测定结果。反应式如下：

$$Ar — N_2^+Cl^- + H_2N — Ar \longrightarrow Ar — N = N — NH — Ar + HCl$$

酸度增强使反应向左进行，从而抑制重氮氨基化合物的生成。但酸度过大，又会阻碍芳伯氨基的游离，反而影响重氮化反应速度，此外太浓的盐酸还会使亚硝酸分解。因此，加入盐酸的量一般为：芳胺类药物与酸的摩尔比为 1∶（2.5~6.0）。

（4）溴化钾：加快反应速率。重氮化反应分三步进行，反应历程如下：

$$NaNO_2 + HCl \longrightarrow HNO_2 + NaCl$$

$$HNO_2 + HCl \longrightarrow NOCl + H_2O$$

$$Ar — NH_2 \xrightarrow[\text{慢}]{NO^+Cl^-} Ar — NH — NO \xrightarrow{\text{快}} Ar — N = N — OH \xrightarrow{\text{快}} Ar — N_2^+Cl^-$$

整个反应的限速步骤是第一步，生成 NOCl 的反应速度较慢。《中国药典》（2020年版）规定向供试液中加入 2 g 溴化钾，以加快反应速度。

溴化钾与盐酸反应生成溴化氢,再与亚硝酸反应生成 NOBr,反应式如下:

$$HNO_2 + HBr \longrightarrow NOBr + H_2O \qquad ①$$

若仅有 HCl 存在则生成 NOCl,反应式如下:

$$HNO_2 + HCl \longrightarrow NOCl + H_2O \qquad ②$$

其中式①的平衡常数比式②约大 300 倍,即生成的 NOBr 量大得多,即供试液中的 NO^+ 的浓度大得多,因而可加速重氮化反应。

(5)药物结构中的芳伯氨基:重氮化反应方程中第一步反应速度较慢,后两步反应速度较快。整个反应的速度取决于第一步。而芳伯氨基的游离程度与第一步反应的快慢有密切关系。若药物结构的芳伯氨基碱性很弱,在一定酸度溶液中成盐比例较少,则游离芳伯氨基多,重氮化反应速度就较快;否则,药物结构的芳伯氨基碱性强,在一定酸度溶液中成盐比例较多,则游离芳伯氨基少,重氮化反应速度就慢。

3. 指示终点的方法　永停滴定法、外指示剂法、内指示剂法和电位法等均为指示终点的方法。药品标准中多采用永停滴定法和外指示剂法指示终点。

(1)永停滴定法:《中国药典》(2020 年版)规定采用永停滴定法作为亚硝酸钠滴定法的终点指示。永停滴定装置如图 7-1 所示。

采用电极为铂－铂电极,调节 R_1 使加于电极上的电压约为 50 mV。取供试品适量,精密称定,置烧杯中,除另有规定外,可加水 40 ml 与盐酸溶液(1 → 2)15 ml,而后置电磁搅拌器上,搅拌使溶解,再加溴化钾 2 g,插入铂－铂电极后,按前述滴定方法进行滴定。近终点时,溶液中无亚硝酸,线路无电流通过,电流计指针指向零。到达终点时,溶液中有微量亚硝酸存在,电极发生氧化还原去极化,线路中有电流通过,此时电流计指针突然偏转,且不再回复,即可判断为滴定终点。

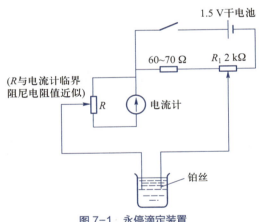

图 7-1　永停滴定装置

(2)外指示剂法:以碘化钾－淀粉作外指示剂的方法,适用于多种药物及其制剂的亚硝酸钠滴定法终点指示。

常用碘化钾－淀粉糊剂或试纸,当到达滴定终点时,稍过量的亚硝酸钠在酸性溶液中将碘化钾氧化,析出的碘单质遇淀粉则变为蓝色。反应式如下:

$$2NaNO_2 + 2KI + 4HCl \longrightarrow 2NO + I_2 + 2KCl + 2NaCl + 2H_2O$$

使用时,先将碘化钾－淀粉糊剂铺在白瓷板上形成薄层,用细玻璃蘸取少量溶液划过,立即显蓝色,即判断为终点。

使用外指示剂法判断终点时,易出现误判。当尚未到达终点时,滴定液的酸性较强,酸性溶液中碘化钾遇光易被空气慢慢氧化,而析出碘单质,遇淀粉显蓝色而导致误判。亚硝酸钠滴定液(0.1 mol/L)在过量 1~2 滴时,可灵敏地指示终点。但由于多次外试,供试品损失从而增加滴定误差,初试者较难把握。因此,须预先计算滴定液的理论消耗量,在接近终点前,再缓缓滴定并取溶液检验终点,如此则可减少由供试品损失而导致的终点误差。

4. 含量计算

$$含量\% = \frac{V \cdot T \cdot F}{m} \times 100\% \qquad\qquad 式(7-2)$$

式中，V 为供试品消耗滴定液的体积(ml)；T 为规定滴定度(每 1 ml 滴定液相当于测定物质的克数)；F 为滴定液浓度校正因子；m 为供试品取样量(g 或 ml)。

盐酸普鲁卡因原料药的含量测定方法：取本品约 0.6 g，精密称定，照永停滴定法，在 15~25℃，用亚硝酸钠滴定液(0.1 mol/L)滴定。每 1 ml 亚硝酸钠滴定液(0.1 mol/L)相当于 27.28 mg 的 $C_{13}H_{20}N_2O_2 \cdot HCl$。按干燥品计算，含 $C_{13}H_{20}N_2O_2 \cdot HCl$ 不得少于 99.0%。

《中国药典》(2020 年版)规定盐酸普鲁卡因、注射用盐酸普鲁卡因无菌粉末及苯佐卡因的含量测定采用亚硝酸钠滴定法。

课堂讨论 ▶▶▶

进行盐酸普鲁卡因含量测定时，加入溴化钾的原因是什么？

(二)高效液相色谱法

《中国药典》(2020 年版)规定盐酸普鲁卡因注射液采用高效液相色谱法外标法进行含量测定。本品为盐酸普鲁卡因加氯化钠适量制成的等渗灭菌水溶液。

盐酸普鲁卡因注射液的含量测定方法如下：

色谱条件与系统适用性要求：以十八烷基硅烷键合硅胶为填充剂；以含 0.1% 庚烷磺酸钠的 0.05 mol/L 磷酸二氢钾溶液(用磷酸调节 pH 至 3.0)– 甲醇(68：32)为流动相；检测波长为 290 nm；理论板数按普鲁卡因峰计算不低于 2 000。普鲁卡因峰与相邻杂质峰的分离度应符合要求。

测定法：精密量取本品适量，用水定量稀释制成每 1 ml 中含盐酸普鲁卡因 0.02 mg 的溶液，作为供试品溶液；另取盐酸普鲁卡因对照品适量，精密称定，加水溶解并定量稀释制成每 1 ml 中含盐酸普鲁卡因 0.02 mg 的溶液，作为对照品溶液。精密量取供试品溶液与对照品溶液各 10 μl，分别注入液相色谱仪，记录色谱图。按外标法以峰面积计算。含盐酸普鲁卡因($C_{13}H_{20}N_2O_2 \cdot HCl$)应为标示量的 95.0%~105.0%。

(三)非水溶液滴定法

《中国药典》(2020 年版)收载的盐酸丁卡因原料药采用非水溶液滴定法测定含量，乙醇为非水溶剂，以氢氧化钠滴定液滴定，电位滴定法指示终点。盐酸丁卡因结构脂肪烃侧链末端的叔胺氮原子碱性较弱，其水溶液不能用酸直接滴定，可用非水碱量法测定含量。

盐酸丁卡因原料药的含量测定方法：取本品约 0.25 g，精密称定，加乙醇 50 ml 振摇使溶解，加 0.01 mol/L 盐酸溶液 5 ml，摇匀，照电位滴定法，用氢氧化钠滴定液(0.1 mol/L)滴定，两个突跃点体积的差作为滴定体积。每 1 ml 氢氧化钠滴定液(0.1 mol/L)相当于 30.08 mg 的 $C_{15}H_{24}N_2O_2 \cdot HCl$。含 $C_{15}H_{24}N_2O_2 \cdot HCl$ 不得少于 99.0%。

（四）紫外－可见分光光度法

《中国药典》（2020年版）规定注射用盐酸丁卡因无菌冻干品采用紫外－可见分光光度法测定含量。

注射用盐酸丁卡因无菌冻干品的含量测定方法：取本品10瓶，分别加水溶解，并分别定量转移至250 ml量瓶中，用水稀释至刻度，摇匀，作为供试品溶液；另取盐酸丁卡因对照品，精密称定，加水溶解并定量稀释制成每1 ml中约含0.2 mg的溶液，作为对照品溶液。精密量取供试品溶液与对照品溶液各3 ml，分别置100 ml量瓶中，加盐酸溶液（1→200）5 ml与磷酸盐缓冲液（pH 6.0）（取磷酸氢二钾20 g与磷酸二氢钾80 g，加水溶解并稀释至1 000 ml，用6 mol/L磷酸溶液或10 mol/L氢氧化钾溶液调节pH至6.0）10 ml，用水稀释至刻度，摇匀，照紫外－可见分光光度法，在310 nm的波长处分别测定吸光度，计算每瓶的含量，求出10瓶的平均含量。含盐酸丁卡因（$C_{15}H_{24}N_2O_2 \cdot HCl$）应为标示量的93.0%~107.0%。

扫一扫，
知重点

苯乙胺类药物的分析

第三节　苯乙胺类药物的分析

一、结构与性质

（一）化学结构

本类药物为拟肾上腺素类药物，共同的结构为苯乙胺，多数药物结构的苯环上均取代有酚羟基。本类药物中肾上腺素、重酒石酸去甲肾上腺素、盐酸多巴胺和盐酸异丙肾上腺素等药物的结构中苯环的3、4位均取代有2个邻位酚羟基，与儿茶酚结构类似，均属于儿茶酚胺类药物。R_1取代基一般为H或OH，R_2取代基一般为H或甲基或叔丁基，R_1、R_2取代基的不同构成本类药物。儿茶酚胺类药物的基本结构如下：

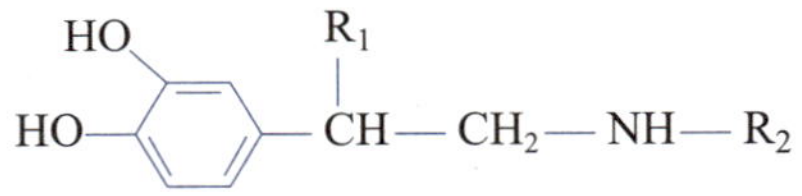

本类药物的质量分析以下面几个典型药物为代表，结构式如下：

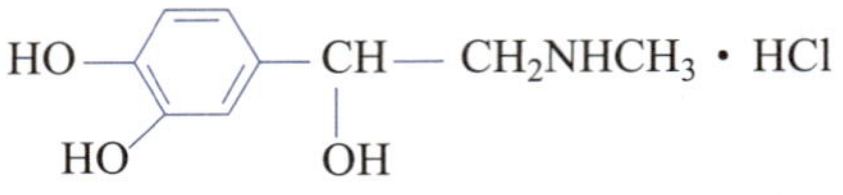

肾上腺素

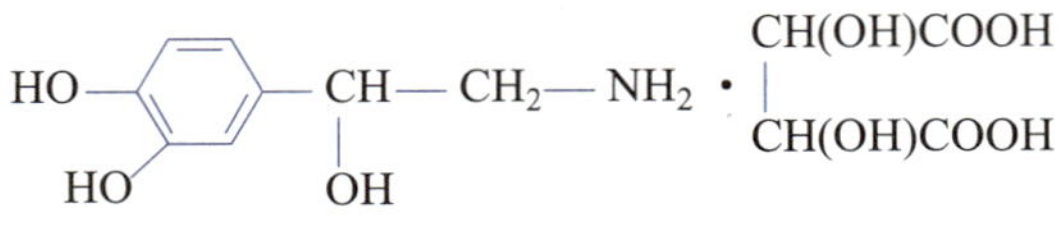

重酒石酸去甲肾上腺素

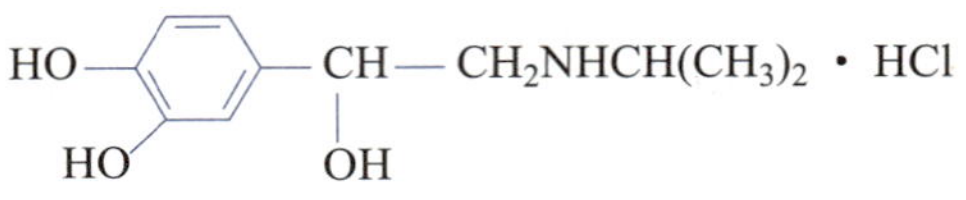

盐酸异丙肾上腺素

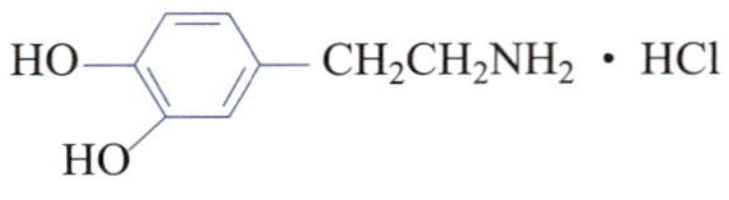

盐酸多巴胺

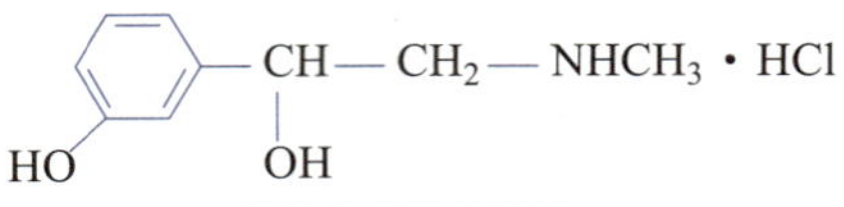

盐酸去氧肾上腺素

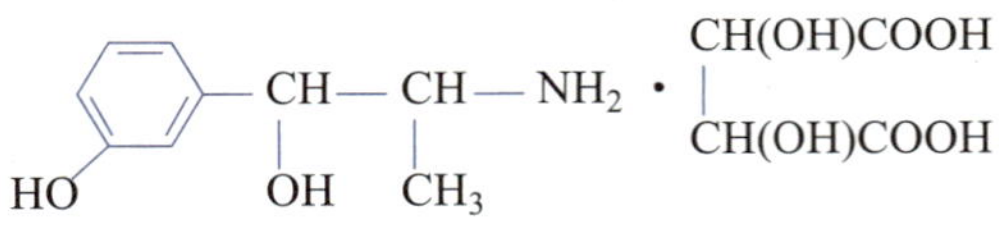

重酒石酸间羟胺

$$HO-\overset{HOH_2C}{\underset{}{\bigcirc}}-\overset{}{\underset{OH}{CH}}-CH_2-NHC(CH_3)_3 \cdot H_2SO_4$$

硫酸沙丁胺醇

$$H_3CO-\overset{}{\underset{OCH_3}{\bigcirc}}-\overset{}{\underset{OH}{CH}}-\overset{}{\underset{CH_3}{CH}}-NH_2 \cdot HCl$$

盐酸甲氧明

$$H_2N-\overset{Cl}{\underset{Cl}{\bigcirc}}-\overset{}{\underset{OH}{CH}}-CH_2NHC(CH_3)_3 \cdot HCl$$

盐酸克仑特罗

(二) 理化性质

1. **性状**　本类药物为白色或类白色结晶性粉末;无臭;与空气接触或受日光照射,易氧化变质。

2. **酚羟基特性**　本类药物结构中大多具有酚羟基,尤其儿茶酚胺类药物结构中的邻苯二酚,可与重金属离子如 Fe^{3+} 络合呈特征颜色,可利用此反应的颜色进行区别;酚羟基在空气中或遇光、热,在碱性溶液中易氧化变色,可用于鉴别。

3. **氮的弱碱性**　本类药物结构中具有氨基取代的脂肪烃基侧链上的氮为仲胺,故显弱碱性,可用于含量测定。

4. **光谱吸收特征**　本类药物含有苯环的共轭结构,故在紫外光区有吸收,可用于鉴别、杂质检查和含量测定。

5. **光学活性**　本类药物结构大多具有手性碳原子,故有旋光性。

6. **其他特征结构的特性**　利用药物特征官能团的特性进行分析,如盐酸克仑特罗的芳伯氨基可用于鉴别和含量测定。此外,还可用于紫外吸收和红外吸收分析。

二、鉴别试验

(一) 三氯化铁反应

苯乙胺类药物结构中大多具有酚羟基,儿茶酚胺类药物结构中含有邻苯二酚结构,与三氯化铁试液中的三价铁离子配位显色,再加入碱性溶液,又被高价铁离子氧化呈现不同的颜色变化,可用于鉴别。苯乙胺类典型药物的三氯化铁络合鉴别见表 7-2。

表 7-2　苯乙胺类典型药物的三氯化铁络合鉴别

药物名称	溶液	初显颜色	碱性溶液	颜色变化
肾上腺素	盐酸溶液(9→1 000)	翠绿色	氨试液	紫色→紫红色
重酒石酸去甲肾上腺素	水	翠绿色	碳酸氢钠试液	蓝色→红色
盐酸异丙肾上腺素	水	深绿色	新制 5% 碳酸氢钠溶液	蓝色→红色
盐酸多巴胺	水	墨绿色	1% 氨溶液	紫红色
盐酸去氧肾上腺素	水	紫色	无	无
硫酸沙丁胺醇	水	紫色	碳酸氢钠试液	橙黄色浑浊

《中国药典》(2020 年版)收载的肾上腺素原料药及其注射液、重酒石酸去甲肾上腺素及其注射液、盐酸异丙肾上腺素及其注射液、盐酸去氧肾上腺素原料药、盐酸多巴胺及其注射液,以及硫酸沙丁胺醇及其片剂、注射液、胶囊剂、缓释片均可采用此法鉴别。

(二) 酚羟基的氧化反应

本类药物结构中大多有酚羟基,易被过氧化氢、碘、高锰酸钾、铁氰化钾等氧化剂氧化,呈现不同的颜色,用于鉴别。重酒石酸去甲肾上腺素在 pH 3.5 缓冲液条件下被碘氧化为无色或仅显微红色或淡紫色,而肾上腺素或异丙肾上腺素在相同条件下被碘氧化为红棕色或紫色,可用于区别。盐酸克仑特罗虽无酚羟基,仍可发生氧化反应。苯乙胺类药物的氧化鉴别见表 7-3。

表 7-3　苯乙胺类药物的氧化鉴别

药物名称	溶剂	氧化剂	条件	颜色
肾上腺素	盐酸溶液(9→1 000)	过氧化氢试液	煮沸	血红色
重酒石酸去甲肾上腺素	酒石酸氢钾的饱和溶液	碘试液、硫代硫酸钠试液	放置 5 分钟	无色或仅显微红色或淡紫色
盐酸异丙肾上腺素	水、盐酸滴定液(0.1 mol/L)	0.1 mol/L 碘溶液、0.1 mol/L 硫代硫酸钠溶液	放置 5 分钟	淡红色
盐酸克仑特罗	水	20% 硫酸制高锰酸钾的饱和溶液、草酸、加 2,4- 二硝基苯肼的高氯酸溶液、30% 高氯酸溶液	振摇	沉淀析出
硫酸沙丁胺醇	0.4% 硼砂溶液、三氯甲烷	3% 4- 氨基安替比林溶液 1 ml 与 2% 铁氰化钾溶液	振摇,放置使分层	三氯甲烷层显橙红色

《中国药典》(2020 年版)规定肾上腺素原料药、重酒石酸去甲肾上腺素及其注射液、盐酸异丙肾上腺素、盐酸克仑特罗,以及硫酸沙丁胺醇及其片剂、吸入气雾剂、注射液、胶囊剂、缓释片均采用此法鉴别。

(三) 氨基醇特征反应

凡是具有氨基醇结构的药物,其水溶液可在碱性条件下与硫酸铜溶液中的铜离子络合,生成的紫色络合物溶于水而不溶于乙醚,此即为双缩脲反应。《中国药典》(2020 年版)收载的盐酸去氧肾上腺素及其注射液采用此法鉴别。此络合物结构如下:

盐酸去氧肾上腺素的鉴别方法:取本品 10 mg,加水 1 ml 溶解后,加硫酸铜试液

1 滴与氢氧化钠试液 1 ml,摇匀,即显紫色;加乙醚 1 ml 振摇,乙醚层应不显色。

(四)脂肪伯胺反应

具有脂肪伯氨基结构的药物,其水溶液可与亚硝基铁氰化钾反应,加热后呈红紫色,此即脂肪伯胺的专属反应。《中国药典》(2020 年版)收载的重酒石酸间羟胺及其注射液采用本法鉴别。

重酒石酸间羟胺的鉴别方法:取本品约 5 mg,加水 0.5 ml 使溶解,加亚硝基铁氰化钠试液 2 滴、丙酮 2 滴与碳酸氢钠 0.2 g,在 60℃的水浴中加热 1 分钟,即显红紫色。

(五)甲醛－硫酸反应

药物结构中酚羟基在硫酸中与甲醛反应,生成醌式结构的有色物质。苯乙胺类药物与甲醛－硫酸反应生成的颜色各不相同。《中国药典》(2020 年版)规定可采用此法鉴别盐酸甲氧明及其注射液。

盐酸甲氧明的鉴别方法:取本品约 1 mg,加甲醛－硫酸试液 3 滴,即显紫色,渐变为棕色,最后成绿色。

(六)无机离子鉴别反应

1. 氯化物的鉴别　水溶液含有氯离子的药物均可发生氯离子的特征反应。《中国药典》(2020 年版)规定盐酸异丙肾上腺素原料药、盐酸多巴胺及其注射液、盐酸去氧肾上腺素及其注射液、盐酸克仑特罗及其栓剂、盐酸甲氧明及其注射液均可显氯化物鉴别反应,具体方法见四部通则 0301。

盐酸甲氧明的鉴别方法:取供试品约 20 mg,加水 2 ml,加硝酸银试液 0.5 ml,即生成白色的凝乳状沉淀,能在氨试液中溶解,但在硝酸中不溶。与上述药物的氯化物鉴别方法稍有不同。

2. 硫酸盐的鉴别　水溶液含有硫酸根离子的药物均可发生硫酸盐的特征反应。《中国药典》(2020 年版)收载的硫酸沙丁胺醇及其片剂、吸入气雾剂、吸入粉雾剂、注射剂、胶囊剂、缓释片、缓释胶囊均采用此法鉴别。

(七)芳香第一胺类鉴别反应

盐酸克仑特罗结构中的芳伯氨基可发生专属反应,即重氮化－偶合反应。《中国药典》(2020 年版)收载的盐酸克仑特罗及其栓剂采用此法鉴别,此法也可用于含量测定。具体方法见四部通则 0301。

(八)紫外－可见分光光度法

本类药物结构中有苯环的共轭体系,有紫外特征吸收,可通过测定吸光度或最大吸收波长进行鉴别。苯乙胺类典型药物的紫外特征吸收鉴别见表 7-4。

表 7-4　苯乙胺类典型药物的紫外特征吸收鉴别

药物名称	溶剂	浓度 /($\mu g \cdot ml^{-1}$)	λ_{max}/nm	吸光度
盐酸异丙肾上腺素	水	50	280	0.50(最大吸收)
盐酸多巴胺	0.5% 硫酸溶液	30	280	最大吸收
重酒石酸间羟胺	水	100	272	最大吸收
盐酸克仑特罗	0.1 mol/L 盐酸溶液	30	243 和 296	最大吸收
硫酸沙丁胺醇	水	80	276	最大吸收

《中国药典》（2020 年版）规定盐酸异丙肾上腺素、盐酸多巴胺及其注射液、重酒石酸间羟胺、盐酸克洛特罗、硫酸沙丁胺醇均可采用此法进行鉴别。

课堂讨论 ▶▶▶

苯乙胺类药物为什么大多都可以通过紫外特征吸收进行鉴别？

（九）红外分光光度法

苯乙胺类药物的结构特征性较强，故大多可采用红外吸收光谱进行鉴别。《中国药典》（2020 年版）收载的盐酸异丙肾上腺素、盐酸去氧肾上腺素、盐酸多巴胺、重酒石酸间羟胺、盐酸甲氧明、盐酸克仑特罗和硫酸沙丁胺醇及其吸入气雾剂均可采用此法鉴别，要求红外吸收图谱应与对照的图谱一致。

扫一扫，
知重点

苯乙胺类药
物杂质检查
及含量测定

课堂讨论 ▶▶▶

如何用化学方法区分重酒石酸去甲肾上腺素、盐酸异丙肾上腺素、肾上腺素？

三、杂质检查

（一）酸性溶液的澄清度与颜色

肾上腺素结构苯环 3、4 位取代的两个邻位酚羟基不稳定，在空气中或暴露在日光中易氧化变质，生成有色物质，从而在酸性溶液中的溶解性下降，《中国药典》（2020 年版）规定肾上腺素除需检查干燥失重、炽灼残渣等一般杂质外，还应检查其酸性溶液的澄清度与颜色。

肾上腺素原料药的检查方法：取本品适量，精密称定，加盐酸溶液（9 → 200）溶解并定量稀释制成每 1 ml 中含 20 mg 的溶液，应澄清无色；如显色，与同体积的对照液（取黄色 3 号标准比色液或橙红色 2 号标准比色液 5 ml，加水 5 ml）比较，不得更深。

《中国药典》（2020 年版）规定盐酸肾上腺素注射液检查 pH 应为 2.5~5.0，盐酸去甲肾上腺素、盐酸多巴胺、盐酸去氧肾上腺素、硫酸沙丁胺醇、盐酸克仑特罗的原料药均需检查溶液的澄清度与颜色，盐酸异丙肾上腺素、盐酸多巴胺、盐酸去氧肾上腺素、盐酸间羟胺、盐酸甲氧明的原料药均需检查酸度，盐酸去甲肾上腺素、盐酸异丙肾上腺素、盐酸多巴胺、盐酸间羟胺、硫酸沙丁胺醇、盐酸甲氧明的注射液均需检查 pH，此外硫酸沙丁胺醇原料药还需检查旋光度。

（二）酮体

苯乙胺类大多数药物生产工艺必经由其酮体氢化还原制得，若氢化不完全，可能引进特殊杂质酮体，影响药品质量和疗效，故药典规定必须控制其限量。《中国药典》（2020 年版）收载的本类药物大多采用紫外－可见分光光度法进行限量检查。原理为特殊杂质酮体在 310 nm 波长处有最大吸收，而药物本身在此波长处几乎没有吸收，通过控制在 310 nm 波长处的吸光度，从而达到控制酮体限量的目的。除盐酸克仑特罗无酮体检查外,各典型药物的酮体检查方法见表7-5。

表7-5 苯乙胺类典型药物的酮体检查方法

药物名称	特殊杂质	溶剂	供试溶液浓度 / (mg·ml^{-1})	检测波长 / nm	吸光度
肾上腺素	酮体	盐酸溶液(9 → 2 000)	2.0	310	≤ 0.05
重酒石酸去甲肾上腺素	酮体	水	2.0	310	≤ 0.05
盐酸去氧肾上腺素	酮体	0.01 mol/L 盐酸溶液	4	310	≤ 0.20
盐酸甲氧明	酮胺	水	1.5	347	≤ 0.06
硫酸沙丁胺醇	沙丁胺酮	0.01 mol/L 盐酸溶液	2.4	310	≤ 0.10

《中国药典》(2020 年版)收载的肾上腺素、重酒石酸去甲肾上腺素、盐酸去氧肾上腺素等均采用紫外 – 可见分光光度法检查特殊杂质酮体的限量。

硫酸沙丁胺醇原料药采用紫外 – 可见分光光度法检查硼,供试品溶液的吸光度不得大于对照溶液的吸光度(0.005%)。此外,硫酸沙丁胺醇吸入气雾剂采用高效液相色谱法检查特殊杂质酮体限量。

(三) 有关物质

苯乙胺类大多数药物均采用高效液相色谱法检查有关物质。盐酸去氧肾上腺素采用薄层色谱法,而盐酸克仑特罗无有关物质项目的检查。

肾上腺素原料药的检查方法:

色谱条件与系统适用性试验:照高效液相色谱法试验,以十八烷基硅烷键合硅胶为填充剂;以硫酸氢四甲基铵溶液(取硫酸氢四甲基铵 4.0 g,庚烷磺酸钠 1.1 g,0.1 mol/L 乙二胺四醋酸二钠溶液 2 ml,用水溶解并稀释至 950 ml)– 甲醇(95∶5)(用 1 mol/L 氢氧化钠溶液调节 pH 至 3.5)为流动相;流速为每分钟 2 ml;检测波长为 205 nm。取本品 50 mg,置 50 ml 量瓶中,加浓过氧化氢溶液 1 ml,放置过夜,加盐酸 0.5 ml,用流动相稀释至刻度,摇匀,作为氧化破坏溶液;取重酒石酸去甲肾上腺素对照品适量,加氧化破坏溶液溶解并稀释制成每 1 ml 中含 20 μg 的溶液,作为系统适用性溶液。进样体积 20 μl。去甲肾上腺素峰与肾上腺素峰之间应出现两个未知杂质峰,理论板数按去甲肾上腺素峰计算不低于 3 000,去甲肾上腺素峰、肾上腺素峰与相邻杂质峰的分离度均应符合要求。

测定法:取本品约 10 mg,精密称定,置 10 ml 量瓶中,加盐酸 0.1 ml 使溶解,用流动相稀释至刻度,摇匀,作为供试品溶液;精密量取供试品溶液 1 ml,置 500 ml 量瓶中,用流动相稀释至刻度,摇匀,作为对照溶液;精密量取供试品溶液和对照溶液各 20 μl,分别注入液相色谱仪,记录色谱图。供试品溶液色谱图中如有杂质峰,单个杂质峰面积不得大于对照溶液的主峰面积(0.2%),各杂质峰面积的和不得大于对照溶液主峰面积的 2.5 倍(0.5%)。

盐酸去甲肾上腺素及其注射液、盐酸异丙肾上腺素及其注射液、盐酸多巴胺及其注射液、盐酸去氧肾上腺素及其注射液、盐酸间羟胺及其注射液、硫酸沙丁胺醇及其注射液、盐酸甲氧明及其注射液均需检查有关物质。

四、含量测定

本类药物的原料药大多采用非水溶液滴定法和溴量法进行含量测定,盐酸甲氧明采用硝酸银电位滴定法进行含量测定,盐酸克仑特罗采用亚硝酸钠滴定法进行含量测定。本类药物制剂的含量测定方法多为高效液相色谱法;盐酸甲氧明注射液和重酒石酸间羟胺注射液均采用紫外吸收系数法进行含量测定;而盐酸克仑特罗栓利用其结构中的芳伯氨基,通过重氮化 – 偶合反应显色,采用比色法进行含量测定。这里重点讲解非水溶液滴定法和溴量法。

(一)非水溶液滴定法

苯乙胺类药物结构的脂肪烃基侧链多具有弱碱性,《中国药典》(2020 年版)收载的肾上腺素、重酒石酸去甲肾上腺素、盐酸异丙肾上腺素、盐酸多巴胺、硫酸沙丁胺醇等原料药都采用本法进行含量测定。

1. 苯乙胺类典型药物非水溶液滴定法测定含量的条件   见表 7–6。

表 7–6   苯乙胺类典型药物非水溶液滴定法测定含量的条件

药物名称	取样量 /g	冰醋酸 /ml	醋酸汞 /ml	终点颜色
肾上腺素	0.15	10	无	蓝绿色
重酒石酸去甲肾上腺素	0.2	10	无	蓝绿色
盐酸异丙肾上腺素	0.15	30	5	蓝色
盐酸多巴胺	0.15	25	5	蓝绿色
硫酸沙丁胺醇	0.4	10	醋酐 15	蓝绿色

🔩 知识拓展

非水溶液滴定法以冰醋酸为溶剂,结晶紫为指示剂,高氯酸为滴定剂,当药物的碱性太弱时,加入醋酐以提高终点的准确性。氢卤酸盐的药物则加入醋酸汞,使氢卤酸盐转化成可测定的醋酸盐,保证滴定反应能进行完全。

2. 肾上腺素原料药的含量测定方法

(1)方法:取本品约 0.15 g,精密称定,加冰醋酸 10 ml,振摇溶解后,加结晶紫指示液 1 滴,用高氯酸滴定液(0.1 mol/L)滴定至溶液显蓝绿色,并将滴定结果用空白试验校正。每 1 ml 高氯酸滴定液(0.1 mol/L)相当于 18.32 mg 的肾上腺素($C_9H_{13}NO_3$)。按干燥品计算,含 $C_9H_{13}NO_3$ 不得少于 98.5%。

(2)含量计算公式:

$$含量\% = \frac{(V-V_0) \cdot T \cdot F \cdot 10^{-3}}{m} \times 100\% \qquad 式(7–3)$$

式中,V 为供试品消耗滴定液的体积(ml);V_0 为空白试验消耗滴定液的体积(ml);T 为规定滴定度（mg/ml）；F 为高氯酸滴定液浓度校正因子；m 为供试品取样量（g）。

（二）溴量法

《中国药典》（2020 年版）规定盐酸去氧肾上腺素及其注射液、重酒石酸间羟胺等采用溴量法进行含量测定。此法为滴定分析法中的剩余滴定法。在酸性条件下，药物结构中酚羟基的苯环邻位和对位活泼氢会与定量过量的溴发生溴代反应，再用碘量法回测剩余的溴，根据溴代反应的化学计量比例，即可通过公式计算出药物的含量。以重酒石酸间羟胺为例：

1. 反应原理　用反应式表示如下：

$$Br_2 + 2KI \longrightarrow 2KBr + I_2$$

$$I_2 + 2Na_2S_2O_3 \longrightarrow 2NaI + Na_2S_4O_6$$

2. 重酒石酸间羟胺原料药的测定方法　取本品约 0.1 g，精密称定，置碘瓶中，用水 40 ml 溶解，精密加溴滴定液（0.05 mol/L）40 ml，再加盐酸 8 ml，立即密塞，放置 15 分钟，注意微开瓶塞，加碘化钾试液 8 ml，立即密塞，振摇，用少量水冲洗碘瓶的瓶塞和瓶颈，加三氯甲烷 1 ml，振摇，用硫代硫酸钠滴定液（0.1 mol/L）滴定，至近终点时，加淀粉指示液，继续滴定至蓝色消失，并将滴定的结果用空白试验校正。每 1 ml 溴滴定液（0.05 mol/L）相当于 5.288 mg 的 $C_9H_{13}NO_2 \cdot C_4H_6O_6$。按干燥品计算，含 $C_9H_{13}NO_2 \cdot C_4H_6O_6$ 不得少于 98.5%。

3. 含量计算公式

$$含量\% = \frac{(V_0-V) \cdot T \cdot F \cdot 10^{-3}}{m} \times 100\% \qquad 式（7-4）$$

式中，V 为供试品消耗硫代硫酸钠滴定液的体积（ml）；V_0 为空白试验消耗滴定液的体积（ml）；T 为规定滴定度（mg/ml）；F 为滴定液浓度校正因子；m 为供试品取样量（g）。

考证聚焦　》》》》

一、简答题

1. 对乙酰氨基酚中对氨基酚的检查：取本品 1.0 g，加甲醇溶液（1 → 2）20 ml 溶解后，加碱性亚硝基铁氰化钠试液 1 ml，摇匀，放置 30 分钟，如显色，与对乙酰氨基酚对照品 1.0 g 加对氨基酚 50 μg 用同一方法制成的对照液（临用配制）比较，不得更深。请问，对乙酰氨基酚中对氨基酚限量为多少？

2. 对乙酰氨基酚的含量测定：精密称取本品 40.16 mg，置 250 ml 量瓶中，加 0.4% 氢氧化钠溶液 50 ml 溶解后，加水至刻度，摇匀，精密量取 5 ml，置 100 ml 量瓶中，加 0.4% 氢氧化钠溶液 10 ml，加水至刻度，摇匀，照分光光度法在 257 nm 的波长处测得吸光度为 0.573，按 $C_8H_9NO_2$ 的吸收系数（$E_{1\,cm}^{1\%}$）为 715 计算，试计算对乙酰氨基酚的百分含量。

3. 选用适当的化学方法,区别盐酸普鲁卡因、盐酸利多卡因、盐酸丁卡因三种药物。

4. 选用适当的化学方法,区别重酒石酸去甲肾上腺素、盐酸多巴胺、硫酸沙丁胺醇三种药物。

5. 重酒石酸去甲肾上腺素中酮体的检查:取本品(规格 1 ml:2 mg),加水制成每 1 ml 中含 2.0 mg 的溶液,照紫外 – 可见分光光度法,在 310 nm 的波长处测定,吸光度不得过 0.05。已知 310 nm 波长处的吸收系数($E_{1\,cm}^{1\%}$)为 453,请问,重酒石酸去甲肾上腺素中酮体的限量是多少?

二、名词解释

1. 重氮化 – 偶合反应
2. 碘仿反应
3. 亚硝酸钠滴定法
4. 溴量法

三、填空题

扫一扫,
练一练

第七章
在线测试

1. 芳胺类主要包括_____和_____药物,芳烃胺类则主要为_____药物。
2. 酰苯胺类的代表药物为_____,对氨基苯甲酸酯类的代表药物为_____,苯乙胺类的代表药物为_____。
3. 盐酸利多卡因酰胺基上的氮在_____中,与_____络合生成_____色配位化合物,再转溶于三氯甲烷中显_____色。

（吴　爽　贾　莉）

实训十　对乙酰氨基酚片的质量分析

【实训目的】

1. 熟悉片剂分析的基本操作。
2. 掌握对乙酰氨基酚鉴别的方法和原理。
3. 掌握高效液相色谱法测定对氨基酚的原理及操作技术,熟悉外标法计算药物含量的方法及结果判断,了解高效液相色谱法在药物检查中的应用。
4. 掌握紫外 – 可见分光光度法测定对乙酰氨基酚片含量的基本原理和方法。

【实训原理】

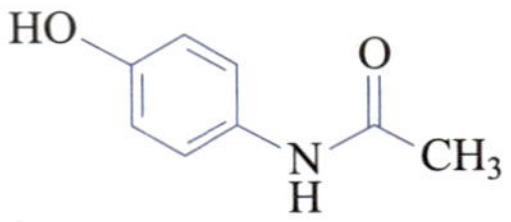

$C_8H_9NO_2$　　　151.16

本品为白色片、薄膜衣或明胶包衣片,除去包衣后显白色。含对乙酰氨基酚

（$C_8H_9NO_2$）应为标示量的 95.0%~105.0%。

对乙酰氨基酚结构中具有酚羟基，与三氯化铁发生显色反应；同时结构中含有芳酰氨基，在酸性溶液中易水解为芳香第一胺的化合物，可以发生重氮化 - 偶合反应。

对氨基酚和对乙酰氨基酚均具有苯环结构，可用高效液相色谱法进行分离，并在 245 nm 波长处进行检测，外标法定量测定。

对乙酰氨基酚在 0.4% 氢氧化钠溶液中，于 257 nm 波长处有最大吸收，其紫外吸收光谱特征可用于其原料药及制剂的含量测定。其片剂的溶液经干燥滤纸滤过，辅料不再干扰测定。

【实训内容】

1. **试药** 对乙酰氨基酚片，乙醇，三氯化铁试液，稀盐酸，亚硝酸钠试液，碱性 β- 萘酚试液，0.04% 氢氧化钠溶液，0.4% 氢氧化钠溶液，甲醇（色谱纯），对氨基酚对照品，对乙酰氨基酚对照品，磷酸氢二钠，磷酸二氢钠，10% 四丁基氢氧化铵溶液，纯化水，超纯水。

2. **器材** 电子天平，研钵，滤纸，漏斗，铁架台，水浴锅，坩埚，10 ml、50 ml、100 ml 量筒各 2 个，20 ml 试管 2 个，1 ml、5 ml 刻度吸管各 2 个，移液管架，10 ml、100 ml、250 ml、1 000 ml 容量瓶，100 ml 烧杯，胶头滴管，溶出度测定仪，紫外 - 可见分光光度计，比色皿 2 个，擦镜纸，高效液相色谱仪，砂芯过滤装置，一次性注射器，一次性滤头，超声清洗机，50 μl 微量注射器。

3. *操作步骤*

（1）鉴别：取本品的细粉适量（约相当于对乙酰氨基酚 0.5 g），用乙醇 20 ml 分次研磨使对乙酰氨基酚溶解，滤过，合并滤液，蒸干，残渣照对乙酰氨基酚项下的以下两项鉴别项目试验。

① 本品的水溶液加三氯化铁试液，即显蓝紫色。

② 取本品约 0.1 g，加稀盐酸 5 ml，置水浴中加热 40 分钟，放冷；取 0.5 ml，滴加亚硝酸钠试液 5 滴，摇匀，用水 3 ml 稀释后，加碱性 β- 萘酚试液 2 ml，振摇，即显红色。

（2）检查：

① 溶出度：取本品，照溶出度与释放度测定法（通则 0931 第一法），以稀盐酸 24 ml 加水至 1 000 ml 为溶出介质，转速为每分钟 100 转，依法操作，经 30 分钟后，取溶液滤过，精密量取续滤液适量，用 0.04% 氢氧化钠溶液稀释成每 1 ml 中含对乙酰氨基酚 5~10 μg 的溶液，照紫外 - 可见分光光度法（通则 0401），在 257 nm 的波长处测定吸光度，按 $C_8H_9NO_2$ 的吸收系数（$E_{1\,cm}^{1\%}$）为 715 计算每片的溶出量。限度为标示量的 80%，应符合规定。

② 对氨基酚：照高效液相色谱法（通则 0512）测定。临用新制。取本品细粉适量（约相当于对乙酰氨基酚 0.2 g），精密称定，置 10 ml 量瓶中，以流动相作为溶剂，加溶剂适量，振摇使对乙酰氨基酚溶解，加溶剂稀释至刻度，摇匀，滤过，取续滤液作为供试品溶液；另取对氨基酚对照品与对乙酰氨基酚对照品各适量，精密称定，加上述溶剂制成每 1 ml 中各约含 20 μg 的混合溶液，作为对照品溶液。用辛烷基硅烷键合硅胶为填充剂；以磷酸盐缓冲液（取磷酸氢二钠 8.95 g，磷酸二氢钠 3.9 g，加水溶解至 1 000 ml，加

10% 四丁基氢氧化铵溶液 12 ml) – 甲醇(90∶10)为流动相;检测波长为 245 nm;柱温为 40℃。理论板数按对乙酰氨基酚峰计算不低于 2 000,对氨基酚峰与对乙酰氨基酚峰的分离度应符合要求。精密量取对照品溶液与供试品溶液各 20 µl,分别注入液相色谱仪,记录色谱图至主峰保留时间的 4 倍。供试品溶液色谱图中如有与对照品溶液中对氨基酚保留时间一致的色谱峰,按外标法以峰面积计算,含对氨基酚不得超过对乙酰氨基酚标示量的 0.1%。

（3）含量测定:取本品 20 片,精密称定,研细,精密称取适量(约相当于对乙酰氨基酚 40 mg),置 250 ml 量瓶中,加 0.4% 氢氧化钠溶液 50 ml 与水 50 ml,振摇 15 分钟,加水稀释至刻度,摇匀,滤过,精密量取续滤液 5 ml,置 100 ml 量瓶中,加 0.4% 氢氧化钠溶液 10 ml,加水至刻度,摇匀,照紫外 – 可见分光光度法(通则 0401),在 257 nm 的波长处测定吸光度,按 $C_8H_9NO_2$ 的吸收系数($E_{1\ cm}^{1\%}$)为 715 计算,即得。

【实训注意】

1. 对乙酰氨基酚片中含有辅料,因此在分析前应进行过滤操作。本试验先定容,后过滤,过滤时,所用仪器均需干燥。弃去初滤液,量取续滤液进行分析,以保持浓度的一致,从而保证结果的准确。

2. 流动相应严格脱气,并经滤过(用 0.45 µm 的滤膜),防止颗粒状物导入系统中。分析过程中注意流动相的补充,避免贮液瓶内流动相排空。

3. 使用泵时,应设定仪器允许的极限压力和最大流量。防止仪器内部受到损坏。开机时,冲泵排气,加大流量排空系统内气泡。以免因气泡造成无法吸液或脉动过大。流动相中含有缓冲溶液,不应长时间停留于泵内,以免析出盐的晶体及腐蚀泵的密封环和垫片。

4. 色谱柱安装时,应使其进出口位置与流动相的流向一致,以免影响柱效;操作过程中,应避免压力和温度的急剧变化及任何机械振动,以免影响柱内的填充情况;保存时,反相色谱柱应将柱内充满无水甲醇,并拧紧柱接头,防止溶剂挥发干燥。

5. 由于微量注射器不易精确控制进样量,故当采用外标法测定含量时,以定量环或自动进样器进样为好。

6. 高压运行过程中,应注意观察泵的异常变化,当泵压急剧波动或无泵压时,应停机检查。泵压波动常与气泡有关。基线噪声增加也往往与检测器流通池的污染、固定相的流失、仪器接地是否良好等有关。

7. 流动相中含有缓冲溶液,在分析结束后,从泵进样器色谱柱到检测器流通池,均应立即用水(1~2 小时)、甲醇溶液充分冲洗。

8. 本试验用吸收系数法测定含量,其优点是操作简便、快捷,不必用对照品。但该法受仪器精度、操作及环境因素等影响较大,因此测定前必须对紫外 – 可见分光光度计进行校正与检定,波长、吸光度的准确度、杂散光均应符合要求,才能保证结果的准确性。

9. 吸收系数法通常都是在最大吸收波长处测定吸光度,因为在此波长处测定灵敏度高,且波长稍有偏差对吸光度影响不大。

10. 用紫外 – 可见分光光度法测定时,除另有规定外,应以配制供试品溶液的同批溶剂为空白对照,采用 1 cm 的石英吸收池,在规定的吸收峰波长 ±2 nm 以内测试几个点的吸光度,或由仪器在规定波长附近自动扫描测定,以核对供试品的吸收峰波长位置是否正确。除另有规定外,吸收峰波长应在该品种项下规定的波长 ±2 nm 以内,并以吸光度最大的波长作为测定波长。

【实训检测】

1. 对乙酰氨基酚质量分析的过程中滤过的目的是什么?
2. 该药检查项目中"对氨基酚"是如何引入的?
3. 高效液相色谱法的测定法有几种? 各有什么特点?
4. 写出对乙酰氨基酚片的标示量的百分含量计算公式及计算结果,并判断该片剂含量是否合格。
5. 用紫外 – 可见分光光度法测定药物含量常用的两种方法是什么? 本次试验用的是哪种方法?
6. 采用吸收系数法测定药物含量时,是否要对仪器进行校正和检定? 为什么?

实训十一　盐酸普鲁卡因注射液的含量测定

【实训目的】

1. 掌握亚硝酸钠滴定法的原理及方法。
2. 掌握永停滴定法指示终点的原理及操作。

【实训原理】

1. 药物

$$COOCH_2CH_2N(C_2H_5)_2 \cdot HCl$$

H_2N-

$$C_{13}H_{20}N_2O_2 \cdot HCl \quad 272.77$$

本品为盐酸普鲁卡因加氯化钠适量使成等渗的灭菌水溶液。含盐酸普鲁卡因($C_{13}H_{20}N_2O_2 \cdot HCl$)应为标示量的 95.0%~105.0%。

2. 原理　
永停滴定法又称死停滴定法(dead-stop titration)、死停终点法。该法是把两个相同的铂电极(或其他金属电极)插入滴定液中,在两个电极间外加一小电压,观察滴定过程中通过两个电极间的电流突变。根据电流的变化情况,确定滴定终点。因此,永停滴定法是滴定分析中用以确定终点的一种方法。

盐酸普鲁卡因分子结构中具有芳伯氨基,在酸性条件下可与亚硝酸钠定量反应生成重氮化合物,可采用永停滴定法指示终点。即在滴定过程中用两个相同的铂电极,当在电极间加一低电压(如 50 mV)时,若电极在溶液中极化,则在未到滴定终点前,仅有很小或无电流通过,电流计指针不发生偏转或偏转后即回复到初始位置;但当到达滴定

终点时,滴定液略有过剩,使电极去极化,发生如下氧化还原反应:

$$阴极 \quad HNO_2 + H^+ + e^- \longrightarrow NO + H_2O$$

$$阳极 \quad NO + H_2O \longrightarrow HNO_2 + H^+ + e^-$$

此时,溶液中即有电流通过,电流计指针突然偏转,并不再回复,即为滴定终点。

【实训内容】

1. **试药**　盐酸普鲁卡因注射液,亚硝酸钠,溴化钾,盐酸,对氨基苯磺酸,浓氨试液,无水碳酸钠,纯化水。

2. **器材**　电子天平,恒温干燥箱,称量纸,药匙,玻璃棒,100 ml 烧杯 2 个,5 ml 刻度吸管,1 000 ml 容量瓶,滴定管,50 ml 量筒 2 个,永停滴定仪,电磁搅拌器,带有玻璃塞的棕色玻瓶等。

3. **操作步骤**

(1) 滴定液的配制与标定:

滴定液的配制:取亚硝酸钠 7.2 g,加无水碳酸钠(Na$_2$CO$_3$)0.10 g,加水适量使溶解成 1 000 ml,摇匀。

滴定液的标定:取在 120℃干燥至恒重的基准对氨基苯磺酸约 0.5 g,精密称定,加水 30 ml 与浓氨试液 3 ml,溶解后,加盐酸溶液(1 → 2)20 ml,搅拌,在 30℃以下用本液迅速滴定,滴定时将滴定管尖端插入液面下约 2/3 处,随滴随搅拌;至近终点时,将滴定管尖端提出液面,用少量水洗涤尖端,洗液并入溶液中,继续缓缓滴定,用永停滴定法指示终点。每 1 ml 亚硝酸钠滴定液(0.1 mol/L)相当于 17.32mg 的对氨基苯磺酸。根据本液的消耗量与对氨基苯磺酸的取用量,算出本液浓度,即得。

如需用亚硝酸钠滴定液(0.05 mol/L)时,可取亚硝酸钠滴定液(0.1 mol/L)加水稀释制成。必要时标定浓度。

滴定液的贮藏:置于带有玻璃塞的棕色玻瓶中,密闭保存。

(2) 试验操作:精密量取盐酸普鲁卡因注射液适量(约相当于盐酸普鲁卡因 0.1 g)置于 100 ml 烧杯中,加水 40 ml 与盐酸溶液(1 → 2)15 ml,置电磁搅拌器上,搅拌使溶解,加入溴化钾 2 g,照永停滴定法插入铂电极后,将滴定管尖端插入液面下约 2/3 处,以亚硝酸钠滴定液(0.05 mol/L)用自动永停滴定仪滴定,至电流计指针突然偏转不再回复,即为终点,记录消耗的滴定液体积。每 1 ml 亚硝酸钠滴定液(0.05 mol/L)相当于 13.64 mg 的 C$_{13}$H$_{20}$N$_2$O$_2$·HCl。

【实训注意】

1. 铂电极在使用前可用含有少量三氧化铁的硝酸或用铬酸清洁液浸洗活化。

2. 滴定时电磁搅拌的速度不宜过快,以不产生空气旋涡为宜。

3. 为避免滴定过程中亚硝酸挥发和分解,滴定开始时将滴定管尖端插入液面下约 2/3 处,一次将大部分亚硝酸钠滴定液在适当搅拌条件下迅速加入,使其尽快反应;近终点时,将滴定管尖端提出液面,用少量水淋洗尖端,缓缓滴定,因尚未反应的芳伯氨基药物的浓度极稀,须在最后一滴滴定液加入后,搅拌 1~5 分钟,再确定终点是否真正到达。

【实训检测】

1. 亚硝酸钠滴定法的基本原理是什么？
2. 用亚硝酸钠滴定法测定含量时，加入溴化钾的目的是什么？
3. 影响重氮化反应速率的因素有哪些？
4. 为什么滴定时要将滴定管插入液面下 2/3 处？
5. 永停滴定法与电位滴定法指示终点的原理有什么不同之处？

（贾　莉）

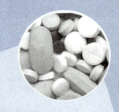

第八章

杂环类药物的分析

>>>> 学习目标

- 掌握吡啶类、吩噻嗪类和苯二氮䓬类药物的鉴别和含量测定的基本原理与方法。
- 掌握杂环类典型药物在《中国药典》(2020 年版)中收载的鉴别和含量测定方法。
- 熟悉本类药物的结构特点、性质与分析方法之间的关系。

思维导图

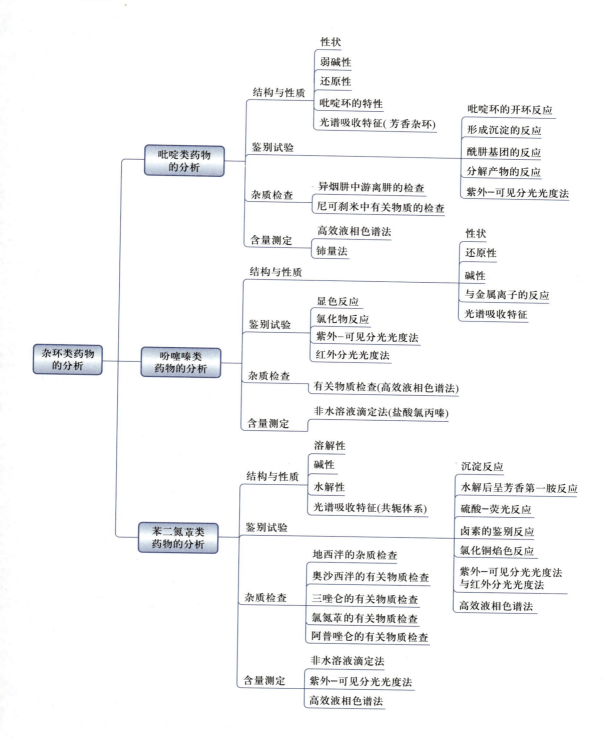

杂环类有机化合物为有机环结构中具有杂原子的化合物,其中非碳元素原子称为杂原子,一般为氧、氮、硫等。杂环类药物种类繁多,不少具有生理活性,是现代药物中应用最为广泛的一大类,在化学合成药物中也占有相当数量。按照其所含的杂原子数目,环的元数与环数的不同,可分为许多不同大类,如吡唑酮类、呋喃类、吡啶及哌啶类、嘧啶类、托烷类、喹啉类、吩噻嗪类、苯二氮䓬类等。本章选择性地介绍应用比较广泛的吡啶类、吩噻嗪类和苯二氮䓬类药物。

第一节　吡啶类药物的分析

吡啶类药物的分子结构中,均含有氮杂原子不饱和六元单环。常用的吡啶类药物有用于抗结核病的异烟肼,用于中枢兴奋的尼可刹米,用于抗高血压的钙通道阻滞药硝苯地平,用于解毒的碘解磷定等药物及其制剂。

一、结构与性质

扫一扫,知重点

吡啶类药物的结构与性质

(一) 化学结构
典型药物的结构如下:

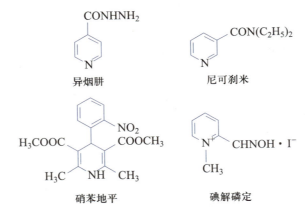

异烟肼　　尼可刹米　　硝苯地平　　碘解磷定

(二) 理化性质
根据结构特点,吡啶类药物主要有以下理化性质,可作为本类药物鉴别、检查及含量测定的依据。

1. **性状**　异烟肼为无色结晶,白色或类白色的结晶性粉末;遇光渐变质;在水中易溶,在乙醇中微溶,在乙醚中极微溶解。尼可刹米为无色至淡黄色的澄清油状液体;放置冷处,即成结晶;有轻微的特臭,味苦;有引湿性;能与水、乙醇、三氯甲烷或乙醚任意混合。硝苯地平为黄色结晶性粉末;无臭,无味;遇光不稳定;在丙酮或三氯甲烷中易溶,在乙醇中略溶,在水中几乎不溶。

2. **弱碱性**　本类药物吡啶环上的氮原子为碱性氮原子,其在水中的 pK_b 为 8.8,呈碱性,可用非水溶液滴定法进行含量测定。尼可刹米分子结构中,除了吡啶环上氮原子外,吡啶环 β 位被酰胺基取代,虽然酰胺基的化学性质不甚活泼,但遇碱水解后,释放出具有碱性的二乙胺,故可以此进行鉴别。

3. **还原性** 异烟肼的分子结构中,吡啶环 γ 位被酰肼基取代,酰肼基具有较强的还原性,可被氧化剂氧化;硝苯地平由于苯环上有硝基取代,遇光不稳定,极易发生自身氧化还原反应。

4. **吡啶环的特性** 异烟肼、尼可刹米结构中的吡啶环 α、α' 位未被取代,而 β 或 γ 位被羧基衍生物所取代,可发生吡啶环的开环反应;硝苯地平结构中的吡啶环 β、β' 位被甲酸甲酯所取代,其吡啶环也可发生开环反应。

5. **光谱吸收特征** 本类药物的吡啶环为芳香杂环,在紫外光区有特征吸收,可用于鉴别和含量测定。

课堂讨论 ▶▶▶

吡啶类各药物具有不同的官能团,还有哪些不同的化学性质?

扫一扫,
学知识

吡啶类药物
的鉴别

二、鉴别试验

(一)吡啶环的开环反应

1. **戊烯二醛反应** 溴化氰与芳香第一胺作用于吡啶环,可形成戊烯二醛的有色席夫碱类(聚甲炔染料)。这一反应不能由吡啶环单独发生,而是在溴化氰加到吡啶环,使环上氮原子由 3 价转变成 5 价时,吡啶环水解,形成戊烯二醛后再与芳香第一胺缩合而成。

本反应适用于吡啶环 α、α' 位未取代,以及 β 或 γ 位为烷基或羧基的衍生物。异烟肼和尼可刹米均具有此反应,而《中国药典》(2020 年版)中只用于尼可刹米的鉴别,所用芳香第一胺为苯胺。

方法:取本品 1 滴,加水 50 ml,摇匀,分取 2 ml,加溴化氰试液 2 ml 与 2.5% 苯胺溶液 3 ml,摇匀,溶液渐显黄色。

用于异烟肼鉴别时,应先用高锰酸钾或溴水氧化为异烟酸,再与溴化氰作用,然后再与芳香第一胺缩合形成有色的戊烯二醛衍生物。戊烯二醛衍生物的颜色随所用芳香第一胺不同而有所不同,如与苯胺缩合形成黄至黄棕色,与联苯胺则形成淡红至红色。

2. **二硝基氯苯反应** 在无水条件下,将吡啶及其某些衍生物与 2,4- 二硝基氯苯混合,加热或使其热至熔融,冷却后,加醇制氢氧化钾溶液将残渣溶解,溶液呈紫红色。

尼可刹米、异烟肼和异烟腙等,需经适当处理,即将酰肼氧化成羧基或将酰胺水解为羧基后才有此反应。

(二)形成沉淀的反应

本类药物具有吡啶环的结构,可与重金属盐类(如氯化汞、硫酸铜、碘化铋钾)及苦味酸等试剂形成沉淀。如尼可刹米可与硫酸铜及硫氰酸铵作用生成草绿色配位化合物沉淀。异烟肼、尼可刹米可与氯化汞形成白色沉淀。

(三)酰肼基团的反应

1. **还原反应** 银镜反应:取异烟肼约 10 mg,置试管中,加水 2 ml 溶解后,加氨制硝酸银试液 1 ml，即产生气泡与黑色浑浊，并在试管壁上生成银镜。

2. **缩合反应**　酰肼基与芳醛缩合形成腙，析出结晶，可测定其熔点。最常用的芳醛为香草醛，其次是对二甲氨基苯甲醛、水杨醛等与 1,2- 萘醌 -4- 磺酸在碱性介质中可缩合显红色，凡具有—NH_2 或活性—CH_2—基者均有此反应。

（四）分解产物的反应

尼可刹米和氢氧化钠试液在加热条件下会产生二乙胺臭味，并使湿润的红色石蕊试纸变蓝；丙硫异烟胺加盐酸加热后产生硫化氢气体，能使湿润的醋酸铅试纸显黑色。

（五）紫外 - 可见分光光度法

本类药物具有芳杂环，在紫外光区有特征吸收，其最大波长及吸收系数可供参考。

三、杂质检查

（一）异烟肼中游离肼的检查

扫一扫，
学知识

吡啶类药物
的杂质检查

异烟肼是一种不稳定的药物，其中的游离肼是由制备时原料引入，或在贮存过程中降解而产生。而肼又是一种诱变剂和致癌物质，因此国内外药典中多数规定了异烟肼原料药及其制剂中游离肼的限量检查。常用的方法有薄层色谱法。《中国药典》(2020 年版) 对异烟肼原料和注射用异烟肼中游离肼的检查均采用此法。

检查方法：取本品，加水制成每 1 ml 含 0.1 g 的溶液，作为供试品溶液。另取硫酸肼对照品适量，加水制成每 1 ml 中含 80 μg 硫酸肼 (相当于游离肼 20 μg) 的溶液，作为对照品溶液。取异烟肼与硫酸肼各适量，加溶剂溶解并稀释制成每毫升中分别含异烟肼 0.1 g 与硫酸肼 80 μg 的混合溶液，作为系统适用性溶液。系统适用性溶液所显游离肼与异烟肼的斑点应完全分离，游离肼的 R_f 值约为 0.75，异烟肼的 R_f 值约为 0.56。采用硅胶 G 薄层板，以异丙醇 - 丙酮 (3:2) 为展开剂，吸取供试品溶液、对照品溶液与系统适用性溶液各 5 μl，分别点于同一薄层板上，展开，晾干，喷以乙醇制对二甲氨基苯甲醛试液，15 分钟后检视，在供试品主斑点前方与硫酸肼斑点相应的位置上，不得显黄色斑点。

（二）尼可刹米中有关物质的检查

尼可刹米在生产和贮藏过程中易引入 N- 乙基烟酰胺和结构不明的有关物质，故《中国药典》(2020 年版) 采用高效液相色谱法 (通则 0512) 进行限度检查，供试品溶液色谱图中如有杂质峰，各杂质峰面积的和不得大于对照溶液主峰面积的 0.5 倍 (0.5%)。

四、含量测定

（一）高效液相色谱法

《中国药典》采用高效液相色谱法测定异烟肼的含量。

1. **色谱条件与系统适用性要求**　以十八烷基硅烷键合硅胶为填充剂；以 0.02 mol/L 磷酸氢二钠溶液 (用磷酸调 pH 至 6.0)- 甲醇 (85:15) 为流动相；检测波长为 262 nm；进样体积 10 μl。理论板数按异烟肼峰计算不低于 4 000。

2. **供试品溶液**　取本品，精密称定，加水溶解并定量稀释制成每 1 ml 含 0.1 mg 异烟肼的溶液。

3. **对照品溶液**　取异烟肼对照品适量，精密称定，加水溶解并定量稀释制成每

1 ml 中约含 0.1 mg 异烟肼的溶液。

4. 测定法　精密量取供试品溶液与对照品溶液,分别注入液相色谱仪,记录色谱图;按外标法以峰面积计算。

5. 含量计算

$$含量\% = \frac{c_R \cdot \dfrac{A_X}{A_R} \cdot D \cdot V}{m} \times 100\%$$ 　　　　式(8-1)

式中,c_R 为对照品的浓度(g/ml);A_X 为供试品峰面积;A_R 为对照品峰面积;V 为供试品初溶配制的体积(ml);D 为稀释倍数;m 为供试品取样量(g)。

(二)铈量法

铈量法是药物分析中常用的氧化还原滴定法之一,硝苯地平和吩噻嗪类药物可采用此法进行含量测定。基于这些药物具有还原性,在酸性介质中可以用硫酸铈滴定液直接滴定。前者用邻二氮菲指示剂指示终点;后者利用药物自身的颜色变化指示终点。

硝苯地平的测定原理,可用下列反应式表示:

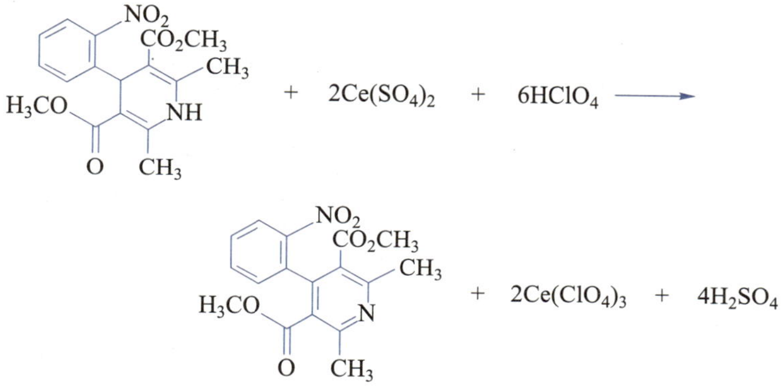

终点时,微过量的 Ce^{4+} 将指示剂中的 Fe^{2+} 氧化成 Fe^{3+},使橙红色配合物离子呈淡蓝色或无色配位化合物离子,以指示终点的到达。

💡 知识拓展

人血浆中硝苯地平的气相色谱法测定

1. 测定原理　本法以地西泮作为内标,用甲苯提取人血浆中的硝苯地平和内标物。分离甲苯层,于 60℃水浴上用氮气流吹干,残渣以乙酸乙酯溶解后进样分析。以硝苯地平的浓度对硝苯地平和内标峰面积比值进行线性回归,建立回归方程,即可以外标法测得血浆中硝苯地平的含量。

2. 色谱条件　OV-101 石英毛细管柱 25 m×0.25 mm;载气和补充气均为高纯氮气,柱前压为 196 kPa,补充气流速为 35 ml/min。操作温度:进样器为 240℃,检测器为 300℃,柱初始温度为 150℃,维持 80 秒,立即以 40℃/min 升到 250℃,维持 10 分钟。进样方式:不分流进样,进样时间 1 秒,进样后 80 秒,启动分流阀。

3. 血样前处理　精密取人血浆样品 1.0 ml,置具塞离心管(已加内标地西泮 50 μl 并于水浴上用氮气吹干)中,涡旋混合 3 分钟,加甲苯 2 ml,提取 10 分钟,离心 10 分钟(3 500 r/min),分离甲苯层,于60℃水浴上用氮气吹干,残渣以乙酸乙酯50 μl溶解,取1 μl,进样分析。

4. 人血浆中硝苯地平的标准曲线 依次精密取硝苯地平标准液(50.2 μl/mg)4 μl、8 μl、20 μl、60 μl、120 μl、180 μl、240 μl、300 μl分别置于5 ml具塞离心管中,各加内标液(603 ng/ml)50 μl,于水浴上用氮气吹干后加入1 ml人血浆,混匀。按血样处理方法操作。血浆中药物浓度(21~150 ng/ml)与硝苯地平和内标峰面积比呈线性关系,回归方程为 $Y=0.053\ 67 + 0.020\ 54\ X, r = 0.998\ 8\,(n = 4, RSD = 7.12\%)$。

5. 精密度试验 按人血浆中硝苯地平的标准曲线方法配制 4 ng/ml、60 ng/ml 和 120 ng/ml 硝苯地平血浆样品,按血样处理方法操作,分别于一天和一周内进样数次,求其日内相对标准偏差为 4.4%、5.9%、9.0%($n = 4$);日间相对标准偏差为 5.3%、7.5%、9.1%($n = 5$)。

6. 稳定性试验 硝苯地平为光敏性化合物,在日光照射下易分解。本试验考察了硝苯地平在日光照射和暗室中红灯下的稳定性,日光下 8 小时硝苯地平浓度从 59.03 ng/ml 降至 2.03 ng/ml,但在暗室红灯下则基本稳定。本试验均在暗室红灯下进行。

扫一扫,
学案例

精神科的
"青霉素"

第二节　吩噻嗪类药物的分析

临床上常用的吩噻嗪类药物为苯并噻嗪的衍生物,其分子结构中均含有硫氮杂蒽母核,本类药物多为其盐酸盐,如 H_1 受体阻断药盐酸异丙嗪,用于抗精神病的盐酸氯丙嗪、盐酸氟奋乃静、盐酸三氟拉嗪等。

扫一扫,
学知识

吩噻嗪类药
物结构与
性质

一、结构与性质

(一)化学结构

典型药物的结构如下:

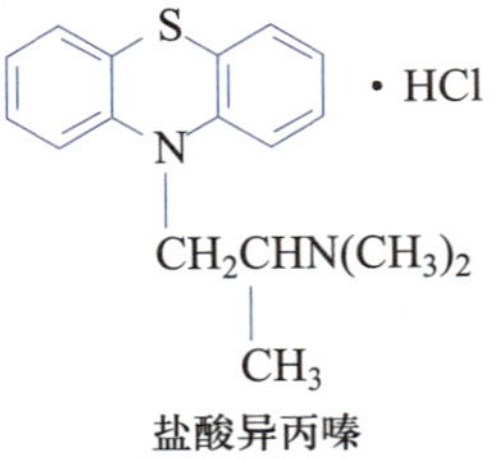

盐酸异丙嗪

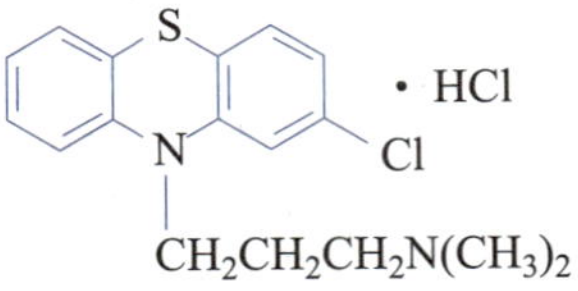

盐酸氯丙嗪

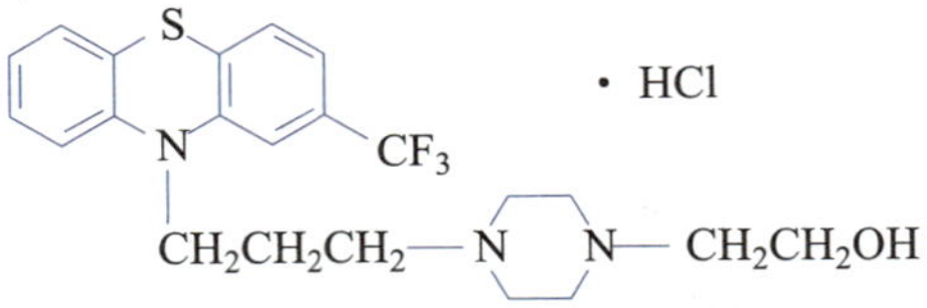

盐酸氟奋乃静

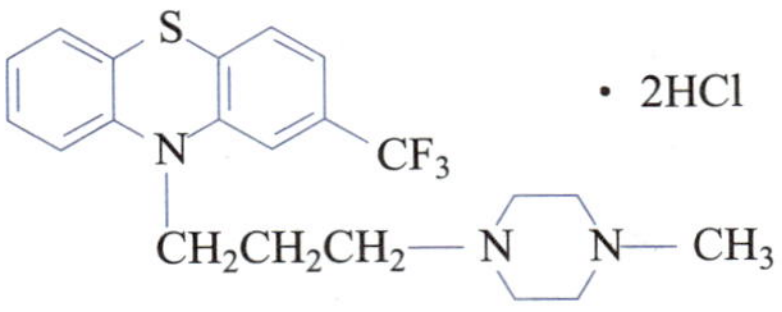

盐酸三氟拉嗪

(二)理化性质

1. 性状 盐酸异丙嗪为白色或类白色的粉末或颗粒;几乎无臭,味苦;在空气中日久变质,显蓝色;在水中极易溶解,在乙醇或三氯甲烷中易溶,在丙酮或乙醚中几乎不溶。盐酸氯丙嗪为白色或乳白色的结晶性粉末;有微臭,有引湿性;遇光渐变色;水溶液显酸性反应;在水、乙醇或三氯甲烷中易溶,在乙醚或苯中不溶。盐酸氟奋乃静为白色或类白色的结晶性粉末;无臭,味微苦;遇光易变色;在水中易溶,在乙醇中略溶,在丙酮中极微溶解,在乙醚中不溶。盐酸三氟拉嗪为白色至微黄色的结晶性粉末;无臭或几乎无臭,味苦;微有引湿性;遇光渐变色;在水中易溶,在乙醇中溶解,在三氯甲烷中微溶,在乙醚中不溶。

2. 还原性　本类药物硫杂蒽母核(即吩噻嗪环)中的二价硫原子具有较强的还原性,易被氧化剂(如硫酸、硝酸、三氯化铁、过氧化氢等)氧化,生成砜、亚砜等不同产物,氧化产物随取代基的不同而呈不同颜色,故可用于本类药物的鉴别。

3. 碱性　本类药物母核上氮原子的碱性极弱,10 位侧链上的烃氨基(如二甲氨基)或哌嗪基具有较强的碱性,所以药用常为其盐酸盐。也可以根据其碱性,用非水溶液滴定法进行含量测定。

4. 与金属离子的反应　本类药物分子结构中未被氧化的硫原子可与金属离子如钯离子(Pd^{2+})形成有色配合物,其氧化产物砜和亚砜则无此反应。利用此性质可进行药物的鉴别和含量测定,并具有专属性,可消除氧化产物的干扰。

5. 光谱吸收特征　本类药物硫氮杂蒽母核为三环共轭的 π 系统,一般在紫外光区有三个吸收峰,分别在 204~209 nm(205 nm 附近)、250~265 nm(254 nm 附近)和 300~325 nm(300 nm 附近),最强峰多在 250~265 nm(254 nm 附近)处,两个最小吸收峰则在 220 nm 及 280 nm 附近。

本类药物母核的硫为二价,易氧化,其氧化产物为亚砜及砜,与未取代的吩噻嗪母核的吸收光谱有明显不同,它们具有四个峰。因此,可以利用紫外吸收光谱的这些特征测定药物中氧化物杂质的量;同时也可在药物含量测定时对氧化产物的干扰进行校正。

吩噻嗪类药物取代基 R 和 R′ 不同,会产生不同的红外吸收光谱,因此可采用红外分光光度法对本类药物中较多品种进行鉴别。

课堂讨论 ▶▶▶

请根据吩噻嗪类药物的结构特点,总结它们的鉴别方法。

二、鉴别试验

(一) 显色反应

1. 盐酸氯丙嗪的鉴别　盐酸氯丙嗪的分子中吩噻嗪环上的二价硫原子具有较强的还原性,易被硫酸、硝酸等氧化剂氧化呈色,可用于鉴别。如《中国药典》(2020 年版)规定,取本品约 10 mg,加水 1 ml 溶解后,加硝酸 5 滴即显红色,渐变淡黄色。

扫一扫，
学知识

吩噻嗪类药
物的鉴别

2. 盐酸异丙嗪的鉴别

（1）取本品约 5 mg，加硫酸 5 ml 溶解后，溶液显樱桃红色；放置后，色渐变深。

（2）取本品约 0.1 g，加水 3 ml 溶解后，加硝酸 1 ml，即生成红色沉淀；加热，沉淀即溶解，溶液由红色变为橙黄色。

（二）氯化物反应

本类药物多为盐酸盐，其水溶液应显氯化物的鉴别反应。按照《中国药典》（2020 年版）四部通则"一般鉴别试验"项下氯化物鉴别试验，应显氯化物鉴别的反应。如盐酸氯丙嗪的鉴别：取供试品溶液，加稀硝酸使成酸性后，滴加硝酸银试液，即生成白色凝乳状沉淀；分离，沉淀加氨试液即溶解，再加稀硝酸酸化后，沉淀复生成。

（三）紫外－可见分光光度法

盐酸氯丙嗪的分子中吩噻嗪环三环共轭 π 系统有较强的紫外吸收，故可用紫外－可见分光光度法进行鉴别。鉴别方法：取本品，加盐酸溶液（9 → 1 000）制成每 1 ml 中含 5 μg 溶液，照紫外－可见分光光度法测定，在 254 nm 与 306 nm 的波长处有最大吸收，在 254 nm 的波长处吸光度约为 0.46。

（四）红外分光光度法

本类药物的红外吸收图谱应与各自的对照图谱一致。

三、杂质检查

吩噻嗪类药物结构中的二价硫易被氧化生成砜类化合物，此外遇光分解及在合成中的副反应均会产生有关物质，吩噻嗪类药物原料及其制剂中大多规定了有关物质的检查项。主要采用高效液相色谱法，以主成分自身对照法控制限量。

（一）盐酸异丙嗪中有关物质的检查

避光操作。

供试品溶液：取本品适量，加 0.1 mol/L 盐酸溶液溶解并稀释制成每 1 ml 中约含 0.2 mg 的溶液。

对照溶液：精密量取供试品溶液 1 ml，置 100 ml 量瓶中，用 0.1 mol/L 盐酸溶液稀释至刻度，摇匀。

色谱条件：以十八烷基硅烷键合硅胶为填充剂；以水（用冰醋酸调节 pH 至 2.3）－甲醇（55∶45）为流动相；检测波长为 254 nm；进样体积 20 μl。

系统适用性要求：理论板数按异丙嗪峰计算不低于 3 000，异丙嗪峰与相对保留时间为 1.1~1.2 的杂质峰之间的分离度应大于 2.0。

测定法：精密量取供试品溶液与对照溶液，分别注入液相色谱仪，记录色谱图至主成分色谱峰保留时间的 3 倍。

限度：供试品溶液色谱图中如有杂质峰，各杂质峰面积的和不得大于对照溶液主峰面积（1.0%）。

（二）盐酸氯丙嗪中有关物质的检查

盐酸氯丙嗪及其制剂在生产或贮藏过程中，可引入多种其他烷基化吩噻嗪杂质及分解产物（有关物质），如2-氯-10-(3-甲基氨基丙基)-吩噻嗪、2-氯-10-{3-[*N*-甲基-

(3–二甲氨基丙基)〕–吩噻嗪、2–氯–吩噻嗪、2–氯–10–(3–二甲氨基丙基)–吩噻嗪–5–氧化物及 2–氯–10–(3–二甲氨基丙基)–吩噻嗪的 N–氧化物等。因此,《中国药典》(2020 年版)对盐酸氯丙嗪及其片剂、注射剂均规定了有关物质的检查,均采用高效液相色谱法,以自身高低浓度对照法控制其限量。

检查方法:避光操作。取本品 20 mg,置 50 ml 量瓶中,加流动相溶解并稀释至刻度,摇匀,作为供试品溶液;精密量取供试品溶液适量,用流动相定量稀释制成每 1 ml 中含 2 μg 的溶液,作为对照溶液;照高效液相色谱法试验。用辛烷基硅烷键合硅胶为填充剂,以乙腈–0.5% 三氟乙酸(用四甲基乙二胺调节 pH 至 5.3)(50∶50)为流动相;检测波长 254 nm。精密量取供试品溶液和对照溶液各 10 μl,分别注入液相色谱仪,记录色谱图至主成分峰保留时间的 4 倍。供试品溶液的色谱图中如有杂质峰,单个杂质峰面积不得大于对照溶液主峰面积(0.5%),各杂质峰面积的和不得大于对照溶液主峰面积的 2 倍(1.0%)。

扫一扫,学知识

吩噻嗪类药物的杂质检查

课堂讨论 ▶▶▶

请根据本类药物的结构特点,总结含量测定的方法。

四、含量测定

本类药物母核上氮原子的碱性极弱,不能进行酸碱滴定,而 10 位氮原子上的取代基如烃胺基(—NR$_2$)或哌嗪基碱性较强,在非水介质中,可用高氯酸滴定液滴定。因盐酸氯丙嗪 10 位氮原子上的烃胺基(—NR$_2$)碱性较强,故《中国药典》(2020 年版)规定采用非水溶液滴定法测定盐酸氯丙嗪含量。

扫一扫,学知识

吩噻嗪类药物的含量测定

1. **测定方法**　取本品约 0.2 g,精密称定,加冰醋酸 10 ml 与醋酐 30 ml 溶解后,照电位滴定法(通则 0701),用高氯酸滴定液(0.1 mol/L)滴定,并将滴定结果用空白试验校正。每 1 ml 高氯酸滴定液(0.1 mol/L)相当于 35.53 mg 的 C$_{17}$H$_{19}$ClN$_2$S·HCl。

2. **含量计算**

$$盐酸氯丙嗪 \% = \frac{(V-V_0)\cdot T\cdot F\cdot 10^{-3}}{m} \times 100\% \qquad 式(8-2)$$

式中,V_0 为空白试验消耗高氯酸滴定液的体积(ml);V 为供试品测定消耗高氯酸滴定液的体积(ml);T 为滴定度(mg/ml);F 为高氯酸滴定液的浓度校正因子;m 为供试品取样量(g)。

第三节　苯二氮䓬类药物的分析

苯二氮䓬类药物为苯环与七元含氮杂环稠合而成的有机药物,其中 1,4–苯二氮䓬类药物是目前临床应用最广泛的抗焦虑、抗惊厥药。临床常用药物有地西泮、硝基地西泮、艾司唑仑、氯氮䓬、阿普唑仑、三唑仑、盐酸氟西泮、氯硝西泮和奥沙西泮等,除氯氮䓬外,其余均为地西泮的衍生物。

一、结构与性质

(一) 化学结构

典型药物的结构如下：

地西泮　　　　　　阿普唑仑　　　　　　奥沙西泮　　　　　　氯氮䓬

(二) 理化性质

根据结构特点,苯二氮䓬类药物主要具有以下理化性质,可作为本类药物鉴别、检查及含量测定的依据。

1. 溶解性

(1) 地西泮:本品在丙酮或三氯甲烷中易溶,在乙醇中溶解;在水中几乎不溶。

(2) 三唑仑:本品在冰醋酸或氯仿中易溶,在甲醇中略溶,在乙醇或丙酮中微溶,在水中几乎不溶。

(3) 艾司唑仑:本品在三氯甲烷中易溶,在甲醇中溶解;在乙酸乙酯或乙醇中略溶,在水中几乎不溶;在醋酐中易溶。

2. 碱性

二氮杂䓬七元环上的亚胺氮原子具有碱性,但苯基的取代可使其碱性降低,因而在含量测定时不能用直接酸碱滴定法,而需用非水溶液滴定法测定。同时,氮原子还可以和某些有机碱沉淀剂发生沉淀反应,可用于鉴别。

3. 水解性

二氮杂䓬七元环在强碱性溶液中能水解开环,生成二苯甲酮衍生物,根据水解产物的不同性质可对本类药物进行鉴别。

4. 光谱吸收特征

本类药物分子中有较长共轭体系,在紫外光区有特征吸收,随着介质 pH 的不同,紫外吸收光谱不同;溶于硫酸后在紫外光(365 nm)下显不同颜色的荧光。可利用这一特性鉴别本类药物。

二、鉴别试验

(一) 沉淀反应

一些苯二氮䓬类药物具有生物碱性质,可与生物碱沉淀剂作用。如氯氮䓬的盐酸溶液(9 → 1 000)遇碘化铋钾试液生成橙红色沉淀。盐酸氟西泮的水溶液和氯硝西泮的稀盐酸溶液遇碘化铋钾试液也生成橙红色沉淀。而后者放置后,沉淀颜色变深,可以相互区别。

《中国药典》(2020 年版)中氯氮䓬的鉴别:取本品约 10 mg,加盐酸溶液(9 → 1 000)10 ml 溶解后,加碘化铋钾试液 1 滴,即生成橙红色沉淀。

《中国药典》(2020 年版)中阿普唑仑的鉴别:取本品约 5 mg,加盐酸溶液(9 → 1 000)2 ml 溶解后,分为两份:一份加硅钨酸试液 1 滴,即生成白色沉淀;另一份加碘化铋钾试液 1 滴,即生成橙红色沉淀。

$$阿普唑仑 + 硅钨酸 \xrightarrow{HCl} 白色 \downarrow$$

(二) 水解后呈芳香第一胺反应

本类药物结构中的七元环一般比较稳定,但可在强酸性溶液中水解,水解产物所呈现的某些特性也可用于鉴别。

如氯氮䓬在酸性条件下加热,其 C–2 上的甲氨基水解为羰基,其后内酰胺开环并继续水解,生成的 2– 氨基 –5– 氯 – 二苯甲酮(Ⅰ)有芳香第一胺,可与亚硝酸钠试液发生重氮化反应,生成的重氮盐与碱性 β– 萘酚偶合呈色。其方法为:取供试品约 10 mg,加盐酸溶液(1 → 2)15 ml,缓缓煮沸 15 分钟,放冷,加 0.1 mol/L 亚硝酸钠溶液数滴,滴加碱性 β– 萘酚试液数滴,生成橙红色沉淀。

地西泮 1 位氮原子上有甲基取代,水解产物无芳伯氨基,不能发生重氮化 – 偶合反应。

其反应如下:

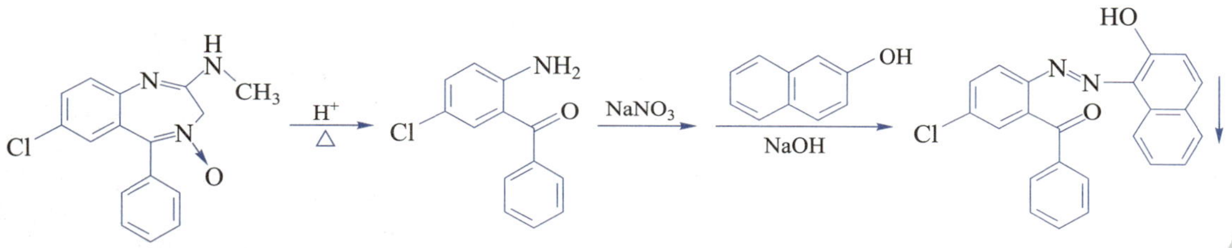

(三) 硫酸 – 荧光反应

苯二氮䓬类药物溶于硫酸后,在紫外灯(365 nm)下呈现不同颜色的荧光。如地西泮为黄绿色,氯氮䓬为黄色,艾司唑仑呈现亮绿色,硝西泮则显淡蓝色。

苯二氮䓬类药物若溶于稀硫酸中,其荧光颜色略有差异。如地西泮为黄色,硝西泮为蓝绿色,奥沙西泮为淡黄色,氯氮䓬为紫色,艾司唑仑为天蓝色。

地西泮片的鉴别方法:取本品的细粉适量(约相当于地西泮 10 mg),加丙酮 10 ml,振摇使地西泮溶解,滤过,滤液蒸干,加硫酸 3 ml,振摇使溶解,在紫外灯(365 nm)下检视,显黄绿色荧光。

(四) 卤素的鉴别反应

上述列举的本类药物均为有机氯化合物,用氧瓶燃烧法破坏,生成氯化氢,以 5% 氢氧化钠溶液为吸收液,加硝酸酸化,显氯化物反应。该法仅用于地西泮的鉴别。

(五) 氯化铜焰色反应

分子结构含有氯元素,在铜网上燃烧发出氯化铜的绿色火焰。

(六) 紫外 – 可见分光光度法与红外分光光度法

本类药物均含有较大共轭体系。常利用紫外最大吸收波长,以及最大吸收波长处的吸光度或吸光度比值进行鉴别。红外吸收光谱已用于大多数 1,4– 苯二氮䓬类药物的指纹鉴别(表 8–1)。

表 8-1　苯二氮䓬类典型药物的紫外特征吸收鉴别

药物	溶剂	浓度 /(g·ml⁻¹)	λ_{max}/nm	A
地西泮	0.5% 硫酸甲醇溶液	5	242 284 366	约 0.51 约 0.23 —
氯氮䓬	盐酸(9 → 1 000)	7	245、308	0.65
阿普唑仑	盐酸(9 → 1 000)	12	264	—
盐酸氟西泮	硫酸甲醇(1 → 36)	10	239 ± 2、284 ± 2 362 ± 2	比值 1.95~2.50
氯硝西泮	0.5% 硫酸甲醇溶液	10	239 ± 2、307 ± 2	—
奥沙西泮	乙醇	10	229、315 ± 2(较弱)	—

地西泮的紫外分光光度法鉴别:取本品,加 0.5% 硫酸的甲醇溶液制成每 1 ml 中含 5 μg 的溶液,照紫外分光光度法测定,在 242 nm、284 nm 与 366 nm 的波长处有最大吸收;在 242 nm 波长处的吸光度约为 0.51,在 284 nm 波长处的吸光度约为 0.23。

红外分光光度法:原料药鉴别多用此法。

🔖 知识链接

地西泮的紫外吸收特征明显,在酸性溶剂中有多个吸收峰。地西泮片的含量均匀度在吸收峰 284 nm 处测定;而地西泮片溶出度的测定,则选择在吸收峰 230 nm 处测定,此处的吸收系数更大,测定的灵敏度高。

(七) 高效液相色谱法

《中国药典》(2020 年版)中,地西泮片还可采用高效液相色谱法鉴别。

测定法:在含量测定项下记录的色谱图中,供试品溶液主峰的保留时间应与对照品溶液主峰的保留时间一致。

三、杂质检查

(一) 地西泮的杂质检查

地西泮除需检查乙醇溶液的澄清度与颜色、干燥失重、氯化物及炽灼残渣等一般杂质外,还应做有关物质检查。

1. 乙醇溶液的澄清度与颜色　取本品 0.1 g,加乙醇 20 ml,振摇使溶解,溶液应澄清无色;如显色,与黄色 1 号标准比色液比较,不得更深。

2. 氯化物　取本品 1.0 g,加水 50 ml,振摇 10 分钟,滤过,分取滤液 25 ml,依法检查(通则 0801),与标准氯化钠溶液 7.0 ml 制成的对照液比较,不得更浓(0.014%)。

3. 有关物质　由于地西泮生产工艺过程或贮藏期间出现分解,致使药物中存在中间体、副产物等杂质(有关物质)和降解产物。《中国药典》(2020 年版)采用高效液相色谱法检查其有关物质。

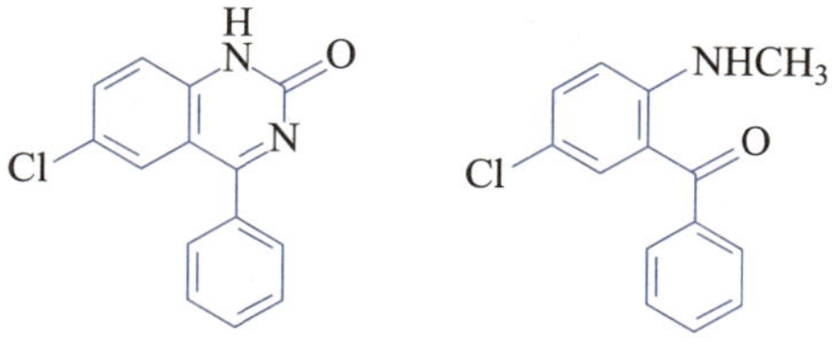

去甲基地西泮　　　　　　　2-甲氨基-5-氯二苯酮

取本品,加甲醇分别制成每 1 ml 中含 1 mg 的溶液,作为供试品溶液;精密量取供试品溶液 1 ml,置 200 ml 量瓶中,用甲醇稀释至刻度,摇匀,作为对照溶液(每 1 ml 中含 5 μg 的溶液)。照高效液相色谱法试验。用十八烷基硅烷键合硅胶为填充剂;以甲醇-水(70:30)为流动相;检测波长为 254 nm。理论板数按地西泮峰计算应不低于 1 500,取对照溶液 10 μl 注入液相色谱仪,调节检测灵敏度,使主成分色谱峰的峰高约为记录仪满量程的 25%;再准确量取上述两种溶液各 10 μl 分别进样,记录色谱图至主成分峰保留时间的 4 倍,供试品溶液的色谱图中主成分峰之后如显示杂质峰,各杂质峰面积的和不得大于对照溶液主峰面积的 0.6 倍(0.3%)。

(二) 奥沙西泮的有关物质检查

取本品适量,精密称定,加乙腈溶解并定量稀释制成每 1 ml 中约含 0.5 mg 的溶液,作为供试品溶液;取(3RS)-7-氯-2-氧代-5-苯基-2,3-二氢-1H-1,4-苯二氮䓬-3-乙酸酯(杂质 I)与 6-氯-4-苯基喹唑啉-2-甲醛(杂质 II)对照品各适量,精密称定,加乙腈溶解并定量稀释制成每 1 ml 中各约含 0.5 mg 的溶液,作为对照品溶液;精密量取供试品溶液与对照品溶液各适量,用乙腈定量稀释制成每 1 ml 中各约含 1 μg 的溶液,作为对照溶液。照高效液相色谱法测定,以十八烷基硅烷键合硅胶为填充剂;以 0.05 mol/L 磷酸二氢铵-甲醇(45:55,用三乙胺调节 pH 至8.0)为流动相;检测波长为 230 nm。取对照溶液 10 μl,注入液相色谱仪,记录色谱图。出峰顺序依次为奥沙西泮、杂质 I 与杂质 II,其中杂质 I 与杂质 II 的分离度应符合要求,理论板数按奥沙西泮峰计算不低于 3 000。再精密量取对照溶液与供试品溶液各 10 μl 分别注入液相色谱仪,记录色谱图至主成分峰保留时间的 3 倍。供试品溶液色谱图中如有与对照溶液中杂质 I、杂质 II 保留时间一致的色谱峰,按外标法以峰面积计算,均不得过 0.2%,其他单个杂质峰面积不得大于对照溶液中奥沙西泮峰面积(0.2%),各杂质峰面积的和不得大于对照溶液中奥沙西泮峰面积的 5 倍(1.0%)。

(三) 三唑仑的有关物质检查

取本品,加甲醇溶解并制成每 1 ml 中约含 0.5 mg 的溶液,作为供试品溶液;精密量取供试品溶液适量,用甲醇定量稀释制成每 1 ml 中约含 5 μg 的溶液,作为对照溶液。色谱条件:以十八烷基硅烷键合硅胶为填充剂;以甲醇-水(55:45)为流动相;检测波长为 220 nm;进样体积 10 μl。精密量取对照溶液与供试品溶液 10 μl,分别注入液相色谱仪,记录色谱图至主成分峰保留时间的 3 倍。供试品溶液色谱图中如有杂质峰,各杂质峰面积的和不得大于对照溶液主峰面积(1.0%)。

(四) 氯氮䓬的有关物质检查

避光操作。临用新制。取本品适量,精密称定,加流动相溶解并稀释制成每 1 ml

中约含 0.2 mg 的溶液,作为供试品溶液;另取 2- 氨基 -5- 氯二苯酮(杂质 I)对照品适量,精密称定,加流动相溶解并稀释制成每 1 ml 中约含 20 μg 的溶液,作为对照品溶液;精密量取供试品溶液 0.2 ml 与对照品溶液 1 ml 置同一 100 ml 量瓶中,用流动相稀释至刻度,摇匀,作为对照溶液。照高效液相色谱法测定,以十八烷基硅烷键合硅胶为填充剂;以乙腈 – 水(50∶50)为流动相;检测波长为 254 nm。称取氯氮䓬对照品约 20 mg,加流动相 5 ml 振摇使溶解,加 1 mol/L 盐酸溶液 5 ml,室温放置约 20 小时,加 1 mol/L 氢氧化钠溶液 5 ml,用流动相稀释至 100 ml,摇匀,作为系统适用性溶液,量取 10 μl 注入液相色谱仪,记录色谱图。出峰顺序依次为 7- 氯 -5- 苯基 -1,3- 二氢 -1,4- 苯二氮䓬 -2- 酮 -4- 氧化物(杂质 II)与氯氮䓬,杂质 II 相对保留时间约为 0.7,二者分离度应大于 5.0。精密量取对照溶液与供试品溶液各 10 μl,分别注入液相色谱仪,记录色谱图至主成分峰保留时间的 5 倍。供试品溶液色谱图中如有与杂质 I 保留时间一致的色谱峰,按外标法以峰面积计算,不得过 0.1%,如有与杂质 II 保留时间一致的色谱峰,其峰面积不得大于对照溶液中氯氮䓬峰面积(0.2%),其他单个杂质峰面积不得大于对照溶液中氯氮䓬峰面积的 0.5 倍(0.1%),各杂质峰面积的和不得大于对照溶液中氯氮䓬峰面积的 2.5 倍(0.5%)。供试品溶液色谱图中小于对照溶液中氯氮䓬峰面积 0.25 倍的色谱峰忽略不计。

(五)阿普唑仑的有关物质检查

取本品,加 N,N- 二甲基甲酰胺溶解并定量稀释制成每 1 ml 中约含 10 mg 的溶液,作为供试品溶液;精密量取供试品溶液适量,用 N,N- 二甲基甲酰胺定量稀释制成每 1 ml 中含 25 μg 的溶液,作为对照溶液。照高效液相色谱法试验,用苯基硅烷键合硅胶为填充剂;以醋酸铵缓冲液(取醋酸铵 7.7 g,加水 1 000 ml 振摇使溶解,用冰醋酸调节 pH 至 4.2)– 甲醇(44∶56)为流动相 A,醋酸铵缓冲液(pH 4.2)– 甲醇(5∶95)为流动相 B;按表 8-2 进行梯度洗脱;检测波长为 254 nm。取阿普唑仑对照品与三唑仑对照品各适量,加 N,N- 二甲基甲酰胺溶解并稀释制成每 1 ml 中均约含 20 μg 的混合溶液,作为系统适用性溶液,取 10 μl 注入液相色谱仪,记录色谱图,使阿普唑仑峰的保留时间为 10~11 分钟,三唑仑峰与阿普唑仑峰间的分离度应符合要求。精密量取对照溶液与供试品溶液各 10 μl,分别注入液相色谱仪,记录色谱图。供试品溶液色谱图中如有杂质峰,各杂质峰面积的和不得大于对照溶液主峰面积的 4 倍(1.0%)。供试品溶液色谱图中小于对照溶液主峰面积 0.2 倍的色谱峰忽略不计。

表 8-2   阿普唑仑的有关物质检查(HPLC)梯度洗脱程序

时间 / 分钟	流动相 A/%	流动相 B/%
0	98	2
15	98	2
35	1	99
40	1	99
45	98	2
53	98	2

知识链接

有关物质

有关物质是指在药物制备和贮存过程中,根据药物性质和合成方法可能产生的杂质,多指有机杂质,也包括残留溶剂和手性化合物中无特殊毒性的对映体。药物中含有杂质会降低疗效和影响稳定性,有的甚至对人体健康有害或产生其他副作用。因此,检测有关物质、控制纯度是确保用药安全、有效,保证药物质量的一个重要方面。有关物质的检查主要是根据药物和杂质在理化性质上的差异来进行。例如,根据旋光性质的差异采用旋光分析法;根据对光吸收性质的差异采用分光光度法;而最常用的是根据吸附或分配性质的差异进行的色谱法,因为其专属性强,灵敏度高。此外,一些新技术如毛细管电泳、超临界流体色谱及联用技术等,近年来发展很快,在测定有关物质中的应用正逐年增加。

(1) 光谱法:光谱法是利用药物和有关物质之间光学性质的不同,通过相关参数的测定来进行杂质检查。

(2) 色谱法:色谱法是通过比较药物有关物质之间色谱行为的不同来进行杂质的检查。主要包括薄层色谱法(TLC)、气相色谱法(GC)、高效液相色谱法(HPLC)、手性色谱法(CC)、超临界流体色谱法(SFC)、毛细管电泳法(CE)及纸色谱法(PC)等。

(3) 联用技术:20 世纪 60 年代推出了集色谱的高分离能力与光谱的高灵敏度和极强的定性专属特异性于一体的色谱 - 光谱联用技术,它是一种高效分离与灵敏检测相结合的现代分析方法。

四、含量测定

(一) 非水溶液滴定法

苯二氮䓬类药物碱性较弱,不能用酸碱滴定法进行含量测定,但在冰醋酸、醋酐等酸性溶液中药物的碱性增强,可用高氯酸作滴定液,采用非水溶液滴定法测定含量。

扫一扫,
学知识

苯二氮䓬类
药物的含量
测定

1. **基本原理**　采用非水溶液滴定法测定本类药物时,地西泮和氯氮䓬等为游离碱,直接与高氯酸反应。

2. **一般方法**　除另有规定外,精密称取供试品适量 [约消耗高氯酸滴定液(0.1 mol/L) 8 ml],加冰醋酸 10~30 ml 使溶解(必要时可温热,放冷),加各品种项下规定的指示液 1~2 滴(或以电位滴定法指示终点),用高氯酸滴定液(0.1 mol/L)滴定。终点颜色应以电位滴定时的突跃点为准,并将滴定结果用空白试验校正。

因药物结构和碱性强弱不同,故测定时采用的溶剂、指示剂及终点颜色也有所不同,详见表 8-3。

表 8-3　非水溶液滴定法测定苯二氮䓬类药物的主要条件

药物名称	溶剂	终点指示	终点颜色
地西泮	冰醋酸与醋酐	结晶紫	绿色
阿普唑仑	醋酐	结晶紫	黄绿色

续表

药物名称	溶剂	终点指示	终点颜色
艾司唑仑	醋酐	结晶紫	黄色
氯氮䓬	冰醋酸	结晶紫	蓝色
盐酸氟西泮	酸与醋酸汞	醋玻璃–甘汞电极	
硝西泮	冰醋酸与醋酐	结晶紫	黄绿色
氯硝西泮	醋酐	电位法	

地西泮二氮杂䓬环上的氮原子有弱碱性,故原料药采用非水溶液滴定法测定其含量。

《中国药典》(2020 年版)中地西泮的含量测定方法为:取本品约 0.2 g,精密称定,加冰醋酸与醋酐各 10 ml 使溶解,加结晶紫指示液 1 滴,用高氯酸滴定液(0.1 mol/L)滴定至溶液显绿色。每 1 ml 高氯酸滴定液(0.1 mol/L)相当于 28.47 mg 的 $C_{16}H_{13}ClN_2O$。

$$地西泮含量\% = \frac{V \cdot T \cdot F \cdot 10^{-3}}{m} \times 100\%$$

式中,V 为样品测定试验消耗高氯酸滴定液的体积(ml);T 为滴定度(mg/ml);F 为高氯酸滴定液的浓度校正因子;m 为取样量(g)。

课堂互动 ▶▶▶

还有哪些药物可以采用非水溶液滴定法测定含量?

【实例分析】地西泮原料药的含量测定

精密称取地西泮 0.189 7 g,加冰醋酸与醋酐各 10 ml 使溶解,加结晶紫指示液 1 滴,用高氯酸滴定液(0.103 2 mol/L)滴定至溶液显绿色,消耗高氯酸滴定液(0.103 2 mol/L)6.37 ml。《中国药典》(2020 年版)规定,每 1 ml 高氯酸滴定液(0.1 mol/L)相当于 28.47 mg 的 $C_{16}H_{13}ClN_2O$。含 $C_{16}H_{13}ClN_2O$ 不得少于 98.5%。该供试品含量是否合格?

$$地西泮含量\% = \frac{V \cdot T \cdot F \cdot 10^{-3}}{m} \times 100\%$$

$$= \frac{6.37 \times 28.47 \times (0.103\ 2/0.1) \times 10^{-3}}{0.189\ 7} \times 100\%$$

$$= 98.66\%$$

结论:98.66%>98.5%,该地西泮供试品含量合格。

【实例分析】艾司唑仑原料药的含量测定

精密称取艾司唑仑约 0.106 8 g,加醋酐 50 ml 溶解后,加结晶紫指示液 2 滴,用高氯酸滴定液(0.098 41 mol/L)滴定至溶液显黄色,消耗滴定液 7.23 ml,空白试验消耗滴定液 0.03 ml。《中国药典》(2020 年版)规定,每 1 ml 高氯酸滴定液(0.1 mol/L)相当于 14.74 mg 的 $C_{16}H_{11}ClN_4$。含 $C_{16}H_{11}ClN_4$ 不得少于 98.5%。该供试品含量是否合格?

$$艾司唑仑含量 \% = \frac{(V-V_0) \cdot T \cdot F \cdot 10^{-3}}{m} \times 100\%$$

$$= \frac{(7.23-0.03) \times 14.74 \times (0.098\ 41/0.1) \times 10^{-3}}{0.106\ 8} \times 100\%$$

$$= 97.79\%$$

结论:97.79%<98.5%,该艾司唑仑供试品含量不合格。

(二) 紫外-可见分光光度法

分光光度含量测定法是对于具有特征吸收的药物,在其最大吸收波长处测定吸光度,再利用其百分吸收系数或与其对照品同法测定计算含量的方法。此法常用于制剂含量、含量均匀度及溶出度的测定。

苯二氮䓬类药物的原料药和制剂采用此法测定含量。部分制剂的含量均匀度、溶出度也采用此法测定。

含量测定采用对照品比较法的有奥沙西泮片、硝西泮片及注射液、氯氮䓬片、盐酸氟西泮胶囊等,采用吸收系数法的有艾司唑仑片。

奥沙西泮片含量测定:取本品 10 片,置 200 ml 量瓶中,加乙醇 150 ml,超声使奥沙西泮溶解,放冷,用乙醇稀释至刻度,摇匀,滤过,精密量取续滤液 5 ml,置 100 ml 量瓶中,用乙醇稀释至刻度,摇匀,照紫外-可见分光光度法,在 229 nm 的波长处测定吸光度;另取奥沙西泮对照品约 15 mg,精密称定,同法测定,计算,即得。

艾司唑仑片的含量测定:取本品 30 片,精密称定,研细,精密称取适量(约相当于艾司唑仑 10 mg),置 100 ml 量瓶中,加盐酸溶液(9 → 1 000)60 ml,充分振摇使艾司唑仑溶解,用盐酸溶液(9 → 1 000)稀释至刻度,摇匀,滤过,精密量取续滤液 5 ml,置 50 ml 量瓶中,用盐酸溶液(9 → 1 000)稀释至刻度,摇匀,照紫外-可见分光光度法,在 268 nm 的波长处测定吸光度,按 $C_{16}H_{11}ClN_4$ 的吸收系数($E_{1\ cm}^{1\%}$)为 352 计算,即得。

地西泮片的含量均匀度测定:取本品 1 片,置 100 ml 量瓶中,加水 5 ml,振摇,使药片崩解后,加 0.5% 硫酸的甲醇溶液约 60 ml,充分振摇使地西泮溶解,用加 0.5% 硫酸的甲醇溶液稀释至刻度,摇匀,滤过,精密量取续滤液 10 ml,置 25 ml 量瓶中,用 0.5% 硫酸的甲醇溶液稀释至刻度,摇匀,照紫外-可见分光光度法,在 284 nm 的波长处测定吸光度,按 $C_{16}H_{13}ClN_2O$ 的吸收系数($E_{1\ cm}^{1\%}$)为 454 计算含量,应符合规定。

(三) 高效液相色谱法

高效液相色谱法具有分离模式多样、适用范围广、选择和专属性强、检测手段多样灵敏、重复性好、分析速度快等优点。各国药典中采用高效液相色谱法对杂环类药物的含量和有关物质进行直接分析测定的比例不断增加。高效液相色谱法同时也是本类药物的生物样本分析测定的常用方法。

🔖 知识链接

为了消除原料和制剂中杂质、辅料等对结果的干扰,《中国药典》(2020 年版)中采用高效液相色谱法测定三唑仑制剂、地西泮制剂等药物的含量。

《中国药典》(2020 年版)中地西泮片的含量测定方法为:

　　色谱条件与系统适用性要求:以十八烷基硅烷键合硅胶为填充剂;以甲醇 – 水 (70∶30) 为流动相;检测波长为 254 nm;进样体积为 10 μl。理论板数按地西泮峰计算不低于 1 500。

　　测定法:取本品 20 片,精密称定,研细,精密称取适量(约相当于地西泮 10 mg),置 50 ml 量瓶中,加甲醇适量,振摇使地西泮溶解,用甲醇稀释至刻度,摇匀,滤过,取续滤液作为供试品溶液,精密量取 10 μl 注入液相色谱仪,记录色谱图;另取地西泮对照品约 10 mg,精密称定,同法测定。按外标法以峰面积计算,即得。

考证聚焦 》》》》

一、填空题

1. 异烟肼中的特殊杂质为_____,检查此杂质采用的方法为_____。

2. 地西泮的特征鉴别反应为_____,在紫外光(365 nm)下检视,显_____色荧光。

3. 盐酸氯丙嗪含量测定的方法为_____。

二、简答题

1. 异烟肼常用的鉴别方法是什么? 试述其反应原理与反应现象。

2. 用简便的化学方法区别异烟肼和尼可刹米。

三、计算题

1. 取地西泮样品,精密称定为 0.201 1 g,加冰醋酸与醋酐各 10 ml 使溶解,加结晶紫指示液 1 滴,用高氯酸滴定液(0.101 2 mol/L)滴定,至溶液显绿色时,消耗 6.98 ml 高氯酸滴定液,空白试验消耗高氯酸滴定液 0.06 ml。每 1 ml 高氯酸滴定液(0.1 mol/L)相当于 28.47 mg 的地西泮($C_{16}H_{13}ClN_2O$)。《中国药典》(2020 年版)规定本品含 $C_{16}H_{13}ClN_2O$ 不得少于 98.5%。通过计算判断本品含量是否符合含量限度规定。

2. 盐酸氯丙嗪注射液的含量测定如下:精密量取本品适量(约相当于盐酸氯丙嗪 50 mg),置 200 ml 量瓶中,用盐酸溶液(9 → 1 000)稀释至刻度,摇匀,精密量取 2 ml,置 100 ml 量瓶中,加盐酸溶液(9 → 1 000)稀释至刻度,摇匀,照紫外 – 可见分光光度法,在 254 nm 的波长处测得吸光度为 0.460,按盐酸氯丙嗪的吸收系数($E_{1\ cm}^{1\%}$)为 915,计算盐酸氯丙嗪注射液的标示量的百分含量。

(孙　静　娜贺雅)

实训十二　盐酸氯丙嗪片的含量测定

【实训目的】

1. 掌握吸收系数法测定盐酸氯丙嗪片含量的方法。

2. 熟悉紫外 – 可见分光光度计的原理和操作方法。

3. 熟悉药物质量检测原始数据的记录和检验报告的书写。

【实训原理】

盐酸氯丙嗪结构中含有吩噻嗪环,为共轭体系,其 0.1 mol/L 盐酸溶液在 254 nm 处有特征吸收,吸收系数($E_{1\,cm}^{1\%}$)为 915。故可用吸收系数法测定含量。

【实训内容】

1. **试药** 盐酸氯丙嗪片、纯化水、盐酸溶液(9 → 1 000)。

2. **器材** 紫外 – 可见分光光度计、1 cm 石英吸收池、100 ml 容量瓶、200 ml 烧杯、5 ml 移液管、100 ml 量筒、胶头滴管、滤纸片、擦镜纸。

3. **操作步骤** 避光操作。取本品 10 片,除去包衣后,精密称定,研细,精密称取适量(约相当于盐酸氯丙嗪 10 mg),置 100 ml 量瓶中,加溶剂[盐酸溶液(9 → 1000)]70 ml,振摇使盐酸氯丙嗪溶解,用溶剂稀释至刻度,摇匀,滤过,精密量取续滤液 5 ml,置 100 ml 量瓶中,加溶剂稀释至刻度,摇匀,照紫外 – 可见分光光度法,在 254 nm 的波长处测定吸光度,按 $C_{17}H_{19}ClN_2S\cdot HCl$ 的吸收系数($E_{1\,cm}^{1\%}$)为 915 计算,即得。

【实训注意】

1. 由于吩噻嗪类药物遇光易分解,故操作须在避光条件下进行。

2. 使用的石英吸收池必须洁净,并需做配对试验。配对试验方法:取吸收池 2 个,装纯化水在 220 nm 进行试验。以其中一个吸收池对仪器调节透光率为 100%。若该仪器透光率只能显示 0~100% 档位,则可以调节透光率为 95%。记录数据。测量另一个吸收池的透光率,记录数据。此两个吸收池透光率之差不超过 0.3%,即可配套使用,否则须加以校正。

3. 测定前,需检查所用的溶剂在测定波长附近是否符合要求。检查方法:将溶剂置于吸收池中,以空气为空白(即空白光路中不置任何物质)测定其吸光度,溶剂和吸收池的吸光度应符合表 8-4 规定。

表 8-4 以空气为空白测定溶剂在不同波长处的吸光度的规定

波长范围 /nm	吸光度	波长范围 /nm	吸光度
220~240	≤ 0.40	251~300	≤ 0.10
241~250	≤ 0.20	300 以上	≤ 0.05

4. 除另有规定者外,测定时应在规定的吸收峰 ±2 nm 处,再测几处的吸光度,以

核对供试品的吸收峰位置是否正确,并以吸光度最大的波长作为测定波长。

【实训检测】

1. 本品的原料药采用非水溶液滴定的方法测定含量,为什么片剂采用紫外 – 可见分光光度法测定含量?

2. 利用邻组同学的试验结果,比较同一溶液在相同仪器上测得的吸光度有无不同,试做解释。

(孙　静　娜贺雅)

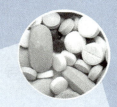

第九章

生物碱类药物的分析

>>>>> 学习目标

- 掌握生物碱类药物的鉴别试验：双缩脲反应、维他立（Vitali）反应、绿奎宁反应、紫脲酸铵反应等；掌握生物碱类药物含量测定方法的基本原理、操作方法、适用范围、注意事项和测定结果判断。
- 熟悉生物碱类药物的结构特征及主要性质并理解常用生物碱类药物的理化性质与分析方法之间的关系。
- 了解生物碱类药物的特殊杂质检查项目及方法。

思维导图

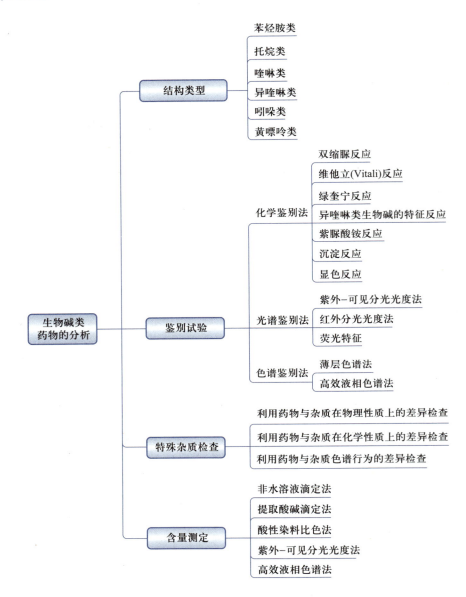

生物碱是一类存在于生物体内的含氮有机化合物,绝大多数存在于植物体内,大部分呈碱性,常具有特殊而显著的生理活性,被广泛应用于临床。生物碱大部分有毒性,故需对其质量进行严格控制,以保证用药安全。

第一节 概 述

一、通性

生物碱及其盐多为结晶或结晶性粉末,具有一定的熔点。游离生物碱多不溶或难溶于水,溶解或易溶于有机溶剂,在稀酸水溶液中形成盐而溶解。某些游离生物碱也能溶于水,如麻黄碱。部分两性或酸性的生物碱可溶于碱性水溶液,如吗啡。生物碱盐多数易溶于水,不溶或难溶于有机溶剂。生物碱分子大多数具有手性碳原子,呈光学活性。

二、结构与性质

生物碱类药物数目繁多,大多结构复杂,其基本母核多种多样,现重点讨论临床常见的六类生物碱药物——苯烃胺类、托烷类、喹啉类、异喹啉类、吲哚类及黄嘌呤类的结构,以及与鉴别、检查、含量测定有关的性质。

(一)苯烃胺类

1. 化学结构 本类生物碱具有苯烃胺结构,代表药物为盐酸麻黄碱和盐酸伪麻黄碱,结构如下:

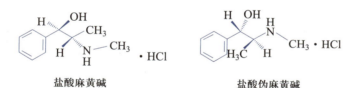

盐酸麻黄碱   盐酸伪麻黄碱

2. 理化性质

(1)碱性:氮原子不在环状结构内,而是在侧链上,且都是仲胺,因此,碱性较强,如麻黄碱,易与酸成盐。

(2)旋光性:侧链上具有两个手性碳原子,具有旋光性,盐酸麻黄碱为左旋体,盐酸伪麻黄碱为右旋体。

(3)光谱吸收特征:分子结构中都含有苯环,因此,在紫外光区有特征吸收,可供鉴别和含量测定。

(4)氨基醇性质:芳环侧链上有氨基醇结构,可发生双缩脲反应,用于鉴别。

(二)托烷类

1. 化学结构 本类生物碱大多数是由莨菪烷衍生的氨基醇与有机酸缩合而成的酯,代表药物为硫酸阿托品和氢溴酸山莨菪碱,结构如下:

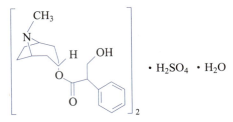

硫酸阿托品

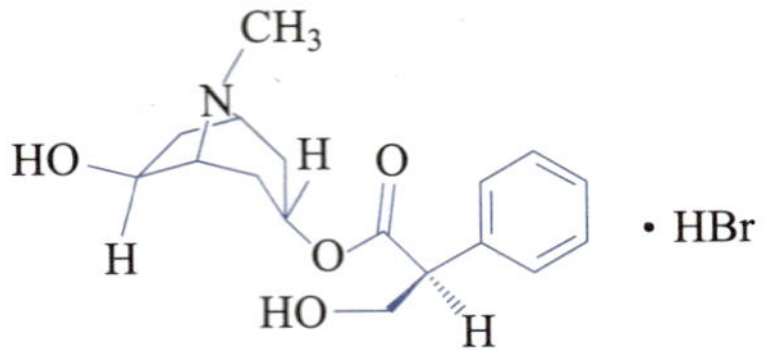

氢溴酸山莨菪碱

2. 理化性质

（1）碱性：氮原子位于五元脂环上，碱性较强，易与酸成盐。

（2）水解性：酯键易水解，生成莨菪醇和莨菪酸，莨菪酸可发生维他立（Vitali）反应，可用于鉴别。

（3）旋光性：结构中具有手性碳原子，氢溴酸山莨菪碱为左旋体；硫酸阿托品因外消旋化而为消旋体，无旋光性。

（三）喹啉类

1. 化学结构　本类生物碱具有喹啉环结构，代表药物为硫酸奎宁和硫酸奎尼丁，结构如下：

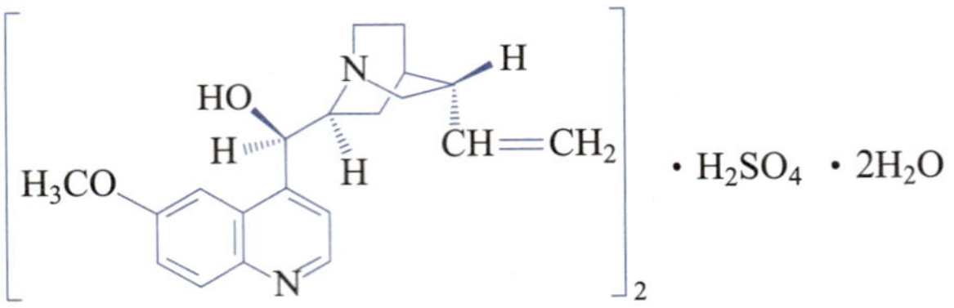

硫酸奎宁

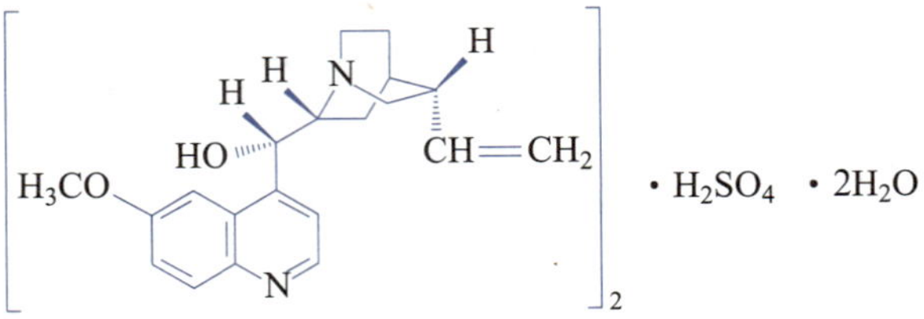

硫酸奎尼丁

2. 理化性质

（1）碱性：奎宁和奎尼丁结构中包含喹啉环和喹核碱两部分，各含一个氮原子。其中，喹啉环上的氮原子为芳环氮，不能与硫酸成盐；喹核碱所含氮原子为脂环氮，碱性强,可与硫酸成盐。

（2）旋光性：奎宁和奎尼丁的分子式完全相同,只是喹核碱的立体结构不同,奎宁为左旋体,奎尼丁为右旋体。立体结构的不同导致了两者的碱性、溶解性和药理作用的不同,奎宁为抗疟疾药,奎尼丁为抗心律失常药。

（3）光谱吸收特征：喹啉环为芳杂环,在紫外光区有特征吸收。硫酸奎宁和硫酸奎尼丁在稀硫酸溶液中均显蓝色荧光。

（四）异喹啉类

1. **化学结构** 本类生物碱具有异喹啉环结构,代表药物为盐酸吗啡和磷酸可待因,结构如下：

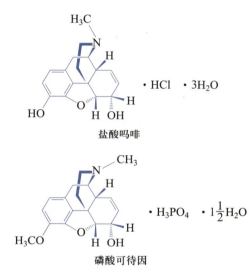

盐酸吗啡

磷酸可待因

2. **理化性质**

（1）碱性：吗啡分子中含有酚羟基和叔胺基团,为两性化合物,但碱性略强,pK_b为6.13,既可溶于氢氧化钠水溶液,又可溶于盐酸水溶液。可待因分子中无酚羟基,仅含叔胺基团,碱性比吗啡强,pK_b为6.04,不能溶于氢氧化钠水溶液。

（2）旋光性：盐酸吗啡的分子结构中有不对称碳原子,具有旋光性,为左旋体。

（3）光谱吸收特征：异喹啉环为芳杂环,具有特征的紫外和红外吸收光谱。

（五）吲哚类

1. **化学结构** 吲哚类生物碱数目较多,大多数结构复杂,现以利血平和硝酸士的宁为代表,结构如下：

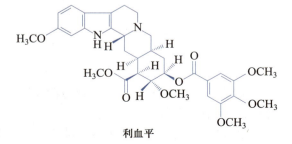

利血平

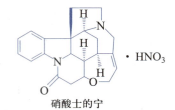

硝酸士的宁

2. 理化性质

(1) 碱性:利血平和硝酸士的宁的分子结构中含有两个碱性强弱不同的氮原子。其中,吲哚环上的氮原子由于与苯环共轭,碱性极弱;脂环叔胺氮由于受空间位阻的影响,碱性极弱,不能与酸结合成稳定的盐,而以游离状态存在。硝酸士的宁分子中脂环叔胺氮碱性较强,能与一分子硝酸成盐。

(2) 水解性:利血平含有酯键,在弱碱或受热条件下易分解。

(3) 旋光性:利血平分子结构中具有不对称碳原子,具有旋光性,为左旋体。

(4) 还原性和荧光性:利血平在光照和氧气存在情况下极易被氧化,氧化产物为3,4- 二去氢利血平,呈黄色,并带有黄绿色荧光,进一步氧化为 3,4,5,6- 四去氢利血平,显蓝色荧光。

(六) 黄嘌呤类

1. 化学结构　本类生物碱具有黄嘌呤结构,代表药物为咖啡因和茶碱,结构如下:

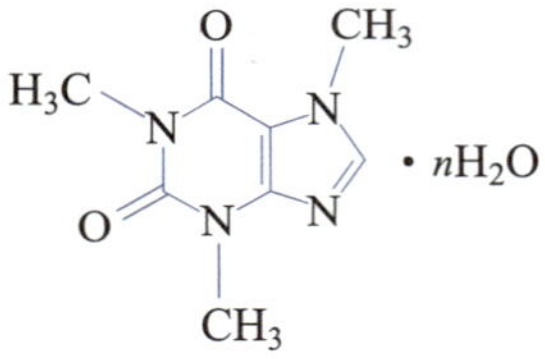

咖啡因 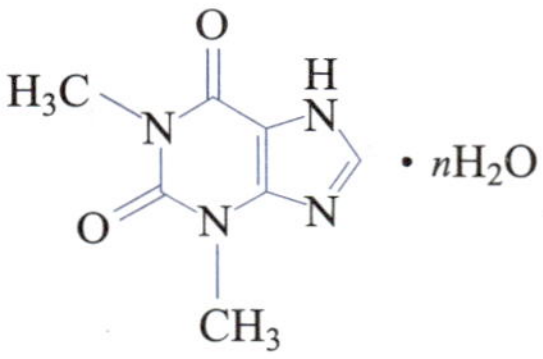　　　　　　　茶碱

2. 理化性质

(1)碱性:咖啡因和茶碱的分子中均含有 4 个氮原子,但受邻位羰基的影响,几乎不呈碱性。咖啡因的 pK_b 为 14.2,不能与酸形成稳定的盐,以游离碱供药用;茶碱分子中具有活泼氢,呈酸性,可溶于碱的水溶液中。

(2) 紫外吸收特征:黄嘌呤为芳杂环,具有特征的紫外吸收光谱。

第二节　鉴 别 试 验

一、化学鉴别法

(一) 双缩脲反应

双缩脲反应为芳香环侧链具有氨基醇结构生物碱的特征鉴别反应,《中国药典》(2020 年版)中盐酸麻黄碱采用该法进行鉴别。

方法:取本品约 10 mg,加水 1 ml 溶解后,加硫酸铜试液 2 滴与 20% 氢氧化钠溶液

1 ml,即显蓝紫色;加乙醚 1 ml,振摇后,放置,乙醚层即显紫红色,水层变成蓝色。

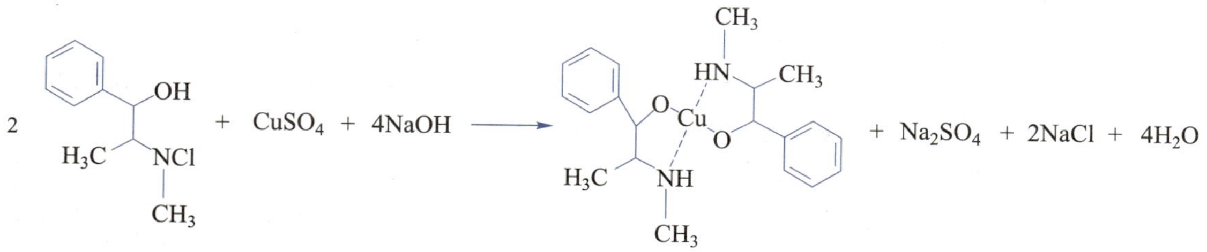

解析:在碱性条件下,Cu^{2+}与仲胺基形成蓝紫色配位化合物。其中,无水铜配位化合物及含 2 个结晶水的铜配位化合物易溶于乙醚呈紫红色,含 4 个结晶水的铜配位化合物则溶于水呈蓝色。

(二) 维他立 (Vitali) 反应

Vitali 反应为托烷类生物碱药物的特征鉴别反应。反应式如下:

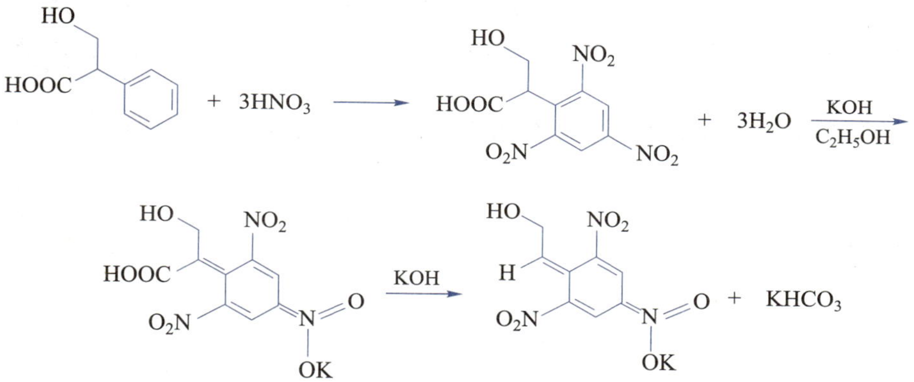

解析:托烷类生物碱的酯键易水解生成莨菪酸。莨菪酸与发烟硝酸共热,得黄色三硝基衍生物,冷后,加醇制氢氧化钾即显深紫色。

(三) 绿奎宁反应

绿奎宁反应为 6- 位含氧喹啉衍生物的特征鉴别反应,《中国药典》(2020 年版)中硫酸奎宁和硫酸奎尼丁均采用该法进行鉴别。

以硫酸奎宁为例,鉴别方法:取本品约 20 mg,加水 20 ml 溶解后,分取溶液 5 ml,加溴试液 3 滴与氨试液 1 ml,即显翠绿色。

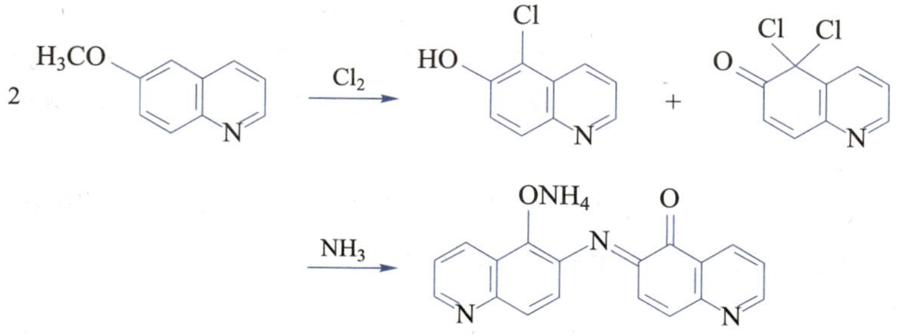

解析:6-位含氧喹啉经氯水(或溴水)氧化、氯化(溴化),与氨水缩合,生成绿色的二醌基亚胺的铵盐。

(四) 异喹啉类生物碱的特征反应

1. 甲醛-硫酸(Marquis)反应　Marquis 反应为含酚羟基的异喹啉类生物碱的特征鉴别反应,《中国药典》(2020 年版)中盐酸吗啡采用该法进行鉴别。

方法:取本品约 1 mg,加甲醛-硫酸试液 1 滴,即显紫堇色。

解析:含酚羟基的异喹啉类生物碱与甲醛-硫酸反应,生成具有醌式结构的有色化合物。

2. 钼硫酸试液(Frohde)反应　Frohde 反应为吗啡的特征反应,《中国药典》(2020 年版)盐酸吗啡采用该法进行鉴别。

方法:取本品约 1 mg,加钼硫酸试液 0.5 ml,即显紫色,继变为蓝色,最后变为棕绿色。

3. 还原反应　吗啡具弱还原性,在水溶液中被铁氰化钾氧化生成伪吗啡,而铁氰化钾被还原成亚铁氰化钾,遇三氯化铁则生成普鲁士蓝显蓝绿色。《中国药典》(2020 年版)中盐酸吗啡采用该法进行鉴别。可待因无还原性,不能还原铁氰化钾,故无此反应。

方法:取本品约 1 mg,加水 1 ml 溶解后,加稀铁氰化钾试液 1 滴,即显蓝绿色(与可待因的区别)。

> **课堂讨论**　▶▶▶
>
> 如何用化学方法区别吗啡和可待因?

(五) 紫脲酸铵反应

紫脲酸铵反应为黄嘌呤类生物碱的特征鉴别反应,《中国药典》(2020 年版)中咖啡因和茶碱均采用该法进行鉴别。

方法:取本品约 10 mg,加盐酸 1 ml 与氯酸钾 0.1 g,置水浴上蒸干,残渣遇氨气即显紫色,再加氢氧化钠试液数滴,紫色即消失。

(六) 沉淀反应

大多数生物碱在酸性水溶液中,可与生物碱沉淀剂反应,生成难溶或不溶于水的盐类或配位化合物,用于生物碱类药物的鉴别。常用的生物碱沉淀剂包括碘化铋钾、碘化汞钾、碘-碘化钾、铁氰化钾、硅钨酸、苦味酸、鞣酸等。

《中国药典》(2020 年版)中咖啡因的鉴别:取本品的饱和水溶液 5 ml,加碘试液 5 滴,不生成沉淀;再加稀盐酸 3 滴,即生成红棕色的沉淀,并能在稍过量的氢氧化钠试液中溶解。

解析:碘试液中含有碘化钾作为助溶剂,故碘试液为生物碱沉淀剂碘-碘化钾试液;溶液的酸碱度对沉淀反应影响很大,此反应必须在酸性条件下进行。

(七) 显色反应

大多数生物碱可与生物碱显色试剂反应,呈现不同的颜色,用于生物碱类药物的鉴别。常用的显色试剂有浓硫酸、浓硝酸、钼硫酸、钒硫酸、硒硫酸和甲醛 – 硫酸等。

《中国药典》(2020 年版)中磷酸可待因的鉴别:取本品约 1 mg,置白瓷板上,加含亚硒酸 2.5 mg 的硫酸 0.5 ml,立即显绿色,渐变蓝色。

二、光谱鉴别法

1. 紫外 – 可见分光光度法 大多数生物碱类药物分子结构中含有芳环或共轭双键体系,在紫外光区有特征吸收,可用以鉴别。

2. 红外分光光度法 红外分光光度法是鉴别生物碱类药物十分有效的工具,本类药物的原料药大多数采用该法进行鉴别。

3. 荧光特征 利用硫酸奎宁和硫酸奎尼丁在稀硫酸溶液中均显蓝色荧光对其进行鉴别。

三、色谱鉴别法

(一) 薄层色谱法

目前常用的薄层色谱法,吸附剂多为硅胶,生物碱类药物必须以游离碱形式才能顺利迁移。但生物碱类药物多以盐的形式供临床使用,生物碱盐的极性强,不易溶于展开剂,且与硅胶产生牢固吸附造成严重拖尾,这是生物碱类药物薄层色谱法分离鉴别的关键问题。为使生物碱呈游离状态顺利被分离鉴别,常采用以下三种方法加以解决:

1. 在展开剂中加入少量的碱性试剂,以中和与生物碱结合的酸及硅胶的酸性,使生物碱游离。常用的碱性试剂为氨水、二乙胺等。使用碱性展开剂是常用且简便的方法。

2. 硅胶板用碱液处理:取硅胶适量,加入一定量的氢氧化钠溶液,搅拌均匀,铺制成薄板。使用碱处理的硅胶板进行分离分析也能有效降低生物碱类药物色斑拖尾的程度。

3. 在展开容器内放一盛有氨水的水杯。

(二) 高效液相色谱法

本类药物的部分制剂在采用高效液相色谱法测定含量的同时,可采用该法进行鉴别。

第三节　特殊杂质检查

生物碱类药物大多数是从植物中提取、半合成或合成的。由于结构复杂,受生产原料、生产工艺路线、产物稳定性等多种原因的影响,引入杂质的途径较多且生物碱一般均具有较强的生理活性和毒性,为保证药品质量,药典对生物碱类药物中存在的特殊杂质有严格要求。《中国药典》(2020 年版)收载的常用生物碱类药物中存在的特殊杂质及其检查方法见表 9–1。

表 9-1　常用生物碱类药物中存在的特殊杂质及其检查方法

药物名称	特殊杂质（检查方法）
硫酸阿托品	莨菪碱（旋光度测定法）、有关物质（HPLC）
氢溴酸东莨菪碱	其他生物碱（氨试液的浑浊）、易氧化物（$KMnO_4$ 法）、有关物质（HPLC）
盐酸伪麻黄碱	有关物质（HPLC）
硫酸奎宁	三氯甲烷－乙醇中不溶物（重量法）、其他金鸡纳碱（TLC）
硫酸奎尼丁	三氯甲烷－乙醇中不溶物（重量法）、有关物质（TLC）
盐酸吗啡	阿扑吗啡（显色试验）、罂粟酸（显色试验）、有关物质（HPLC）
磷酸可待因	有关物质（HPLC）
盐酸麻黄碱	有关物质（HPLC）
利血平	氧化产物（UV）、有关物质（HPLC）
咖啡因	有关物质（TLC）
茶碱	有关物质（HPLC）
氨茶碱	有关物质（TLC）
盐酸小檗碱	有关物质（HPLC）、有机腈（TLC）
硫酸长春新碱	有关物质（HPLC）

　　药物中特殊杂质的检查，主要是根据药物与杂质在理化性质上的差异选择合适的方法。

一、利用药物与杂质在物理性质上的差异检查

（一）旋光性质的差异

　　硫酸阿托品为外消旋体，无旋光性，而生产过程中由于消旋化不完全引入的莨菪碱为左旋体，毒性较大，《中国药典》（2020 年版）通过测定旋光度控制硫酸阿托品中莨菪碱的限量。

　　检查方法：取本品，按干燥品计算，加水溶解并制成每 1 ml 中含 50 mg 的溶液，依法测定，旋光度不得过 –0.40°。

（二）溶解行为的差异

　　硫酸奎宁制备过程中可能引入醇不溶性杂质或无机盐类等，而制成的硫酸奎宁易溶于三氯甲烷－无水乙醇（2∶1）的混合溶液。《中国药典》（2020 年版）要求检查硫酸奎宁中三氯甲烷－乙醇中不溶物。

　　检查方法：取本品 2.0 g，加三氯甲烷－无水乙醇（2∶1）的混合液 15 ml，在 50℃加热 10 分钟后，用称定重量的垂熔坩埚滤过，滤渣用上述混合液分 5 次洗涤，每次 10 ml，在 105℃干燥至恒重，遗留残渣不得过 2 mg。

（三）对光吸收性质的差异

　　利血平不稳定，在光照和有氧条件下易氧化变质，其氧化产物随着共轭体系的延长，在 388 nm 波长处产生紫外吸收，而利血平在此波长处无吸收，因此通过测定一定浓

度的供试品溶液在该波长处的吸光度,来控制利血平中氧化产物的限量。

检查方法:取本品 20 mg,置 100 ml 量瓶中,加冰醋酸溶解并稀释至刻度,摇匀,照紫外 – 可见分光光度法,在 388 nm 波长处测定吸光度,不得过 0.10。

二、利用药物与杂质在化学性质上的差异检查

(一)氧化还原性的差异

吗啡在酸性溶液中加热,可脱水并经分子重排生成阿扑吗啡。阿扑吗啡有邻二酚结构,在碱性条件下可被碘试液氧化,生成水溶性绿色化合物且溶于乙醚显红色,而吗啡无此显色反应。检查方法:取盐酸吗啡 50 mg,加水 4 ml 溶解后,加碳酸氢钠 0.10 g 与 0.1 mol/L 碘溶液 1 滴,加乙醚 5 ml,振摇提取,静置分层后,乙醚层不得显红色,水层不得显绿色。

氢溴酸东莨菪碱中的易氧化物具有还原性,遇高锰酸钾发生氧化还原反应,使高锰酸钾溶液褪色。而氢溴酸东莨菪碱无此反应。检查方法:取氢溴酸东莨菪碱 0.15 g,加水 5 ml 溶解后,在 15~20℃加高锰酸钾滴定液(0.02 mol/L)0.05 ml,10 分钟内红色不得完全消失。

(二)杂质与一定试剂反应产生颜色

阿片中含有罂粟酸,因此,在提取吗啡的过程中可能引入。利用罂粟酸在微酸性条件下可与三氯化铁生成红色的罂粟酸铁,而吗啡无此反应的特点,控制吗啡中罂粟酸的限量。

检查方法:取供试品 0.15 g,加水 5 ml 溶解后,加稀盐酸 5 ml 与三氯化铁试液 2 滴,不得显红色。

(三)杂质与一定试剂反应产生气体

盐酸吗啡在生产过程中易混入铵盐。利用铵盐在碱性条件下转化成氨气,使湿润的红色石蕊试纸变蓝的特点进行检查。

检查方法:取本品 0.20 g,加氢氧化钠试液 5 ml,加热 1 分钟,产生的蒸气不得使湿润的红色石蕊试纸即时变蓝色。

三、利用药物与杂质色谱行为的差异检查

(一)薄层色谱法

薄层色谱法具有操作简便、快速、灵敏度较高、不需特殊设备等优点,在杂质检查中广泛应用。用于检查生物碱中的有机杂质时,多使用硅胶 G 薄层板;展开系统含有碱性溶剂,以防止生物碱拖尾;常使用生物碱沉淀剂显色。如《中国药典》(2020 年版)中,氢溴酸山莨菪碱中其他生物碱的检查、硫酸奎宁中其他金鸡纳碱的检查、咖啡因和磷酸氯喹中有关物质的检查即用此法。

氢溴酸山莨菪碱在生产过程中可能引入其他生物碱,而影响其纯度和质量。如《中国药典》(2020 年版)采用薄层色谱法中的灵敏度法进行检查。

检查方法:取本品与氢溴酸山莨菪碱对照品,分别加甲醇制成每 1 ml 中含 10 mg 的溶液。照薄层色谱法试验,吸取上述两种溶液各 10 μl,分别点于同一氧化铝(中性,活度Ⅱ~Ⅲ级)薄层板上,用三氯甲烷 – 无水乙醇(95∶5)为展开剂,展开,晾干,喷以稀碘化铋钾试液 – 碘化钾碘试液(1∶1)。供试品溶液除显一个与对照品溶液主斑点位置

相同的灰黑色斑点外,不得显其他斑点。

硫酸奎宁中的其他金鸡纳碱,因化学结构不十分明确,没有合适的对照品,所以采用供试品溶液的自身稀释对照法检查。

检查方法:取本品,加稀乙醇溶解并稀释制成每 1 ml 约含 10 mg 的溶液,作为供试品溶液;精密量取供试品溶液适量,用稀乙醇稀释制成每 1 ml 中约含 50 μg 的溶液,作为对照溶液。照薄层色谱法试验,吸取上述两种溶液各 5 μl,分别点于同一硅胶 G 薄层板上,以三氯甲烷 – 丙酮 – 二乙胺(5∶4∶1.25)为展开剂,展开,微热使展开剂挥散,喷以碘铂酸钾试液使显色。供试品溶液如显杂质斑点,与对照溶液的主斑点比较,不得更深。

(二)高效液相色谱法

高效液相色谱法不仅可以准确地测定各组分的含量,而且在杂质检查中的应用也日趋增多。下面以硫酸阿托品中有关物质的检查为例。

检查方法:取供试品,加水溶解并稀释制成每 1 ml 中含 0.5 mg 的溶液,作为供试品溶液;精密量取供试品溶液 1 ml,置 100 ml 量瓶中,用水稀释至刻度,摇匀,作为对照溶液。照高效液相色谱法试验,以十八烷基硅烷键合硅胶为填充剂,以 0.05 mol/L 磷酸二氢钾溶液(含 0.002 5 mol/L 庚烷磺酸钠)– 乙腈(84∶16)(用磷酸或氢氧化钠试液调 pH 至 5.0)为流动相,检测波长为 225 nm,阿托品峰与相邻杂质峰的分离度应符合要求。精密量取对照溶液与供试品溶液各 20 μl,分别注入液相色谱仪,记录色谱图至主成分峰保留时间的 2 倍。供试品溶液色谱图中如有杂质峰,扣除相对保留时间 0.17 之前的色谱峰,各杂质峰面积的和不得大于对照溶液主峰面积(1.0%)。

第四节 含 量 测 定

生物碱类药物品种多,含量测定的方法也多种多样。常用的方法有非水溶液滴定法、提取酸碱滴定法、酸性染料比色法、紫外 – 可见分光光度法和高效液相色谱法等。

一、非水溶液滴定法

生物碱类药物通常显弱碱性,在水溶液中用酸直接滴定没有明显的突跃,终点难以观测,而在非水酸性介质(如冰醋酸、酸酐)中,其相对碱强度明显增大,用高氯酸滴定液直接滴定,能获得满意结果。《中国药典》(2020 年版)收载的多数生物碱原料药及部分制剂采用此法测定含量。

(一)原理与方法

生物碱类药物,除少数为游离碱外,多以盐的形式存在($BH^+ \cdot A^-$)。生物碱盐的滴定过程,实质上是一个置换反应,即强酸(如高氯酸)置换出与生物碱结合的较弱的酸(HA)。其反应原理的通式如下:

$$BH^+ \cdot A^- + HClO_4 \longrightarrow BH^+ \cdot ClO_4^- + HA$$

由于被置换出的 HA 酸性强弱不同,对滴定反应的影响也不同,所以对不同的生物碱盐,应根据实际情况采用相应的测定条件,使滴定反应顺利完成。

　　一般方法:除另有规定外,精密称取供试品适量[消耗高氯酸滴定液(0.1 mol/L)约8 ml],加冰醋酸 10~30 ml 溶解(必要时可温热使溶解,放冷),加各品种项下规定的指示液 1~2 滴,或以电位法指示终点,并将滴定结果用空白试验校正。

(二)测定条件的选择

　　1. 适用范围及溶剂选择　非水溶液滴定法主要用于 $K_b<10^{-8}$ 的有机弱碱性药物及其盐类的含量测定。如有机弱碱,它们的氢卤酸盐、有机酸盐、硫酸盐、磷酸盐、硝酸盐,以及有机酸的碱金属盐。

　　对于碱性较弱的药物,只要选择合适的溶剂、滴定剂和指示终点的方法,可使 K_b 为 10^{-8}~10^{-13} 的弱碱性药物采用非水溶液滴定法测定含量。一般情况下,当药物的 K_b 为 10^{-8}~10^{-10} 时宜选冰醋酸作为溶剂;K_b 为 10^{-10}~10^{-12} 时,宜选冰醋酸和醋酐的混合溶液作为溶剂;$K_b<10^{-12}$ 时,宜选醋酐作为溶剂。

　　2. 酸根的影响　在生物碱盐的滴定中被置换出的酸(在冰醋酸中)的酸性强弱对滴定能否顺利进行有重要影响。无机酸在冰醋酸中的酸性由强至弱按下列次序递减:

　　　　高氯酸 > 氢溴酸 > 硫酸 > 盐酸 > 硝酸 > 磷酸 > 有机酸

　　若滴定过程中置换出的 HA 酸性较强,反应将不能进行到底,需进行一定的处理,排除 HA 的干扰。例如测定生物碱的氢卤酸盐时,需加入一定量的醋酸汞冰醋酸溶液进行前处理,使其生成难解离的卤化汞,以消除干扰。

$$2B \cdot HX + Hg(Ac)_2 \rightarrow 2B \cdot HAc + HgX_2$$

　　但是醋酸汞有毒性,且对环境有污染,若是通过改用溶剂如醋酐来增强其碱性,以及改用更加灵敏的电位法指示终点,不用醋酸汞也可以用此法测定含量,就可以通过改变方法,尽量避免使用醋酸汞。《中国药典》(2015 年版)、《中国药典》(2020 年版)许多品种的非水溶液滴定法的修改体现了这一点。

　　磷酸及有机酸在冰醋酸中酸性极弱,不干扰高氯酸滴定,故其盐可直接滴定。硫酸在冰醋酸中酸性较弱,是一元酸,只能被置换为 HSO_4^-,仅滴定至硫酸氢盐为止。当生物碱的硫酸盐分子中具有不同碱性的氮原子时,反应的定量关系需格外注意。

　　硝酸盐也可直接滴定。但硝酸有较强的氧化性,可氧化指示剂(结晶紫)使指示剂褪色,终点极难观察,故硝酸盐不宜用指示剂法,而改用电位法指示终点。

　　3. 指示终点方法的选择　确定终点的方法有电位法和指示剂法。硝酸盐类采用电位法,如硝酸毛果芸香碱。其余多数生物碱采用指示剂法,常用指示剂为结晶紫。以冰醋酸为溶剂,用高氯酸滴定碱时,结晶紫的酸式色为黄色,碱式色为紫色。在不同的酸度条件下,结晶紫的变色也较复杂,由碱性区域到酸性区域的颜色变化依次为紫、蓝紫、蓝绿、绿、黄。在滴定不同强度碱时,终点颜色不同。滴定较强生物碱时以蓝色为终点,如硫酸阿托品等;碱性次之的以蓝绿色或绿色为终点,如硫酸奎宁、马来酸麦角新碱;碱性较弱的以黄绿色或黄色为终点,如咖啡因。

　　4. 滴定剂的注意事项

　　(1)冰醋酸具有挥发性,且膨胀系数较大,长期贮存或温度变化均影响浓度,故高氯酸滴定液需根据温度变化进行校正,使用时与标定时的温度差超过 10℃ 则需重新标定。

　　(2)冰醋酸和高氯酸中含有微量水分,干扰突跃,因此配制高氯酸滴定液时应加入计算量的醋酐。

（3）浓高氯酸与醋酐混合会引起爆炸，配制时应将高氯酸用冰醋酸稀释后，再加入醋酐。

（三）应用实例

1. 有机弱碱的测定　如咖啡因，因碱性极弱（$pK_b=14.15$），在冰醋酸为溶剂的滴定过程中，没有可以辨认的滴定突跃，因此需加入醋酐，使滴定突跃明显增大，终点敏锐。

咖啡因的含量测定：取本品约 0.15 g，精密称定，加醋酐–冰醋酸（5:1）的混合液 25 ml，微温使溶解，放冷，加结晶紫指示液 1 滴，用高氯酸滴定液（0.1 mol/L）滴定至溶液显黄色，并将滴定的结果用空白试验校正。每 1 ml 高氯酸滴定液（0.1 mol/L）相当于 19.42 mg 的咖啡因（$C_8H_{10}N_4O_2$）。

$$含量 \% = \frac{(V-V_0) \cdot T \cdot F \cdot 10^{-3}}{m} \times 100\% \qquad 式（9-1）$$

式中，V 为供试品消耗滴定液的体积（ml）；V_0 为空白试验消耗滴定液的体积（ml）；T 为滴定度（mg/ml）；F 为高氯酸滴定液浓度校正因子；m 为供试品取样量（g）。

2. 生物碱盐的测定

（1）氢卤酸盐的测定：生物碱的氢卤酸盐多为盐酸盐和氢溴酸盐，盐酸、氢溴酸在冰醋酸中的酸性较强，对非水溶液滴定法有干扰。因此，滴定前先加入过量的醋酸汞冰醋酸溶液消除盐酸或氢溴酸干扰，再用高氯酸滴定液滴定。

盐酸吗啡的含量测定：取本品约 0.2 g，精密称定，加冰醋酸 10 ml 与醋酸汞试液 4 ml 溶解后，加结晶紫指示液 1 滴，用高氯酸滴定液（0.1 mol/L）滴定至溶液显绿色，并将滴定结果用空白试验校正。每 1 ml 高氯酸滴定液（0.1 mol/L）相当于 32.18 mg 的盐酸吗啡（$C_{17}H_{19}NO_3 \cdot HCl$）。

（2）硫酸盐的测定：硫酸在水溶液中是二元酸，能完成二级解离生成 SO_4^{2-}，但在冰醋酸非水介质中，显示一元酸，只解离为 HSO_4^-，所以生物碱的硫酸盐在冰醋酸中，只能滴定至硫酸氢盐，可以直接用高氯酸滴定液（0.1 mol/L）滴定。下面以硫酸阿托品和硫酸奎宁的含量测定为例加以阐述。

1）硫酸阿托品的含量测定：阿托品分子中有一个氮原子，为一元碱，高氯酸滴定硫酸阿托品的反应式为：

$$(C_{17}H_{23}NO_3)_2 \cdot H_2SO_4 + HClO_4 \rightarrow C_{17}H_{23}NO_3H^+ \cdot ClO_4^- + C_{17}H_{23}NO_3H^+ \cdot HSO_4^-$$

从上式可知，1 mol 硫酸阿托品消耗 1 mol 高氯酸。

测定方法：取本品约 0.5 g，精密称定，加冰醋酸与醋酐各 10 ml 溶解后，加结晶紫指示液 1~2 滴，用高氯酸滴定液（0.1 mol/L）滴定至溶液显纯蓝色，并将滴定的结果用空白试验校正。每 1 ml 高氯酸滴定液（0.1 mol/L）相当于 67.68 mg 的硫酸阿托品 [$(C_{17}H_{23}NO_3)_2 \cdot H_2SO_4$]。

2）硫酸奎宁的含量测定：奎宁分子中有两个氮原子，为二元碱，高氯酸滴定硫酸奎宁的反应式为：

$$(C_{20}H_{24}N_2O_2 \cdot H^+)_2 \cdot SO_4^{2-} + 3HClO_4 \rightarrow (C_{20}H_{24}N_2O_2 \cdot 2H^+) \cdot 2ClO_4^- + (C_{20}H_{24}N_2O_2 \cdot 2H^+) \cdot ClO_4^- \cdot HSO_4^-$$

从上式可知，1 mol 奎宁与 2 mol 质子结合，因此，1 mol 硫酸奎宁与 4 mol 质子结合，其中 1 mol 质子由硫酸提供，其余 3 mol 质子由高氯酸提供，即 1 mol 硫酸奎宁消耗 3 mol 高氯酸。

测定方法：取本品约 0.2 g，精密称定，加冰醋酸 10 ml 溶解后，加醋酐 5 ml 与结晶紫指示液 1~2 滴，用高氯酸滴定液（0.1 mol/L）滴定至溶液显蓝绿色，并将滴定的结果用空白试验校正。每 1 ml 高氯酸滴定液（0.1 mol/L）相当于 24.90 mg 的硫酸奎宁 $[(C_{20}H_{24}N_2O_2)_2 \cdot H_2SO_4]$。

课堂讨论　▶▶▶

采用非水溶液滴定法测定盐酸麻黄碱、咖啡因及硫酸奎宁及其片剂的含量时，分别应注意什么？

二、提取酸碱滴定法

提取酸碱滴定法适用于某些碱性较强（pK_b 为 6~9）的生物碱类药物的含量测定，目的是通过提取分离，排除其他组分的干扰。该方法虽然操作烦琐，但仪器简单，试剂较常用，实验室内即可完成，所以仍有一定的应用价值。如《中国药典》（2020 年版）收载的磷酸可待因糖浆和磷酸氯喹注射液等药物的含量测定即用此法。

（一）基本原理

生物碱盐可溶于水，而游离生物碱不溶于水，但溶于有机溶剂。利用生物碱及其盐类溶解性质上的差异，将供试品溶于水或稀酸，然后碱化使生物碱游离，用有机溶剂提取，再采用酸碱滴定法测定药物的含量。酸碱滴定法的形式有以下三种：

（1）有机溶剂蒸干后，残渣用中性乙醇溶解，酸滴定液直接滴定。

（2）有机溶剂蒸干后，残渣用过量的酸滴定液溶解，再用碱滴定液回滴剩余的酸。

（3）不蒸干有机溶剂，加入定量过量的酸滴定液使游离生物碱重新成盐溶于水相，再用碱滴定液回滴水相。

（二）测定条件的选择

1. 常用碱化试剂　常用碱化试剂有氨水、碳酸氢钠、氢氧化钠、氢氧化钙、氧化镁等。但强碱不适于含酯、酚结构的生物碱，也不适于含脂肪性共存物的药物。氨水是最常用的碱化试剂，其强度适中，pK_b 为 4.76，不会造成生物碱分解或乳化现象，易于挥发除去，对酸滴定液的滴定不产生干扰。

2. 常用提取溶剂及用量　选择提取溶剂的原则：① 与水不相混溶，沸点低，对生物碱的溶解度大，而对其他物质的溶解度尽可能小；② 与生物碱或碱化试剂不起任何反应。常用的提取溶剂有三氯甲烷、乙醚等。三氯甲烷是最有效、最常用的提取溶剂，具有选择性好、不与水混溶、易于挥发等优点，但与强碱长时间接触或加热可分解为盐酸，与生物碱成盐，影响测定结果，而且以三氯甲烷为提取溶剂时不宜完全蒸干。乙醚也是一种常用的提取溶剂，具有沸点低、易挥发、易燃、在水中溶解度较大等特点，应用不如三氯甲烷广泛。为了减少乙醚在水中的溶解度，常加入中性盐如氯化钠，使水层饱和，使其与水充分分离而提取完全。使用乙醚时应注意安全，因乙醚易被氧化为过氧化物，蒸发时避免蒸干引起爆炸。

一般经 4~5 次提取后，生物碱可提取完全，一般每次提取溶剂的体积为生物碱溶液体积的 1/2 或 1/4。

3. 滴定指示剂　生物碱的碱性一般不强,用强酸滴定时生成强酸弱碱盐,溶液显酸性。因此,选择在酸性区域变色的指示剂如溴酚蓝、甲基红、溴甲酚紫等。

(三) 应用实例

磷酸可待因糖浆的含量测定:用内容量移液管精密量取本品 10 ml,以水洗出移液管内的附着液,置分液漏斗中,加氨试液使成碱性,用三氯甲烷振摇提取至少 4 次,第一次 25 ml,以后每次各 15 ml,至可待因提尽为止,每次得到的三氯甲烷液均用同一份水 10 ml 洗涤,洗液用三氯甲烷 5 ml 振摇提取,合并三氯甲烷液,置水浴上蒸干,精密加硫酸滴定液(0.01 mol/L)25 ml,加热使溶解,放冷,加甲基红指示液 2 滴,用氢氧化钠滴定液(0.02 mol/L)滴定。每 1 ml 硫酸滴定液(0.01 mol/L)相当于 8.488 mg 的磷酸可待因 ($C_{18}H_{21}NO_3 \cdot H_3PO_4 \cdot 3/2H_2O$)。

三、酸性染料比色法

一些酸性染料在一定的 pH 条件下可与有机碱类药物定量结合显色,利用比色法测定其含量,方法具有一定的专属性和准确度,样品用量少、灵敏度高,适用于小剂量药物制剂或生物体内有机碱类药物的定量分析。《中国药典》(2020 年版)多采用本法测定一些含量较低的生物碱制剂。

(一) 基本原理

在适当的 pH 介质中,生物碱类药物(B)可与溶液中的氢离子结合成生物碱阳离子(BH^+),一些酸性染料(HIn)如溴甲酚绿在此条件下可解离成阴离子(In^-),生物碱阳离子与酸性染料阴离子定量结合成有色离子对($BH^+ \cdot In^-$),用有机溶剂定量提取该离子对,在一定波长处测定吸光度,即可计算出生物碱类药物的含量。

$$BH^+ + In^- \longrightarrow (BH^+ \cdot In^-) \longrightarrow (BH^+ \cdot In^-)$$
$$\qquad\qquad\qquad\quad 水相 \qquad\qquad 有机相$$

(二) 测定条件的选择

采用酸性染料比色法测定生物碱类药物时,关键在于能否定量地将生物碱以离子对的形式转入有机相中,因此,测定条件的选择显得至关重要。该法主要受水相的 pH、酸性染料、有机溶剂的影响。

1. 水相最佳 pH 的选择　水相 pH 过低,会抑制酸性染料解离,使 In^- 浓度太低,从而影响离子对的形成;水相 pH 过高,生物碱呈游离状态,同样影响离子对的形成。只有选择合适的水相 pH,使生物碱形成 BH^+,酸性染料解离出足够的 In^-,BH^+ 与 In^- 才能定量形成离子对,也才能进行定量测定。《中国药典》(2020 年版)多采用邻苯二甲酸氢钾缓冲液。

2. 酸性染料种类及浓度选择　选择酸性染料应遵循以下三点:① 酸性染料不但能与生物碱定量结合,而且生成的离子对在有机相中的溶解度要足够大;② 酸性染料本身在有机相中溶解度足够小;③ 离子对在测定波长处有较大的吸收系数。

常用的酸性染料有溴麝香草酚蓝、溴酚蓝、溴甲酚紫、溴甲酚绿和甲基橙等。

一般认为其浓度应保证足够量,适当增加浓度,可提高测定的灵敏度。

3. 提取溶剂的选择　常用的提取溶剂有三氯甲烷、二氯甲烷、苯、甲苯、四氯化碳等。其中三氯甲烷因能与离子对形成氢键,提取效率高,选择性好,水中溶解度小,是最常用的提取溶剂。

4. 水分的干扰及排除 微量水分混入有机相时,一方面水相中未反应的染料会干扰测定结果,另一方面水分还会使溶液浑浊影响比色。待测有机相存在少许水分时,可采用加入脱水剂(无水硫酸钠)或用干燥滤纸过滤的方法除去。

(三)应用实例

硫酸阿托品片的含量测定方法如下:

1. 供试品溶液的制备 取本品 20 片,精密称定,研细,精密称取适量(约相当于硫酸阿托品 2.5 mg),置 50 ml 量瓶中,加水振摇使硫酸阿托品溶解并稀释至刻度,用干燥滤纸滤过,取续滤液,即得。

2. 对照品溶液的制备 取硫酸阿托品对照品约 25 mg,精密称定,置 25 ml 量瓶中,加水溶解并稀释至刻度,摇匀,精密量取 5 ml,置 100 ml 量瓶中,加水稀释至刻度,摇匀,即得。

3. 测定方法 精密量取供试品溶液与对照品溶液各 2 ml,分别置预先精密加入三氯甲烷 10 ml 的分液漏斗中,各加溴甲酚绿溶液(取溴甲酚绿 50 mg 与邻苯二甲酸氢钾 1.021 g,加 0.2 mol/L 氢氧化钠溶液 6.0 ml 使溶解,再用水稀释至 100 ml,摇匀,必要时滤过)2.0 ml,振摇提取 2 分钟后,静置使分层,分取澄清的三氯甲烷液,照紫外 – 可见分光光度法,在 420 nm 的波长下分别测定吸光度,计算,并将结果乘以 1.027,即得。本品含硫酸阿托品 $[(C_{17}H_{23}NO_3)_2 \cdot H_2SO_4 \cdot H_2O]$ 应为标示量的 90.0%~110.0%。按式(9-2)计算含量。

$$标示量 \% = \frac{A_X \cdot c_R \times 50 \times 1.027 \times 平均片重}{A_R \cdot m \times 标示量} \times 100\% \qquad 式(9-2)$$

式中,A_R 为对照品溶液的吸光度;A_X 为供试品溶液的吸光度;c_R 为对照品溶液的浓度;m 为供试品取样量(mg);1.027 为换算因数,系 1 g 无水硫酸阿托品相当于硫酸阿托品 $[(C_{17}H_{23}NO_3)_2 \cdot H_2SO_4 \cdot H_2O]$ 的质量(g)。

难点释疑 ▶▶▶

计算硫酸阿托品片含量时,为何要将结果乘以 1.027?

硫酸阿托品的分子式为 $(C_{17}H_{23}NO_3)_2 \cdot H_2SO_4 \cdot H_2O$,摩尔质量为 694.83 g/mol,去掉结晶水后,$(C_{17}H_{23}NO_3)_2 \cdot H_2SO_4$ 的摩尔质量为 676.82 g/mol。在进行含量测定时,作为对照的硫酸阿托品在烘干至恒重时失去了结晶水,在计算中对应质量是不含结晶水的质量。所以,在计算中应加上结晶水的质量,故有

$$实测值 = 测定值 \times \frac{M_{(C_{17}H_{23}NO_3)_2 \cdot H_2SO_4 \cdot H_2O}}{M_{(C_{17}H_{23}NO_3)_2 \cdot H_2SO_4}} = 测定值 \times \frac{694.83}{676.82} = 测定值 \times 1.027$$

四、紫外 – 可见分光光度法

大多数生物碱类药物的分子结构中含有不饱和双键或苯环,在紫外光区有特征吸收,可用紫外 – 可见分光光度法进行含量测定。如《中国药典》(2020 年版)用紫外 –

可见分光光度法测定盐酸吗啡片及注射液、磷酸氯喹片等药物的含量。

盐酸吗啡片的含量测定:取本品 20 片(如为薄膜衣片,仔细除去薄膜衣),精密称定,研细,精密称取适量(约相当于盐酸吗啡 10 mg),置 100 ml 量瓶中,加水 50 ml,振摇,使盐酸吗啡溶解,用水稀释至刻度,摇匀,滤过,精密量取续滤液 15 ml,置 50 ml 量瓶中,加 0.2 mol/L 氢氧化钠溶液 25 ml,用水稀释至刻度,摇匀,照紫外 – 可见分光光度法,在 250 nm 波长处测定吸光度;另取吗啡对照品适量,精密称定,用 0.1 mol/L 氢氧化钠溶液溶解并定量稀释成每 1 ml 中约含 20 μg 的溶液,同法测定,计算结果乘以 1.317,即得盐酸吗啡($C_{17}H_{19}NO_3 \cdot HCl \cdot 3H_2O$)的含量。1.317 是质量换算因数,系 1 g 吗啡($C_{17}H_{19}NO_3$)对照品相当于盐酸吗啡($C_{17}H_{19}NO_3 \cdot HCl \cdot 3H_2O$)的克数,即盐酸吗啡分子量与吗啡分子量的比值。

五、高效液相色谱法

高效液相色谱法具有分离模式多样、适用范围广、选择性和专属性强、分析速度快等优点。各国药典中采用高效液相色谱法测定生物碱类药物含量的比例不断增加。反向高效液相色谱法为测定生物碱类药物含量中最常用的方法。在反相高效液相色谱分析中,极性强的组分在固定相中的保留弱,先被洗脱出柱,极性弱的组分在固定相中的保留强,后被洗脱出柱。反相高效液相色谱法适用于共存组分的极性等理化性质有差异的样品分析。《中国药典》(2020 年版)采用高效液相色谱法测定磷酸可待因片、氢溴酸东莨菪碱及其片剂和注射液、硫酸吗啡注射液及缓释片、盐酸吗啡缓释片、盐酸小檗碱片剂及胶囊、盐酸美沙酮片及注射液和口服溶液、毛果芸香碱滴眼液、利血平及其注射液等药物的含量。下面以利血平的含量测定为例:

色谱条件与系统适用性试验:以十八烷基硅烷键合硅胶为填充剂;乙腈 –1% 乙酸铵溶液(46∶54)为流动相;检测波长为 268 nm;理论板数按利血平峰计算不低于 4 000;利血平峰与相邻杂质峰的分离度应符合要求。

测定法:避光操作。取本品约 50 mg,置 100 ml 量瓶中,加冰醋酸 3 ml 使溶解,用甲醇稀释至刻度,摇匀,精密量取适量,用甲醇定量稀释制成每 1 ml 中约含 40 μg 的溶液,精密量取 20 μl,注入液相色谱仪,记录色谱图;另取利血平对照品,精密称定,同法测定,按外标法以峰面积计算,即得。

考证聚焦 〉〉〉〉

一、简答题

1. 生物碱类药物含量测定常用方法有哪些?
2. 用薄层色谱法鉴别生物碱类药物常需加入碱性试剂,其目的是什么?
3. 简述酸性染料比色法的基本原理及主要的影响因素。
4. 简述非水溶液滴定法测定生物碱氢卤酸盐的含量时,氢卤酸对测定有何干扰,如何消除。

二、名词解释

1. 双缩脲反应
2. Vitali 反应
3. 绿奎宁反应
4. 紫脲酸铵反应

三、填空题

1. 双缩脲反应为芳环侧链具有_____结构的特征反应。

2. Vitali 反应为_____类生物碱的特征反应。本类药物与发烟硝酸共热,水解并得到黄色_____的三硝基衍生物,遇醇制氢氧化钾显____色。

3. 绿奎宁反应为_____衍生物的特征反应,在_____性水溶液中,滴加微过量的溴水或氯水,再加入过量的氨水,应显____色。

4. 紫脲酸铵反应为黄嘌呤类生物碱的特征反应。本类药物加_____和_____在水浴上共热蒸干,残渣遇氨气即生成四甲基紫脲酸铵,显紫色,再加氢氧化钠试液,颜色即_____。

5. 在用提取酸碱滴定法测定生物碱类药物时,最常用的碱化试剂为_____,最常用的提取溶剂为_____。在滴定时应选用变色范围在_____区域的指示剂。

四、计算题

硫酸阿托品的含量测定:取本品约 0.478 0 g,精密称定,加冰醋酸与醋酐各 10 ml 溶解后,加结晶紫指示液 2 滴,用高氯酸滴定液(0.101 2 mol/L)滴定,至溶液显纯蓝色,消耗高氯酸滴定液(0.101 2 mol/L)6.92 ml,空白试验消耗高氯酸滴定液(0.101 2 mol/L) 0.02 ml。每 1 ml 的高氯酸滴定液(0.1 mol/L)相当于 67.68 mg 的$(C_{17}H_{23}NO_3)_2 \cdot H_2SO_4$。《中国药典》(2020 年版)规定,含$(C_{17}H_{23}NO_3)_2 \cdot H_2SO_4$不得少于 98.5%,通过计算判断该样品的含量是否符合规定。

扫一扫,
练一练

（宾　婕　付恩桃）

第九章
在线测试

实训十三　硫酸阿托品注射液的含量测定

【实训目的】

1. 掌握紫外 – 可见分光光度法测定药物含量的基本方法、操作技术及有关计算。
2. 熟悉药物质量检测原始数据的记录和检验报告的书写。
3. 了解酸性染料比色法的测定原理。

【实训原理】

硫酸阿托品注射液采用酸性染料比色法测定含量。在适当的 pH 介质中,生物碱类药物(B)可与氢离子结合成阳离子(BH^+),一些酸性染料可解离为阴离子(In^-),上述阳离子和阴离子可定量地结合成有色配位化合物($BH^+ \cdot In^-$),即离子对。该离子对可被某些有机试剂定量提取,形成有色溶液。通过在一定波长处测定该有机相中有色离子对的吸光度,即可计算出生物碱的含量。

【实训内容】

1. **试药**   硫酸阿托品对照品,三氯甲烷,溴甲酚绿溶液,硫酸阿托品注射液。
2. **器材**   容量瓶,移液管,分液漏斗,试管,分析天平,紫外 – 可见分光光度计。
3. **操作步骤**   精密量取本品适量(约相当于硫酸阿托品 2.5 mg),置 50 ml 量瓶中,用水稀释至刻度,摇匀,作为供试品溶液。另取硫酸阿托品对照品约 25 mg,精密称定,置 25 ml 量瓶中,加水溶解并稀释至刻度,摇匀,精密量取 5 ml 置 100 ml 量瓶中,用水稀释至刻度,摇匀,作为对照品溶液。

精密量取供试品溶液与对照品溶液各 2 ml,分别置预先精密加入三氯甲烷 10 ml 的分液漏斗中,各加溴甲酚绿溶液(取溴甲酚绿 50 mg 与邻苯二甲酸氢钾 1.021 g,加 0.2 mol/L 氢氧化钠溶液 6.0 ml 使溶解,再用水稀释至 100 ml,摇匀,必要时滤过)2 ml,振摇提取 2 分钟后,静置使分层,分取澄清的三氯甲烷液,照紫外 – 可见分光光度法,在 420 nm 波长处分别测定吸光度,计算,并将结果乘以 1.027,即得。平行测量 3 次。

$$标示量 \% = \frac{\dfrac{A_X}{A_R} \times c_R \times 50 \times \dfrac{1}{V} \times 每支装量 \times 1.027}{S} \times 100\% \qquad 式(9\text{--}3)$$

式中,A_X 和 A_R 分别为供试品溶液和对照品溶液的吸光度;c_R 为对照品溶液的浓度(mg/ml);V 为供试品溶液的取样体积(ml);S 为标示量(mg)。

【实训注意】

1. 称量应按《中国药典》(2020 年版)要求。配制测定溶液时稀释转移次数应尽可能少,转移稀释时所取容积一般应不少于 5 ml。平行操作,每份结果对平均值的相对平均偏差应在 0.5% 以内。

2. 试验中所用的量瓶和移液管均应经检定校正、洗净后使用。

3. 供试品溶液的浓度,除各品种项下已有注明者外,供试品溶液的吸光度以 0.3~0.7 为宜,吸光度读数在此范围误差较小,并应结合所用仪器吸光度线性范围,配制合适读数的浓度。

4. 比色用空白溶液的制备:精密量取试验用水 2.0 ml,置预先精密加入三氯甲烷 10 ml 的分液漏斗中,加溴甲酚绿溶液 2.0 ml,振摇提取 2 分钟后,静置使分层,分取澄清的三氯甲烷液作为比色用空白溶液。

5. 对照品、供试品与空白溶液应平行操作,振摇与放置时间应一致。

6. 使用的石英吸收池必须洁净。将吸收池中装入同一溶剂,在规定波长测定各吸收池的透光率,透光率相差在 0.3% 以下者可配对使用,否则必须加以校正。

7. 取吸收池时,手指拿毛玻璃面的两侧。装样品溶液的体积以池容积的 2/3~4/5 为度,使用挥发性溶液时应加盖,透光面要用擦镜纸由上而下擦拭干净,检视应无残留溶剂,为防止溶剂挥发后溶质残留在池子的透光面,可先用蘸有空白溶剂的擦镜纸擦拭,然后再用干擦镜纸拭净。吸收池放入样品室时应注意每次放入方向相同。使用后用溶剂及水冲洗干净,晾干,防尘保存,吸收池污染不易洗净时,可用硫酸 – 发烟硝酸 3:1(V/V)混合液稍加浸泡后,洗净备用。如用铬酸钾清洁液清洗,吸收池不宜在清洁液中长时间浸泡,否则清洁液中的铬酸钾结晶会损坏吸收池的光学表面,并应充分用水冲洗,以防铬酸钾吸附于吸收池表面。

【实训检测】

1. 生物碱类药物及其制剂的含量测定方法有哪些?
2. 说明标准对照法和吸收系数法两种方法的适用条件。
3. 影响测定的主要因素有哪些? 所加试剂为何要精密量取?

（宾　婕　付恩桃）

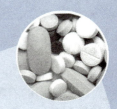

第十章

甾体激素类药物的分析

>>>> 学习目标

- 掌握甾体激素类药物的分类、结构特征与分析方法,以及它们之间的关系。
- 熟悉甾体激素类药物的含量测定方法。
- 了解甾体激素类药物的有关物质与检查方法。

思维导图

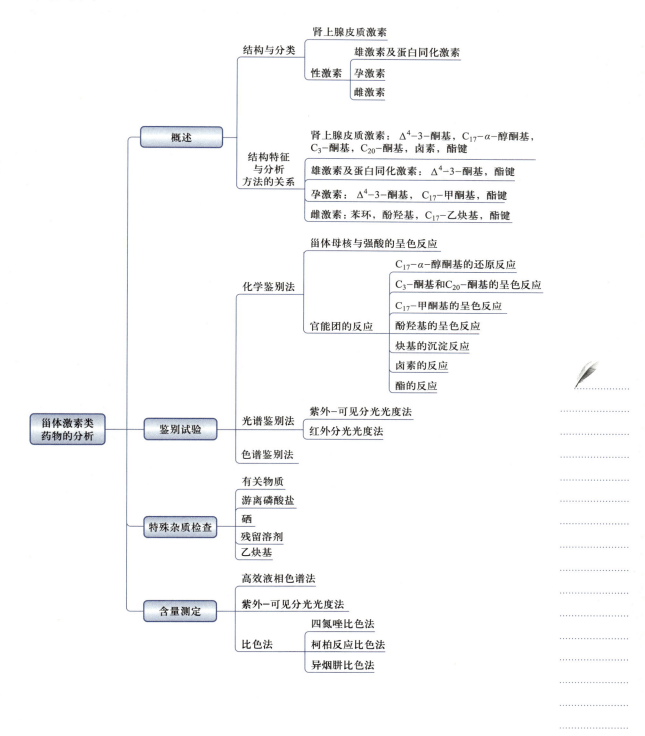

甾体激素类药物的分析
- 概述
  - 结构与分类
    - 肾上腺皮质激素
    - 性激素
      - 雄激素及蛋白同化激素
      - 孕激素
      - 雌激素
  - 结构特征与分析方法的关系
    - 肾上腺皮质激素：Δ^4-3-酮基，C_{17}-α-醇酮基，C_3-酮基，C_{20}-酮基，卤素，酯键
    - 雄激素及蛋白同化激素：Δ^4-3-酮基，酯键
    - 孕激素：Δ^4-3-酮基，C_{17}-甲酮基，酯键
    - 雌激素：苯环，酚羟基，C_{17}-乙炔基，酯键
- 鉴别试验
  - 化学鉴别法
    - 甾体母核与强酸的呈色反应
    - 官能团的反应
      - C_{17}-α-醇酮基的还原反应
      - C_3-酮基和C_{20}-酮基的呈色反应
      - C_{17}-甲酮基的呈色反应
      - 酚羟基的呈色反应
      - 炔基的沉淀反应
      - 卤素的反应
      - 酯的反应
  - 光谱鉴别法
    - 紫外-可见分光光度法
    - 红外分光光度法
  - 色谱鉴别法
- 特殊杂质检查
  - 有关物质
  - 游离磷酸盐
  - 硒
  - 残留溶剂
  - 乙炔基
- 含量测定
  - 高效液相色谱法
  - 紫外-可见分光光度法
  - 比色法
    - 四氮唑比色法
    - 柯柏反应比色法
    - 异烟肼比色法

扫一扫，
学案例

兴奋剂事件

甾体激素类药物是分子结构中具有甾体结构的激素类药物，具有十分重要的生理功能，包括天然甾体激素和人工合成品及其衍生物，在维持生命、调节性功能、影响发育、免疫调节等方面发挥重要的作用。

第一节　概　　述

一、结构与分类

本类药物均具有环戊烷并多氢菲的基本母核，由 A、B、C、D 四个环组成，其中 A、B、C 三个环均为六元环，D 环为五元环，其基础骨架及编号如下：

甾环中 A 环多数为脂环，C_3 上有酮基，C_4、C_5 之间有双键，并与 C_3– 酮基共轭，形成 α,β– 不饱和酮，标记为 Δ^4–3– 酮；少数 A 环为苯环；C_3 位上多具有酮基或羟基；C_{10}、C_{13} 位多具有角甲基，C_{11} 位可能有酮基或羟基；C_{17} 位可能有 α– 醇酮基（$HOH_2C—C\!=\!O$）、羟基（—OH）、酮基（—C$=$O）、甲酮基（$H_3C—C\!=\!O$）、乙炔基（—C$\equiv$CH）、甲基（—CH_3）等。人工合成的甾体激素，多在 C_1、C_2 之间引入双键，C_6、C_9 位上引入卤素，C_{16} 位上引入甲基、羟基。取代基为 α 构型或 β 构型。

根据 A 环的结构、总碳原子数及 C_{17} 位的取代基不同，将甾体激素类药物分为肾上腺皮质激素和性激素两大类，性激素又可分为雄激素及蛋白同化激素、孕激素和雌激素（图 10–1）。

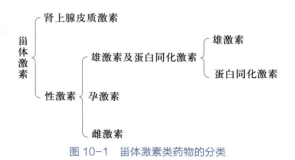

图 10–1　甾体激素类药物的分类

各类甾体激素类药物的结构特点见表 10–1。

表 10-1 各类甾体激素类药物的结构特点

甾体激素	A 环	碳原子数	17 位取代基
肾上腺皮质激素	Δ^4-3-酮	21	α-醇酮基
雄激素	Δ^4-3-酮	19	β-OH;α-CH$_3$
蛋白同化激素	Δ^4-3-酮	18	β-OH;α-CH$_3$
孕激素	Δ^4-3-酮	21	甲酮基
雌激素	苯环,C$_3$-酚羟基	18	β-OH;α-C≡CH

(一)肾上腺皮质激素

肾上腺皮质激素(简称皮质激素),是肾上腺皮质受腺垂体分泌的促肾上腺皮质激素刺激所产生的一类激素。根据其生理作用可分为糖皮质激素和盐皮质激素。糖皮质激素与糖、脂肪、蛋白质的合成和代谢、生长发育等相关;盐皮质激素调节机体水、盐代谢,维持电解质平衡。天然的肾上腺皮质激素经过结构改造得到专一性好、副作用小的各种新的皮质激素类药物,在临床上广泛应用。代表药物有氢化可的松、醋酸地塞米松、地塞米松磷酸钠、曲安奈德等。

氢化可的松　　醋酸地塞米松

地塞米松磷酸钠　　曲安奈德

氢化可的松为天然的皮质激素。醋酸地塞米松的 A 环上 C$_1$、C$_2$ 之间、C$_4$、C$_5$ 之间为双键。C$_9$ 的 α 位引入氟原子,C$_{16}$ 引入甲基,抗炎作用加强。地塞米松磷酸钠为地塞米松 C$_{21}$ 位上的羟基与磷酸形成的酯,作用的时间延长;地塞米松磷酸钠为钠盐,增大药物的水溶性。曲安奈德 C$_9$ 位上有 F 原子取代,C$_{16}$、C$_{17}$ 位上的羟基与丙酮缩合形成环状结构。

(二)雄激素及蛋白同化激素

雄激素是维持雄性生殖器官发育及促进第二性征发育的物质,同时具有蛋白同化活性,能促进蛋白质合成,使肌肉生长发达,骨骼粗壮。天然的雄激素主要是睾酮,经过结构改造的合成品有甲睾酮、丙酸睾酮等。

蛋白同化激素是由天然来源的雄激素经结构改造,降低雄激素活性,提高蛋白同化性而得到的半合成的激素类药物。蛋白同化激素能促进细胞生长与分化,促进肌肉增生,增强动作力度。蛋白同化激素与雄激素的结构区别主要在于蛋白同化激素在 C_{10} 位上无角甲基,母核只有 18 个碳原子。常用的蛋白同化激素类药物有苯丙酸诺龙等。

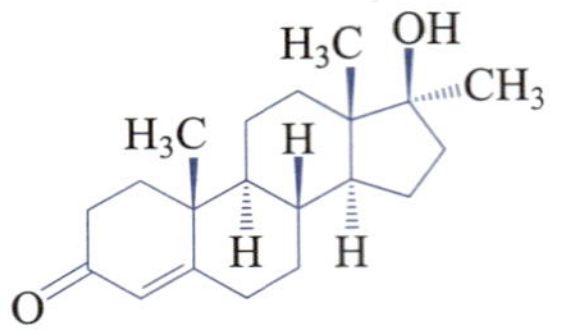

甲睾酮

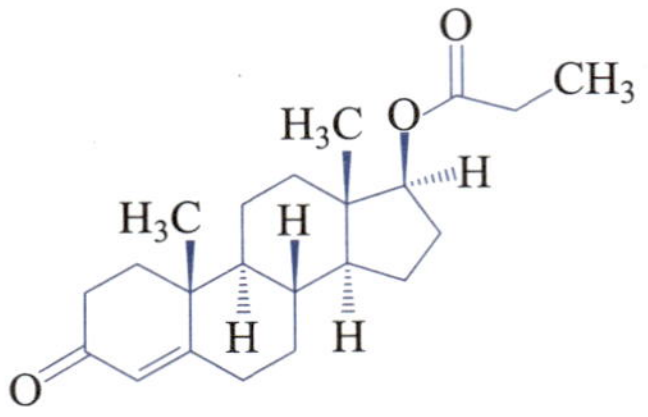

丙酸睾酮

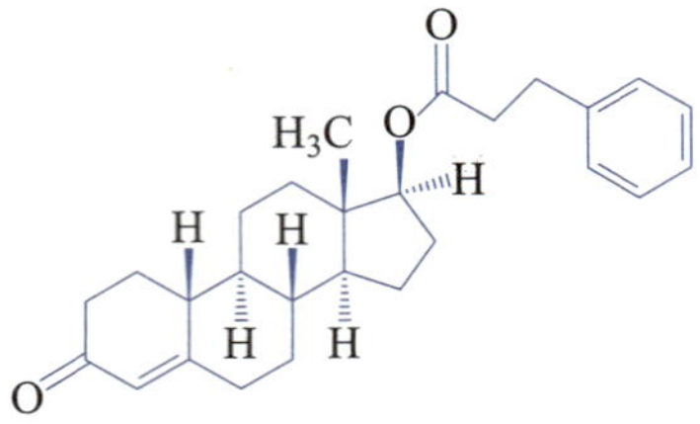

苯丙酸诺龙

(三) 孕激素

天然孕激素由卵巢的黄体细胞分泌,主要为黄体酮,又称为孕酮。临床上主要用于预防先兆流产,治疗子宫内膜异位症等妇科疾病。但黄体酮口服后迅速被代谢失活,仅能肌内注射给药。为获得口服的长效孕激素,对黄体酮的结构进行改造,目前临床上常用的孕激素类药物为黄体酮及其衍生物。代表药物有黄体酮、醋酸甲地孕酮等。醋酸甲地孕酮在 C_{17} 位上引入乙酰氧基从而口服有效,在 C_6 位上引入双键增强孕激素的活性。

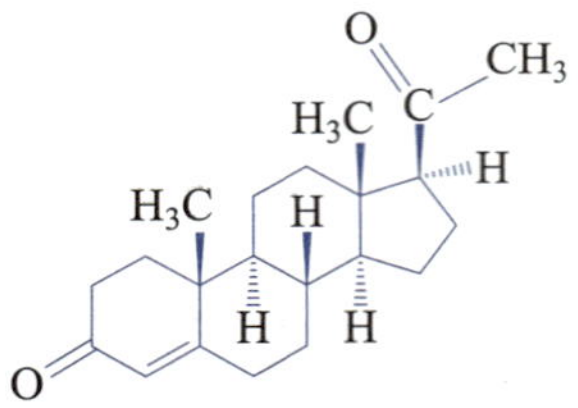

黄体酮

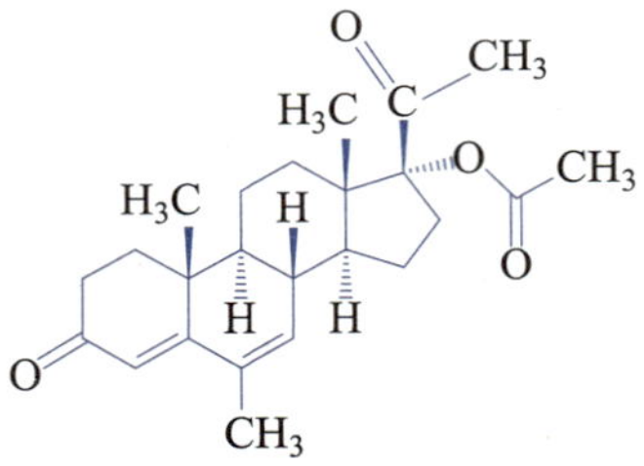

醋酸甲地孕酮

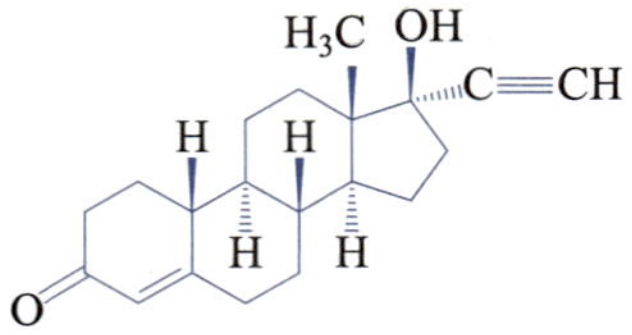

炔诺酮

（四）雌激素

雌激素由雌性动物卵巢和胎盘分泌产生，是促进雌性动物性器官成熟及第二性征发育的物质。临床上主要用于治疗雌激素缺乏症、围绝经期综合征、骨质疏松、乳腺癌等。天然的雌激素为雌二醇、雌酮、雌三醇。对雌二醇进行结构修饰，得到一些高效的及长效的雌激素类药物，如苯甲酸雌二醇、炔雌醇等。

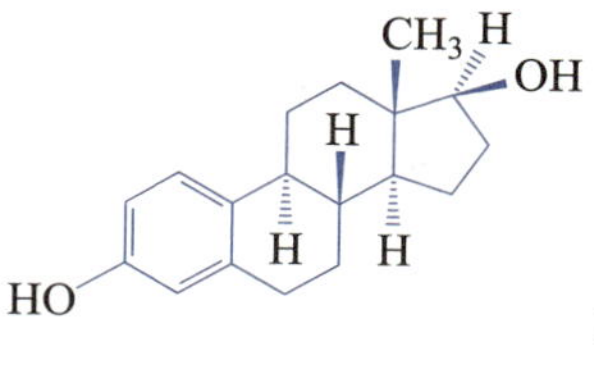

雌二醇 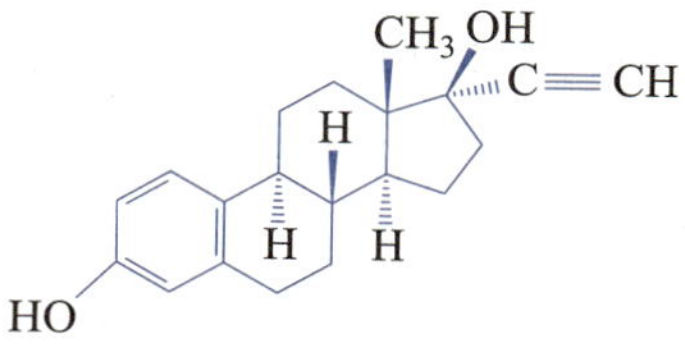　　　　炔雌醇

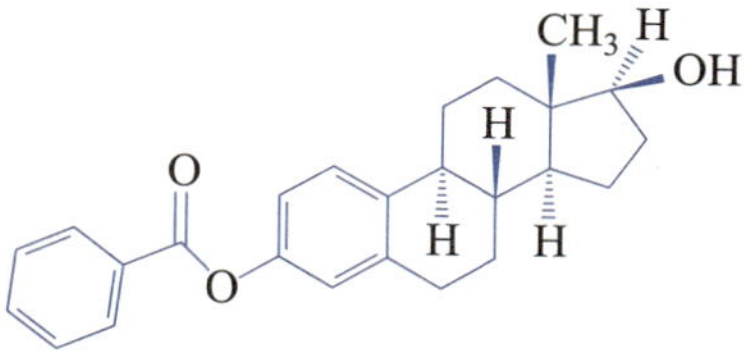

苯甲酸雌二醇

二、结构特征与分析方法的关系

（一）肾上腺皮质激素

本类药物分子结构中可用于分析的主要结构特征如下：

1. A 环有 Δ^4–3–酮基，部分药物如醋酸地塞米松、地塞米松磷酸钠、曲安奈德等结构中有 $\Delta^{1,4}$–3–酮基，为共轭体系，在波长 240 nm 附近有紫外吸收，可用于定性、定量分析。

2. D 环的 C_{17} 位上有 α–醇酮基或潜在的 α–醇酮基，具有还原性，可与氨制硝酸银试液、碱性酒石酸铜试液、四氮唑试液等发生反应，可用于定性、定量分析。

3. C_3–酮基或 C_{20}–酮基均可与某些羰基试剂，如 2,4–二硝基苯肼、异烟肼、硫酸苯肼等反应显色，可用于定性、定量分析。

4. 部分药物的 C_6 或 C_9 位由卤素（氟或氯）取代，如地塞米松（C_9–F）、醋酸氟轻松（C_6–F，C_9–F）等，具有有机氟化物的反应。将有机结合的卤素转化为无机卤素离子后，可进行定性、定量分析。

5. 部分药物 C_{21} 位上羟基形成的酯，如醋酸地塞米松，水解形成相应的羧酸，可用于鉴别。

（二）雄激素及蛋白同化激素

本类药物分子结构中可用于分析的主要结构特征如下：

1. A 环有 Δ^4–3–酮基，具有紫外吸收，可用于定性、定量分析。

2. C_{17} 位上为 β–羟基或 β–羟基形成的酯，酯键在一定条件下水解生成游离睾酮和相应的酸。

（三）孕激素

本类药物分子结构中可用于分析的主要结构特征如下：

1. A 环有 Δ^4-3- 酮基，具有紫外吸收，可用于定性、定量分析。

2. C_{17} 位上有甲酮基，能与亚硝基铁氰化钠、芳香醛类反应显色，用于定性分析。

3. 多数在 C_{17} 位上有羟基，部分药物的羟基被酯化。

（四）雌激素

本类药物分子结构中可用于分析的主要结构特征如下：

1. A 环为苯环，C_3 位上有酚羟基，在波长 280 nm 附近有最大吸收。有的药物在 C_3 位上的酚羟基成酯（如苯甲酸雌二醇）或成醚（如炔雌醚）。

2. 有些药物在 C_{17} 位上有乙炔基（如炔雌醇、炔雌醚），遇硝酸银试液，即生成白色的炔银沉淀，可用于定性、定量分析。

3. C_{17} 位上有羟基，有些药物 C_{17} 位上羟基形成的酯（如戊酸雌二醇），在碱性条件下水解，再加酸酸化，产生相应酸的特臭，可供鉴别。

第二节   鉴 别 试 验

一、化学鉴别法

（一）甾体母核与强酸的呈色反应

甾体激素能与硫酸、盐酸、磷酸、高氯酸等强酸反应呈色，其中与硫酸的呈色反应应用广泛，可用于鉴别（表 10-2）。本法操作简便，反应灵敏，不同的药物可形成不同的颜色或荧光，亦可用于本类药物之间的相互区别。

表 10-2   部分甾体激素类药物与硫酸的呈色反应

药品	加硫酸后颜色	加水稀释后颜色变化
氢化可的松	棕黄至红色并显绿色荧光	黄至橙黄色，微带绿色荧光，有少量絮状沉淀
地塞米松	淡红棕色	颜色消失
醋酸可的松	黄色或微带橙色	颜色消失，溶液澄清
炔雌醇	橙红色并显黄绿色荧光	玫瑰红色絮状沉淀
炔雌醚	橙红色并显黄绿色荧光	红色沉淀
苯甲酸雌二醇	黄绿色并显蓝色荧光	淡橙色
雌二醇	黄绿色荧光，加三氯化铁后呈草绿色	红色
炔孕酮	红色	紫外灯（365 nm）下呈亮红色荧光

知识拓展

甾体激素与硫酸的反应机制是酮基先质子化，形成正碳离子，然后与 HSO_4^- 作用呈色。

(二)官能团的反应

不同的甾体激素类药物具有不同的官能团,利用官能团的反应可以区别不同甾体激素类药物。

1. C_{17}-α- 醇酮基的还原反应　肾上腺皮质激素类药物 C_{17} 位上的 α- 醇酮基具有还原性,能与氧化剂发生氧化还原反应。① 能与氨制硝酸银试液(多伦试液)发生银镜反应,产生黑色单质银沉淀;② 能与碱性酒石酸铜试液(斐林试液)发生氧化还原反应,生成红色的氧化亚铜沉淀;③ 在强碱性溶液中能将四氮唑盐定量地还原为有色甲臜,既可用于鉴别,也可通过测定产物的吸光度对药物进行含量测定。

2. C_3- 酮基和 C_{20}- 酮基的呈色反应　肾上腺皮质激素、孕激素、雄激素和蛋白同化激素结构中的 C_3- 酮基和 C_{20}- 酮基,都能在酸性条件下与羰基试剂如 2,4- 二硝基苯肼、硫酸苯肼、异烟肼等反应,缩合形成黄色的腙而用于鉴别,也可用于定量分析。

3. C_{17}- 甲酮基的呈色反应　孕激素类药物结构中有甲酮基取代时,能与亚硝基铁氰化钠、间二硝基酚、芳香醛类反应呈色。如黄体酮与亚硝基铁氰化钠反应显蓝紫色,该反应是黄体酮的专属、灵敏的鉴别方法,可与其他甾体激素类药物相区别。

4. 酚羟基的呈色反应　雌二醇 C_3 位上有酚羟基,见光易氧化变色,可与三氯化铁反应显色,可与重氮苯磺酸反应生成红色偶氮染料进行鉴别。

5. 炔基的沉淀反应　具有炔基的甾体激素类药物,如炔诺酮、炔雌醇等,遇硝酸银试液,即生成白色的炔银沉淀,可用于鉴别。

6. 卤素的反应　部分甾体激素类药物在 C_6、C_9 或其他位置上有氟或氯取代,可用氧瓶燃烧法将有机结合的卤素转化为无机氟离子或氯离子后再进行鉴别。

7. 酯的反应　部分药物 C_{17} 或 C_{21} 位上有羟基形成的酯。具有酯键的药物,可利用酯键水解生成相应的羧酸,再根据羧酸的性质进行鉴别。

课堂讨论 ▶▶▶

如何鉴别醋酸地塞米松、甲睾酮、黄体酮、炔雌醇?

二、光谱鉴别法

(一)紫外 - 可见分光光度法

甾体激素类药物结构中有 Δ^4-3- 酮基、苯环或其他共轭结构,在紫外光区有特征吸收。A 环具有 Δ^4-3- 酮基的甾体激素在 240 nm 附近有最大吸收,A 环具有酚羟基的雌激素在 280 nm 附近有最大吸收。因此,甾体激素类药物可用紫外 - 可见分光光度法鉴别。甾体激素类药物的紫外吸收光谱特性是定性、定量分析的依据,可通过核对最大吸收波长、最小吸收波长、最大吸收波长处的吸光度或某两个波长处吸光度的比值进行鉴别。

(二)红外分光光度法

甾体激素类药物数量繁多,结构复杂,并且药物之间的结构差异较小,依靠化学鉴别法难以区别。红外光谱特征性强,各国药典中甾体激素原料药大多采用红外分光光度法进行鉴别。《中国药典》(2020 年版)中收载的氢化可的松、醋酸地塞米松、甲睾酮、黄体酮等甾体激素类药物均采用红外分光光度法鉴别,其红外吸收图谱应与标准图谱一致。

三、色谱鉴别法

薄层色谱法具有简便、快速、分离效能好等特点,适用于甾体激素类药物,特别是甾体激素类药物制剂的鉴别。《中国药典》(2020 年版)中苯甲酸雌二醇注射液、醋酸泼尼松片、丙酸睾酮注射液等均采用薄层色谱法鉴别,要求供试品溶液所显主斑点的位置和颜色应与对照品溶液的主斑点相同。

许多甾体激素类药物采用高效液相色谱法测定含量的同时,可进行鉴别,要求供试品溶液主峰的保留时间应与对照品溶液主峰的保留时间一致。《中国药典》(2020 年版)中采用高效液相色谱法鉴别的甾体激素类药物有醋酸地塞米松、甲睾酮、丙酸睾酮、炔雌醇等。

第三节   特殊杂质检查

甾体激素类药物多是由其他甾体化合物经结构改造而来,因而在制备过程中可能会引入原料、中间体、异构体、降解产物等结构类似的"其他甾体"杂质(有关物质)及溶剂和试剂等杂质。在甾体激素类药物的杂质检查中,除一般杂质检查外,通常还需进行有关物质的限量检查。此外,根据药物在生产和贮藏过程中可能引入的杂质,有的药物还需进行游离磷酸盐、硒及残留溶剂等检查。

一、有关物质

本类药物中的有关物质大多是除主成分外具有甾体结构的其他物质(未反应的原料、中间体、异构体、降解产物等),是甾体激素类药物中的主要特殊杂质。这类杂质一般具有甾体母核,其结构与药物结构相似,各国药典普遍采用薄层色谱法和高效液相色谱法检查甾体激素类药物中的有关物质。

(一) 薄层色谱法

1. **方法**　薄层色谱法具有分离效能较高、简便、快速等优点。各国药典多采用自身稀释对照法进行检查。《中国药典》(2020 年版)收载的部分甾体激素类药物采用薄层色谱法检查有关物质。多数有关物质是未知的,且与药物结构相似,一般采用供试品溶液自身稀释对照法,即将供试品制成高、低两种浓度的溶液,高浓度溶液作为供试品溶液,低浓度溶液作为对照溶液。利用供试品溶液谱图中杂质斑点的数目和颜色与对照溶液谱图的主斑点进行比较,通过限定杂质斑点总数和各单一杂质的量(颜色)控制其限量。

2. **色谱条件**
(1) 溶剂:多数采用三氯甲烷 – 甲醇,也有的采用三氯甲烷 – 无水乙醇作溶剂溶解供试品。
(2) 薄层板:多数采用硅胶 G 薄层板,少数采用硅胶 GF_{254} 薄层板。

（3）展开剂：常采用各种比例的二氯甲烷－乙醚－甲醇－水、三氯甲烷－甲醇、三氯甲烷－甲醇－水、苯－丙酮等混合溶剂。

（4）显色剂：常采用碱性四氮唑蓝、硫酸－乙醇等作为显色剂。

（5）检测法：用碱性四氮唑蓝试液作显色剂时，以展开剂展开后，晾干，在 105℃干燥 10 分钟，放冷，喷以碱性四氮唑蓝试液，立即检视；用硫酸－乙醇作显色剂时，以展开剂展开后，晾干，喷以硫酸－乙醇，在 120℃或 100℃加热 5 分钟，放冷，置紫外灯（365 nm）下检视；某些甾体激素类药物，如醋酸去氧皮质酮等采用硅胶 GF$_{254}$ 薄层板，用展开剂展开后，晾干，直接在紫外灯（254 nm）下检视。

【实例分析】炔孕酮中有关物质的检查

照薄层色谱法（通则 0502）测定。

溶剂：三氯甲烷－甲醇（3∶1）。

供试品溶液：取本品适量，加溶剂溶解并稀释制成每 1 ml 中约含 10 mg 的溶液。

对照溶液：精密量取供试品溶液 1 ml，置 200 ml 量瓶中，用溶剂稀释至刻度，摇匀。

色谱条件：采用硅胶 G 薄层板，以三氯甲烷－甲醇（95∶5）为展开剂。

测定法：吸取供试品溶液与对照溶液各 10 μl，分别点于同一薄层板上，展开，晾干，喷以硫酸－乙醇（2∶8），在 120℃加热 5 分钟，置紫外灯（365 nm）下检视。

限度：供试品溶液如显杂质斑点，其荧光强度与对照溶液的主斑点比较，不得更深（0.5%）。

> **课堂讨论** ▶▶▶
>
> 有关物质在结构上与甾体激素类药物有什么异同？是单一物质还是一类物质？

（二）高效液相色谱法

高效液相色谱法是甾体激素类药物有关物质检查中应用最广泛的方法。在《中国药典》（2020 年版）中，大部分甾体激素类药物采用高效液相色谱法测定含量，一般可在相同的条件下检查有关物质。

1. 方法　检查的方法多为供试品溶液自身稀释对照法，即采用供试品溶液的稀释液作为对照，以对照溶液主峰的面积作为参比控制药物中杂质的量。

2. 色谱条件

（1）固定相：大多采用十八烷基硅烷键合硅胶作填充剂。

（2）流动相：常以甲醇、乙醇、乙腈等为溶剂，以各种不同比例的甲醇－水、乙腈－水等混合溶剂为流动相。

（3）检测器：紫外检测器。可在 220 nm、230 nm、240 nm、254 nm、280 nm、285 nm 等波长处检测。

【实例分析】甲睾酮中有关物质的检查

照高效液相色谱法（通则 0512）测定。

供试品溶液：取本品适量，加甲醇溶解并稀释制成每 1 ml 中约含 0.6 mg 的溶液。

对照溶液:精密量取供试品溶液 2 ml,置 100 ml 量瓶中,用甲醇稀释至刻度,摇匀。

系统适用性溶液:取甲睾酮与睾酮适量,加甲醇溶解并稀释制成每 1 ml 中各约含 0.1 mg 的溶液。

色谱条件:以十八烷基硅烷键合硅胶为填充剂;以甲醇 – 水(72:28)为流动相;检测波长为 241 nm;进样体积 10 μl。

系统适用性要求:系统适用性溶液色谱图中,理论板数按甲睾酮峰计算不低于 1 500,甲睾酮峰与睾酮峰之间的分离度应符合要求。

测定法:精密量取供试品溶液与对照溶液,分别注入液相色谱仪,记录色谱图至主成分峰保留时间的 2 倍。

限度:供试品溶液色谱图中如有杂质峰,不得多于 3 个,单个杂质峰面积不得大于对照溶液主峰面积的 0.5 倍(1.0%),各杂质峰面积的和不得大于对照溶液主峰面积的 0.75 倍(1.5%),小于对照溶液主峰面积 0.025 倍的峰忽略不计。

二、游离磷酸盐

游离磷酸盐是在甾体激素类药物制备或贮藏过程中引入的磷酸盐。《中国药典》采用磷钼酸比色法检查,利用磷酸盐在酸性条件下与钼酸铵[$(NH_4)_2MoO_4$]反应,生成磷钼酸铵,再经 1– 氨基 –2– 萘酚 –4– 磺酸溶液还原形成磷钼酸蓝(钼蓝),在 740 nm 波长处有最大吸收,通过比较供试品溶液与对照品溶液的吸光度,控制药物中游离磷酸盐的量。如地塞米松磷酸钠为地塞米松 C_{21} 位上的羟基与磷酸酯化后形成的磷酸酯二钠盐,在药物的生产和贮藏过程中可能引入磷酸盐,因此,需检查其中的游离磷酸盐。

【实例分析】地塞米松磷酸钠中游离磷酸盐的检查

照紫外 – 可见分光光度法(通则 0401)测定。

供试品溶液:精密称取本品 20 mg,置 25 ml 量瓶中,加水 15 ml 使溶解,精密加钼酸铵硫酸试液 2.5 ml 与 1– 氨基 –2– 萘酚 –4– 磺酸溶液(取无水亚硫酸钠 5 g、亚硫酸氢钠 94.3 g 与 1– 氨基 –2– 萘酚 –4– 磺酸 0.7 g,充分混合,临用时取此混合物 1.5 g,加水 10 ml 使溶解,必要时滤过)1 ml,加水至刻度,摇匀,在 20℃放置 30~50 分钟。

对照溶液:取标准磷酸盐溶液[精密称取经 105℃干燥 2 小时的磷酸二氢钾 0.35 g,置 1 000 ml 量瓶中,加硫酸溶液(3 → 10)10 ml 与水适量使溶解,用水稀释至刻度,摇匀;临用时再稀释 10 倍]4.0 ml,置 25 ml 量瓶中,加水 11 ml,自"精密加钼酸铵硫酸试液 2.5 ml"起,制备方法同供试品溶液。

测定法:取供试品溶液与对照溶液,在 740 nm 的波长处分别测定吸光度。

限度:供试品溶液的吸光度不得大于对照溶液的吸光度。

三、硒

某些甾体激素类药物,如醋酸氟轻松、醋酸地塞米松、醋酸曲安奈德等,在生产工艺中需使用二氧化硒脱氢,在药物中可能引入杂质硒。硒对人体有毒性,所以需进行检查并严格控制其限量。《中国药典》(2020 年版)四部收载有"硒检查法"(通则 0804),其检查原理是利用氧瓶燃烧法破坏样品后,以硝酸溶液(1 → 30)为吸收液,使硒以无机状态的 Se^{6+} 存在,然后用盐酸羟胺将 Se^{6+} 还原成 Se^{4+},再于 pH=2.0 ± 0.2 的条件下与 2,3–

二氨基萘作用,生成 4,5- 苄苯并硒二唑,经环己烷提取后,在 378 nm 波长处测定吸光度。《中国药典》(2020 年版)规定,供试品溶液的吸光度不得大于对照品溶液的吸光度。本类药物中硒的限量为 0.005%~0.01%。

扫一扫,
链拓展
硒检查法

【实例分析】醋酸曲安奈德中硒的检查

取本品 0.10 g,依硒检查法检查(通则 0804),应符合规定(0.005%)。

📖 知识拓展

硒

硒是人体必需的 14 种微量元素之一,近 20 年来,越来越多的研究发现硒具有清除自由基、抗癌、保护肝脏、防衰老、增强免疫等生物学功能。但补硒不能过量,每天只能摄入 100 μg,因为过量地摄入硒可导致中毒。

1. 急性硒中毒　急性硒中毒通常是在摄入了大量的高硒物质后发生,按体重计每日摄入硒量达 400~800 mg/kg,可导致急性中毒。主要表现为运动异常和姿势病态、呼吸困难、胃胀气、高热、脉快、虚脱,并因呼吸衰竭而死亡。

2. 慢性硒中毒　慢性硒中毒通常是由于每天从食物中摄取硒 2 400~3 000 μg,长达数月之久才出现症状。表现为脱发、脱指甲和肝硬化,有些病例还可见到皮肤病灶及神经系统异常。

四、残留溶剂

某些甾体激素类药物在生产工艺中需使用大量有机溶剂甲醇、乙醇和丙酮。残留的溶剂对人体有害,因此,除另有规定外,第一、第二和第三类溶剂的残留限度应符合《中国药典》(2020 年版)四部残留溶剂测定法的规定。《中国药典》(2020 年版)采用气相色谱法检查残留溶剂,并规定含甲醇不得过 0.3%,含乙醇与丙酮均不得过 0.5%。

【实例分析】地塞米松磷酸钠中残留溶剂(即甲醇、乙醇与丙酮)的检查

照残留溶剂测定法(通则 0861 第一法)测定。

内标溶液:取正丙醇,用水稀释制成 0.02%(ml/ml)的溶液。

供试品溶液:取本品约 1.0 g,精密称定,置 10 ml 量瓶中,加内标溶液溶解并稀释至刻度,摇匀,精密量取 5 ml 置顶空瓶中,密封。

对照品溶液:取甲醇约 0.3 g、乙醇约 0.5 g 与丙酮约 0.5 g,精密称定,置 100 ml 量瓶中,用内标溶液稀释至刻度,摇匀,精密量取 1 ml 置 10 ml 量瓶中,用内标溶液稀释至刻度,摇匀,精密量取 5 ml,置顶空瓶中,密封。

色谱条件:用 6% 氰丙基苯基 -94% 二甲基聚硅氧烷毛细管色谱柱,起始温度为 40℃,以每分钟 5℃ 的速率升温至 120℃,维持 1 分钟,顶空瓶平衡温度为 90℃,平衡时间为 60 分钟。

系统性要求:理论板数按正丙醇峰计算不低于 10 000,各成分峰间的分离度均应符合要求。

测定法:分别量取供试品溶液与对照品溶液顶空瓶上层气体 1 ml,注入气相色谱仪,记录色谱图。

限度:按内标法以峰面积计算,甲醇、乙醇与丙酮的残留量均应符合规定。

课堂讨论 ▶▶▶

我们在实验中常用到哪些有机溶剂?分别属于哪一类?

知识拓展

残留溶剂分类

1. 第一类有机溶剂　是指已知可以致癌并被强烈怀疑对人和环境有害的溶剂。这类溶剂有:苯、四氯化碳、1,2-二氯乙烷、1,1-二氯乙烷、1,1,1-三氯乙烷。

2. 第二类有机溶剂　是指无基因毒性但有动物致癌性的溶剂。这类溶剂有:2-甲氧基乙醇、氯仿、1,1,2-三氯乙烯、1,2-二甲氧基乙烷、1,2,3,4-四氢化萘、2-乙氧基乙醇、环丁砜、嘧啶、甲酰胺、正己烷、氯苯、二氧杂环己烷、乙腈、二氯甲烷、乙烯基乙二醇、N,N-二甲基甲酰胺、甲苯、N,N-二甲基乙酰胺、甲基环己烷、1,2-二氯乙烯、二甲苯、甲醇、环己烷、N-甲基吡咯烷酮。

3. 第三类有机溶剂　是指对人体低毒的溶剂。这类溶剂有:戊烷、甲酸、乙酸、乙醚、丙酮、苯甲醚、1-丙醇、2-丙醇、1-丁醇、2-丁醇、戊醇、乙醇、乙酸丁酯、三丁甲基乙醚、乙酸异丙酯、甲乙酮、二甲基亚砜、异丙基苯、乙酸乙酯、甲酸乙酯、乙酸异丁酯、乙酸甲酯、3-甲基-1-丁醇、甲基异丁酮、2-甲基-1-丙醇、乙酸丙酯。

五、乙炔基

甾体激素类药物中乙炔基的检查为有效性检查项目,方法为硝酸银-氢氧化钠滴定法,是利用硝酸银与乙炔基上的活泼氢反应,生成乙炔银化合物和硝酸,再用氢氧化钠滴定液滴定生成的硝酸,用电位法指示终点。

$$R—C≡CH + AgNO_3 \longrightarrow R—C≡CAg \downarrow + HNO_3$$
$$HNO_3 + NaOH \longrightarrow NaNO_3 + H_2O$$

【实例分析】炔诺孕酮中乙炔基的检查

取本品约 0.2 g,精密称定,置 50 ml 烧杯中,加四氢呋喃 20 ml,搅拌使溶解,加 5% 硝酸银溶液 10 ml,照电位滴定法(通则 0701),以玻璃电极为指示电极,饱和甘汞电极(套管内装硝酸钾饱和溶液)为参比电极,用氢氧化钠滴定液(0.1 mol/L)滴定。每 1 ml 氢氧化钠滴定液(0.1 mol/L)相当于 2.503 mg 的乙炔基(—C≡CH)。含乙炔基应为 7.8%~8.2%。

第四节　含量测定

甾体激素类药物的含量测定方法有高效液相色谱法、紫外-可见分光光度法、比色法、荧光分光光度法和气相色谱法等。本节主要介绍前三种方法。

一、高效液相色谱法

高效液相色谱法快速、准确、灵敏,取样量少,分离性能好,专属性强。各国药典多采用反相高效液相色谱法测定甾体激素类药物原料药和制剂的含量。可采用内标法和外标法。固定相常用十八烷基硅烷键合硅胶;流动相常用各种不同比例的甲醇 – 水、乙腈 – 水等混合溶剂,等度或梯度洗脱。检测器均为紫外检测器;可在 220 nm、240 nm、254 nm、280 nm 等波长处检测。

【实例分析】炔诺孕酮的含量测定

照高效液相色谱法(通则 0512)测定。

内标溶液:取醋酸甲地孕酮适量,加乙腈溶解并稀释制成每 1 ml 中约含 1 mg 的溶液。

供试品溶液:取本品约 7.5 mg,精密称定,置 50 ml 量瓶中,加流动相溶解并稀释至刻度,摇匀;精密量取该溶液与内标溶液各 2 ml,混合均匀。

对照品溶液:取炔诺孕酮对照品适量,精密称定,加流动相溶解并定量稀释制成每 1 ml 中约含炔诺孕酮 0.15 mg 的溶液;精密量取该溶液与内标溶液各 2 ml,混合均匀。

色谱条件:以十八烷基硅烷键合硅胶为填充剂;以乙腈 – 水(70∶30)为流动相;检测波长为 240 nm,进样体积 20 μl。

系统适用性要求:理论板数按炔诺孕酮峰计算不低于 2 000。炔诺孕酮峰与内标物质峰的分离度应符合要求。

测定法:精密量取供试品溶液和对照品溶液,分别注入液相色谱仪,记录色谱图。按内标法以峰面积计算。

首先按照对照品溶液的色谱图计算校正因子(f):

$$f=\frac{A_S/c_S}{A_R/c_R} \qquad 式(10-1)$$

式中,A_S 为内标物质的峰面积;A_R 为对照品的峰面积;c_S 为内标物质的浓度(mg/ml);c_R 为对照品的浓度(mg/ml)。

再依据供试品的色谱图,按式(10-2)计算含量:

$$c_X=f\cdot\frac{A_X}{A_S'/c_S'} \qquad 式(10-2)$$

式中,A_X 为供试品的峰面积;c_X 为供试品中待测物的浓度(mg/ml);A_S' 为内标物质的峰面积;c_S' 为内标物质的浓度(mg/ml);f 为校正因子。

二、紫外 – 可见分光光度法

具有 Δ^4–3–酮基结构的肾上腺皮质激素、雄激素及蛋白同化激素、孕激素及许多口服避孕药在 240 nm 附近有最大吸收;具有苯环的雌激素在 280 nm 附近有最大吸收。这些紫外特征吸收均可用于甾体激素类药物的含量测定。紫外 – 可见分光光度法曾经广泛用于甾体激素类药物的含量测定,但专属性不够强,不能区别药物和有关物质的紫外吸收,已逐步被高效液相色谱法所取代。目前仅有少量甾体激素类药物及制剂采用

紫外 – 可见分光光度法测定含量。

【实例分析】炔孕酮的含量测定

照紫外 – 可见分光光度法(通则 0401)测定。

供试品溶液:取本品适量,精密称定,加无水乙醇溶解并定量稀释制成每 1 ml 中约含 10 μg 的溶液。

测定法:取供试品溶液,在 240 nm 的波长处测定吸光度,按 $C_{21}H_{28}O_2$ 的吸收系数($E_{1\,cm}^{1\%}$)为 520 计算。

三、比色法

比色法测定时,影响显色因素较多,很难完全排除有关物质的干扰,目前只有少数药物和制剂采用比色法测定含量。

(一) 四氮唑比色法

肾上腺皮质激素类药物的 C_{17}-α- 醇酮基具有还原性,在强碱性溶液中能将四氮唑盐定量还原为有色甲臜,此显色反应可用于肾上腺皮质激素类药物的含量测定。

1. 四氮唑盐种类　常用显色剂四氮唑盐有氯化三苯四氮唑和四氮唑蓝两种。

(1) 氯化三苯四氮唑:即 2,3,5– 三苯基氯化四氮唑(TTC),或称红四氮唑(RT),其还原产物为不溶于水的深红色三苯甲臜,在 480~490 nm 附近有最大吸收。红四氮唑显色灵敏度较低,空白吸收较小。

(2) 四氮唑蓝:即 3,3'– 二甲氧苯基 – 双 –4,4'–(3,5– 二苯基)氯化四氮唑 (BT),其还原产物为暗蓝色的双甲臜,在 525 nm 附近有最大吸收。四氮唑蓝显色灵敏度较高,但空白吸收较大,对试剂质量要求较高。

TTC 和 BT 的结构式如下:

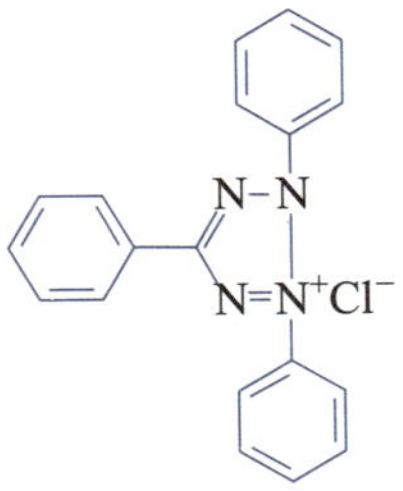

TTC 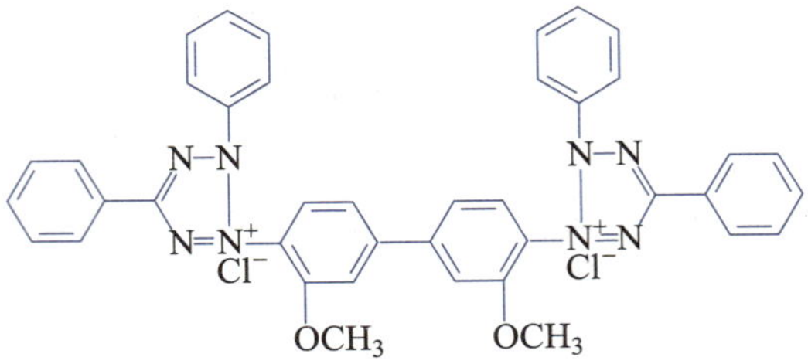   BT

2. 基本原理　肾上腺皮质激素类药物的 C_{17}-α- 醇酮基具有还原性,在强碱性溶液中能将四氮唑盐定量还原为有色甲臜(其反应摩尔比为 1∶1),而自身失去 2 个电子被氧化为 20– 酮 –21– 醛,生成的颜色随所用的试剂和条件的不同而不同,在一定波长处有最大吸收,可进行比色测定。

TTC 得到电子开环,还原为红色甲臜的反应式如下:

TTC　　　　　　　　　红色

3. 影响因素　本法测定时受药物的结构、溶剂、水分、碱的浓度、反应温度和时间、空气中的氧和光线等各种因素影响,因此在操作中要严格控制试验条件,以获得准确的测定结果。

（1）药物结构的影响：C_{11}-酮基反应速度快于C_{11}-羟基取代的甾体；C_{21}-羟基酯化后较其母体羟基的反应速率小；当酯化的基团为三甲基醋酸酯、磷酸酯或琥珀酸酯时,反应更慢。

（2）溶剂和水分的影响：含水量大时会使显色速率减慢,但含水量不超过 5% 时,对结果几乎无影响。一般采用无水乙醇作溶剂。另外,因为醛具有一定还原性,会使吸光度增大,所以最好采用无醛乙醇作溶剂。

（3）碱的种类和加入顺序的影响：在各类有机碱或无机碱中,氢氧化四甲基铵最为常用。为避免肾上腺皮质激素和氢氧化四甲基铵长时间接触后分解,应先加四氮唑盐溶液,再加碱液。

（4）反应温度与时间的影响：显色速率随温度增高而加快。一般以室温或 30℃恒温条件下显色,易得重现性较好的结果。《中国药典》(2020 年版)中,多数反应的温度和时间条件是在 25℃反应 40~45 分钟。

（5）光线和氧的影响：反应及其产物对光和氧均敏感,因此必须用避光容器且置于暗处显色,并在加入试剂后往反应容器中充入氮气以除去氧,显色完后立即测定吸光度。

（6）干扰物的影响：某些赋形剂,如聚乙二醇、丙醇、羊毛脂,对显色反应存在较显著的干扰,山梨醇和角鲨烯也有干扰。因此,测定油膏和冷霜等制剂时应先分离后测定。

【实例分析】醋酸去氧皮质酮的含量测定

照紫外 – 可见分光光度法(通则 0401)测定。

供试品溶液：取本品,精密称定,加无醛乙醇溶解并定量稀释制成每 1 ml 中约含 35 μg 的溶液,精密量取 10 ml,置 25 ml 量瓶中,加氯化三苯四氮唑试液 2 ml,在氮气流下,迅速加入氢氧化四甲基铵试液 2 ml,通氮气后,密塞,摇匀,在 30℃水浴中放置 1 小时,迅速冷却,用无醛乙醇稀释至刻度,摇匀。

对照品溶液：取醋酸去氧皮质酮对照品适量,精密称定,制备方法同供试品溶液。

测定法：取供试品溶液和对照品溶液,在 485 nm 的波长处分别测定吸光度,计算。

（二）柯柏反应比色法

1. 基本原理　柯柏(Kober)反应是指雌激素与硫酸 – 乙醇共热,通过质子化、分子重排、去氢等作用形成共轭多烯而显色。此反应可用于雌激素类药物含量的比色法测定。

雌激素类药物与硫酸－乙醇共热被氧化生成黄色产物，加水或稀硫酸再加热继续氧化，生成红色产物，在 515 nm 附近有最大吸收，照紫外－可见分光光度法测定含量。

本法主要用于雌激素制剂的含量测定，注意控制条件、平行原则，减少误差。本法现已逐渐被高效液相色谱法取代。

2. 影响因素

（1）该方法测定雌激素类药物制剂的含量时，在比色测定前应分离提取，严格控制反应条件并消除背景干扰，可获得满意结果。

（2）为增加显色稳定性，提高反应速率，并消除反应中产生的荧光，可采用铁－酚试剂替代硫酸－乙醇。

铁－酚试剂又称铁－柯柏试剂，是由硫酸亚铁铵加水溶解后，加硫酸与过氧化氢，再加苯酚混合制成。其优点是：① 少量铁盐的加入能加速黄色产物形成的速率和强度，并加速黄色产物转变为红色产物，也能加强红色产物的稳定性；② 酚可以消除反应产生的荧光，同时加速红色产物的形成。

【实例分析】复方炔诺孕酮滴丸中炔雌醇的含量测定

复方炔诺孕酮滴丸为含有炔诺孕酮和炔雌醇两种活性成分的复方糖衣丸，每丸含炔诺孕酮应为 0.270~0.345 mg，含炔雌醇应为 27.0~34.5 μg。采用柯柏反应比色法测定炔雌醇的含量，炔诺孕酮不干扰测定。具体方法如下：

照紫外－可见分光光度法（通则 0401）测定。

供试品溶液：取本品 10 丸，除去包衣后，置 20 ml 量瓶中，加乙醇约 12 ml，微温使炔诺孕酮与炔雌醇溶解，放冷，用乙醇稀释至刻度，摇匀，滤过，取续滤液。

对照品溶液：取炔诺孕酮对照品与炔雌醇对照品各适量，精密称定，加乙腈溶解并定量稀释制成每 1 ml 中约含炔诺孕酮 0.15 mg 与炔雌醇 15 μg 的溶液。

测定法：

（1）炔诺孕酮：精密量取供试品溶液与对照品溶液各 1 ml，分置具塞锥形瓶中，各精密加乙醇 3 ml 与碱性三硝基苯酚溶液 4 ml，密塞，在暗处放置 80 分钟，在 490 nm 的波长处分别测定吸光度，计算。

（2）炔雌醇：精密量取供试品溶液与对照品溶液各 2 ml，分置具塞锥形瓶中，置冰浴中冷却 30 秒后，各精密加硫酸－乙醇（4∶1）8 ml（速度必须一致），随加随振摇，加完后，继续冷却 30 秒，取出在室温放置 20 分钟，在 530 nm 的波长处分别测定吸光度，计算。

(三) 异烟肼比色法

甾体激素 C_3-酮基及其他位置的酮基在酸性条件下与羰基试剂异烟肼缩合，生成黄色异烟腙，在一定波长处有最大吸收，可用比色法测定含量。但因为甾体激素类药物多具有 Δ^4-3-酮基，且比色法影响因素较多，故本法已逐渐被高效液相色谱法取代。《中国药典》（2020 年版）已不再采用此法测定甾体激素类药物的含量，但在其他一些国家的药典中仍有应用。

考证聚焦　>>>>

一、填空题

1. 甾体激素类药物的基本母核为_____。
2. _____反应是黄体酮灵敏而专属的鉴别反应。
3. 地塞米松磷酸钠中采用_____检查甲醇和丙酮。

二、简答题

1. 甾体激素类药物分为哪几类？
2. 肾上腺皮质激素的结构特点及供分析的官能团有哪些？

（马晓茜　彭荣珍）

扫一扫，
练一练

第十章
在线测试

实训十四　氢化可的松的含量测定

【实训目的】

1. 掌握高效液相色谱法外标法测定氢化可的松的含量。
2. 掌握高效液相色谱仪的操作方法。
3. 熟悉药物质量检测原始数据的记录和检验报告的书写。

【实训原理】

高效液相色谱法专属性强，分离分析同时进行，可用于甾体激素类药物原料药和制剂的含量测定。氢化可的松结构中有 Δ^4-3-酮基，最大吸收波长在 240 nm 附近，可采用紫外检测器。分别制备氢化可的松的供试品溶液与对照品溶液，注入高效液相色谱仪，以十八烷基硅烷键合硅胶为填充剂，以乙腈－水（28∶72）为流动相，检测波长为 245 nm，采用外标法计算其含量。

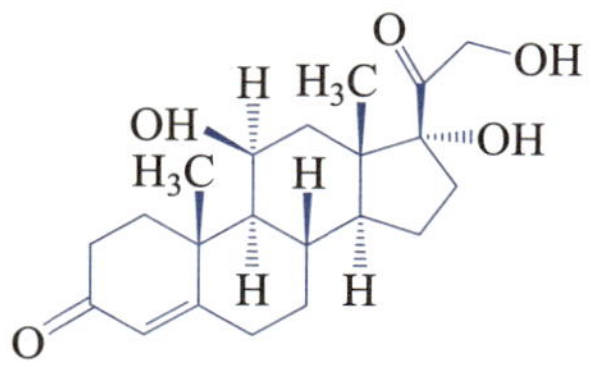

【实训内容】

1. **试药**　氢化可的松，氢化可的松对照品，超纯水，甲醇（色谱纯），乙腈（色谱纯）。
2. **器材**　高效液相色谱仪，十八烷基硅烷键合硅胶（C_{18} 柱），电子天平，超声波清洗仪，微量进样器 1 支，100 ml 容量瓶 4 个，滤膜（有机系，0.45 μm），针筒式滤头（有机系，0.45 μm），真空抽滤器。

3. 操作步骤

(1) 色谱条件与系统适用性试验：以十八烷基硅烷键合硅胶为填充剂，以乙腈 – 水 (28∶72) 为流动相；检测波长为 245 nm，进样体积 20 μl。取氢化可的松与泼尼松龙适量，加甲醇溶解并稀释制成每 1 ml 中约含 5 μg 的溶液，取 20 μl 注入液相色谱仪，记录色谱图，出峰顺序依次为泼尼松龙与氢化可的松，泼尼松龙峰与氢化可的松峰之间的分离度应符合要求。

(2) 供试品溶液的制备：取本品适量，精密称定，加甲醇溶解并定量稀释制成 0.1 mg/ml 的溶液。

(3) 对照品溶液的制备：取氢化可的松对照品适量，精密称定，加甲醇溶解并定量稀释制成每 1 ml 中约含 0.1 mg 的溶液。

(4) 含量测定：精密量取供试品溶液与对照品溶液，分别注入液相色谱仪，记录色谱图。按外标法以峰面积计算。

【实训注意】

1. 流动相应选用色谱纯试剂、超纯水，配好的流动相和溶液需经过滤（用 0.45 μm 的滤膜过滤）后使用，过滤时注意选择使用水系膜或有机系膜，并进行超声脱气。

2. 装色谱柱时应注意安装方向，流动相的流向应与色谱柱上标识的箭头方向一致。

3. 请正确开关机，顺序如下：打开计算机→打开高效液相色谱仪的各模块电源→待各模块自检完成后，打开化学工作站→打开排气阀，直到所有要用通道无气泡为止→关上排气阀→进行数据分析方法和数据采集方法的编辑→用流动相冲洗、平衡系统和分析柱（更换溶剂后应以较长时间平衡系统）→关机时，先关闭化学工作站，再关闭高效液相色谱仪的各模块电源和计算机。

4. 泵的使用，应设定仪器允许的极限压力和最大流量，防止仪器内部受损。泵高压运行中应注意泵的压力，当泵压急剧波动或无泵压时，应停机检查。

5. 手动进样时，一定要使用平头微量进样针进样。全量注入时，进样量最少为定量环体积的 3~5 倍。

6. 色谱柱要长时间保存，必须保存在合适的溶剂中。C_{18} 柱可以选用无水甲醇作为保存溶剂，正相柱为烃类溶剂，离子交换柱为水或甲醇 – 水。

【实训检测】

1. 为什么流动相在使用前必须过滤、脱气？
2. 高效液相色谱法外标法的优缺点是什么？

（马晓茜   彭荣珍）

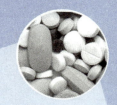

第十一章
维生素类药物的分析

思维导图

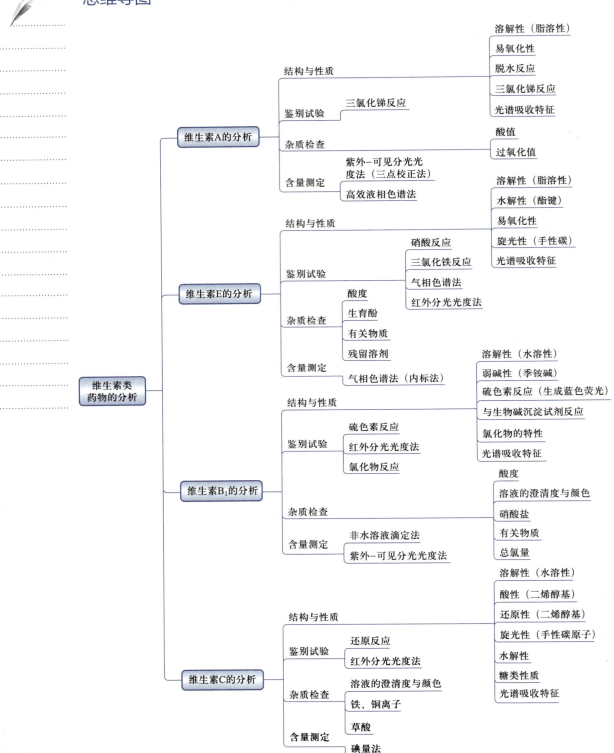

维生素(vitamin)是一类调节人类正常代谢功能所必需的微量活性物质,不构成人体的组织或细胞,人体自身不能合成或合成很少,需从食物中摄取。维生素主要包括脂溶性维生素(维生素 A、维生素 D、维生素 E、维生素 K 等)和水溶性维生素(B 族维生素、维生素 C、叶酸、烟酸、泛酸等)。维生素缺乏会引起相应的不适症状,过量服用会引起毒性反应,故应合理应用。

本章结合《中国药典》(2020 年版)的相关内容主要介绍维生素 A、维生素 E、维生素 B₁、维生素 C 的分析。

扫一扫,学案例

维生素 A 的发现

第一节　维生素 A 的分析

《中国药典》(2020 年版)收载的维生素 A 为维生素 A 醋酸酯结晶加精炼植物油制成的油溶液。

维生素 A 是一类不饱和脂肪醇,包括维生素 A_1(视黄醇)、维生素 A_2(去氢维生素 A)、维生素 A_3(去水维生素 A)等,其中以维生素 A_1 的生物效价最高,故通常维生素 A 是指维生素 A_1。维生素 A_1 多存在于海鱼肝脏(鱼肝油)和动物肝脏中,维生素 A_2 则主要存在于淡水鱼肝脏中。维生素 A 可维持正常视觉功能和维护上皮组织细胞的健康,其缺乏会出现皮肤干燥、干眼症、夜盲症等。

扫一扫,知重点

维生素 A 质量分析

一、结构与性质

(一) 化学结构

维生素 A 的基本结构为环己烯上连有一个共轭多烯醇侧链,有多种异构体,其中全反式维生素 A 效价最高,也是目前人工合成的主要形式,其基本结构为:

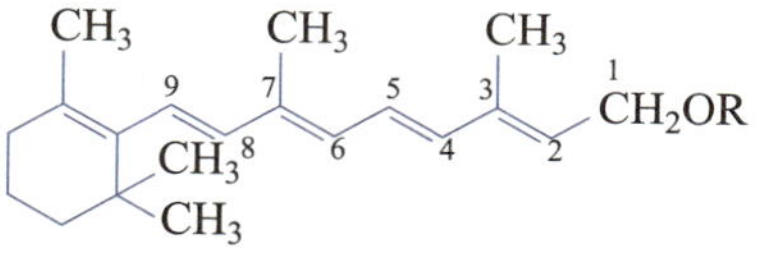

R:—H　　　　维生素 A 醇
—COCH₃　　维生素 A 醋酸酯
—COC₁₅H₃₁　维生素 A 棕榈酸酯

天然维生素 A 主要来自鱼肝油,多以醋酸酯和棕榈酸酯形式存在,人工合成的维生素 A 多以维生素 A 醇和维生素 A 醋酸酯的混合形式存在。鱼肝油中还含有维生素 A_2、维生素 A_3 等,效价均低于维生素 A_1,这些物质亦有紫外吸收,并能与显色剂产生相近的颜色,故在测定含量时应注意排除这些物质的干扰。

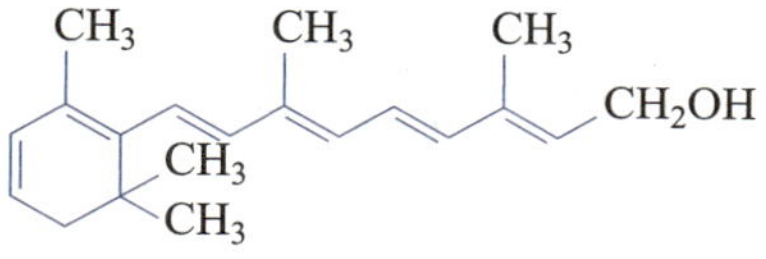

去氢维生素A(维生素A₂)　　　去水维生素A(维生素A₃)

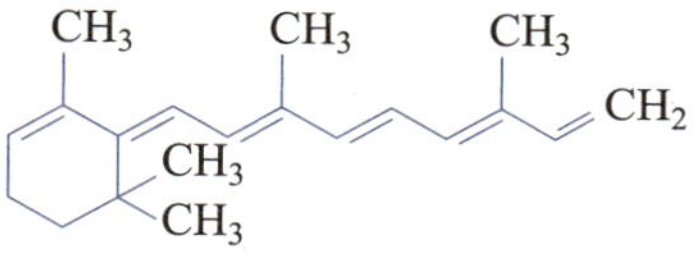

维生素 A 结构中含有共轭多烯醇侧链,因此会有多种立体异构体。已发现的有新

维生素 A_a、新维生素 A_b、新维生素 A_c、异维生素 A_a、异维生素 A_b，这些异构体的化学性质虽然与维生素 A 相似，但具有不同的光谱特性和生物效价，具体见表 11–1。

表 11–1   维生素 A 及其异构体的特点

名称	顺反异构	λ_{max}/nm	相对生物效价
维生素 A	全反式	325.5	100%
新维生素 A_a	2– 顺	328	75%
新维生素 A_b	4– 顺	320.5	24%
新维生素 A_c	2,4– 二顺	310.5	15%
异维生素 A_a	6– 顺	323	21%
异维生素 A_b	2,6– 二顺	324	24%

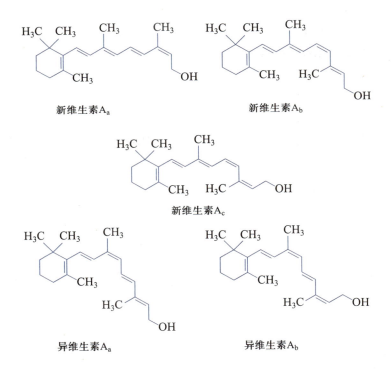

新维生素A_a　　新维生素A_b　　新维生素A_c　　异维生素A_a　　异维生素A_b

（二）理化性质

1. 溶解性　维生素 A 为淡黄色油溶液或结晶与油的混合物（加热至 60℃应为澄清溶液）；无臭；与三氯甲烷、乙醚、环己烷或石油醚能以任意比例混合，在乙醇中微溶，在水中不溶。

2. 易氧化性　维生素 A 结构中含有共轭多烯醇侧链，在空气中易氧化变质，金属离子和加热均可促进其氧化反应，生成无活性的环氧化物，进一步被氧化成维生素 A 醛或维生素 A 酸；在光照条件下还会产生无活性的聚合物（鲸醇）。这些杂质会干扰维

扫一扫，链拓展

维生素 A 的自动氧化

生素 A 的含量测定,因此需注意贮藏条件,《中国药典》(2020 年版)规定维生素 A 需装于铝制或其他适宜的容器内,充氮气,密封,在凉暗处保存。

3. 脱水反应　维生素 A 结构中含有丙烯醇结构,遇酸不稳定,遇路易斯(Lewis)酸或无水氯化氢乙醇液可脱水生成去水维生素 A,活性仅为维生素 A 的 0.4%。

4. 三氯化锑反应　维生素 A 在三氯甲烷溶液中可与三氯化锑反应生成不稳定的蓝色,渐变成紫红色。《中国药典》(2020 年版)利用此性质进行维生素 A 的鉴别。

5. 光谱吸收特征　维生素 A 分子结构中具有共轭系统(共轭多烯醇侧链),在 325~328 nm 波长处有最大吸收。

二、鉴别试验

三氯化锑反应:维生素 A 在饱和三氯化锑的三氯甲烷溶液中,与三氯化锑中的亲电试剂氯化高锑(Sb^{5+})作用生成蓝色的不稳定碳正离子,渐变成紫红色。反应式为:

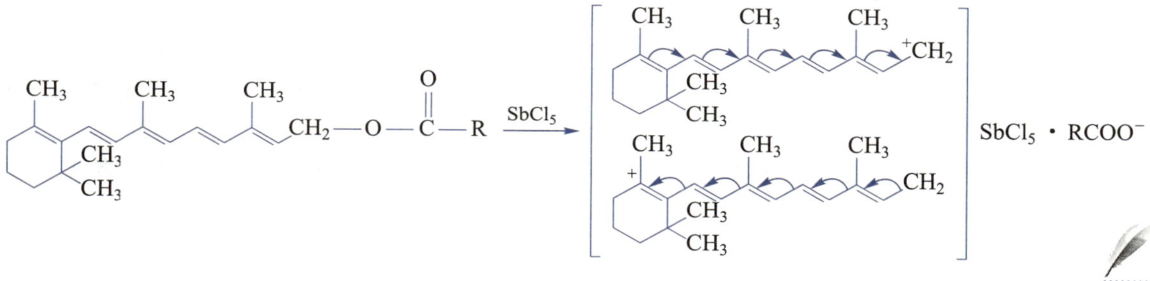

方法:取本品 1 滴,加三氯甲烷 10 ml 振摇使溶解;取 2 滴,加三氯甲烷 2 ml 与 25% 三氯化锑的三氯甲烷溶液 0.5 ml,即显蓝色,渐变成紫红色。

注意事项:

1. 由于三氯化锑遇水可水解生成氯化氧锑(SbOCl)使溶液浑浊,碳正离子遇乙醇后正电荷消失,因此该反应必须无水无醇。

2. 该反应并非维生素 A 专属,某些有关物质在相同条件下也可与三氯化锑显蓝色,并且该显色不稳定,应立即比色。

3. 三氯化锑具有腐蚀性。

《中国药典》(2020 年版)收载的维生素 A、维生素 A 软胶囊、维生素 AD 滴剂及维生素 AD 软胶囊均采用此法鉴别。

三、杂质检查

(一) 酸值

维生素 A 在制备过程中酯化不完全产生醋酸及贮藏过程中水解产生醋酸,由于维生素 A 在酸性条件下不稳定,故应控制其酸度。

检查方法:取乙醇与乙醚各 15 ml,置锥形瓶中,加酚酞指示液 5 滴,滴加氢氧化钠滴定液(0.1 mol/L)至微显粉红色,再加本品 2.0 g,振摇使溶解,用氢氧化钠滴定液(0.1 mol/L)滴定,至粉红色持续 30 秒不褪色,酸值应不大于 2.0。

酸值计算公式如下：

$$供试品的酸值 = \frac{A \cdot 5.61}{W}$$　　　　　　式（11-1）

式中，A 为消耗氢氧化钠滴定液（0.1 mol/L）的体积；W 为供试品的重量（g）。

（二）过氧化值

维生素 A 结构中含有共轭双键，易被氧化成过氧化物等杂质，该杂质在酸性溶液中可将碘化钾氧化成碘，碘遇淀粉显蓝色，用硫代硫酸钠滴定液滴定生成的碘至蓝色消失即可，以消耗硫代硫酸钠滴定液的体积来控制维生素 A 中过氧化值的量。

检查方法：取本品 1.0 g，加冰醋酸 – 三氯甲烷（6∶4）30 ml，振摇使溶解，加碘化钾的饱和溶液 1 ml，振摇 1 分钟，加水 100 ml 与淀粉指示液 1 ml，用硫代硫酸钠滴定液（0.01 mol/L）滴定至紫蓝色消失，并将滴定的结果用空白试验校正，消耗硫代硫酸钠滴定液（0.01 mol/L）不得过 1.5 ml。

四、含量测定

《中国药典》（2020 年版）四部通则 0721 中收载维生素 A 测定法包括第一法（紫外 – 可见分光光度法）和第二法（高效液相色谱法），用于测定维生素 A 及其制剂中维生素 A 的含量。

维生素 A 及其制剂的含量均以单位（IU）表示，每单位相当于全反式维生素 A 醋酸酯 0.344 μg 或全反式维生素 A 醇 0.300 μg。由于维生素 A 遇光不稳定，故测定时应在半暗室中尽快进行。

（一）紫外 – 可见分光光度法

《中国药典》（2020 年版）收载的维生素 A 及维生素 A 软胶囊含量测定项下规定采用本法测定，因本法中维生素 A 的吸光度需要采用三点进行校正，故又称三点校正法。

1. 测定原理　维生素 A 在 326~329 nm 波长范围内有最大吸收，可用于含量测定。但是由于维生素 A 原料药中混有其他杂质和维生素 A 制剂中含有稀释用油，在此波长处也有吸收，故在此最大吸收波长处测得的吸光度不仅仅是维生素 A 独有的吸光度，为消除非维生素 A 物质的无关吸收造成的吸光度误差，采用校正公式对吸光度进行校正。

校正公式采用三点校正法，即在三个波长处测得吸光度后，在规定的条件下以校正公式进行校正，再进行计算，消除无关吸收的干扰，求得维生素 A 的真实含量。测定原理主要基于两点：

（1）物质对光的吸收具有加和性，即在吸收曲线上某一波长处的吸光度是维生素 A 与杂质吸光度的代数和。

（2）杂质的无关吸收在 310~340 nm 范围内几乎呈一条直线，且随波长的增大，吸光度下降。

维生素 A 在 326~329 nm 波长范围内有最大吸收，但在不同溶剂中略有不同，其紫外吸收数据详见表 11-2。

表 11-2　维生素 A 在不同溶剂中的紫外吸收数据

名称	溶剂	最大吸收波长 /nm	$E_{1\ cm}^{1\%}$	换算因子
维生素 A 醋酸酯	正己烷	327.5	1 530	1 900
	异丙醇	325	1 600	1 830
维生素 A 醇	正己烷	326.5	1 755	1 900
	异丙醇	325	1 820	1 830

2. 测定方法

（1）直接测定法：是用溶剂溶解后直接进行含量测定的方法，适用于干扰杂质少、纯度较高的维生素 A 醋酸酯含量的测定。选择波长使 $\lambda_3-\lambda_1=\lambda_1-\lambda_2$，三个波长分别为 328 nm、316 nm 及 340 nm。

1）测定法：取供试品适量，精密称定，加环己烷溶解并定量稀释制成每 1 ml 中含有 9~15 单位的溶液，照紫外 – 可见分光光度法，测定吸收峰的波长，并在表 11-3 中所列各波长处测定吸光度，计算各吸光度与波长 328 nm 处吸光度的比值并与表 11-3 中的规定值比较。

表 11-3　《中国药典》（2020 年版）规定的维生素 A 各波长处的 A_i 与 A_{328} 的比值

波长 /nm	A_i/A_{328}	波长 /nm	A_i/A_{328}
300	0.555	340	0.811
316	0.907	360	0.299
328	1.000		

2）维生素 A 原料药的含量计算：维生素 A 的含量采用生物效价来表示，效价是指每 1 g 供试品中所含维生素 A 的国际单位数（IU/g）。计算公式为：

$$效价（IU/g）=E_{1\ cm}^{1\%}\times 1\ 900=\frac{A}{c\cdot l}\times 1\ 900 \qquad 式（11-2）$$

式中，$E_{1\ cm}^{1\%}$ 为供试品的环己烷溶液在波长 328 nm 处的吸收系数；1 900 为维生素 A 醋酸酯在环己烷溶液中测定效价的换算因子；c 为维生素 A 供试品溶液的浓度（g/100 ml）；l 为比色池的厚度（cm）；A 为维生素 A 在波长 328 nm 处的吸光度（需根据具体情况而定）。

课堂讨论　▶▶▶

你能根据已知参数推算出效价换算因子 1 900 吗？

① 如果吸收峰波长在 326~329 nm，且所测得各波长吸光度比值不超过表 11-3 中规定的 ±0.02，则用 328 nm 处测得的吸光度 A_{328} 代入公式计算含量。

② 如果吸收峰波长在 326~329 nm,但所测得的各波长吸光度比值超过表 11-3 中规定的 ±0.02,应按式(11-3)求出校正后的吸光度:

$$A_{328校正}=3.52\times(2A_{328}-A_{316}-A_{340}) \qquad 式(11-3)$$

再根据式(11-4)计算校正吸光度($A_{328校正}$)与未校正吸光度(A_{328})之间的差异百分率:

$$差异百分率 = \frac{A_{328校正}-A_{328}}{A_{328校正}}\times100\% \qquad 式(11-4)$$

如果差异百分率不超过 ±3%,则计算含量时仍用 A_{328};

如果差异百分率在 -15%~-3%,则计算含量时用 $A_{328校正}$;

如果差异百分率超出 -15%~+3% 的范围,或者吸收峰波长不在 326~329 nm,则供试品应按等吸收比法进行测定。

3) 维生素 A 制剂的含量计算:

$$维生素 A 标示量\% = \frac{效价 \times \overline{W}}{标示量}\times100\%$$

$$= \frac{A\cdot D\times1900\times\overline{W}}{W\cdot l\times100\times 标示量}\times100\% \qquad 式(11-5)$$

式中,A 为 A_{328} 或 $A_{328校正}$;D 为供试品溶液稀释倍数;1 900 为维生素 A 醋酸酯在环己烷溶液中测定效价的换算因子;$\overline{W}$ 为单位制剂内容物的平均重量;W 为称取内容物的重量;l 为比色池的厚度(cm);标示量为处方中规定的单位制剂中维生素 A 醋酸酯的国际单位数(IU)。

(2) 皂化法:适用于维生素 A 醇及纯度不高的维生素 A 醋酸酯的含量测定。

1) 测定法:精密称取供试品适量(约相当于维生素 A 总量 500 单位以上,重量不多于 2 g),置皂化瓶中,加乙醇 30 ml 与 50% 氢氧化钾溶液 3 ml,置水浴中煮沸回流 30 分钟,冷却后,自冷凝管顶端加水 10 ml 冲洗冷凝管内部管壁,将皂化液移至分液漏斗中(分液漏斗旋塞涂以甘油淀粉润滑剂),皂化瓶用水 60~100 ml 分数次洗涤,洗液并入分液漏斗中,用不含过氧化物的乙醚振摇提取 4 次,每次振摇约 5 分钟,第一次 60 ml,以后各次 40 ml,合并乙醚液,用水洗涤数次,每次约 100 ml,洗涤应缓缓旋动,避免乳化,直至水层遇酚酞指示液不再显红色,乙醚液用铺有脱脂棉与无水硫酸钠的滤器滤过,滤器用乙醚洗涤,洗液与乙醚液合并,置 250 ml 量瓶中,用乙醚稀释至刻度,摇匀;精密量取适量,置蒸发皿内,微温挥去乙醚,迅速加异丙醇溶解并定量稀释制成每 1 ml 中含维生素 A 9~15 单位的溶液,照紫外 - 可见分光光度法在 300 nm、310 nm、325 nm 与 334 nm 四个波长处测定吸光度,并测定吸收峰的波长。

2) 维生素 A 醇的含量计算:

$$效价(IU/g) = E_{1\,cm}^{1\%}\times1\,830 = \frac{A}{c\cdot l}\times1\,830 \qquad 式(11-6)$$

式中,$E_{1\,cm}^{1\%}$ 为供试品的异丙醇溶液在波长 328 nm 处的吸收系数;1 830 为维生素 A 醇在异丙醇溶液中测定效价的换算因子;c 为维生素 A 醇供试品溶液的浓度(g/100 ml);l 为比色池的厚度(cm);A 为维生素 A 在波长 325 nm 处的吸光度(需根据具体情况而定)。

吸光度 A 的选择:

① 如果吸收峰波长在 323~327 nm 之间,且 300 nm 波长处的吸光度与 325 nm 处的吸光度比值(即 A_{300}/A_{325})不超过 0.73,则按式(11-7)计算校正吸光度:

$$A_{325校正} = 6.815A_{325}-2.555A_{310}-4.260A_{334} \qquad 式(11-7)$$

如果 $A_{325校正}/A_{325}$ 在 97%~103% 之间,则仍以 A_{325} 计算含量。

② 如果吸收峰波长不在 323~327 nm 之间,或 A_{300}/A_{325} 超过 0.73,则应自上述皂化后的乙醚提取液 250 ml 中,另精密量取适量(相当于维生素 A 300~400 单位),微温挥去乙醚至约剩 5 ml,再在氮气流下吹干,立即精密加入甲醇 3 ml,溶解后,采用维生素 D 测定法第二法项下净化用色谱系统,精密量取溶解后溶液 500 μl,注入液相色谱仪,分离并准确收集含有维生素 A 的流出液,在氮气流下吹干,而后照上述方法自"迅速加异丙醇溶解"起,依法操作并计算含量。

3) 维生素 A 制剂的含量计算:

$$维生素 A 标示量 \% = \frac{A \cdot D \times 1\,830 \times \overline{W}}{W \cdot l \times 100 \times 标示量} \times 100\% \qquad 式(11-8)$$

式中,A 为 A_{325} 或 $A_{325校正}$;D 为供试品溶液稀释倍数;1 830 为维生素 A 醇在异丙醇溶液中测定效价的换算因子;$\overline{W}$ 为单位制剂内容物的平均重量;W 为称取内容物的重量;l 为比色池的厚度(cm);标示量为处方中规定的单位制剂中维生素 A 醇的国际单位数(IU)。

【实例分析】维生素 AD 软胶囊中维生素 A 的含量测定

精密称取本品(规格:10 000 IU 维生素 A/ 丸)装量差异项下(平均装量为 0.079 82 g/ 粒)的内容物 0.128 4 g,置 50 ml 量瓶中,用环己烷稀释至刻度,摇匀;精密量取 2.0 ml,置另一 50 ml 量瓶中,用环己烷稀释至刻度,摇匀。已知,以环己烷为空白测得最大吸收波长为 328 nm,并在 300 nm、316 nm、328 nm、340 nm、360 nm 波长处测得的吸光度分别为 0.372、0.595、0.664、0.555、0.229。《中国药典》(2020 年版)规定每粒含维生素 A 应为标示量的 90%~120%。计算软胶囊中维生素 A 的标示百分含量。

(1) 先计算吸光度比值与规定值之差(表 11-4):

表 11-4　各波长处吸光度比值与规定值之差计算结果

波长 /nm	吸光度	A_i/A_{328}	规定 A_i/A_{328} 值	A_i/A_{328} 与规定 A_i/A_{328} 值之差
300	0.372	0.560	0.555	+0.005
316	0.595	0.896	0.907	−0.011
328	0.664	1.000	1.000	0
340	0.555	0.836	0.811	+0.025
360	0.229	0.345	0.299	+0.046

由表 11-4 可知,A_{340}/A_{328} 和 A_{360}/A_{328} 与规定值差值超过规定的 ±0.02,因此需先计算 $A_{328校正}$ 及差异百分率。

(2) 计算 $A_{328校正}$ 及差异百分率:

$$A_{328校正} = 3.52 \times (2A_{328} - A_{316} - A_{340})$$
$$= 3.52 \times (2 \times 0.664 - 0.595 - 0.555)$$
$$= 0.627$$

$$差异百分率 = \frac{A_{328校正} - A_{328}}{A_{328校正}} \times 100\%$$
$$= \frac{0.627 - 0.664}{0.627} \times 100\%$$
$$= -5.90\%$$

由于差异百分率在 $-15\% \sim -3\%$ 之间，所以用 $A_{328校正}$ 计算含量。

(3) 含量计算：

$$维生素 A 标示量 \% = \frac{A \cdot D \times 1\,900 \times \overline{W}}{W \cdot l \times 100 \times 标示量} \times 100\%$$

$$= \frac{0.627 \times \dfrac{50 \times 50}{2} \times 1\,900 \times 0.079\,82}{0.128\,4 \times 100 \times 10\,000} \times 100\%$$

$$= 92.6\%$$

(二) 高效液相色谱法

本法适用于维生素 A 醋酸酯原料及其制剂中维生素 A 的含量测定。《中国药典》(2020 年版)收载的维生素 AD 软胶囊、维生素 AD 滴剂含量测定项下均采用本法测定。

色谱条件与系统适应性要求：用硅胶为填充剂，以正己烷 – 异丙醇 (997 : 3) 为流动相，检测波长为 325 nm。要求维生素 A 醋酸酯峰与其顺式异构体峰的分离度 (R) 应大于 3.0。精密量取对照品溶液 10 μl，注入液相色谱仪，连续进样 5 次，主成分峰面积的 RSD 不得过 3.0%。

测定法：精密称取供试品适量(约相当于 15 mg 维生素 A 醋酸酯)，置 100 ml 量瓶中，用正己烷稀释至刻度，摇匀，精密量取 5 ml，置 50 ml 量瓶中，用正己烷稀释至刻度，摇匀，作为供试品溶液。另精密称取维生素 A 对照品适量，同法制成对照品溶液。精密量取供试品溶液与对照品溶液各 10 μl，分别注入液相色谱仪，记录色谱图，按外标法以峰面积计算，即得。

$$维生素 A 标示量 \% = \frac{c_R \cdot \dfrac{A_X}{A_R} \cdot D \cdot V \cdot \overline{W}}{m \cdot S} \times 100\% \qquad 式(11-9)$$

式中，c_R 为对照品溶液的浓度；A_X 与 A_R 分别为供试品溶液与对照品溶液的峰面积；D 为供试品溶液的稀释倍数；V 为供试品溶液的体积；$\overline{W}$ 为单位制剂内容物的平均重量；m 为称取内容物的重量；S 为处方中规定的单位制剂中维生素 A 醋酸酯的国际单位数 (IU)。

【实例分析】维生素 AD 软胶囊 (规格：维生素 A 10 000 IU/ 丸) 的含量测定

取胶丸 20 丸，精密称重为 2.474 8 g，胶壳总重为 0.795 6 g，精密称取胶囊内容物 0.244 72 g，置 100 ml 量瓶中，用正己烷稀释至刻度，摇匀，精密量取 5 ml，置 50 ml 量瓶中，用正己烷稀释至刻度，摇匀，作为供试品溶液。另精密称取维生素 A 对照品 0.010 24 g，同法制成对照品溶液。精密量取供试品溶液与对照品溶液各 10 μl，分别注入液相色谱仪,记录色谱图,按外标法以峰面积计算。已知供试品与对照品溶液的峰面积分别为 402 568 与 415 734,求维生素 A 胶丸标示量的百分含量(每单位相当于全反式维生素 A 醋酸酯 0.344μg)。

(1) 根据已知条件计算平均每丸内容物重量和对照品溶液浓度:

$$\overline{W} = \frac{2.474\ 8-0.795\ 6}{20} = 0.083\ 96\,(\text{g})$$

$$c_R = \frac{10.24\ \text{mg}}{\dfrac{100 \times 50}{5}\ \text{ml}} = 10.24\ \mu\text{g/ml}$$

(2) 计算含量:

$$\text{维生素 A 标示量}\% = \frac{c_R \cdot \dfrac{A_X}{A_R} \cdot D \cdot V \cdot \overline{W}}{m \cdot S} \times 100\%$$

$$= \frac{10.24 \times \dfrac{402\ 568}{415\ 734} \times \dfrac{50}{5} \times 100 \times 0.083\ 96}{0.244\ 72 \times 10\ 000 \times 0.344} \times 100\%$$

$$= 98.89\%$$

第二节　维生素 E 的分析

维生素 E 为 α- 生育酚醋酸酯,有天然型和合成型之分,天然型为右旋体,合成型为消旋体,天然型的生理活性高于合成型,一般药用为合成型。维生素 E 参与体内代谢反应,能对抗自由基的过氧化作用,主要用于心脑血管疾病及习惯性流产、不孕症的辅助治疗。《中国药典》(2020 年版)收载的维生素 E 制剂有片剂、软胶囊、注射液、粉剂。

一、结构与性质

(一) 化学结构

维生素 E 的基本结构为乙酰化的 α- 生育酚,生育酚有 α、β、γ、δ 四种异构体,但以 α 型的生理活性最高。维生素 E 的结构如下:

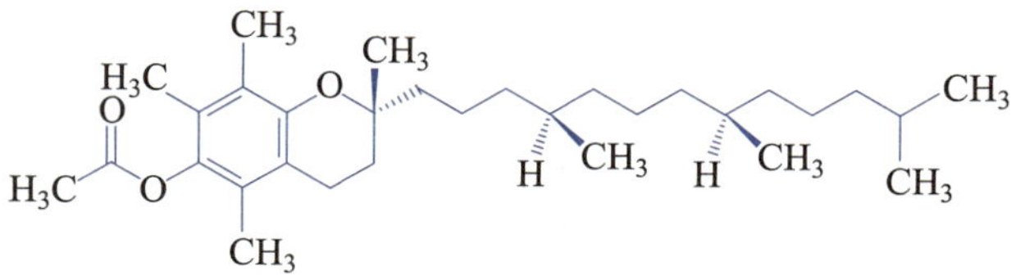

天然型

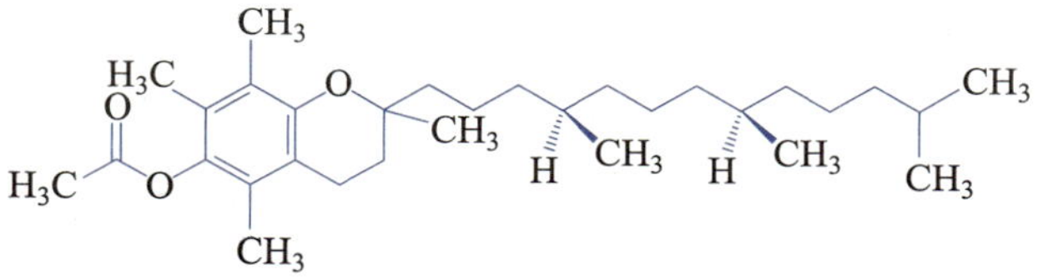

合成型

(二) 理化性质

根据结构特点,维生素 E 主要具有以下理化性质,可作为其鉴别、检查及含量测定的依据。

1. **溶解性**   本品为微黄色至黄色或黄绿色澄清的黏稠液体;几乎无臭;遇光色渐变深。天然型放置会固化,25 ℃左右熔化。本品在无水乙醇、丙酮、乙醚或植物油中易溶,在水中不溶。

2. **水解性**   维生素 E 结构中含有酯键,在酸性或碱性条件下加热均可水解成游离生育酚,《中国药典》(2020 年版)将生育酚作为维生素 E 的特殊杂质进行检查。生育酚含有酚羟基,可发生三氯化铁反应,可用于鉴别。

3. **易氧化性**   维生素 E 对氧敏感,在无氧条件下对热稳定,遇光、空气可被氧化。水解产物游离生育酚遇光与空气可被氧化成有色的醌型化合物,其酯类相对稳定。因此,维生素 E 应避光,密封保存。利用硝酸可将其氧化成醌而显色的性质来鉴别维生素 E。

4. **旋光性**   维生素 E 结构中含有 3 个手性碳,具有旋光性。按《中国药典》(2020 年版)维生素 E 比旋度项下方法测定,天然维生素 E 比旋度不得低于 +24°。合成型为消旋体。

5. **光谱吸收特征**   维生素 E 分子结构中含有苯环、酚羟基,具有紫外和红外特征吸收。其无水乙醇溶液在 284 nm 波长处具有最大吸收,吸收系数($E_{1\,cm}^{1\%}$)为 41.0~45.0;其红外特征吸收可用于鉴别。

二、鉴别试验

(一) 化学鉴别法

1. **硝酸反应**   维生素 E 在酸性条件下加热,先水解成生育酚,再进一步被氧化成邻醌结构的生育红而呈橙红色。

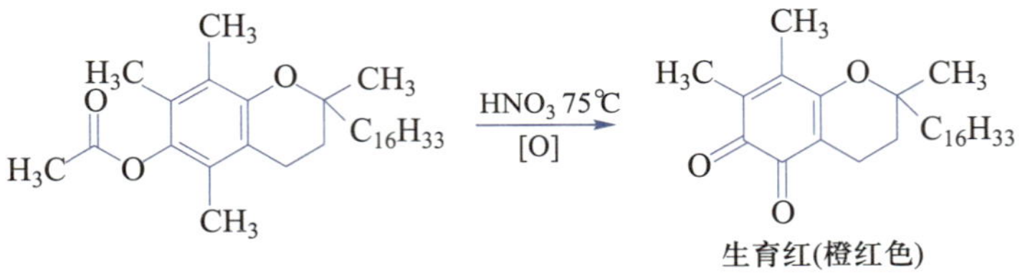

生育红(橙红色)

《中国药典》(2020 年版)收载此法用于维生素 E 原料药及其制剂的鉴别。方法如下:取本品约 30 mg,加无水乙醇 10 ml 溶解后,加稀硝酸 2 ml,摇匀,在 75 ℃加热约 15 分钟,溶液显橙红色。

2. **三氯化铁反应**   维生素 E 在碱性条件下水解生成游离生育酚,生育酚可被三氯化铁氧化成对生育醌,同时 Fe^{3+} 被氧化成 Fe^{2+},Fe^{2+} 与联吡啶反应生成红色配位离子。反应式为:

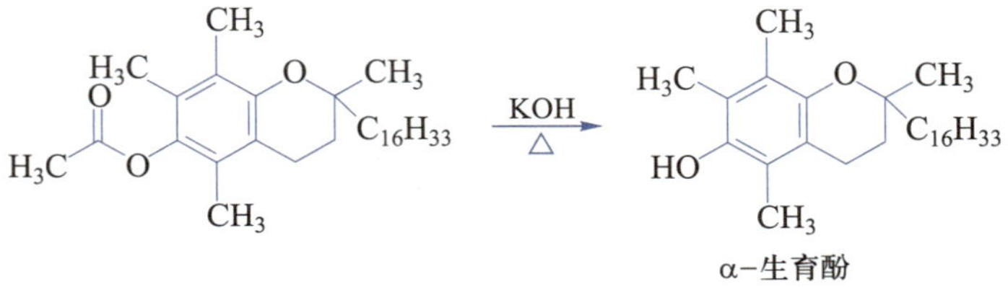

α–生育酚

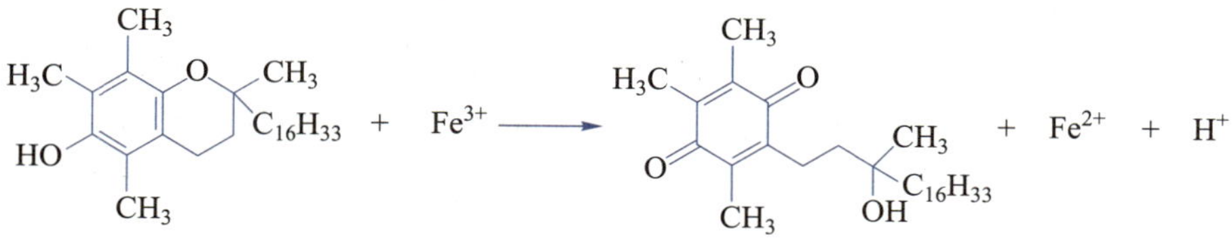

对生育醌

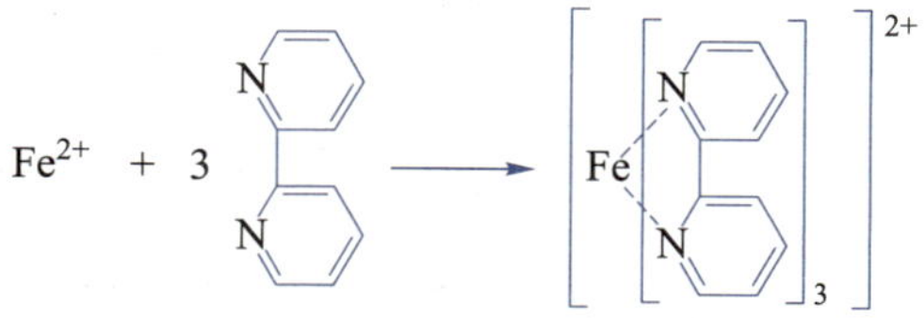

红色

方法：取本品约 10 mg，加氢氧化钾的乙醇溶液 2 ml，煮沸 5 分钟，放冷，加水 4 ml 与乙醚 10 ml，振摇，静置使分层；取乙醚液 2 ml 加 2,2'- 联吡啶的乙醇溶液（0.5 → 100）数滴和三氯化铁的乙醇溶液（0.2 → 100）数滴，显血红色。

（二）气相色谱法

《中国药典》（2020 年版）收载的维生素 E 及其制剂均采用气相色谱法鉴别，规定在含量测定项下记录的色谱图中，供试品溶液主峰的保留时间应与对照品溶液主峰的保留时间一致。

（三）红外分光光度法

维生素 E 有红外特征吸收，《中国药典》（2020 年版）收载的维生素 E 项下采用红外分光光度法进行鉴别，要求本品的红外吸收图谱应与对照图谱一致。

三、杂质检查

维生素 E 合成时产生的中间体及副产物、酯化不完全残留的醋酸、贮藏过程中可能发生水解反应生成的游离生育酚及提取天然维生素 E 过程中未除尽的有机残留溶剂正己烷，这些杂质均会对维生素 E 的质量及稳定性产生影响。故《中国药典》（2020 年版）规定本品需检查酸度、生育酚（天然型）、有关物质（合成型）、残留溶剂（正己烷）。

（一）酸度

《中国药典》（2020 年版）规定本项目采用直接酸碱滴定法来检查维生素 E 中残留的醋酸，利用消耗氢氧化钠滴定液的量作为限度来控制维生素 E 的酸度。

检查方法：取乙醇与乙醚各 15 ml，置锥形瓶中，加酚酞指示液 0.5 ml，滴加氢氧化钠滴定液（0.1 mol/L）至显粉红色，加本品 1.0 g，溶解后用氢氧化钠滴定液（0.1 mol/L）滴定，消耗氢氧化钠滴定液（0.1 mol/L）不得过 0.5 ml。

课堂讨论 ▶▶▶

检查酸度的方法中，先滴加氢氧化钠滴定液的目的是什么？

（二）生育酚

《中国药典》(2020年版)采用铈量法检查天然维生素E制备过程中未酯化完全的生育酚。利用生育酚具有还原性,可被硫酸铈定量氧化成对生育醌,以消耗硫酸铈滴定液的体积来控制游离生育酚的限量。

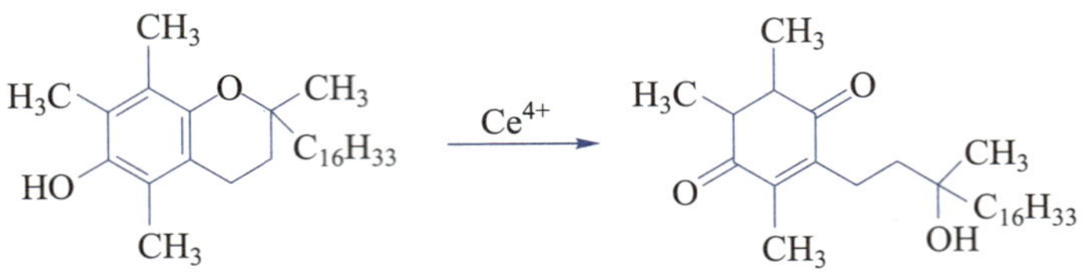

检查方法:取本品 0.10 g,加无水乙醇 5 ml 溶解后,加二苯胺试液 1 滴,用硫酸铈滴定液(0.01 mol/L)滴定,消耗的硫酸铈滴定液(0.01 mol/L)不得过 1.0 ml。

课堂讨论 ▶▶▶

　　已知每 1 ml 硫酸铈滴定液(0.01 mol/L)相当于 0.002 154 g 的游离生育酚,试计算游离生育酚的杂质限量。

（三）有关物质

《中国药典》(2020年版)采用气相色谱法来检查合成型维生素E中的有关物质。在无有关物质的杂质对照品的情况下,采用不加校正因子的主成分自身稀释对照法来检查维生素E中的有关物质。

检查方法:取本品,用正己烷稀释制成每 1 ml 中约含 2.5 mg 的溶液,作为供试品溶液;精密量取供试品溶液适量,用正己烷定量稀释制成每 1 ml 中约含 25 μg 的溶液,作为对照溶液。照含量测定项下的色谱条件,精密量取供试品溶液与对照溶液各 1 μl,分别注入液相色谱仪,记录色谱图至主成分峰保留时间的 2 倍,供试品溶液的色谱图中如有杂质峰,α- 生育酚(杂质Ⅰ)(相对保留时间约为 0.87)的峰面积不得大于对照溶液主峰面积(1.0%),其他单个杂质峰面积不得大于对照溶液主峰面积的 1.5 倍(1.5%),各杂质峰面积的和不得大于对照溶液主峰面积的 2.5 倍(2.5%)。

（四）残留溶剂

为控制生产过程中未除尽的有机溶剂正己烷,《中国药典》(2020年版)采用气相色谱法来检查维生素E中的残留溶剂。正己烷按有机溶剂毒性程度被定为第二类溶剂,第二类溶剂对人体有一定毒性,应限制使用。

检查方法:取本品,精密称定,加 N,N- 二甲基甲酰胺溶解并定量稀释制成每 1 ml 中约含 50 mg 的溶液,作为供试品溶液;另取正己烷,加 N,N- 二甲基甲酰胺定量稀释制成每 1 ml 中约含 10 μg 的溶液,作为对照品溶液。照残留溶剂测定法试验,以 5% 苯基甲基聚硅氧烷为固定液(或极性相近的固定液),起始柱温为 50℃,维持 8 分钟,然后以每分钟 45℃ 的速率升温至 260℃,维持 15 分钟。取供试品溶液与对照品溶液,分别顶空进样,记录色谱图。要求正己烷的残留量应符合规定(天然型),不超过 0.022%。

扫一扫,
学操作

微量注射器
的使用

四、含量测定

目前,《中国药典》(2020 年版)中收载的维生素 E 及其制剂均采用气相色谱法测定含量。该法选择性高,可分离维生素 E 及其异构体,从而选择性地测定维生素 E,目前该方法也为各国药典所采用。

测定方法:

色谱条件与系统适应性试验:用硅酮(OV-17)为固定液,涂布浓度为 2% 的填充柱,或用 100% 二甲基聚硅氧烷为固定液的毛细管柱;柱温为 265℃。理论板数按维生素 E 峰计算不低于 500(填充柱)或 5000(毛细管柱),维生素 E 峰与内标物质峰的分离度应符合要求。

扫一扫,
链拓展

气相色谱仪
进样系统

校正因子的测定:取正三十二烷适量,加正己烷溶解并稀释制成每 1 ml 中含 1.0 mg 的溶液,作为内标溶液。另取维生素 E 对照品约 20 mg,精密称定,置棕色具塞瓶中,精密加内标溶液 10 ml,密塞,振摇使溶解,作为对照品溶液,取 1~3 μl 注入气相色谱仪,计算校正因子。

$$f=\frac{A_{\mathrm{S}}/c_{\mathrm{S}}}{A_{\mathrm{R}}/c_{\mathrm{R}}}\qquad\qquad 式(11-10)$$

式中,f 为校正因子;A_{S} 为内标物的峰面积或峰高;A_{R} 为对照品的峰面积或峰高;c_{S} 为内标物的浓度;c_{R} 为对照品的浓度。

取本品约 20 mg,精密称定,置棕色具塞瓶中,精密加内标溶液 10 ml,密塞,振摇使溶解,作为供试品溶液;取 1~3 μl 注入气相色谱仪,测定,计算,即得。

含量计算公式:

$$含量\% =\frac{f\cdot\frac{A_{\mathrm{X}}}{A'_{\mathrm{S}}}\cdot c'_{\mathrm{S}}\cdot V}{m}\times 100\%\qquad\qquad 式(11-11)$$

式中,A'_{S} 为内标物的峰面积或峰高;A_{X} 为供试品的峰面积或峰高;c'_{S} 为内标物的浓度;V 为供试品溶液的体积;m 为供试品的质量。

知识拓展

内标物的选择

内标物的选择要求:试样中不含该物质;与被测组分性质接近;不与试样发生反应;出峰位置在被测组分附近,且不受其他组分影响。

气相色谱法测定维生素 E 的含量选择正三十二烷作为内标物,是因为正三十二烷可与维生素 E 及其他各峰分离,且性质相对稳定,不易挥发和分解,可使结果更加稳定可靠。

【实例分析】维生素 E 的含量测定

取维生素 E 约 20 mg,精密称定为 0.019 86 g,置棕色具塞瓶中,精密加内标溶液 10 ml,密塞,振摇使溶解,作为供试品溶液。按《中国药典》(2020 年版)规定方法测定,已知内标溶液浓度为 1.008 mg/ml,校正因子为 1.92,供试品溶液与内标溶液峰面积分别为 3 946.2 和 3 894.7。计算维生素 E 含量(%)。

$$维生素 E 含量 \% = \dfrac{f \cdot \dfrac{A_X}{A_S'} \cdot c_S' \cdot V}{m} \times 100\%$$

$$= \dfrac{1.92 \times \dfrac{3\,946.2}{3\,894.7} \times 1.008 \times 10}{19.86} \times 100\%$$

$$= 98.74\%$$

第三节　维生素 B_1 的分析

　　《中国药典》(2020 年版)收载了维生素 B_1、维生素 B_1 片、维生素 B_1 注射液三种原料及制剂。维生素 B_1 又名盐酸硫胺,是糖代谢必需的辅酶,缺乏时氧化受阻,形成丙酮酸、乳酸蓄积,影响能量代谢,表现为维生素 B_1 缺乏症(脚气病)、多发性周围神经炎、感觉异常、神经痛、四肢乏力,甚至心功能不全等;维生素 B_1 还可以抑制胆碱酯酶的活性,缺乏时,乙酰胆碱水解加速,导致神经冲动传导障碍,影响胃肠、心肌功能。

一、结构与性质

(一) 化学结构

　　维生素 B_1 是由氨基嘧啶环和噻唑环通过亚甲基连接而成的季铵类化合物,噻唑环上的季铵和嘧啶环上的氨基为 2 个碱性基团,可以与酸成盐。

　　药物的结构如下:

扫一扫,
知重点

维生素 B_1
的结构、性
质、鉴别

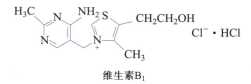

维生素 B_1

(二) 理化性质

　　根据结构特点,维生素 B_1 主要具有以下理化性质,可作为本类药物鉴别、检查及含量测定的依据。

　　1. 溶解性　本品为白色结晶或结晶性粉末,有微弱的特臭,味苦,干燥品在空气中能够较快吸收水分。本品为盐酸盐,在水中易溶,在乙醇中微溶,在乙醚中不溶。

　　2. 弱碱性　维生素 B_1 噻唑环上的季铵及嘧啶环上的氨基具有弱碱性,在水溶液中碱性较弱,难以用直接酸碱滴定法滴定,采用非水溶液滴定法可以测得维生素 B_1 原料药的含量。

　　3. 硫色素反应　维生素 B_1 的噻唑环在碱性介质中开环,再与嘧啶环上的氨基环合,然后在氧化剂铁氰化钾作用下发生反应生成硫色素,在正丁醇中显蓝色荧光,作为维生素 B_1 的专属鉴别。

　　4. 与生物碱沉淀试剂反应　维生素 B_1 噻唑环和嘧啶环上均含有氮原子,可以与生物碱沉淀试剂发生反应,生成有特征颜色的沉淀,可用于鉴别。

5. **氯化物的特性**　维生素 B₁ 为盐酸盐,水溶液显氯化物的鉴别反应。

6. **光谱吸收特征**　本品的分子结构中有共轭体系,具有紫外特征吸收,12.5 μg/ml 的溶液在 246 nm 的波长处有最大吸收,吸收系数($E_{1\,cm}^{1\%}$)为 406~436,可用于鉴别和含量测定。分子结构中的伯氨基、醇羟基等特征官能团具有红外特征吸收,可用于鉴别。

课堂讨论 ▶▶▶

维生素 B₁ 与生物碱沉淀试剂反应鉴别是一般鉴别还是专属鉴别? 为什么?

二、鉴别试验

(一)硫色素反应

扫一扫,
学知识

硫色素反应
(动画)

维生素 B₁ 在碱性环境下可被铁氰化钾氧化成硫色素,溶解于正丁醇后显蓝色荧光。维生素 B₁ 与铁氰化钾在氢氧化钠碱性条件下的反应式如下:

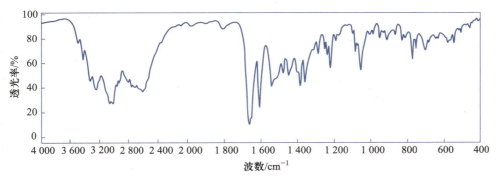

《中国药典》(2020 年版)采用此法对维生素 B₁ 进行鉴别,维生素 B₁ 中的噻唑环在碱性条件下开环水解,再与嘧啶环上的氨基环合,经铁氰化钾氧化生成有荧光的硫色素,溶于正丁醇显蓝色,即硫色素反应。本反应为可逆反应,在酸性条件下,荧光随硫色素的消失而消失;在碱性条件下,荧光随硫色素的生成而复出。《中国药典》(2020 年版)中的维生素 B₁ 片和维生素 B₁ 注射液均采用此法鉴别。

扫一扫,
学操作

硫色素反应
(操作)

(二)红外分光光度法

《中国药典》(2020 年版)采用红外分光光度法对维生素 B₁ 原料药进行鉴别。取本品适量,加水溶解,水浴蒸干,在 105℃干燥 2 小时测定。本品的红外吸收图谱应与对照的图谱一致。维生素 B₁ 的红外吸收光谱图见图 11-1。

图 11-1　维生素 B₁ 的红外吸收光谱图

(三) 氯化物反应

本品为盐酸盐,含游离的氯离子,可在稀硝酸酸性条件下与硝酸银反应,生成白色凝乳状氯化银沉淀,用于鉴别。《中国药典》(2020 年版)中的维生素 B_1 片和维生素 B_1 注射液均采用此法鉴别。

鉴别氯化物的方法有两种:一是将维生素 B_1 配成供试品溶液,加稀硝酸酸化后,加入硝酸银试液,生成白色凝乳状沉淀;将沉淀分离出来,加氨试液,沉淀溶解,再加稀硝酸酸化,沉淀复又生成。二是取维生素 B_1 原料药,加等量二氧化锰混匀,用硫酸润湿,缓缓加热,生成的氯气能使湿润的淀粉碘化钾试纸显蓝色。

三、杂质检查

维生素 B_1 在合成过程中可能由于反应不完全而引入中间体和副产物,有些杂质如硝酸盐在人体内累积达到一定剂量时可致癌,严重危害人体健康。《中国药典》(2020 年版)中维生素 B_1 除检查硫酸盐、干燥失重、炽灼残渣、铁盐、重金属之外,还需进行如下项目的检查。

(一) 酸度

本项目利用药物与杂质酸碱度的差异进行杂质限量控制。维生素 B_1 在合成过程中引入亚硫酸根、氯化物等杂质,这些杂质的 pH 比维生素 B_1 要大,通过控制 pH 在偏酸性范围内,从而有效控制杂质的量。

检查方法:取本品 0.50 g,加水 20 ml 溶解后,依法测定(通则 0631),pH 应为 2.8~3.3。

(二) 溶液的澄清度与颜色

本项目利用维生素 B_1 与不溶性杂质在溶解度方面的差异,检查不溶于水的杂质。同时也通过与标准比色液对照控制有色杂质的存在。

检查方法:取本品 1.0 g,加水 10 ml 溶解后,溶液应澄清无色;如显色,与对照液(取比色用重铬酸钾液 0.1 ml,加水适量使成 10 ml)比较,不得更深。

(三) 硝酸盐

维生素 B_1 的生产工艺中以硝酸盐为合成原料,在合成过程中可能由于反应不完全而引入硝酸盐。本品采用对照法,将供试品溶液与标准硝酸钾溶液进行对照。蓝色的靛胭脂试液在酸性条件下和硝酸盐反应生成无色物质,颜色变浅。因此,要求供试品溶液的颜色不得比对照更浅,说明供试品中的硝酸盐含量不高于限量 0.25%。

检查方法:取本品 1.0 g,加水溶解并稀释至 100 ml,取 1.0 ml,加水 4.0 ml 与 10% 氯化钠溶液 0.5 ml,摇匀,精密加稀靛胭脂试液[取靛胭脂试液,加等量的水稀释。临用前,量取本液 1.0 ml,用水稀释至 50 ml,照紫外–可见分光光度法(通则 0401),在 610 nm 的波长处测定,吸光度应为 0.3~0.4]1ml,摇匀,沿管壁缓缓加硫酸 5.0 ml,立即缓缓振摇 1 分钟,放置 10 分钟,作为供试品溶液。

另取 0.50 ml 标准硝酸钾溶液(精密称取在 105℃ 干燥至恒重的硝酸钾 81.5 mg,置 50 ml 量瓶中,加水溶解并稀释至刻度,摇匀,精密量取 5 ml,置 100 ml 量瓶中,用水稀释至刻度,摇匀。每 1 ml 相当于 50 μg 的 NO_3),用同法制成对照液。供试品溶液与对照液比较,不得更浅(0.25%)。

（四）有关物质

有关物质的检查用于控制维生素 B_1 合成过程中的各类原料、中间体、副产物等杂质的限量。本品用反相高效液相色谱法检查有关物质，由于有关物质的对照品来源不易，故均采用不加校正因子的主成分自身对照法定量。

检查方法：取本品，精密称定，用流动相溶解并稀释制成每 1 ml 中约含 1 mg 的溶液，作为供试品溶液；精密量取供试品溶液 1 ml，置 100 ml 量瓶中，用流动相稀释至刻度，摇匀，作为对照溶液。照高效液相色谱法（通则 0512）试验，以十八烷基硅烷键合硅胶为填充剂，以甲醇 – 乙腈 –0.02 mol/L 庚烷磺酸钠溶液（含 1% 三乙胺，用磷酸调节 pH 至 5.5）（9∶9∶82）为流动相，检测波长为 254 nm，理论板数按维生素 B_1 峰计算不低于 2 000，维生素 B_1 峰与相邻峰的分离度均应符合要求。精密量取供试品溶液与对照溶液各 20 μl，分别注入液相色谱仪，记录色谱图至主峰保留时间的 3 倍。供试品溶液色谱图中如有杂质峰，各杂质峰面积的和不得大于对照溶液主峰面积的 0.5 倍（0.5%）。

（五）总氯量

本品为盐酸盐，需要控制所含氯离子总量，即总氯量。氯离子作为一种信号杂质，含量若超过限度，标志着生产工艺流程中出现问题。溴酚蓝指示液为吸附指示剂，当反应到达终点时，指示剂吸附生成的氯化银沉淀而显蓝紫色。

检查方法：取本品约 0.2 g，精密称定，加水 20 ml 溶解后，加稀醋酸 2 ml 与溴酚蓝指示液 8~10 滴，用硝酸银滴定液（0.1 mol/L）滴定至显蓝紫色。每 1 ml 硝酸银滴定液（0.1 mol/L）相当于 3.54 mg 的氯（Cl）。按干燥品计算，含总氯量应为 20.6%~21.2%。

四、含量测定

扫一扫，
学知识

维生素 B_1
的含量测定

（一）非水溶液滴定法

维生素 B_1 分子中含有两个碱性的伯胺和季铵基团，可用非水碱量法测定其含量。本品与高氯酸的摩尔比为 1∶2。为了排除盐酸对非水碱量法的干扰，本品采用加醋酐的高氯酸电位滴定法，并用空白试验校正误差。《中国药典》（2020 年版）采用此法测定维生素 B_1 的含量。

《中国药典》（2020 年版）中维生素 B_1 的含量测定方法为：取本品约 0.12 g，精密称定，加冰醋酸 20 ml，微热使溶解，放冷，加醋酐 30 ml，照电位滴定法（通则 0701），用高氯酸滴定液（0.1 mol/L）滴定，并将滴定的结果用空白试验校正。每 1 ml 高氯酸滴定液（0.1 mol/L）相当于 16.86 mg 的 $C_{12}H_{17}ClN_4OS \cdot HCl$。按干燥品计算，含 $C_{12}H_{17}ClN_4OS \cdot HCl$ 不得少于 99.0%。

维生素 B_1 含量计算公式：

$$维生素\ B_1\ 含量\% = \frac{(V-V_0) \cdot T \cdot F \cdot 10^{-3}}{m \cdot (1-干燥失重)} \times 100\% \qquad 式（11-12）$$

式中，F 为高氯酸滴定液校正因子；T 为滴定度（mg/ml）；V、V_0 分别为供试品、空白试验消耗滴定液的体积（ml）；m 为供试品的质量（g）。

课堂讨论 ▶▶▶

非水溶液滴定法中冰醋酸和醋酐的作用是什么？

【实例分析】维生素 B₁ 的含量测定

精密称取维生素 B₁ 供试品（干燥失重为 0.2%）0.122 5 g、0.123 6 g，加冰醋酸 20 ml 溶解后，再加醋酐 30 ml，以高氯酸（0.107 8 mol/L）为滴定液，用电位法指示终点，分别消耗高氯酸滴定液 6.96 ml、7.03 ml。空白试验分别消耗滴定液 0.20 ml、0.23 ml。每 1 ml 高氯酸滴定液（0.1 mol/L）相当于 16.86 mg 的 $C_{12}H_{17}ClN_4OS \cdot HCl$。求维生素 B₁ 的百分含量，并判断该批产品的含量是否符合规定。

$$维生素\ B_1\ 含量\ _1\% = \frac{(6.96-0.2) \times 16.86 \times \dfrac{0.107\ 8}{0.1} \times 10^{-3}}{0.122\ 5 \times (1-0.2\%)} \times 100\% = 100.5\%$$

$$维生素\ B_1\ 含量\ _2\% = \frac{(7.03-0.23) \times 16.86 \times \dfrac{0.107\ 8}{0.1} \times 10^{-3}}{0.123\ 6 \times (1-0.2\%)} \times 100\% = 100.2\%$$

$$含量平均值 = \frac{100.5\% + 100.2\%}{2} = 100.35\%$$

结论：该批产品的含量为 100.35%，修约为 100.4%，符合规定。

（二）紫外 – 可见分光光度法

维生素 B₁ 具有共轭结构，酸性条件下，在 246 nm 的波长处有最大吸收。维生素 B₁ 片剂和注射液均采用紫外 – 可见分光光度法测定含量，避免了附加剂对非水碱量法的干扰。本品采用紫外 – 可见分光光度法的吸收系数法定量，检测成本低，但对仪器的准确度要求较高，并需核对供试品的最大吸收波长是否在 246 nm ± 2 nm 范围内。

《中国药典》（2020 年版）中维生素 B₁ 片的含量测定方法为：取供试品 20 片，精密称定，研细，精密称取适量（约相当于维生素 B₁ 25 mg），置 100 ml 量瓶中，加盐酸溶液（9 → 1 000）约 70 ml，振摇 15 分钟使维生素 B₁ 溶解，用上述溶剂稀释至刻度，摇匀，用干燥滤纸滤过，精密量取续滤液 5 ml，置另一 100 ml 量瓶中，再加上述溶剂稀释至刻度，摇匀，照紫外 – 可见分光光度法（通则 0401），在 246 nm 的波长处测定吸光度。按 $C_{12}H_{17}ClN_4OS \cdot HCl$ 的吸收系数（$E_{1\ cm}^{1\%}$）为 421 计算，即得。本品含维生素 B₁（$C_{12}H_{17}ClN_4OS \cdot HCl$）应为标示量的 90.0%~110.0%。

维生素 B₁ 片含量计算公式：

$$维生素\ B_1\ 片标示量\ \% = \frac{\dfrac{A}{E_{1\ cm}^{1\%}} \cdot \dfrac{1}{100} \cdot D \cdot V \cdot \overline{W}}{m \cdot S} \times 100\% \qquad 式(11-13)$$

【实例分析】维生素 B₁ 片的含量测定

取维生素 B₁ 片 20 片（规格：10 mg），精密称定，总重为 0.243 5 g，研细，精密称取片粉 2 份，分别为 0.024 7 g、0.025 2 g，分别置 100 ml 量瓶中，加盐酸约 70 ml，振摇使溶解，并稀释至刻度，摇匀，精密量取续滤液 5 ml，置另一 100 ml 量瓶中，再加上述溶剂稀释至刻度，摇匀，照紫外 – 可见分光光度法在 246 nm 的波长处测定吸光度的平均值为 0.408、0.416，已知维生素 B₁ 的吸收系数（$E_{1\ cm}^{1\%}$）为 421，试计算供试品含量，并判断是否符合要求。

$$维生素 B_1 片标示量_1\% = \frac{\dfrac{0.408}{421} \times \dfrac{1}{100} \times \dfrac{100}{5} \times 100 \times \dfrac{0.243\,5}{20}}{0.024\,7 \times 10 \times 10^{-3}} \times 100\% = 95.54\%$$

$$维生素 B_1 片标示量_2\% = \frac{\dfrac{0.416}{421} \times \dfrac{1}{100} \times \dfrac{100}{5} \times 100 \times \dfrac{0.243\,5}{100}}{0.025\,2 \times 10 \times 10^{-3}} \times 100\% = 95.48\%$$

$$标示量百分含量平均值 = \frac{95.54\% + 95.48\%}{2} = 95.51\%$$

结论：该批产品的标示量百分含量为 95.51%，修约为 95.5%，符合规定。

维生素 B_1 注射液的含量测定方法为：精密量取本品适量(约相当于维生素 B_1 50 mg)，置 200 ml 量瓶中，加水稀释至刻度，摇匀，精密量取 5 ml，置 100 ml 量瓶中，加盐酸溶液(9→1 000)稀释至刻度，摇匀，照紫外－可见分光光度法，在 246 nm 的波长处测定吸光度，按 $C_{12}H_{17}ClN_4OS \cdot HCl$ 的吸收系数($E_{1\,cm}^{1\%}$)为 421 计算，即得。本品含维生素 B_1($C_{12}H_{17}ClN_4OS \cdot HCl$)应为标示量的 93.0%~107.0%。

课堂讨论 ▶▶▶

维生素 B_1 注射液规格为 2 ml∶50 mg 时，按照质量标准要求，应精密量取本品的体积为多少毫升？

第四节　维生素 C 的分析

《中国药典》(2020 年版)收载了维生素 C 和维生素 C 片剂、维生素 C 注射液等的质量标准。维生素 C 又称 L－抗坏血酸，能够促进铁在肠内吸收，降低血脂，增加对感染的抵抗能力，同时具有解毒功能，具有抗组胺及组织致癌物质(亚硝胺)生成的作用。临床主要用于预防维生素 C 缺乏症(坏血病)，也可用于各种急慢性传染性疾病及紫癜等的辅助治疗，以及克山病患者发生心源性休克，慢性铁中毒，特发性高铁血红蛋白血症的治疗。

一、结构与性质

(一) 化学结构

维生素 C 分子结构中具有烯二醇基和内酯环，2 个手性碳原子和类似糖环的五元环。药物的结构如下：

维生素C

(二) 理化性质

根据结构特点,维生素 C 主要具有以下理化性质,可作为本类药物鉴别、检查及含量测定的依据。

1. 溶解性　本品为白色结晶或结晶性粉末;无臭,味酸;久置色渐变微黄;水溶液显酸性反应。本品在水中易溶,在乙醇中略溶,在三氯甲烷或乙醚中不溶。

2. 酸性　由于维生素 C 分子结构中具有二烯醇基,故水溶液呈酸性。其中远离内酯的醇羟基受共轭效应影响,酸性较强(pK_{a1} 4.17);与内酯相邻的醇羟基受分子内氢键的影响,酸性极弱(pK_{a2} 11.57)。维生素 C 表现为一元酸的性质,可以与碳酸氢钠反应生成盐。

3. 还原性　维生素 C 结构中的二烯醇基具有极强的还原性,易被氧化为二酮基而生成去氢维生素 C,用于鉴别。

4. 旋光性　维生素 C 分子中有 2 个手性碳原子,故有 4 个对映异构体。其中 L(+)–维生素 C 活性最强,比旋度为 +20.5° 至 + 21.5°,可用于鉴别。

5. 水解性　维生素 C 结构中的内酯环在强碱作用下能够开环水解,生成酮酸盐。

6. 糖类性质　维生素 C 的化学结构与糖类相似,都有五元糖环,因此具有糖类的性质和反应。

7. 光谱吸收特征　维生素 C 的化学结构中有共轭双键,其稀盐酸溶液在 243 nm 波长处有最大吸收,吸收系数($E_{1\,cm}^{1\%}$)为 500;在中性和碱性条件下,最大吸收红移到 265 nm 处。分子结构中的醇羟基、烯基等特征官能团具有红外特征吸收,可用于鉴别。

课堂讨论 ▶▶▶

连二烯醇基具有哪些理化性质? 在药物分析中如何应用?

二、鉴别试验

(一) 还原反应

含有连二烯醇基的药物加水 10 ml 溶解后,分成二等份,在一份中加硝酸银试液 0.5 ml,即生成银的黑色沉淀;在另一份中加二氯靛酚钠试液 1~2 滴,试液的颜色即消失。维生素 C 与硝酸银和 2,6– 二靛酚的反应式如下:

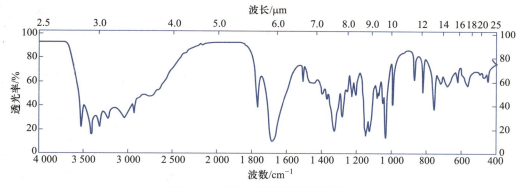

《中国药典》(2020 年版)采用此法对维生素 C 原料药进行鉴别,维生素 C 的连二烯醇基具有极强的还原性,可以失去醇羟基上的 H,与氧化剂硝酸银试液发生氧化还原反应,生成黑色银单质沉淀。2,6- 二氯靛酚是一种染料,其氧化型在酸性条件下显玫瑰红色,在碱性条件下显蓝色,被维生素 C 还原后生成的酚亚胺为无色产物,可用于鉴别。

(二)红外分光光度法

《中国药典》(2020 年版)采用红外分光光度法对维生素 C 原料药进行鉴别。本品的红外吸收图谱应与对照的图谱一致。维生素 C 的红外吸收光谱图见图 11-2。

图 11-2　维生素 C 的红外吸收光谱图

三、杂质检查

《中国药典》(2020 年版)中维生素 C 除检查炽灼残渣、重金属及细菌内毒素外,还需进行如下项目的检查。

(一)溶液的澄清度与颜色

本项目利用维生素 C 在贮藏期间易被氧化及水解,检查生成的不溶性和有色杂质。维生素 C 久置易发生变色,且颜色随贮藏时间的延长而逐渐加深。水溶液不稳定,在高于或低于 pH 5~6 时,易受空气、光线和温度的影响,分子中的内酯环经水解、脱羧、脱水生成糠醛,糠醛进一步聚合而呈黄色。维生素 C 在 420 nm 处无吸收,而杂质在 420 nm 处有吸收。因此,本品采用紫外 – 可见分光光度法,测定 420 nm 波长处的吸光度,利用对比法来控制黄色杂质的限量。

检查方法:取本品 3.0 g,加水 15 ml,振摇使溶解,溶液应澄清无色;如显色,将溶液经 4 号垂熔玻璃漏斗滤过,取滤液,照紫外 – 可见分光光度法(通则 0401),在 420 nm 的波长处测定吸光度,不得超过 0.03。

(二)铁、铜离子

维生素 C 中存在的微量的铁盐和铜盐会加速本品的氧化、分解,采用原子吸收分光光度法标准添加对照法检查铁离子和铜离子。设对照品溶液的读数为 a,供试品的读数为 b,b 值应小于 $(a-b)$,否则为不符合规定。检查铁时常用的分析线为 248.3 nm、352.3 nm,本品采用 248.3 nm;检查铜时常用的分析线为 324.8 nm、327.4 nm,本品采用 324.8 nm。

检查方法:

铁:取本品 5.0 g 两份,分别置 25 ml 量瓶中,一份中加 0.1 mol/L 硝酸溶液溶解并稀释至刻度,摇匀,作为供试品溶液(B);另一份中加标准铁溶液(精密称取硫酸铁铵 863 mg,置 1 000 ml 量瓶中,加 1 mol/L 硫酸溶液 25 ml,用水稀释至刻度,摇匀,精密量取 10 ml,置 100 ml 量瓶中,用水稀释至刻度,摇匀)1.0 ml,加 0.1 mol/L 硝酸溶液溶解并稀释至刻度,摇匀,作为对照溶液(A)。照原子吸收分光光度法(通则 0406),在 248.3 nm 的波长处分别测定,应符合规定。

铜:取本品 2.0 g 两份,分别置 25 ml 量瓶中,一份中加 0.1 mol/L 硝酸溶液溶解并稀释至刻度,摇匀,作为供试品溶液(B);另一份中加标准铜溶液(精密称取硫酸铜 393 mg,置 1 000 ml 量瓶中,加水溶解并稀释至刻度,摇匀,精密量取 10 ml,置 100 ml 量瓶中,用水稀释至刻度,摇匀)1.0 ml,加 0.1 mol/L 硝酸溶液溶解并稀释至刻度,摇匀,作为对照溶液(A)。照原子吸收分光光度法(通则 0406),在 324.8 nm 的波长处分别测定,应符合规定。

🌿 知识拓展

原子吸收分光光度法

原子吸收分光光度法(AAS 法)具有灵敏度很高、准确度高、选择性好及分析速度快,仪器简单,操作方便,应用范围广的特点,不仅可以测定金属元素,也可间接测定某些非金属元素和有机化合物。在药物杂质检查中,AAS 法主要用于药物中具体金属杂质的检查,通常采用标准加入法控制金属杂质限量。

(三)草酸

草酸是维生素 C 的代谢产物之一,易与金属离子发生配位反应形成沉淀。本品采用对照法,利用草酸与氯化钙生成草酸钙沉淀的原理,观察溶液浑浊程度,控制草酸的限量。

检查方法:取本品 0.25 g,加水 4.5 ml,振摇使维生素 C 溶解,加氢氧化钠试液 0.5 ml、稀醋酸 1 ml 与氯化钙试液 0.5 ml,摇匀,放置 1 小时,作为供试品溶液;另精密称取草酸 75 mg,置 500 ml 量瓶中,加水溶解并稀释至刻度,摇匀,精密量取 5 ml,加稀醋酸 1 ml 与氯化钙试液 0.5 ml,摇匀,放置 1 小时,作为对照溶液。供试品溶液产生的浑浊不得浓于对照溶液(0.3%)。

四、含量测定

　　利用维生素 C 中的连二烯醇基具有强还原性,可被不同的氧化剂氧化,进行含量测定,最常用的方法是碘量法。《中国药典》(2020 年版)采用此法测定维生素 C 原料药的含量。维生素 C 含量测定的反应式如下:

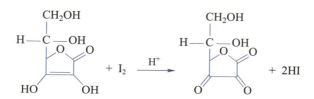

维生素 C 的
含量测定

　　《中国药典》(2020 年版)中维生素 C 的含量测定方法为:取本品约 0.2 g,精密称定,加新沸过的冷水 100 ml 与稀醋酸 10 ml 使溶解,加淀粉指示液 1 ml,立即用碘滴定液(0.05 mol/L)滴定,至溶液显蓝色并在 30 秒内不褪,每 1 ml 碘滴定液(0.05 mol/L)相当于 8.806 mg 的 $C_6H_8O_6$。本品含 $C_6H_8O_6$ 不得少于 99.0%。

　　本品具强还原性,采用直接碘量法测定含量。以淀粉为指示剂,根据消耗碘滴定液的体积,即可计算出维生素 C 的含量。维生素 C 含量计算公式:

$$维生素 C 含量\% = \frac{V \cdot T \cdot F \cdot 10^{-3}}{m} \times 100\% \qquad 式(11-14)$$

式中,F 为高氯酸滴定液校正因子;T 为滴定度(mg/ml);V 为供试品溶液消耗滴定液的体积(ml);m 为供试品的质量(g)。

【实例分析】维生素 C 原料药的含量测定

　　精密称取维生素 C 供试品 0.213 8 g、0.209 6 g,加新沸过的冷水 100 ml 与稀醋酸 10 ml 使溶解,加淀粉指示液 1 ml,立即用碘滴定液(0.050 12 mol/L)滴定,至溶液显蓝色且 30 秒内不褪色,分别消耗碘滴定液 23.78 ml、23.16 ml。每 1 ml 碘滴定液(0.05 mol/L)相当于 8.806 mg 的 $C_6H_8O_6$。求维生素 C 的百分含量,并判断该批产品的含量是否符合规定。

$$维生素 C_1 含量\% = \frac{23.78 \times 8.806 \times \dfrac{0.050\,12}{0.05} \times 10^{-3}}{0.213\,8} \times 100\% = 98.18\%$$

$$维生素 C_2 含量\% = \frac{23.16 \times 8.806 \times \dfrac{0.050\,12}{0.05} \times 10^{-3}}{0.209\,6} \times 100\% = 97.54\%$$

$$含量平均值 = \frac{98.18\% + 97.54\%}{2} = 97.86\%$$

结论：该批产品的含量为97.86%，修约为97.9%，低于《中国药典》(2020年版)要求的99.0%，不符合规定。

维生素C的连二烯醇基具有酸性、还原性，操作中加入稀醋酸是为了防止维生素C被空气中的O_2氧化，但供试品溶于稀酸后仍需立即滴定。使用新煮沸过的冷水也是为了排除水中O_2的干扰。

配制碘滴定液时，加入盐酸的目的是使溶液保持微酸性条件，避免微量碘酸盐的存在，并在与硫代硫酸钠滴定液反应的过程中用于中和硫代硫酸钠滴定液中的稳定剂碳酸钠。

碘滴定液具有挥发性与腐蚀性，应贮存于具有玻塞的棕色(或用黑布包裹)玻瓶中，避免与软木塞或橡皮塞等有机物接触。配制后放置1周，浓度稳定后再用基准级三氧化二砷标定。

🖱 知识拓展

淀粉指示液应临用新制，配制时加热时间不宜过长，并应快速冷却，以免降低灵敏度，且应当日使用。淀粉指示液与碘滴定液应显纯蓝色，如显红色，则不宜使用。

考证聚焦 ▶▶▶▶

一、填空题

1. 《中国药典》(2020年版)收载的维生素A的含量测定方法包括_____和_____。

2. 维生素B_1原料药的含量测定方法是_____；片剂的含量测定方法是_____。

3. 维生素C由于分子结构中具有连二烯醇基，因此具有特征的_____性，能与硝酸银试液和二氯靛酚试液发生反应。

4. 《中国药典》(2020年版)收载的维生素E的含量测定方法是_____。

二、简答题

1. 紫外－可见分光光度法测定维生素A含量的依据和波长选择原则是什么？

2. 维生素B_1的专属鉴别反应为何？专属特征主要体现在哪个方面？

（李　悦　陈晓静）

扫一扫，
练一练

第十一章
在线测试

实训十五　维生素B_1片的含量测定

【实训目的】

1. 掌握吸收系数法测定维生素B_1片的含量。

2. 掌握紫外－可见分光光度计的操作方法。

3. 熟悉药品质量检测原始数据的记录和检验报告的书写。

【实训原理】

维生素 B_1 片结构中含有氨基嘧啶环和噻唑杂环,形成季铵碱类化合物,与盐酸成盐。本品为白色片,具有共轭结构,在 246 nm 处有最大吸收,吸收系数为 421。维生素 B_1 片采用紫外 – 可见分光光度法测定含量,避免了片剂中的润滑剂硬脂酸镁对非水碱量法的干扰,使得分析结果更加准确。

【实训内容】

1. 试药　维生素 B_1 片,盐酸溶液(9 → 1 000),纯化水。

2. 器材　紫外 – 可见分光光度计,石英比色皿 2 个,分析天平,研钵,称量纸,100 ml 量筒,100 ml 容量瓶 2 个,5 ml 刻度吸管,洗耳球,100 ml 烧杯 3 个,滤纸片,移液管架,擦镜纸。

3. 操作步骤

(1) 比色皿配套检验:取比色皿 2 个,装纯化水,在 220 nm 处进行检验。

1)以其中一个比色皿对仪器调节透光率为 100%。若该仪器透光率只能显示 0~100% 档位,则可以调节透光率为 95%。记录数据。

2)测量另一个比色皿的透光率,记录数据。此两比色皿透光率之差不超过 0.3%,即可配套使用。

(2) 含量测定:取本品 20 片,精密称定,研细,精密称取适量(约相当于维生素 B_1 25 mg),置 100 ml 量瓶中,加盐酸溶液(9 → 1 000)约 70 ml,振摇 15 分钟使维生素 B_1 溶解,用上述溶剂稀释至刻度,摇匀,用干燥滤纸滤过,精密量取续滤液 5 ml,置另一 100 ml 量瓶中,再加上述溶剂稀释至刻度,摇匀,照紫外 – 可见分光光度法(通则 0401),在 246 nm 的波长处测定吸光度。按 $C_{12}H_{17}ClN_4OS \cdot HCl$ 的吸收系数($E_{1\ cm}^{1\%}$)为 421 计算,即得。平行测量 3 次。

【实训注意】

1. 试验中用到的精密玻璃仪器如移液管、容量瓶等均需先经过校正、洗净才能使用。

2. 紫外光谱试验中用到的石英比色皿需先进行配对和校正,手指拿毛玻璃面的两侧。装样品溶液的体积以池体积的 2/3~4/5 为度,使用挥发性溶剂时应加盖,透光面要用擦镜纸由上而下擦拭干净,检视应无残留溶剂。

3. 精密称量片粉的重量可根据标示量进行计算。

4. 除另有规定外,供试品溶液的吸光度以在 0.3~0.7 之间为宜,吸光度读数在此范围误差较小,并应结合所用仪器吸光度线性范围,配制合适的读数浓度。

5. 维生素 B_1 的紫外吸收峰随溶液 pH 的变化而不同,pH 2.0(0.1 mol/L HCl)时最大吸收波长在 246 nm 处,吸收系数为 421 ;pH 7.0(磷酸盐缓冲液)时有 2 个吸收峰,在 232~233 nm 处的吸收系数为 345,在 266 nm 处的吸收系数为 255。注意区别这两种不同情况。

【实训检测】

1. 平行测定 3 次吸光度是否有不同？影响吸光度准确性的因素有哪些？
2. 计算含量公式中维生素 B_1 的稀释倍数是多少？
3. 维生素 B_1 原料药和片剂的含量测定方法是否相同？为什么？

实训十六　维生素 C 注射液的含量测定

【实训目的】

1. 掌握碘量法的操作方法。
2. 掌握排除注射剂中常见附加剂干扰的操作技术。
3. 熟悉药品质量检测原始数据的记录和检验报告的书写。

【实训原理】

　　维生素 C 注射液为无色至微黄色的澄明液体,含有二烯醇基,具有强还原性。能够与硝酸银试液、2,6- 二氯靛酚钠试液、碱性酒石酸铜等多种氧化剂发生氧化还原反应,发生呈色反应或有沉淀生成。

　　含量测定利用维生素 C 的强还原性,采用直接碘量法与碘滴定液发生氧化还原反应,用淀粉指示剂指示反应终点,根据消耗滴定液的体积计算注射液的含量。

【实训内容】

1. **试药**　维素 C 注射液,纯化水,丙酮,稀硝酸,淀粉指示剂,0.05% 碘滴定液。
2. **器材**　碘量瓶,量筒,刻度吸管,酸式滴定管,注射器,锥形瓶,移液管架。
3. **操作步骤**

　　(1) 待测溶液的配制:用注射器吸取本品适量(约相当于维生素 C 0.2 g)置锥形瓶中,加水 15 ml 与丙酮 2 ml,摇匀,放置 5 分钟。

　　(2) 碘滴定液的滴定:向锥形瓶中加稀醋酸 4 ml 与淀粉指示剂 1 ml,用碘滴定液(0.05 mol/L)滴定,至溶液显蓝色并持续 30 秒不褪色。平行测定 3 次。每 1 ml 碘滴定液(0.05 mol/L)相当于 8.806 mg 的 $C_6H_8O_6$。

【实训注意】

1. 淀粉指示剂要临用新配,当日使用。配制时加热时间不宜过长,以免降低其灵敏度。

2. 配制碘滴定液时需加入盐酸,使溶液保持微酸性条件,避免微量碘酸盐的存在,同时还能在与硫代硫酸钠反应的过程中中和滴定液中的稳定剂碳酸钠。碘滴定液配制好后应置于棕色瓶中避光保存。

3. 强还原性的维生素 C 注射液在生产过程中需加入抗氧剂焦亚硫酸钠,焦亚硫酸钠水解后产生亚硫酸氢钠,具有还原性,滴定时会消耗一定量的碘滴定液导致滴定结果偏高。故在直接碘量法滴定前,加入 2 ml 丙酮作为掩蔽剂,与亚硫酸氢钠发生加成反应,排除抗氧剂焦亚硫酸钠对含量测定的干扰。

4. 操作中加入稀醋酸能够减缓维生素 C 受空气中氧的影响而发生氧化。

5. 应以新煮沸的冷水作为溶媒,减少水中溶解氧对含量测定的干扰。

【实训检测】

1. 碘量法中的碘标准溶液是如何配制和标定的?
2. 稀醋酸和丙酮在含量测定中的作用是什么?
3. 比较维生素 C 原料药和注射液含量测定的方法步骤,找出它们的异同。

实训十七　维生素 E 软胶囊的含量测定

【实训目的】

1. 掌握气相色谱法内标法测定维生素 E 软胶囊的含量的方法及计算。
2. 熟悉气相色谱法的工作原理及操作方法。

【实训原理】

《中国药典》(2020 年版)收载的维生素 E 及其制剂的含量均采用气相色谱法测定,气相色谱法可分离维生素 E 及其多种同分异构体,从而选择性地测定维生素 E(α- 生育酚及其酯类),其定量依据为内标法(可减小样品前处理所造成的误差及手动进样量误差对结果的影响)。选用正三十二烷为内标物,是因为正三十二烷可以和维生素 E 及其他各峰分离,且正三十二烷相对稳定,不易挥发和分解,使结果更加稳定可靠。

合成型

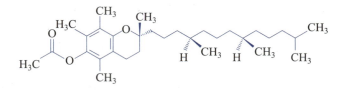

天然型

【实训内容】

1. 试药　维生素 E 软胶囊,维生素 E 对照品,正三十二烷,正己烷,乙醚。

2. 器材　气相色谱仪,电子天平(d:0.1 mg),2 μl 微量注射器 1 个,10 ml 棕色量瓶 5 个,50 ml 量瓶 1 个,5 ml 刻度吸管 1 个,胶头滴管 1 个,烧杯若干,移液管架。

3. 操作步骤

(1) 色谱条件与系统适应性要求:用硅酮(OV-17)为固定相,涂布浓度为 2% 的填充柱,或用 100% 二甲基聚硅氧烷为固定液的毛细管柱;柱温为 265℃。理论板数按维生素 E 峰计算不低于 500(填充柱)或 5 000(毛细管柱),维生素 E 峰与内标物质峰的分离度应大于 2.0,拖尾因子应在 0.95~1.05 之间。

(2) 含量测定:

1) 校正因子的测定:取正三十二烷适量,加正己烷溶解并稀释成每 1 ml 中含 1.0 mg 的溶液,作为内标溶液。另取维生素 E 对照品约 20 mg,精密称定,置 10 ml 棕色量瓶中,精密加内标溶液 5 ml,再加正己烷稀释至刻度,密塞,振摇使溶解,作为对照品溶液,取 2 μl 注入气相色谱仪,记录色谱图。

校正因子计算公式:

$$f = \frac{A_S/c_S}{A_R/c_R} \qquad\qquad 式(11-15)$$

式中,f 为校正因子;A_S 为内标物的峰面积;A_R 为对照品的峰面积;c_S 为内标物的浓度;c_R 为对照品的浓度。

2) 取维生素 E 软胶囊 10 粒,精密称定,倾出内容物混匀,再用乙醚清洗囊壳,置通风处使乙醚挥尽,再精密称定囊壳。取混匀的内容物适量(约相当于维生素 E 20 mg),精密称定,置 10 ml 棕色量瓶中,精密加内标溶液 5 ml,再加正己烷稀释至刻度,密塞,振摇使溶解,作为供试品溶液;取 2 μl 注入气相色谱仪,记录色谱图,通过内标法计算,即得。

含量计算公式:

$$维生素 E 标示量 \% = \frac{f \cdot \dfrac{A_X}{A_S'} \cdot c_S' \cdot V \cdot \overline{W}}{m \cdot S} \times 100\% \qquad 式(11-16)$$

式中,A_S' 为内标物的峰面积;A_X 为供试品的峰面积;c_S' 为内标物的浓度;V 为供试品溶液的体积;m 为供试品的质量;$\overline{W}$ 为维生素 E 软胶囊的平均装量;S 为规定的单位维生素 E 软胶囊中维生素 E 的质量。

【实训注意】

1. 试验中所用的量瓶和移液管均应经检定校正、洗净后使用。

2. 维生素 E 对氧敏感，遇光、空气易被氧化，应避光操作。

3. 气相色谱仪开机前注意应先开氮气，试验结束后，最后关氮气。

4. 使用微量注射器抽取试液时，应先用少量的试样洗涤几次，并要稍微多于取样量，再取样；微量注射器有气泡时，将针头朝上，将气泡和多余的液体排出。微量注射器使用结束后需用适宜的有机溶剂洗涤几次。

5. 取样后应立即进样，且进样速度和留针时间应保持一致，以保证良好的精密度和色谱峰峰型。

【实训检测】

1. 内标物的选择有哪些要求？

2. 比较外标法和内标法，说明两种方法各自的优劣。

（李　悦　陈晓静）

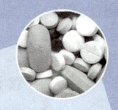

第十二章
抗菌类药物的分析

>>>>> 学习目标

- 掌握 $\beta-$ 内酰胺类抗生素、喹诺酮类抗菌药物的结构、性质;掌握青霉素钠和头孢苄胺的分析方法。
- 熟悉抗生素类药物的常规检查项目;熟悉氨基糖苷类抗生素、四环素类抗生素、磺胺类抗菌药的结构、性质;熟悉硫酸链霉素、盐酸四环素的分析。
- 了解抗菌类药物的分类、特点;了解抗生素类药物含量或效价测定方法的分类;了解磺胺嘧啶、盐酸左氧氟沙星的分析。

思维导图

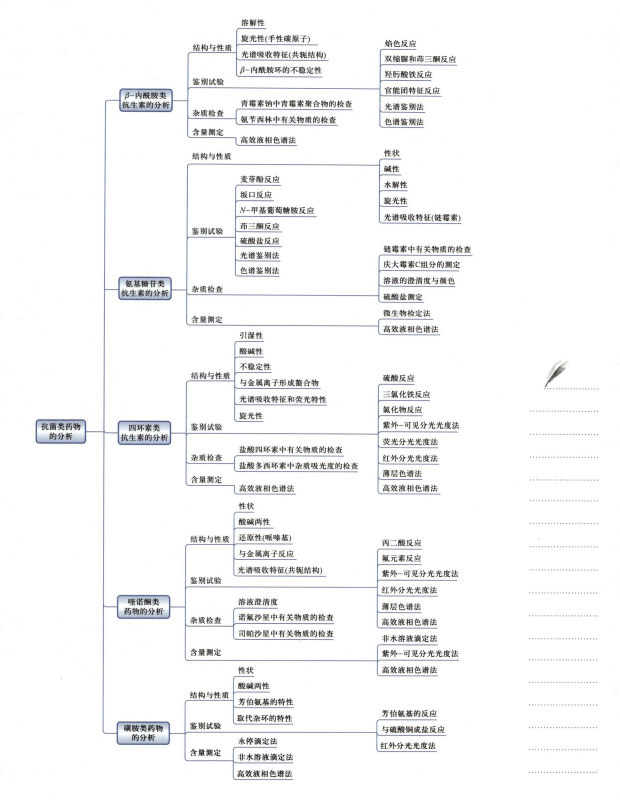

凡对细菌和其他微生物具有抑制和杀灭作用的物质统称为抗菌药。抗菌药包括人工合成抗菌药(喹诺酮类等)和抗生素。

抗生素,是指由微生物(包括细菌、真菌、放线菌属)或高等动植物在生活过程中所产生的具有抗病原体或其他活性的一类次级代谢产物,能干扰其他生活细胞发育功能的化学物质。现临床常用的抗生素有微生物培养液中的提取物及用化学方法合成或半合成的化合物。目前已知天然抗生素不下万种。

抗菌药种类繁多,如 $\beta-$ 内酰胺类(包括青霉素类、头孢菌素类、碳青霉烯、含酶抑制剂的 $\beta-$ 内酰胺类及单环酰胺类等),氨基糖苷类,大环内酯类,四环素类;喹诺酮类,磺胺类,叶酸途径抑制剂类,氯霉素,糖肽类(包括万古霉素和替考拉宁)。抗菌药物的应用需根据不同的感染性疾病进行合理选择。

本章主要讨论 $\beta-$ 内酰胺类、氨基糖苷类、大环内酯类、四环素类、喹诺酮类和磺胺类六类药物的结构、性质,以及具体的分析原理与方法。

第一节　概　　述

抗菌类药物的生产根据其种类的不同有多种方式,如青霉素由微生物发酵法进行生物合成,磺胺、喹诺酮类等可用化学合成法生产;还有半合成抗生素,是将生物合成法制得的抗生素用化学、生物或生化方法进行分子结构改造而制成的各种衍生物。由于生产过程的多样性与复杂性,抗生素类药物在分析过程中具有以下特点:

1. **化学纯度较低**　抗生素类药物虽经精制提纯,一般仍含有杂质,主要表现为"三多",即:同系物多,如庆大霉素含有 4 个主要成分(庆大霉素 C_1、C_2、C_{1a}、C_{2a});异构体多,如半合成 $\beta-$ 内酰胺类抗生素均存在光学异构体;降解产物多,如四环素类存在脱水、差向异构体。

2. **活性组分易发生变异**　微生物菌株的变化、发酵条件的改变等导致药物组分的组成或比例改变,从而影响产品质量。

3. **稳定性差**　抗生素分子结构中通常含有活泼基团,而这些基团往往是抗生素的活性中心,如青霉素类、头孢菌素类结构中的 $\beta-$ 内酰胺环,链霉素结构中的醛基等均具有稳定性差的特点,易分解使其疗效降低,或使其失效,有时甚至引起毒副作用。

一、抗生素类药物的成品检验

根据抗生素的性质及生产方法的特殊性和复杂性,为了保障用药安全与有效,各国药典都制定了抗生素标准,除规定抗生素药物的杂质检查项目和效价测定方法之外,还规定了测定操作步骤,使操作方法统一,以保证测定结果的可靠性。抗生素类药物的常规检查,一般包括鉴别试验、效价测定、理化常数测定和杂质检查四个方面。

(一)鉴别试验

鉴别试验包括鉴别其属于何种抗生素和何种盐类、酯类两个部分。

1. **化学分析方法**　根据抗生素类药物分子结构中某些官能团的特性,用适当的试剂与其反应产生特定的现象,加以鉴别。

2. **仪器分析方法**　根据抗生素类药物分子结构和其衍生物的特性不同,用不同的仪器,依据不同的分析原理和方法进行鉴别。如紫外 – 可见分光光度法、红外分光光度法、荧光分光光度法、薄层色谱法、气相色谱法、高效液相色谱法等。

3. 生物学方法　利用特异的酶反应或其他反应,鉴别特定的抗生素。

(二) 效价测定

效价测定用以确定抗生素中有效成分的含量,其方法主要分为生物学法、化学及物理化学法两大类。

1. 生物学法　以抗生素的抑制细菌生长的能力或杀灭细菌的能力作为衡量效价的标准,其原理恰好和临床应用的要求一致,因此更有利于确定抗生素的医疗价值,而且方法灵敏度高,需用供试品量较少;既适用于较纯的精制品,也适用于纯度较差的制品;同一类型的抗生素不需分离,可一次测定其总效价;对分子结构明确或不明确的抗生素均适用。但其操作步骤繁多,测定时间较长,误差较大。

2. 化学及物理化学法　这类方法是根据抗生素分子的化学结构特点,利用其特有的化学性质及反应而进行的,如果是利用某一类型抗生素的基本结构的反应,其测定结果往往只能代表总的含量,并不一定能代表抗生素的生物效价;只有当本法的测定结果与生物效价吻合时,才能用于效价测定,对于化学结构明确的抗生素纯品,一般可用这类方法测定。

化学及物理化学法通常操作简单省时、方法准确,并具有一定的专属性。随着现代分析仪器的发展和抗生素分子结构及理化性质研究的深入,化学及物理化学法逐渐增多,有逐步取代生物学方法的趋势。

3. 抗生素的效价表示方法　抗生素的剂量常用重量和效价来表示。化学合成和半合成的抗生素都以重量表示,生物合成的抗生素以效价表示,并同时注明与效价相对应的重量。效价是以抗菌效能(活性部分)作为衡量的标准,因此,效价的高低是衡量抗生素质量的相对标准。效价以"单位"(U)来表示,效价单位也是抗菌活性单位。

理论效价是指抗生素纯品的重量与效价单位的折算比率。一些合成、半合成的抗生素多以其有效部分的一定重量(多为 1 μg)作为 1 个单位,如链霉素、土霉素、红霉素等均以纯游离碱 1 μg 作为 1 个单位(如链霉素碱 1 000 单位/mg)。

少数抗生素则以其某一特定的盐的 1 μg 或一定重量作为 1 个单位,例如金霉素和四环素均以其盐酸盐纯品 1 μg 为 1 个单位(如四环素盐酸盐 1 000 单位/mg)。青霉素则以国际标准品——青霉素 G 钠盐 0.6 μg 为 1 个单位(如青霉素钠 1 670 单位/mg)。

(三) 理化常数测定

抗生素的理化常数一般包括熔点(晶体类药物)、比旋度(含手性分子的药物)和溶液酸碱度(pH)。抗生素类药物溶液的 pH 对其稳定性和临床使用等有较大的影响。

(四) 杂质检查

抗生素类药物的主要杂质检查项目包括毒性试验、热原试验、降压试验、无菌试验、炽灼残渣试验、澄清度检查、水分测定,并为限制某些特殊杂质含量,采用化学及仪器方法检测。

由于各种抗生素及其制剂的生产过程和性质各不相同,故规定的检验项目也不完全相同。一般来说,注射用产品需检查的项目较多,要求较严格,口服、外用抗生素控制的项目较少,要求较宽松。

二、抗生素类药物的体内分析

研究抗生素类药物进入人和动物机体内，微量原药及其代谢物在体内的浓度变化，对于药品的质量管理、药物的临床应用和药代动力学研究工作等，均具有重要意义。其他类型药物多以控制药品质量为目的，抗生素类药物体内药物分析的对象虽然也是药物，但药物的含量通常很低（一般为微克、纳克水平），而且这些微量药物又处于极其复杂的生物介质中，其本身的化学结构和物理状态均可能发生变化，因此，体内药物分析需要高选择性的分离技术和高灵敏度的分析方法。

本章着重讨论化学及物理化学法在各类抗生素药物的鉴别、含量测定及杂质检查方面的应用，关于生物学方法（毒性试验、热原试验、降压试验、无菌试验及生物效价测定等）的介绍可参阅第十四章有关内容。

第二节　β-内酰胺类抗生素的分析

β-内酰胺类抗生素系指化学结构中具有β-内酰胺环的一大类抗生素，包括临床最常用的青霉素与头孢菌素，以及新发展的头霉素类、硫霉素类、单环β-内酰胺类等其他非典型β-内酰胺类抗生素。此类抗生素具有杀菌活性强、毒性低、适应证广及临床疗效好的优点。本类药化学结构，特别是侧链的改变形成了许多不同抗菌谱和抗菌作用及各种临床药理学特性的抗生素。

一、结构与性质

（一）化学结构

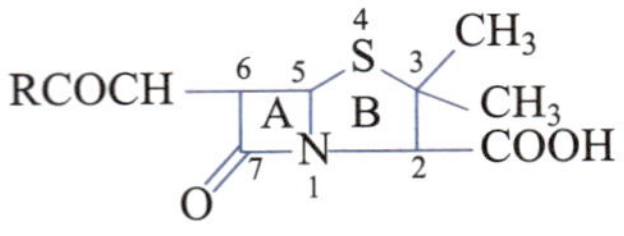

青霉素类 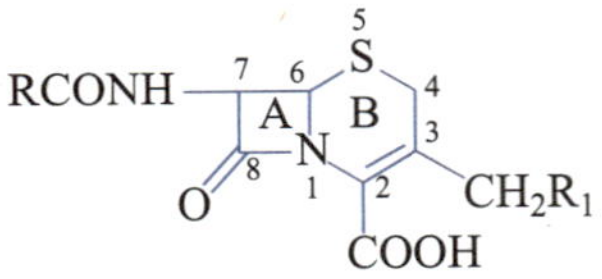　　　　　　头孢菌素类

β-内酰胺类药物都具有β-内酰胺环（A 环），并且都具有游离羧基和酰胺侧链。青霉素类药物的 B 环为五元的氢化噻唑环，头孢菌素类药物的 B 环是六元的氢化噻嗪环。不同的 R 与 R_1，构成了不同的青霉素和头孢菌素，表 12-1 列举了几个常见的β-内酰胺类抗生素及其结构。

表 12-1　常见的β-内酰胺类抗生素及其结构

药物名称	R 基	药物名称	R 基	R_1 基
青霉素钠	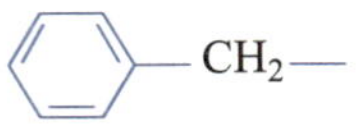 ⬡—CH₂—	头孢氨苄	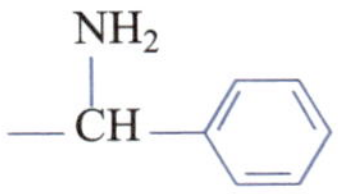 NH₂ / —CH—⬡	H

续表

药物名称	R 基	药物名称	R 基	R₁ 基
阿莫西林	HO—⟨benzene⟩—CH— / NH₂	头孢羟氨苄	NH₂ / —CH—⟨benzene⟩—OH	H
氨苄西林	⟨benzene⟩—CH— / NH₂	头孢噻吩钠	—CH₂—⟨thiophene S⟩	—OCOCH₃
苯唑西林钠	⟨benzene⟩—⟨isoxazole O,N,CH₃⟩	头孢噻肟钠	CH₃O—N / C—⟨thiazole N,S,CH₃⟩	—OCOCH₃

（二）理化性质

根据结构特点，β-内酰胺类药物主要具有以下理化性质：

1. **溶解性**　青霉素类和头孢菌素类药物大多为白色、类白色或微黄色结晶及结晶性粉末。此类药物分子中的游离羧基具有较强的酸性，能与碱形成盐。其中，碱金属盐易溶于水，而有机碱盐难溶于水，易溶于甲醇等有机溶剂。青霉素的碱金属盐水溶液遇酸则析出游离的白色沉淀。

2. **旋光性**　青霉素类分子中含有 3 个手性碳原子，头孢菌素类分子含有 2 个手性碳原子，因此它们都有旋光性，可用于定性和定量分析。

课堂讨论 ▶▶▶

检索氨苄西林和头孢哌酮的结构，并确定其分子中的手性碳原子位置。

---

3. **光谱吸收特征**　青霉素类分子中的母核部分无紫外吸收，但其侧链部分具有苯环或共轭结构，故显示出紫外吸收特征；头孢菌素的母核部分具有共轭结构，侧链也多有苯环或其他共轭结构取代，故也有紫外吸收特征。

4. **β-内酰胺环的不稳定性**　β-内酰胺环是青霉素类药物结构中最不稳定的部分，干燥条件下的青霉素盐相对稳定，受热时也较稳定；但青霉素的水溶液很不稳定，随着水溶液的酸度变化，稳定性也发生很大变化。本类药物如与酸、碱、青霉素酶、羟胺及某些金属离子（铜、铅、汞和银等）作用，易发生水解和分子重排，导致 β-内酰胺环破坏而失去抗菌活性，同时产生一系列降解产物（青霉烯酸、青霉二酸、青霉噻唑酸、青霉胺等）。头孢菌素分子一般不易开环降解，对青霉素酶和稀酸也较稳定，但遇到 β-内酰胺酶、酸、碱、胺类等均能促进其分子降解而失去活性。

知识拓展

使用青霉素类药物之前，为什么要做皮试？

青霉素本身不具备抗原性，换句话说，青霉素本身不会引起过敏。以往有学者认为，患者过敏主要是因为生产工艺不够、青霉素制剂中含有杂质,这一认知目前已被临床数据证伪。最新研究认为,青霉素过敏主要是由青霉素的代谢产物引起。青霉素进入人体后,会被人体分解生成青霉噻唑基团、青霉烯酸等多种物质。其中,又以青霉噻唑基团为主。青霉噻唑基团本身也是无害的,但是,当它与人体内的白蛋白结合后,就会形成青霉噻唑蛋白,进而引起过敏。

2017 年发表的《青霉素皮肤试验专家共识》建议,无论成人还是儿童,无论口服还是肌内注射、静脉注射,只要使用抗生素类药物,就应该做皮试;停药 72 小时以上应该重新皮试。

二、鉴别试验

(一)化学鉴别法

1. **焰色反应** 青霉素类和头孢菌素类药物多以钠盐和钾盐供临床使用,因而可以利用无机盐特有的焰色反应来对此类药物进行鉴别。钠盐燃烧显鲜黄色火焰,钾盐燃烧显紫色火焰。

2. **呈色反应**

(1)双缩脲和茚三酮反应:β- 内酰胺类药物中含有酰胺(—CONH—)结构,还有一些取代基含有 α- 氨基酸结构的药物,可发生双缩脲和茚三酮反应。如氨苄西林的鉴别。

(2)羟肟酸铁反应:β- 内酰胺环在碱性溶液中与羟胺作用,开环生成羟肟酸,在稀酸性溶液中与铁离子生成有色配合物。如哌拉西林的鉴别。

3. **其他官能团的特征反应** 利用取代基的特征反应,可以对特定结构药物进行鉴别。如含有酚羟基取代基的抗生素类药物,可以与重氮苯磺酸试液发生偶合反应,显橙黄色;含芳伯氨基的药物可以发生重氮化 – 偶合反应;此外,本类药物还可以与硫酸、硫酸 – 甲醛、硫酸 – 硝酸等试剂发生呈色反应。

(二)光谱鉴别法

1. **紫外 – 可见分光光度法** β- 内酰胺类药物具有紫外吸收特性,可利用最大吸收波长法进行鉴别。如头孢噻肟钠的鉴别,采用在 235 nm 波长处测定吸光度,吸收系数($E_{1\,cm}^{1\%}$)为 360~390。部分具有水解性的此类药物,需要先水解后,再测定水解产物的最大吸收波长处吸光度值。

2. **红外分光光度法** 红外分光光度法能反映 β- 内酰胺类药物的结构特点,几乎各国药品质量标准均采用本法鉴别 β- 内酰胺类药物。例如,青霉素钠、阿莫西林、头孢氨苄等药物的鉴别,均要求供试品的红外吸收光谱图与对照的图谱一致。阿莫西林的红外吸收光谱图见图 12–1。

(三)色谱鉴别法

1. **薄层色谱法** 青霉素类和头孢菌素类药物可采用薄层色谱法进行鉴别。《中国药典》(2020 年版)中收载的阿莫西林、氨苄西林、头孢拉定、头孢克洛等药物均采用薄层色谱法鉴别。如阿莫西林的鉴别:取本品与阿莫西林对照品各约 0.125 g,分别加 4.6% 碳酸氢钠溶液溶解并稀释制成每 1 ml 中约含阿莫西林 10 mg 的溶液,作为供试品溶液与对照品溶液;另取阿莫西林对照品和头孢唑啉对照品各适量,加 4.6% 碳酸氢钠溶液溶解并稀释制成每 1 ml 中约含阿莫西林 10 mg 和头孢唑啉 5 mg 的溶液,作为系统适用性溶液。照薄层色谱法试验,吸取上述三种溶液各 2 μl,分别点于同一硅胶 GF$_{254}$ 薄层板上,以乙酸乙酯-丙酮-冰醋酸-水(5:2:2:1)为展开剂,展开,晾干,置紫外灯(254 nm)下检视。系统适用性溶液应显两个清晰分离的斑点,供试品溶液所显主斑点的位置和颜色应与对照品溶液主斑点的位置和颜色相同。

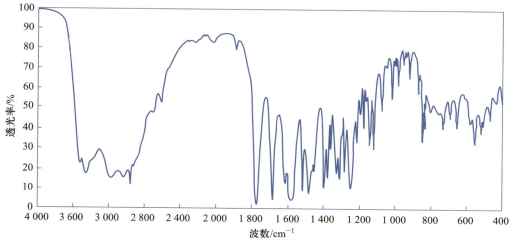

图 12-1　阿莫西林的红外吸收光谱图

2. 高效液相色谱法　高效液相色谱法通过比较供试品与对照品色谱行为的一致性对药物进行鉴别。《中国药典》(2020 年版)中大部分青霉素和头孢菌素类药物采用此法鉴别。一般规定在含量测定项下记录的色谱图中,供试品溶液主峰保留时间与对照品溶液主峰保留时间一致。

三、杂质检查

β-内酰胺类药物中的特殊杂质主要有高分子聚合物、有关物质、异构体等,一般采用高效液相色谱法进行杂质检查,也可通过测定杂质吸光度来进行杂质控制。此外,还有的进行结晶性、吸碘物质等有效性试验。

抗生素类药物中的高分子聚合物杂质按来源可分为外源性杂质和内源性杂质。外源性杂质包括蛋白质、多糖、多肽等杂质或与抗生素结合后的产物,这些杂质多来源于发酵工艺;内源性杂质是抗生素的自身聚合物,多来源于生产过程和贮存过程,甚至是不当生产产生。随着抗生素生产工艺水平的提高,外源性杂质日趋减少,而对内源性杂质的控释是当前生产中杂质控制的重点环节。

如《中国药典》(2020 年版)采用分子排阻色谱法测定青霉素钠中的青霉素聚合物;采用高效液相色谱法控制氨苄西林中有关物质的量。

(一)青霉素钠中青霉素聚合物的检查

1. 色谱条件与系统适用性试验　用葡聚糖凝胶 G-10(40~120 μm)为填充剂,玻璃柱内径为 1.0~1.4 cm,柱长为 30~40 cm,流动相 A 为 pH 7.0 的 0.1 mol/L 磷酸盐缓冲

扫一扫,
学知识

β-内酰胺类
抗生素的杂
质检查

液［0.1 mol/L 磷酸氢二钠溶液 −0.1 mol/L 磷酸二氢钠溶液（61∶39）］,流动相 B 为水,流速为每分钟 1.5 ml,检测波长为 254 nm,量取 0.1 mg/ml 蓝色葡聚糖 2 000 溶液 100~200 µl,注入液相色谱仪,分别以流动相 A、B 进行测定,记录色谱图。理论板数按蓝色葡聚糖 2 000 峰计算均不低于 400,拖尾因子均应小于 2.0。在两种流动相系统中,蓝色葡聚糖 2 000 峰的保留时间的比值应在 0.93~1.07 之间,对照溶液主峰和供试品溶液中聚合物峰与相应色谱系统中蓝色葡聚糖 2 000 峰的保留时间的比值均应在 0.93~1.07 之间。取本品约 0.4 g,置 10 ml 量瓶中,加 0.05 mg/ml 的蓝色葡聚糖 2 000 溶液溶解并稀释至刻度,摇匀。量取 100~200 µl 注入液相色谱仪,用流动相 A 进行测定,记录色谱图。高聚体的峰高与单体和高聚体之间的谷高比应大于 2.0。另以流动相 B 为流动相,精密量取对照溶液 100~200 µl,连续进样 5 次,峰面积的相对标准偏差应不大于 5.0%。

　　2. 对照溶液的制备　取青霉素对照品适量,精密称定,加水溶解并定量稀释制成每 1 ml 中约含 0.1 mg 的溶液。

　　3. 测定法　取本品约 0.4 g,精密称定,置 10 ml 量瓶中,加水适量使溶解后,用水稀释至刻度,摇匀,立即精密量取 100~200 µl 注入液相色谱仪,以流动相 A 为流动相进行测定,记录色谱图。另精密量取对照溶液 100~200 µl 注入液相色谱仪,以流动相 B 为流动相进行测定,记录色谱图。按外标法以青霉素峰面积计算,青霉素聚合物的量不得过 0.08%。

(二) 氨苄西林中有关物质的检查

　　临用新制。取本品适量,精密称定,加流动相 A 溶解并定量稀释制成每 1 ml 中约含 3 mg 的溶液,作为供试品溶液;另取氨苄西林对照品适量,精密称定,加流动相 A 溶解并定量稀释制成每 1 ml 中约含 30 µg 的溶液,作为对照溶液。照高效液相色谱法试验,以十八烷基硅烷键合硅胶为填充剂;流动相 A 为 12% 醋酸溶液 −0.2 mol/L 磷酸二氢钾溶液 − 乙腈 − 水（0.5∶50∶50∶900）;流动相 B 为 12% 醋酸溶液 −0.2 mol/L 磷酸二氢钾溶液 − 乙腈 − 水（0.5∶50∶400∶550）;检测波长为 254 nm。先以流动相 A− 流动相 B（85∶15）等度洗脱,待氨苄西林峰洗脱完毕后立即进行线性梯度洗脱。取氨苄西林系统适用性对照品适量,加流动相 A 溶解并稀释制成每 1 ml 中约含 2 mg 的溶液,取 20 µl 注入液相色谱仪,记录的色谱图应与标准图谱一致。精密量取供试品溶液与对照溶液各 20 µl,分别注入液相色谱仪,记录色谱图。供试品溶液色谱图中如有杂质峰,按外标法以氨苄西林峰计算,单个杂质不得过 1.0%,各杂质的总量不得过 3.0%,供试品溶液色谱图中小于对照溶液主峰面积 0.05 倍的峰忽略不计。

四、含量测定

　　高效液相色谱法具有选择性强、重现性好的特点,可同时用于药物的鉴别试验、杂质检查和含量测定,$\beta-$ 内酰胺类大多数药物均采用此法进行含量测定。如氨苄西林的含量测定如下:

　　1. 色谱条件与系统适用性试验　以十八烷基硅烷键合硅胶为填充剂;以有关物质项下的流动相 A− 流动相 B（85∶15）为流动相;检测波长为 254 nm。取氨苄西林对照品和头孢拉定对照品各适量,加流动相 A 溶解并稀释制成每 1 ml 中约含氨苄西林 0.3 mg 和头孢拉定 0.02 mg 的混合溶液,取 2 µl 注入液相色谱仪,记录色谱图。氨苄西林峰与

扫一扫,学知识

$\beta-$ 内酰胺类抗生素的含量测定

头孢拉定峰间的分离度应大于 3.0。

2. 测定法　取本品约 50 mg，精密称定，置 50 ml 量瓶中，用氨苄西林中有关物质检查的流动相 A 溶解并稀释至刻度，摇匀，作为供试品溶液，精密量取 20 μl 注入液相色谱仪，记录色谱图；另取氨苄西林对照品适量，同法测定。按外标法以峰面积计算，即得。

🔖 知识拓展

微生物检定法测定磺苄西林钠的含量

磺苄西林钠属广谱半合成青霉素类抗生素，《中国药典》(2020 年版) 采用微生物检定法测定其含量。具体操作如下：精密称取本品适量，用灭菌水溶解并定量稀释制成每 1 ml 中约含 1 000 单位的溶液，照抗生素微生物检定法 (通则 1201 第一法) 测定。1 000 磺苄西林单位相当于 1 mg 的 $C_{16}H_{18}N_2O_7S_2$。

第三节　氨基糖苷类抗生素的分析

本类抗生素是由碱性环己多元醇 (氨基环醇) 与氨基糖缩合而成的苷，故称为氨基糖苷类抗生素。由于其分子结构中都含有多羟基，故又称为多羟基类抗生素。此类抗生素主要有硫酸链霉素、硫酸庆大霉素、硫酸卡那霉素、硫酸巴龙霉素、硫酸新霉素、硫酸阿米卡星、硫酸奈替米星、硫酸西索米星、硫酸依替米星、硫酸小诺霉素、硫酸核糖霉素等。本类药物的化学结构、性质和抗菌谱都有共同之处。本节主要以链霉素和庆大霉素为例，讨论它们的鉴别和检查方法。

一、结构与性质

(一) 化学结构

1. 链霉素　链霉素是由一分子链霉胍和一分子链霉双糖胺结合而成的碱性苷。其中链霉双糖胺由链霉糖与 N- 甲基 -L- 葡萄糖胺组成。链霉胍与链霉双糖胺间的苷键结合较弱，链霉糖与 N- 甲基 -L- 葡萄糖胺间的结合较牢固。

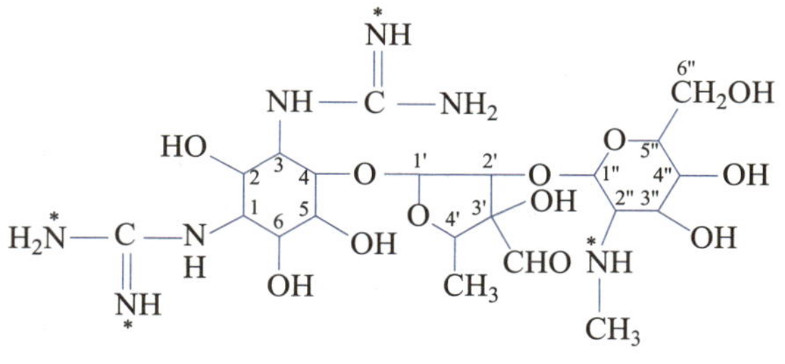

链霉胍　链霉糖　　N-甲基-L-葡萄糖胺

链霉双糖胺

2. 庆大霉素　庆大霉素是由绛红糖胺、脱氧链霉胺和加洛糖胺缩合而成的苷，临床常用的是庆大霉素 C 复合物的硫酸盐，主要成分是庆大霉素 C_1、C_2、C_{1a} 和 C_{2a} (表 12-2)。

庆大霉素 C_1、C_2、C_{1a} 三者结构相似,仅在绛红糖 C_6 位上及氨基上甲基化程度不同,C_{2a} 是 C_2 的异构体。

绛红糖胺 2-脱氧链霉胺 加洛糖胺

表 12-2 庆大霉素 C_1、C_2、C_{1a} 和 C_{2a} 的结构

庆大霉素	R_1	R_2	R_3	分子式
C_1	CH_3	CH_3	H	$C_{21}H_{43}N_5O_7$
C_2	H	CH_3	H	$C_{20}H_{41}N_5O_7$
C_{1a}	H	H	H	$C_{19}H_{39}N_5O_7$
C_{2a}	H	H	CH_3	$C_{20}H_{41}N_5O_7$

(二) 理化性质

1. 性状   硫酸链霉素为白色或类白色的粉末;无臭或几乎无臭;有引湿性;在水中易溶,在乙醇中不溶。硫酸庆大霉素为白色或类白色的粉末;无臭;有引湿性;在水中易溶,在乙醇、丙酮或乙醚中不溶。

2. 碱性   链霉素分子中有 3 个碱性中心(结构式中有 * 号处),包括 2 个强碱性胍基($pK_a=11.5$)和 1 个甲氨基($pK_a=7.7$)。因此,可与无机酸或有机酸形成可溶于水的盐,临床上多用其硫酸盐。庆大霉素有 5 个碱性中心(结构式中标有 * 号处),每一中心的碱性相似($pK_a \approx 8$),能与无机酸或有机酸形成可溶于水的盐,多用其硫酸盐。

3. 水解性   链霉素的硫酸盐水溶液 pH 在 5.0~7.5 时最为稳定,过酸或过碱条件下均易水解失效。链霉胍与链霉双糖胺间的苷键要比链霉糖与 N- 甲基 $-L-$ 葡萄糖胺间的苷键弱,在酸性条件下,链霉素先水解为链霉胍和链霉双糖胺,进一步水解得 N- 甲基 $-L-$ 葡萄糖胺,弱碱性也能使链霉素水解为链霉双糖胺,但随后链霉糖部分发生分子重排,生成麦芽酚。这是链霉素所特有的性质,可用于鉴别。庆大霉素对光、热、空气均较稳定,水溶液亦稳定,pH 为 2.0~12.0 时,100℃加热 30 分钟活性无明显变化。

4. 旋光性   本类抗生素分子结构中含有多个氨基糖,具有旋光性。如硫酸奈替米星在水中的比旋度为 $+88°~+96°$;硫酸庆大霉素在水中的比旋度为 $+107°~+121°$。

5. 光谱吸收特征   链霉素在 230 nm 处有紫外吸收,但庆大霉素、奈替米星等无紫外吸收。

二、鉴别试验

(一) 麦芽酚反应

此为链霉素的特征反应。麦芽酚为 $\alpha-$ 甲基 $-\beta-$ 羟基 $-\gamma-$ 吡喃酮,是链霉素在

碱性溶液中,经分子重排,环扩大形成六元环,然后消除 *N*- 甲基葡萄糖胺,再消除链霉胍所生成。麦芽酚在弱酸性溶液中可与三价铁离子(Fe^{3+})形成紫红色配位化合物。

《中国药典》(2020 年版)中硫酸链霉素及注射用硫酸链霉素的鉴别方法是:取本品约 20 mg,加水 5 ml 溶解后,加氢氧化钠试液 0.3 ml,置水浴上加热 5 分钟,加硫酸铁铵溶液(取硫酸铁铵 0.1 g,加 0.5 mol/L 硫酸溶液 5 ml 使溶解)0.5 ml,即显紫红色。

(二) 坂口反应

坂口反应为链霉素水解产物链霉胍的特有反应。硫酸链霉素水溶液加氢氧化钠试液水解生成链霉胍,与 8- 羟基喹啉(或 *α*- 萘酚)作用,冷却后再加次溴酸钠溶液,生成橙红色化合物。

《中国药典》(2020 年版)采用该方法对硫酸链霉素及注射用硫酸链霉素进行鉴别:取供试品约 0.5 mg,加水 4 ml 溶解后,加氢氧化钠试液 2.5 ml 与 0.1% 8- 羟基喹啉的乙醇溶液 1 ml,放冷至约 15℃,加次溴酸钠试液 3 滴,即显橙红色。

(三) N– 甲基葡萄糖胺反应

本类抗生素经水解可产生葡萄糖胺衍生物,如链霉素经水解可产生 N– 甲基葡萄糖胺,在碱性溶液中可与乙酰丙酮缩合成吡咯衍生物,再与对二甲氨基苯甲醛的酸性醇溶液(Ehrlich 试剂)反应生成樱桃红色缩合物。

【实例分析】硫酸新霉素的鉴别

取本品约 10 mg,加水 1 ml 溶解后,加盐酸溶液(9 → 100)2 ml,在水浴中加热 10 分钟,加 8% 氢氧化钠溶液 2 ml 与 2% 乙酰丙酮水溶液 1 ml,置水浴中加热 5 分钟,冷却后,加对二甲氨基苯甲醛试液 1 ml 即显樱桃红色。

(四) 茚三酮反应

本类抗生素分子中具有氨基糖苷结构,具有羟基胺类和 α– 氨基酸的性质,可与茚三酮缩合成蓝紫色化合物。

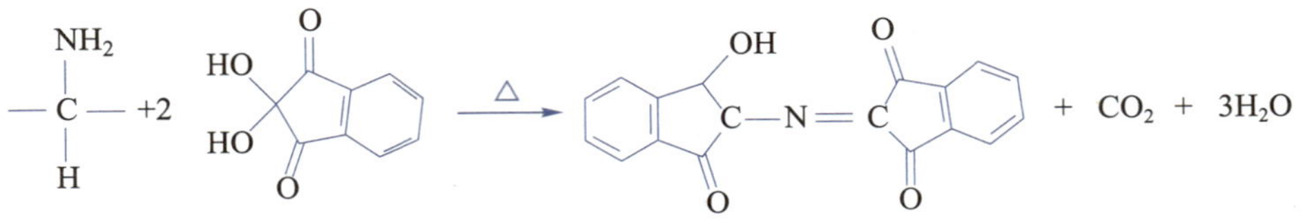

【实例分析】硫酸小诺霉素的鉴别

取本品约 5 mg,加水溶解后,加 0.1% 茚三酮的水饱和正丁醇溶液 1 ml 与吡啶 0.5 ml,置水浴中加热 5 分钟,溶液显紫蓝色。

硫酸链霉素、硫酸庆大霉素也可发生茚三酮反应。

(五) 硫酸盐反应

本类药物多为硫酸盐,各国药典都将硫酸盐的鉴别试验作为鉴别这类抗生素的一个方法。

(六) 光谱鉴别法

本类药物无共轭双键系统,因此多无紫外吸收,鉴别时很少采用紫外 – 可见分光光度法。《中国药典》(2020 年版)采用红外分光光度法鉴别此类药物,比较供试品的红外吸收图谱和相应对照图谱的一致性。

(七) 色谱鉴别法

薄层色谱法已广泛用于氨基糖苷类抗生素的鉴别,多以硅胶为固定相,三氯甲烷 – 甲醇 – 氨溶液为展开剂,茚三酮或碘蒸气为显色剂。《中国药典》(2020 年版)采用该法鉴别硫酸庆大霉素:取本品与庆大霉素标准品,分别加水制成每 1 ml 中约含庆大霉素 2.5 mg 的溶液,照薄层色谱法试验,吸取上述两种溶液各 2 µl,分别点于同一硅胶 G 薄层板(临用前于 105℃活化 2 小时)上;另取三氯甲烷 – 甲醇 – 氨溶液(1:1:1)混合振摇,放置 1 小时,分取下层混合液为展开剂,展开,取出,于 20~25℃晾干,置碘蒸气中显色,供试品溶液所显主斑点数、位置和颜色应与标准品溶液主斑点数、位置和颜色相同。

此外,《中国药典》(2020 年版)还采用高效液相色谱法鉴别这类抗生素,通过比较供试品和对照品溶液色谱图中主峰保留时间的一致性进行鉴别。

硫酸庆大霉素采用上述两种方法鉴别,并规定在这两项中选做一种。

课堂讨论 ▶▶▶

可采用哪些方法鉴别硫酸链霉素？分别依据哪些性质？

三、杂质检查

（一）链霉素中有关物质的检查

《中国药典》（2020 年版）采用高效液相色谱法测定硫酸链霉素中有关物质的含量。

检查方法：取本品适量，加水溶解并稀释制成每 1 ml 中约含链霉素 3.5 mg 的溶液，作为供试品溶液；精密量取供试品溶液适量，用水定量稀释制成每 1 ml 中分别约含链霉素 35 μg、70 μg 和 140 μg 的溶液，作为对照品溶液①、②和③。照高效液相色谱法测定，以十八烷基硅烷键合硅胶为填充剂，以 0.15 mol/L 的三氟醋酸溶液为流动相。流速为每分钟 0.5 ml，用蒸发光散射检测（参考条件：漂移管温度为 110℃，载气流速为每分钟 2.8 L）。取链霉素标准品适量，加水溶解并稀释制成每 1 ml 中约含链霉素 3.5 mg 的溶液，置日光灯（3 000 lx）下照射 24 小时，作为分离度试验用溶液；取妥布霉素标准品适量，用分离度试验用溶液溶解并稀释至刻度，制成每 1 ml 中约含妥布霉素 0.06 mg 的混合溶液，量取 10 μl 注入液相色谱仪，记录色谱图。链霉素峰的保留时间为 10~12 分钟，链霉素峰与相对保留时间约为 0.9 处的杂质峰的分离度和链霉素峰与妥布霉素峰的分离度应分别大于 1.2 和 1.5。精密量取对照品溶液①、②和③各 10 μl，分别注入液相色谱仪，记录色谱图。以对照溶液浓度的对数值与相应峰面积的对数值计算线性回归方程，相关系数（r）应不小于 0.99。另取供试品溶液同法测定，记录色谱图至主成分峰保留时间的 2 倍，供试品溶液色谱图中如有杂质峰（硫酸根峰除外），用线性回归方程计算，单个杂质不得过 2.0%，杂质总量不得过 5.0%。

（二）庆大霉素 C 组分的测定

临床应用的庆大霉素是 C 组分的混合物，主要组分为 C_1、C_2、C_{1a} 和 C_{2a}。不同生产厂家的庆大霉素发酵工艺相近，但由于发酵菌种差异精制和提炼过程略有不同，各厂产品 C 组分含量比例不完全一致。这一差异对生物的活性无明显影响，但其毒副作用和耐药性有所不同，从而影响产品的效价和临床疗效，故各国药典均规定控制各个组分的相对百分含量。《中国药典》（2020 年版）采用高效液相色谱法控制庆大霉素 C 各组分的相对百分含量。

1. 色谱条件与系统适用性试验 以十八烷基硅烷键合硅胶为填充剂（pH 适应范围为 0.8~8.0）；以 0.2 mol/L 三氟醋酸溶液 – 甲醇（96∶4）为流动相；流速为每分钟 0.6~0.8 ml；蒸发光散射检测器（高温型不分流模式：漂移管温度为 105~110℃，载气流速为每分钟 2.5 L；低温型分流模式：漂移管温度为 45~55℃，载气压力为 350 kPa）测定。取庆大霉素标准品、小诺霉素标准品和西索米星对照品各适量，分别加流动相溶解并稀释制成每 1 ml 中约含庆大霉素总 C 组分 2.5 mg、小诺霉素 0.1 mg 和西索米星 25 μg 的溶液，分别量取 20 μl 注入液相色谱仪，庆大霉素标准品溶液色谱图应与标准图谱一致，西索米星峰与庆大霉素 C_{1a} 峰之间，庆大霉素 C_2 峰、小诺霉素峰与庆大霉素 C_{2a} 峰之间的分离度均应符合要求；西索米星对照品溶液色谱图中，主成分峰峰高的信噪比应大于 20。精密量取小诺霉素标准品溶液 20 μl,连续进样 5 次,面积的相对标准偏差应符合要求。

2. **测定方法**　精密称取庆大霉素标准品适量,加流动相溶解并定量稀释制成每 1 ml 中约含庆大霉素总 C 组分 1.0 mg、2.5 mg、5.0 mg 的溶液,作为标准品溶液①、②和③。精密量取上述 3 种溶液各 20 μl,分别注入液相色谱仪,记录色谱图,计算标准品溶液各组分浓度对数值与相应峰面积对数值的线性回归方程,相关系数(r)应不小于 0.99;另精密称取本品适量,加流动相溶解并稀释制成每 1 ml 中约含庆大霉素 2.5 mg 的溶液,同法测定,庆大霉素各组分的线性回归方程分别计算供试品中对应组分的量(c_{tCx}),并按式(12-1)计算出各组分的含量(%,mg/mg),c_1 应为 14%~22%,c_{1a} 应为 10%~23%,$c_{2a}+c_2$ 应为 17%~36%,4 个组分总含量不得低于 50.0%。

$$c_x(\%)=\frac{c_{tCx}}{\dfrac{m_1}{V_1}}\times100\%　　　　　式(12\text{-}1)$$

式中,c_x 为庆大霉素各组分的含量(%,mg/mg);c_{tCx} 为由回归方程计算出的各组分的含量(mg/ml);m_1 为供试品重量(mg);V_1 为体积(ml)。根据所得组分的含量,按式(12-2)计算出庆大霉素各组分的相对比例。c_1 应为 25%~50%,c_{1a} 应为 15%~40%,$c_{2a}+c_2$ 应为 20%~50%。

$$c_x'(\%)=\frac{c_x}{c_1+c_{1a}+c_2+c_{2a}}\times100\%　　　　　式(12\text{-}2)$$

式中,c_x' 为庆大霉素的相对比例。

(三) 溶液的澄清度与颜色

硫酸链霉素和庆大霉素均应检查溶液的澄清度和颜色,以控制生产中引入的杂质、菌丝体、培养基、降解产物和色素等的限量。如硫酸链霉素成品中混有某些杂质或受热均可加速链霉素的变质反应;链霉素的分解产物链霉双糖胺是色素原,其本身无色,但在 pH 4~8 的条件下放置即产生红色。链霉素水溶液的颜色受温度和放置时间的影响很大,因此在测定色号时,应严格控制温度在 25℃左右,并且溶解后立即观察。《中国药典》(2020 年版)中硫酸链霉素的溶液澄清度与颜色检查方法:取本品 5 份,各 1.5 g,分别加水 5 ml,溶解后,溶液应澄清无色;如显浑浊,与 2 号浊度标准液比较,均不得更浓;如显色,与各色 5 号标准比色液比较,均不得更深。

(四) 硫酸盐测定

本类抗生素临床应用主要为其硫酸盐,各国药典多采用配位滴定法测定硫酸盐含量。

四、含量测定

《中国药典》(2020 年版)采用抗生素微生物检定法和高效液相色谱法测定本类药物的含量。《中国药典》(2020 年版)中链霉素原料药及制剂的含量测定方法:精密称取本品适量,加灭菌水溶解并定量稀释制成每 1 ml 中约含 1 000 单位的溶液,照抗生素微生物检定法测定。1 000 链霉素单位相当于 1 mg 的 $C_{21}H_{39}N_7O_{12}$。

第四节　四环素类抗生素的分析

四环素类抗生素在化学结构上都由四个环组成,具有氢化四并苯母环,故称为四环素类抗生素。该类药物包括四环素、土霉素、多西环素、金霉素等。

一、结构与性质

(一)化学结构

四环素类抗生素可以看作四并苯或萘并萘的衍生物,由 A、B、C、D 四个环组成。结构中各取代基 R_1、R_2、R_3、R_4 的不同构成不同的四环素类抗生素。其结构特点为母核 C_4 位有二甲氨基$[—N(CH_3)_2]$、C_2 位有酰胺基($—CONH_2$)、C_{10} 位有酚羟基(Ar—OH)和两个含有酮基和烯醇基的共轭双键(结构式中虚线部分)。常见的四环素类抗生素分子中的取代基及药品外观和溶解性见表 12–3。

表 12–3　四环素类分子中的取代基及药品外观和溶解性

药物名称	R_1	R_2	R_3	R_4	外观和溶解性
盐酸四环素	H	OH	CH_3	H	黄色结晶性粉末。在水中溶解,在乙醇中微溶
盐酸金霉素	Cl	OH	CH_3	H	金黄色或黄色结晶。在水或乙醇中微溶
盐酸土霉素	H	OH	CH_3	OH	黄色结晶性粉末。在水中溶解,在乙醇中略溶
盐酸多西环素	H	H	CH_3	OH	淡黄色至黄色结晶性粉末。在水或甲醇中易溶,在乙醇或丙酮中微溶
盐酸美他环素	H	$=CH_2$		OH	黄色结晶性粉末。在水或甲醇中略溶
盐酸米洛环素	$N(CH_3)_2$	H	H	H	黄色结晶性粉末。在甲醇中溶解,在水中略溶,在乙醇中微溶,在乙醚中几乎不溶

(二)理化性质

1. 引湿性　此类抗生素均为结晶性物质,具有引湿性。

2. 酸碱性　分子中的酚羟基、烯醇型羟基显弱酸性,同时分子中含有二甲氨基显碱性,故为两性化合物,遇酸或碱均可生成相应的盐,临床上多使用其盐酸盐。

3. 不稳定性　干燥的四环素类游离碱及其盐较稳定,但在贮藏中遇光氧化颜色变深。在酸性溶液中会发生差向异构化反应及降解反应;在碱性溶液中会发生降解反应。

(1)差向异构化反应:四环素类抗生素在弱酸性(pH 2~6)溶液中,由于 A 环上手性 C_4 构型的改变,发生差向异构化,形成差向异构体即 4– 差向四环素(ETC)。反应是可逆的,达到平衡时溶液中差向化合物的含量可达 40%~60%。四环素、金霉素很容易发生差向异构化,形成差向四环素和差向金霉素,其抗菌活性极弱或完全消失。而土霉素、多西环素、美他环素由于 C_5 上的羟基和 C_4 上的二甲氨基形成氢键,因而较稳定,C_4 上不易发生差向异构化。溶液中若存在磷酸根、枸橼酸根、醋酸根等阴离子,能使差向化速度增大,加速异构化反应。四环素的差向异构化反应如下:

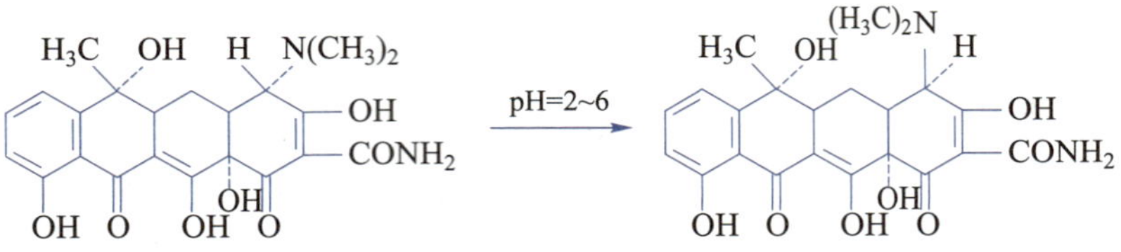

四环素（TC）　　　　　　　　　　4-差向四环素（ETC）

(2) 酸性条件下的降解反应:四环素类抗生素如四环素和金霉素,在 pH<2 的溶液中,特别是在加热的情况下极易脱水,生成脱水四环素和脱水金霉素。这是由于 C 环 C_6 上羟基易脱落,与 C_{5a} 上的氢生成水,而在 C_{5a}~C_6 之间形成双键,导致 C_{11}—C_{11a}—C_{12} 上双键发生转移,C 环发生芳构化,共轭双键数目增加,颜色加深,对光的吸收程度也增大。橙黄色的脱水四环素和脱水金霉素分别在 445 nm 及 435 nm 处有最大吸收。四环素降解反应如下:

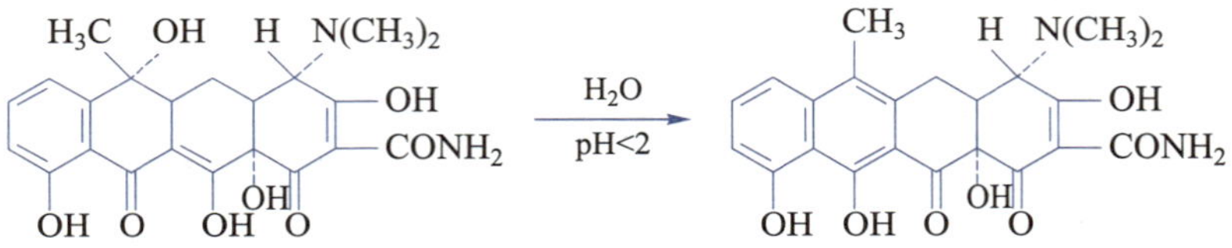

四环素（TC）　　　　　　　　　　脱水四环素（ATC）

(3) 碱性条件下的降解反应:四环素类抗生素在碱性溶液中,C 环开环,生成无活性的具有内酯结构的异四环素。若在强碱性溶液中加热,几乎可以定量地转化为异四环素。异四环素在紫外光照射下,具有强烈荧光。

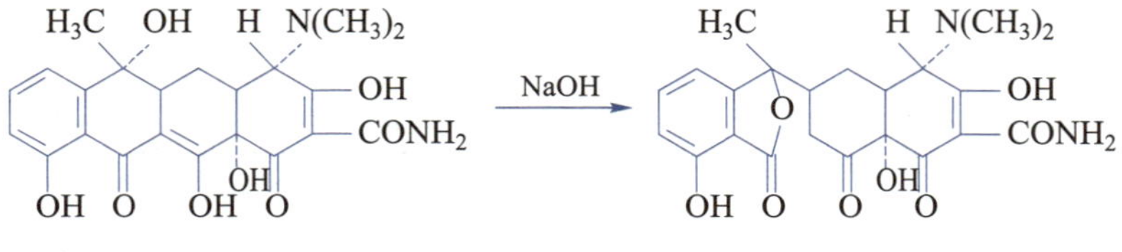

脱水四环素可形成差向异构体,称 4-差向脱水四环素（EATC）。脱水四环素和 4-差向脱水四环素的细胞毒性比四环素大 250 倍,4-差向四环素的细胞毒性比四环素大 70 倍,而抗菌活性只有四环素的 3%~6%,故应控制四环素成品中这些特殊杂质的限量。

4-差向四环素为淡黄色,因其不稳定,故易变成黑色。脱水四环素为橙红色,4-差向脱水四环素为砖红色,四环素外观色泽发生变化往往说明其脱水杂质含量较高。

4. 与金属离子形成螯合物　四环素类抗生素分子中具有酚羟基、烯醇羟基及羧基,在近中性条件下,能与多种金属离子形成不溶性螯合物。如与钙离子、镁离子形成不溶性的钙盐或镁盐,与铁离子形成红色配位化合物,与铝离子形成黄色配位化合物,可用于鉴别该类药物。由于四环素类抗生素能与钙离子形成螯合物,不但影响钙的吸收,还可沉积在骨骼和牙齿上,故儿童和孕妇不宜服用。

课堂讨论 ▶▶▶

　　孕妇和儿童服用四环素类抗生素会产生什么样的不良反应?

---

　　5. 光谱吸收特征和荧光特性　本类抗生素内含有共轭双键系统,在紫外区有吸收,在紫外光照射下能产生荧光,其降解产物也具有荧光,可供鉴别。如土霉素的酸性溶液在 353 nm 处的吸收系数为 270~290,经酸性降解后,在紫外光下呈绿色荧光;金霉素经碱性降解后,在紫外光下呈蓝色荧光;四环素经碱性降解后呈现黄色荧光。

　　6. 旋光性　四环素类抗生素分子中具有手性碳原子,因此具有旋光性,可用于定性定量分析。盐酸土霉素在盐酸(9 → 1 000)溶液中的比旋度为 −188°~−200°;盐酸四环素在 0.01 mol/L 盐酸溶液中的比旋度为 −240°~−258°。

二、鉴别试验

(一)硫酸反应

　　四环素类抗生素遇硫酸反应,立即产生不同颜色,可用于鉴别和区别各种四环素类药物。例如:盐酸四环素显深紫色;盐酸金霉素显蓝色后又转变为橄榄绿色;盐酸土霉素显朱红色。

(二)三氯化铁反应

　　四环素类抗生素分子结构中具有酚羟基,遇三氯化铁试液立即产生颜色,例如:盐酸四环素显红棕色。

(三)氯化物反应

　　本类抗生素临床多用其盐酸盐,显氯化物鉴别反应。

(四)紫外 – 可见分光光度法

　　四环素类抗生素分子中含有共轭双键系统,在紫外光区有吸收,故可采用紫外 – 可见分光光度法鉴别。如盐酸多西环素的鉴别:取本品适量,加甲醇溶解并稀释制成每 1 ml 中含 20 μg 的溶液,照紫外 – 可见分光光度法测定,在 269 nm 和 354 nm 的波长处有最大吸收,在 234 nm 和 296 nm 处有最小吸收。

(五)荧光分光光度法

　　本类药物分子结构中含有共轭双键系统,在紫外光照射下可产生荧光,其降解产物也具有荧光,可供鉴别。

(六)红外分光光度法

　　《中国药典》(2020 年版)收载的四环素类抗生素除土霉素外,均采用了红外分光光度法鉴别。方法是测定其红外吸收图谱后,与药品的标准图谱进行对比,判断其真伪。

(七)薄层色谱法

　　薄层色谱法设备简单、操作方便,《中国药典》(2020 年版)和许多国外药典均采用本法鉴别此类抗生素。如盐酸土霉素的鉴别：取本品与土霉素对照品，分别加甲醇溶解并稀释制成每 1 ml 中约含 1 mg 的溶液，作为供试品溶液与对照品溶液；另取土霉素与盐酸四环素对照品，加甲醇溶解并稀释制成每 1 ml 中各约含 1mg 的混合溶液，照薄层色谱法试验，吸取上述 3 种溶液各 1 μl，分别点于同一硅胶 G（H）F$_{254}$ 薄层板上，以水 – 甲醇 – 二氯甲烷（6∶35∶59）溶液作为展开剂，展开，晾干，置紫外灯（365 nm）下检视，混合溶液应显两个完全分离的斑点，供试品溶液所显主斑点的位置和荧光应与对照品溶液主斑点的位置和荧光相同。

说明：① 土霉素与盐酸四环素对照品的混合溶液应显两个完全分离的斑点，是考察色谱系统适用性。② 硅胶 G（H）F$_{254}$ 薄层板的处理：用 10% 乙二胺四乙酸二钠（EDTA）溶液（用 10 mol/L 氢氧化钠溶液调节 pH 至 7.0）10 ml 均匀喷在板上，平放晾干，110℃干燥 1 小时备用。用 EDTA 溶液处理薄层板可以克服因痕量金属离子存在而引起的拖尾现象。

（八）高效液相色谱法

《中国药典》（2020 年版）和其他国家的药典都采用高效液相色谱法作为四环素类抗生素的鉴别方法，方法是在含量测定项下记录的色谱图中，供试品溶液主峰的保留时间应与对照品溶液主峰的保留时间一致。

三、杂质检查

（一）盐酸四环素中有关物质的检查

盐酸四环素中的有关物质，主要是指在生产和贮藏过程中易形成的异构杂质、降解杂质（4- 差向四环素、脱水四环素、4- 差向脱水四环素）和金霉素等。服用变质四环素可使患者出现恶心、呕吐、酸中毒、蛋白尿、糖尿等现象。动物试验证明，差向脱水四环素无论静脉注射还是口服给药，尿中均可出现大量糖及蛋白质。因此，各国药典采用不同的方法控制有关物质的限量。《中国药典》（2020 年版）和《美国药典》《英国药典》均采用高效液相色谱法控制盐酸四环素有关物质的限量，《中国药典》（2020 年版）检查方法如下：

临用新制。取本品，加 0.01 mol/L 盐酸溶液溶解并稀释制成每 1 ml 中约含 0.8 mg 溶液，作为供试品溶液；精密量取供试品溶液 2 ml，置 100 ml 量瓶中，用 0.01 mo1/L 盐酸溶液稀释至刻度，摇匀，作为对照溶液。精密量取对照溶液 2 ml，置 100 ml 量瓶中，用 0.01 mol/L 盐酸溶液稀释至刻度，摇匀，作为灵敏度溶液。照含量测定项下的色谱条件试验，量取灵敏度溶液 10 μl 注入液相色谱仪，记录色谱图，主成分色谱峰峰高的信噪比应大于 10。再精密量取供试品溶液与对照溶液各 10 μl，分别注入液相色谱仪，记录色谱图至主成分峰保留时间的 2.5 倍，供试品溶液色谱图中如有杂质峰，土霉素、4- 差向四环素、盐酸金霉素、脱水四环素、差向脱水四环素按校正后的峰面积（分别乘以校正因子 1.0、1.42、1.39、0.48 和 0.62）分别不得大于对照溶液主峰面积的 0.25 倍（0.5%）、1.5 倍（3.0%）、0.5 倍（1.0%）、0.25 倍（0.5%）和 0.25 倍（0.5%），其他各杂质峰面积的和不得大于对照溶液主峰面积的 0.5 倍（1.0%），供试品溶液色谱图中小于灵敏度溶液主峰面积的峰忽略不计。

（二）盐酸多西环素中杂质吸光度的检查

杂质吸光度越大，四环素类药物的脱水物及差向脱水物的含量也越高。各国药典均规定了杂质吸光度限量。《中国药典》(2020 年版)采用紫外 – 可见分光光度法检查盐酸多西环素中杂质吸光度的限量。

检查方法:取本品,精密称定,加盐酸溶液(9 → 100)的甲醇溶液(1 → 100)溶解并定量稀释制成每 1 ml 中含 10 mg 的溶液,照紫外 – 可见分光光度法,在 490 nm 波长处测定,吸光度不得过 0.12。

四、含量测定

对于四环素类抗生素的含量测定,目前各国药典多采用高效液相色谱法。《中国药典》(2020 年版)已全部采用高效液相色谱法测定其含量。如盐酸四环素的含量测定方法如下:

1. 色谱条件与系统适用性试验 以十八烷基硅烷键合硅胶为填充剂;以醋酸铵溶液[0.15 mol/L 醋酸铵溶液 –0.01 mol/L 乙二胺四醋酸二钠溶液 – 三乙胺(100:10:1),用醋酸调节 pH 至 8.5]– 乙腈(83:17)为流动相;检测波长为 280 nm。取 4– 差向四环素对照品、土霉素对照品、差向脱水四环素对照品、盐酸金霉素对照品及脱水四环素对照品各约 3 mg 与盐酸四环素对照品约 48 mg,置 100 ml 量瓶中,加 0.1 mol/L 盐酸溶液 10 ml 使溶解后,用水稀释至刻度,摇匀,作为系统适用性溶液,取 10 μl 注入液相色谱仪,记录色谱图,出峰顺序为:4– 差向四环素、土霉素、差向脱水四环素、四环素、金霉素、脱水四环素,四环素峰的保留时间约为 14 分钟。4– 差向四环素峰、土霉素峰、差向脱水四环素峰、四环素峰、金霉素峰间的分离度均应符合要求,金霉素峰与脱水四环素峰间的分离度应大于 1.0。

2. 测定方法 取本品约 25 mg,精密称定,置 50 ml 量瓶中,加 0.01 mol/L 盐酸溶液溶解并稀释至刻度,摇匀,精密量取 5 ml,置 25 ml 量瓶中,用 0.01 mol/L 盐酸溶液稀释至刻度,摇匀,作为供试品溶液,精密量取 10 μl 注入液相色谱仪,记录色谱图;另取盐酸四环素对照品适量,同法测定。按外标法以峰面积计算,即得。

第五节　喹诺酮类药物的分析

喹诺酮类药物是一类化学合成抗菌药,由于具有抗菌谱广、抗菌作用强、使用安全、易于制造及不易产生耐药性等优点,自 1962 年第一个喹诺酮类药物萘啶酸发明以来,得到了迅速发展。按发明先后和抗菌性能,喹诺酮类药物分为四代。第一代主要有萘啶酸,第二代主要有吡哌酸,第三代主要有诺氟沙星、环丙沙星、培氟沙星及氧氟沙星等,第四代主要有加替沙星、莫西沙星、左氧氟沙星及司帕沙星等。

一、结构与性质

(一)化学结构

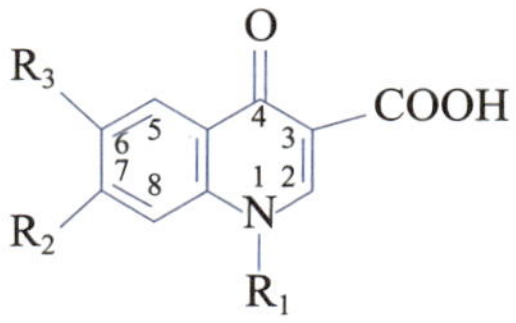

大多数喹诺酮类药物具有 1,4- 二氢 -4- 氧代喹啉(或氮杂喹啉)-3- 羧酸母核结构。本类药物的结构特点是在其母核结构上,通常 1 位为取代的氮原子,3 位为羧基,4 位为酮羰基,第三代和第四代喹诺酮类药物 6 位为氟原子取代,5、7、8 位可有不同的取代基。

典型药物的结构如下:

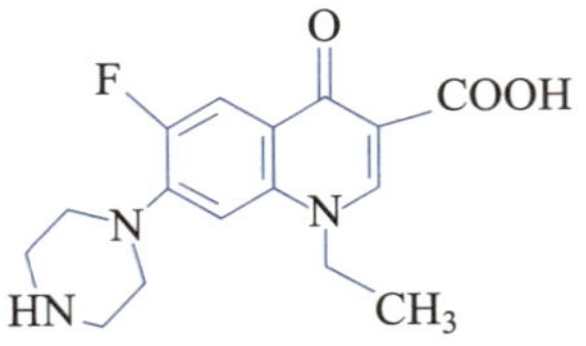

诺氟沙星

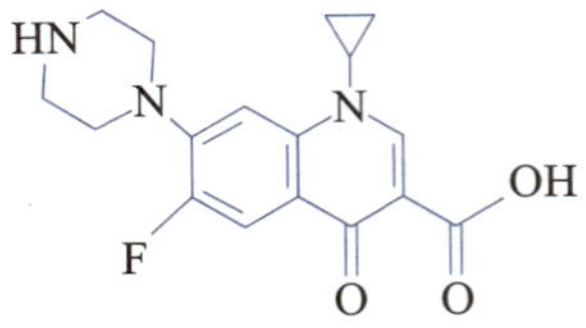

环丙沙星

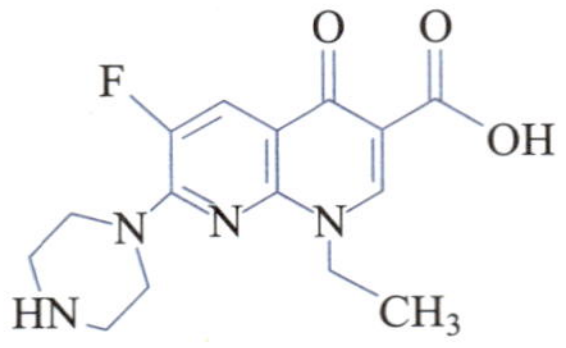

依诺沙星

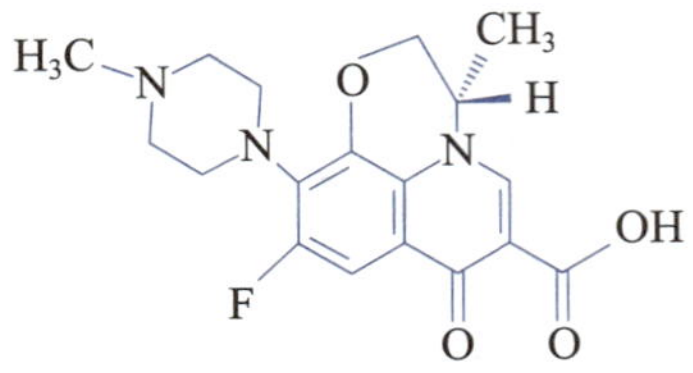

左氧氟沙星

(二) 理化性质

1. 性状   喹诺酮类药物一般为白色或类白色或微黄色至黄色结晶性粉末;无臭,或几乎无臭。极微溶或微溶于水及乙醇,略溶于二甲基甲酰胺。

2. 酸碱两性   本类药物因含有酸性的羧基和碱性氮原子,呈酸碱两性,易溶于醋酸、盐酸和氢氧化钠溶液中。有哌嗪基的药物还可与丙二酸、醋酐作用,生成有色产物,可供鉴别。

3. 还原性   本类药物分子结构中的哌嗪基具有还原性,遇光易被氧化,颜色渐变深。

4. 与金属离子反应   结构中 3、4 位为羧基和酮羰基的喹诺酮类药物,极易和金属离子,如钙、镁、铁和锌等形成螯合物,从而降低药物的抗菌活性。所以这类药物不宜和牛奶等含钙和铁离子的食物或药物同时服用。另外,长时间使用会使体内的金属离子流失,尤其是老人、妇女和儿童,会引起缺钙、缺锌和贫血等副作用。

5. 光谱吸收特征   本类药物分子结构中均有共轭双键系统,在紫外光区有特征吸收,可供鉴别和测定含量。

二、鉴别试验

(一) 丙二酸反应

叔胺化合物与丙二酸在醋酐中共热时有棕色、红色、紫色或蓝色呈现,此反应对叔胺有选择性,但反应机制尚不清楚。

知识拓展

《中国药典》（2020年版）中诺氟沙星软膏或乳膏的鉴别

取含量测定项下的供试品溶液 5 ml，置水浴上蒸干，残渣中加丙二醛约 50 mg 与醋酐 1 ml，在水浴上加热 10 分钟，溶液显棕红色。

（二）氟元素反应

含氟的药物如诺氟沙星经氧瓶燃烧法处理后使有机氟转化为无机氟，用氢氧化钠溶液吸收，吸收液中氟离子在醋酸盐缓冲液中与茜素氟蓝及硝酸亚铈试液作用显蓝紫色。

（三）紫外 – 可见分光光度法

利用喹诺酮类药物结构中的共轭体系，在紫外区有最大吸收波长进行鉴别。《中国药典》（2020 年版）采用紫外 – 可见分光光度法对多种喹诺酮类药物进行鉴别，如氧氟沙星制剂（片剂、胶囊、眼膏、滴眼液、滴耳液），司帕沙星制剂（片剂和胶囊），左氧氟沙星原料药、滴眼液及片剂等。左氧氟沙星片的鉴别：取本品细粉适量，加 0.1 mol/L 盐酸溶液溶解并稀释制成每 1 ml 中约含左氧氟沙星（按 $C_{18}H_{20}FN_3O_4$ 计）10 μg 的溶液，滤过，取续滤液，照紫外 – 可见分光光度法测定，在 226 nm 和 294 nm 的波长处有最大吸收，在 263 nm 的波长处有最小吸收。

（四）红外分光光度法

利用喹诺酮类药物的红外吸收特征峰，可对喹诺酮类药物进行鉴别。《中国药典》（2020 年版）对氧氟沙星、左氧氟沙星、吡哌酸等均采用红外分光光度法鉴别，供试品的吸收图谱应与对照的图谱一致。

（五）薄层色谱法

《中国药典》（2020 年版）对诺氟沙星、氟罗沙星、氧氟沙星及其滴眼液和片剂等均用本法鉴别。以诺氟沙星为例：取本品与诺氟沙星对照品适量，分别加三氯甲烷 – 甲醇（1：1）制成每 1 ml 中含 2.5 mg 的溶液，作为供试品溶液与对照品溶液，照薄层色谱法试验，吸取上述两种溶液各 10 μl，分别点于同一硅胶 G 薄层板上，以三氯甲烷 – 甲醇 – 浓氨溶液（15：10：3）为展开剂，展开，晾干，置紫外灯（365 nm）下检视，供试品溶液所显主斑点的位置与荧光应与对照品溶液主斑点的位置与荧光相同。

（六）高效液相色谱法

利用高效液相色谱图中药物的保留时间，可以对喹诺酮类药物进行真伪鉴别。如司帕沙星及其片剂和胶囊的鉴别：在含量测定项下记录的色谱图中，供试品溶液主峰的保留时间应与对照品溶液主峰的保留时间一致。

三、杂质检查

（一）溶液澄清度

该项检查是为了控制碱不溶性杂质的限量。喹诺酮类药物在碱溶液中易溶，而其中间体吡哌酸中可能带入双吡哌酸甲酯或吡哌酸甲酯，均为碱中不溶物。检查吡哌酸时要注意，吡哌酸甲酯虽不溶于氢氧化钠试液，但时间稍长，可分解而溶，所以进行检查时,要迅速观察。

如诺氟沙星的溶液澄清度检查:取本品 5 份,各 0.5 g,分别加氢氧化钠试液 10 ml 溶解后,溶液应澄清;如显浑浊,与 2 号浊度标准液比较,均不得更浓。

(二) 有关物质

《中国药典》(2020 年版)规定,喹诺酮类药物原料药 12 个品种,均规定检查有关物质,制剂 34 个品种中除 6 个品种外,其余品种均检查有关物质。检查方法多采用高效液相色谱法。

1. 诺氟沙星中有关物质的检查 取本品适量,精密称定,加 0.1 mol/L 盐酸溶液适量 (每 12.5 mg 诺氟沙星加 0.1 mol/L 的盐酸溶液 1 ml) 使溶解,用流动相 A 定量稀释制成每 1 ml 中约含 0.15 mg 的溶液,作为供试品溶液;精密量取供试品溶液适量,用流动相 A 定量稀释制成每 1 ml 中约含 0.75 μg 的溶液,作为对照溶液;另精密称取杂质对照品 A 约 15 mg,置 200 ml 量瓶中,加乙腈溶解并稀释至刻度,摇匀,精密量取适量,用流动相 A 定量稀释制成每 1 ml 中约含 0.3 μg 的溶液,作为杂质 A 对照品溶液。照高效液相色谱法试验,以十八烷基硅烷键合硅胶为填充剂,以 0.025 mol/L 磷酸溶液(用三乙胺调节 pH 至 3.0 ± 0.1)– 乙腈(87:13)为流动相 A,乙腈为流动相 B;按表 12-4 进行线性梯度洗脱。

表 12-4 诺氟沙星中有关物质检查梯度洗脱程序

时间 / 分钟	流动相 A/%	流动相 B/%
0	100	0
10	100	0
20	50	50
30	50	50
32	100	0
42	100	0

称取诺氟沙星对照品、环丙沙星对照品和依诺沙星对照品各适量,加 0.1 mol/L 盐酸溶液适量使溶解,用流动相 A 稀释制成每 1 ml 中含诺氟沙星 0.15 mg、环丙沙星和依诺沙星各 3 μg 的混合溶液,取 20 μl 注入液相色谱仪,以 278 nm 为检测波长,记录色谱图,诺氟沙星峰与环丙沙星峰和诺氟沙星峰与依诺沙星峰的分离度均应大于 2.0。精密量取供试品溶液、对照溶液和杂质 A 对照品溶液各 20 μl,分别注入液相色谱仪,以 278 nm 和 262 nm 为检测波长,记录色谱图。供试品溶液色谱图中如有杂质峰,杂质 A (262 nm 检测)按外标法以峰面积计算,不得超过 0.2%;其他单个杂质(278 nm 检测)峰面积不得大于对照溶液主峰面积(0.5%);其他各杂质峰面积的和(278 nm 检测)不得大于对照溶液主峰面积的 2 倍(1.0%)。供试品溶液色谱图中小于对照溶液主峰面积 0.1 倍的峰忽略不计。

2. 司帕沙星中有关物质的检查 取本品适量,加含量测定项下的流动相溶解并稀释制成每 1 ml 中约含 0.2 mg 的溶液,作为供试品溶液。精密量取供试品溶液 1 ml,置 200 ml 量瓶中,用含量测定项下的流动相稀释至刻度,摇匀,作为对照溶液。照高效液相色谱法测定,以十八烷基硅烷键合硅胶为填充剂;以枸橼酸钠缓冲液(称取枸橼酸

2.104 g 与枸橼酸钠 2.941 g,加水至 500 ml,用 70% 高氯酸溶液调节 pH 至 2.4)为流动相 A,乙腈为流动相 B;检测波长为 290 nm。按表 12-5 进行线性梯度洗脱。

表 12-5 司帕沙星中有关物质检查梯度洗脱程序

时间/分钟	流动相 A/%	流动相 B/%
0	70	30
8	70	30
18	50	50
23	70	30
28	70	30

取司帕沙星对照品溶液适量,加流动相 A 溶解并稀释制成每 1 ml 中约含 0.3 mg 的溶液,在 4 500 lx 的照度下照射 20 小时,作为系统适用性溶液,量取 10 μl 注入液相色谱仪,司帕沙星峰保留时间约为 7 分钟,司帕沙星与其相对保留时间约为 0.9 处的杂质峰之间的分离度应符合要求,司帕沙星峰拖尾因子不得过 2.0。

精密量取供试品溶液和对照溶液各 20 μl,分别注入液相色谱仪,记录色谱图。供试品溶液色谱图中如有杂质峰,最大单个杂质峰面积不得大于对照溶液主峰面积 (0.5%),其他单个杂质峰面积不得大于对照溶液主峰面积的 0.2 倍(0.1%),各杂质峰面积的和不得大于对照溶液主峰面积的 2 倍(1.0%)。供试品溶液色谱图中小于对照溶液主峰面积 0.1 倍的峰忽略不计。

四、含量测定

喹诺酮类药物的含量测定方法,国内外文献报道较多,酸碱滴定法、非水溶液滴定法、四苯硼钠法、荧光分光光度法、紫外 - 可见分光光度法、毛细管电泳法、高效液相色谱法等,目前《中国药典》(2020 年版)主要采用非水溶液滴定法、紫外 - 可见分光光度法和高效液相色谱法。

(一) 非水溶液滴定法

喹诺酮类药物具有酸碱两性,而且大部分药物为疏水性,在 pH 6~8 范围内水溶性较差,不能在水溶液中直接滴定。用非水溶剂溶解供试品,在溶剂作用下增强其弱碱(酸)的强度,从而在非水介质中能进行滴定,其中以非水碱量法最常用,采用高氯酸滴定,用指示剂或电位法指示终点。如吡哌酸的含量测定。

1. 测定方法 取本品约 0.2 g,精密称定,加冰醋酸 20 ml 溶解后,加结晶紫指示液 1 滴,用高氯酸滴定液(0.1 mol/L)滴定至溶液显纯蓝色,并将滴定的结果用空白试验校正。每 1 ml 高氯酸滴定液(0.1 mol/L)相当于 30.33 mg 吡哌酸($C_{14}H_{17}N_5O_3$)。

2. 注意事项

(1) 配制高氯酸标准溶液和用冰醋酸作溶剂时,需严格控制醋酐的加入量,并用水分测定法调节至滴定液含水量为 0.01%~0.2%。否则结果明显偏低。

(2) 亦可在二甲基甲酰胺溶液中,以麝香草酚蓝为指示剂,用甲醇钠标准溶液滴定。但由于受空气中二氧化碳的影响较大,标准溶液不够稳定且甲醇毒性大,故实际应用较少。

（二）紫外－可见分光光度法

喹诺酮类药物分子结构中具有共轭体系，在紫外区具有特征吸收，可利用吸收系数法或对照品比较法进行含量测定。本法具有灵敏度高、专属性较强的特点，可用于本类药物制剂的含量测定和溶出度测定。例如，诺氟沙星乳膏的含量测定方法如下：

取本品适量（约相当于诺氟沙星 5 mg），精密称定，置分液漏斗中，加三氯甲烷 15 ml，振摇后，用氯化钠饱和的 0.1% 氢氧化钠溶液 25 ml、20 ml、20 ml 和 10 ml 分次提取，合并提取液，置 100 ml 量瓶中，加 0.1% 氢氧化钠溶液稀释至刻度，摇匀，滤过，精密量取续滤液 10 ml，用 0.4% 氢氧化钠溶液定量稀释制成每 1 ml 中约含诺氟沙星 5 μg 的溶液，照紫外－可见分光光度法，在 273 nm 波长处测定吸光度；另取诺氟沙星对照品适量，精密称定，加 0.4% 氢氧化钠溶液溶解并定量稀释制成每 1 ml 中约含 5 μg 的溶液，同法测定，计算，即得。

（三）高效液相色谱法

喹诺酮类药物是具有胺基和羧基的两性化合物，能在水中解离，用常规高效液相色谱法的流动相，如甲醇－水或乙腈－水进行洗脱时，常出现色谱峰拖尾严重、对称性差、分离度低和保留值不稳定等问题，采用离子抑制或离子对色谱等技术可克服上述缺点。《中国药典》（2020 年版）中，几乎所有喹诺酮类药物均采用高效液相色谱法测定含量。如左氧氟沙星含量测定采用高氯酸钠离子对高效液相色谱法。

1. **色谱条件与系统适用性试验**　以十八烷基硅烷键合硅胶为填充剂；以醋酸铵高氯酸钠溶液（取醋酸铵 4.0 g 和高氯酸钠 7.0 g，加水 1 300 ml 使溶解，用磷酸调节 pH 至 2.2）－乙腈（85：15）为流动相；检测波长为 294 nm。取左氧氟沙星对照品、环丙沙星和杂质 E 对照品各适量，加 0.1 mol/L 盐酸溶液溶解并定量稀释制成每 1 ml 中约含左氧氟沙星 0.1 mg、环丙沙星和杂质 E 各 5 μg 的混合溶液，取 10 μl 注入液相色谱仪，记录色谱图，左氧氟沙星峰保留时间约 15 分钟，左氧氟沙星峰与杂质 E 峰和左氧氟沙星峰与环丙沙星峰之间的分离度应分别大于 2.0 与 2.5。

2. **测定方法**　取本品约 50 mg，精密称定，置 50 ml 量瓶中，加 0.1 mol/L 盐酸溶液溶解并稀释至刻度，摇匀，精密量取 5 ml，置 50 ml 量瓶中，用 0.1 mol/L 盐酸溶液稀释至刻度，摇匀，作为供试品溶液，精密量取 10 μl 注入液相色谱仪，记录色谱图；另精密量取左氧氟沙星对照品适量，加 0.1 mol/L 盐酸溶液溶解并定量稀释制成每 1 ml 中含 0.1 mg 的溶液，作为对照品溶液，同法测定，按外标法以峰面积计算供试品中左氧氟沙星（$C_{18}H_{20}FN_3O_4$）的量，即得。

🍃 知识拓展

喹诺酮类药物的残留问题

喹诺酮类药物是临床上广泛使用的抗菌药，同时也广泛应用于动物和水产养殖业。由于是人兽共用药，故除了其毒副作用对人体的直接危害外，食品中低浓度的喹诺酮类药物残留容易诱导致病菌产生耐药性，影响临床治疗效果。近年来，随着喹诺酮类药物在食源性动物中的广泛使用，其残留问题已引起极大关注，各种机构或组织对动物性食品中喹诺酮类药物的残留量做了具体规定。例如：欧盟规定沙拉沙星的限量为 10 μg/kg（鸡／皮肤、脂肪）、30 μg/kg（鱼／肌肉、皮肤）；美国 FDA 规定恩诺沙星的限量为 300 μg/kg（鸡肉／火鸡肉），环丙沙星为 100 μg/kg（牛肝）。

第六节　磺胺类药物的分析

磺胺类药物是对氨基苯磺酸酰胺的衍生物,是一类用于治疗细菌性感染的化学合成药物。临床应用较广泛的磺胺类药物有磺胺甲噁唑、磺胺嘧啶、磺胺异噁唑和磺胺醋酰钠等。磺胺类药物与增效剂配伍的制剂在临床上占有重要地位。

一、结构与性质

(一)化学结构

磺胺类药物都具有对氨基苯磺酰胺的基本结构:

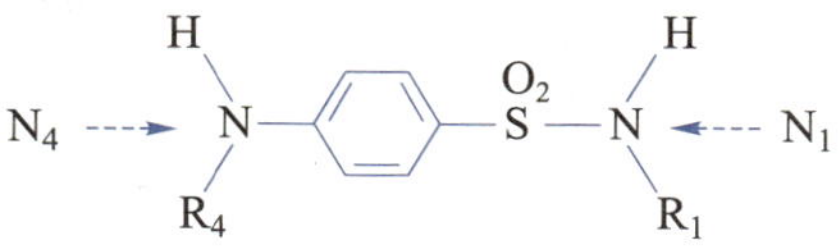

通常规定其母体结构中磺酰氨基上的氮为 N_1,芳氨基上的氮为 N_4。磺酰氨基上的氢原子被其他基团取代后的衍生物称为 N_1 取代物;芳氨基上的氢被取代后的衍生物称为 N_4 取代物。临床上使用的主要是 N_1 取代物,本节以 N_1 取代物为代表进行讨论。

典型药物的结构如下:

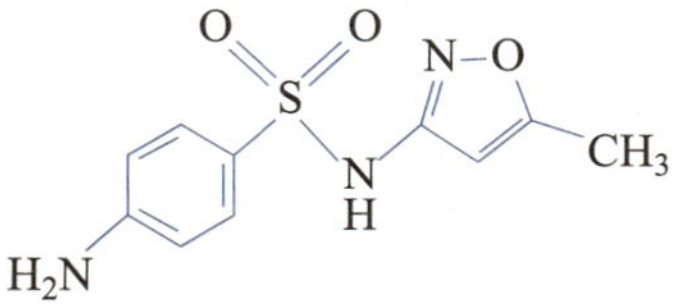

磺胺甲噁唑 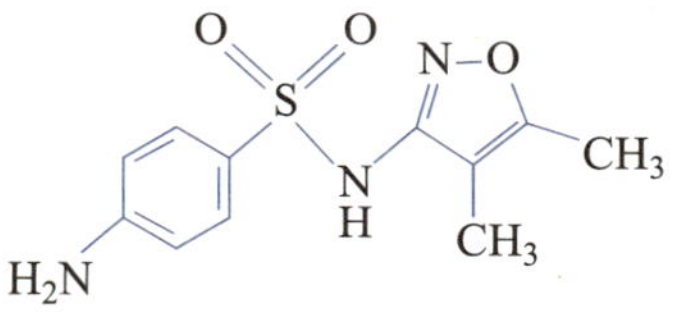　　　　　　　　　　磺胺异噁唑

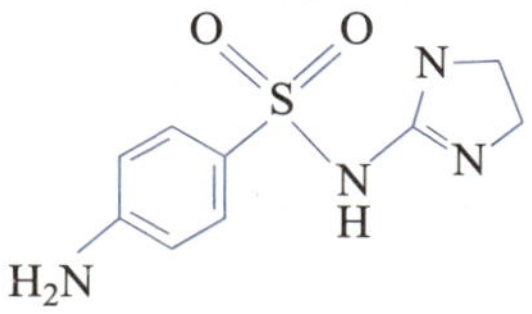

磺胺嘧啶 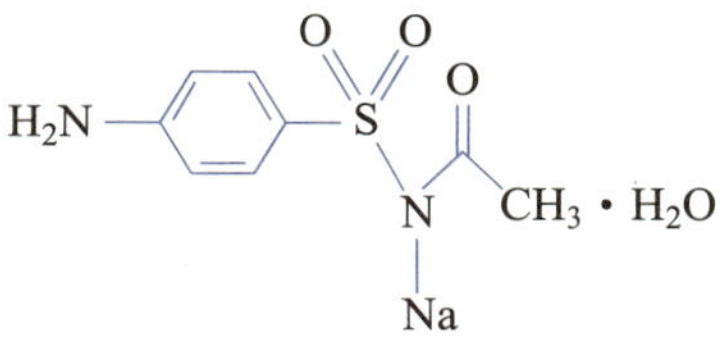　　　　　　　　　　磺胺醋酰钠

(二)理化性质

1. **性状**　本类药物多为白色或类白色结晶性粉末;在水中几乎不溶,溶于稀盐酸或氢氧化钠溶液。如磺胺嘧啶为白色或类白色的结晶或粉末;无臭;遇光色渐变暗;在乙醇或丙酮中微溶,在水中几乎不溶,在氢氧化钠试液或氨试液中易溶,在稀盐酸中溶解。

2. **酸碱两性**　磺胺类药物分子结构中的芳香第一胺显弱碱性,磺酰胺基显弱酸性,为酸碱两性化合物(磺胺脒除外)。由于磺酰胺基上的氢原子受磺酰基吸电子效应的影响,比较活泼,使其具有一定的酸性,可以和某些金属离子生成难溶性盐的沉淀。如不同的磺胺类药物与硫酸铜反应可生成不同颜色的铜盐沉淀,常用于本类药物的鉴别。

3. 芳伯氨基的特性　磺胺甲噁唑、磺胺嘧啶、磺胺异噁唑和磺胺醋酰钠的 N_4 上均无取代基,分子结构中有游离的芳伯氨基,在酸性条件下可与亚硝酸钠发生重氮化 – 偶合反应,可用于鉴别、含量测定;芳伯氨基也可与多种芳醛(对二甲氨基苯甲醛、香草酸和水杨醛等)在酸性条件下缩合成有色的希夫碱,可用于鉴别和薄层色谱显色。

4. 取代杂环的特性　主要是 N_1 上取代基的反应,取代基为含氮杂环,具有碱性,可与生物碱沉淀试剂反应生成沉淀,可用于鉴别。

二、鉴别试验

(一)芳伯氨基的反应

1. 重氮化 – 偶合反应　具有芳伯氨基的药物可在盐酸存在的情况下与亚硝酸钠溶液于低温下发生重氮化反应,生成重氮盐;重氮盐再与碱性 $\beta-$ 萘酚偶合生成粉红至猩红色偶氮化合物。

$$H_2N-\!\!\!\!\bigcirc\!\!\!\!-SO_2NHR + NaNO_2 + 2HCl \longrightarrow \quad + NaCl + 2H_2O$$

鉴别方法:取供试品约 50 mg,加稀盐酸 1 ml,必要时缓缓煮沸使溶解,放冷,加 0.1 mol/L 亚硝酸钠溶液数滴,加与 0.1 mol/L 亚硝酸溶液等体积的 1 mol/L 脲溶液,振摇 1 分钟,滴加碱性 $\beta-$ 萘酚试液数滴,生成由粉红至猩红色沉淀。

2. 与芳醛的缩合反应　本类药物的芳伯氨基可与芳醛(对二甲氨基苯甲醛、香草醛、水杨醛)在酸性溶液中缩合为有色的希夫碱,可供鉴别。如与对二甲氨基苯甲醛在酸性溶液中生成黄色希夫碱。

（二）与硫酸铜成盐反应

磺胺类药物在碱性溶液中可以生成钠盐,这些钠盐与铜、银和钴等金属离子反应,生成金属取代物的沉淀。其中与硫酸铜的反应常用于本类药物的鉴别。如磺胺甲噁唑的鉴别。

$$2H_2N-\!\!\!\!\bigcirc\!\!\!\!-SO_2NHR \xrightarrow{NaOH} 2H_2N-\!\!\!\!\bigcirc\!\!\!\!-SO_2NR$$

$$\xrightarrow[\text{pH 8~9}]{CuSO_4} \quad + \quad Na_2SO_4$$

鉴别方法:取本品约 0.1 g,加水与 0.4% 氢氧化钠溶液各 3 ml,振摇使溶解,滤过,取滤液,加硫酸铜试液 1 滴,即生成草绿色沉淀。

铜盐沉淀的颜色随 N_1 取代基的不同而异,有的在放置过程中还进一步发生变化,可以根据此性质鉴别或区别不同的磺胺类药物(表 12-6)。

表 12-6　常见磺胺类药物与硫酸铜反应现象

药物名称	加入硫酸铜试液后的现象
磺胺甲噁唑	草绿色沉淀
磺胺异噁唑	显淡棕色,放置后析出暗绿色絮状沉淀
磺胺嘧啶	黄绿色沉淀,放置后变为紫色
磺胺醋酰钠	蓝绿色沉淀

（三）红外分光光度法

磺胺类药物具有相同的基本母核,它们的红外光谱特征吸收峰也十分相似:在 3 500~3 300 cm^{-1} 区间有伯氨基的两个伸缩振动峰;在 1 650~1 600 cm^{-1} 区间有一个较强的伯氨基面内弯曲振动峰;在 1 610~1 450 cm^{-1} 区间有苯环骨架振动峰;在 1 370~1 300 cm^{-1} 区间和 1 180~1 140 cm^{-1} 附近有两个强的吸收峰,此为磺酰基特征峰。

三、含量测定

（一）永停滴定法

磺胺类药物的 N_1 取代物分子中有芳伯氨基,可在盐酸酸性介质中与亚硝酸钠发生重氮化反应,可用亚硝酸钠滴定测定含量,如磺胺嘧啶原料药采用该法测定含量。

$$H_2N-\!\!\!\!\bigcirc\!\!\!\!-SO_2NHR + NaNO_2 + 2HCl \longrightarrow N\!\!\equiv\!\!\overset{+}{N}-\!\!\!\!\bigcirc\!\!\!\!-SO_2NHR \cdot Cl^- + NaCl + 2H_2O$$

测定方法:取本品约 0.5 g,精密称定,置烧杯中,加水 40 ml 与盐酸溶液(1→2)15 ml,然后置电磁搅拌器上,搅拌使溶解,再加溴化钾 2 g,插入铂－铂电极后,将滴定管尖端插入液面下约 2/3 处,用亚硝酸钠滴定液(0.1 mol/L)迅速滴定,随滴随搅拌。至近终点时,将滴定管尖端提出液面,用少量水淋洗,将洗液并入溶液中,继续缓慢滴定,直至电流计指针突然偏转,并不再回复,即为滴定终点。每 1 ml 的亚硝酸钠滴定液(0.1 mol/L)相当于 25.03 mg 的磺胺嘧啶($C_{10}H_{10}N_4O_2S$,分子量为 250.28)。

(二) 非水溶液滴定法

《中国药典》(2020 年版)采用非水酸量法测定磺胺异噁唑的含量,以二甲基甲酰胺为溶剂,偶氮紫为指示剂,用甲醇钠滴定液滴定。

测定方法:取供试品约 0.5 g,精密称定,加 N,N- 二甲基甲酰胺 40 ml 使溶解,加偶氮紫指示液 3 滴,用甲醇钠滴定液(0.1 mol/L)滴定至溶液恰显蓝色,并将滴定的结果用空白试验校正。每 1 ml 甲醇钠滴定液(0.1 mol/L)相当于 26.73 mg 的磺胺异噁唑($C_{11}H_{13}N_3O_3S$,分子量为 267.30)。

(三) 高效液相色谱法

高效液相色谱法具有样品用量小、灵敏度高、专属性强、快速等许多优点,可用于磺胺嘧啶片、磺胺嘧啶混悬液及磺酸类药物复方制剂的含量测定。《中国药典》(2020 年版)采用反相高效液相色谱法测定复方磺胺嘧啶片的含量,将甲氧苄啶和磺胺嘧啶分离后测定,按外标法以峰面积计算含量。

1. 色谱条件与系统适用性试验　以十八烷基硅烷键合硅胶为填充剂;以乙腈 –0.3% 醋酸铵溶液(20∶80)为流动相;检测波长为 220 nm。理论板数按甲氧苄啶峰计算不低于 3 000,磺胺嘧啶峰与甲氧苄啶峰间的分离度应符合要求。

2. 测定方法　取供试品 10 片,精密称定,研细,精密称取适量(约相当于磺胺嘧啶 80 mg),置 100 ml 量瓶中,加 0.1 mol/L 氢氧化钠溶液 10 ml,振摇使磺胺嘧啶溶解,再加甲醇适量,振摇使甲氧苄啶溶解,用甲醇稀释至刻度,摇匀,滤过,精密量取续滤液 5 ml,置 50 ml 量瓶中,用流动相稀释至刻度,摇匀,作为供试品溶液,精密量取 20 μl,注入液相色谱仪,记录色谱图;另取磺胺嘧啶对照品 80 mg 和甲氧苄啶对照品 10 mg,精密称定,置同一 100 ml 量瓶中,加 0.1 mol/L 氢氧化钠溶液 10 ml,振摇使磺胺嘧啶溶解,再加甲醇适量,振摇使甲氧苄啶溶解,用甲醇稀释至刻度,摇匀,精密量取适量,用流动相定量稀释制成每 1 ml 中约含磺胺嘧啶 80 μg 与甲氧苄啶 10 μg 的溶液,同法测定。按外标法以峰面积计算,即得。

🛡 知识拓展

磺胺类药物的残留问题

磺胺类药物为常见的合成抗菌药,在畜禽和水产养殖中使用十分普遍,在控制鱼病传染和感染方面有着广泛应用,解决了很多水产养殖中存在的问题,对水产养殖中的细菌性竖鳞病、烂腮病和弧菌病等有良好的治疗效果。但是由于广泛应用也带来了许多新的问题,如毒性反应、二重感染和细菌产生耐药性及危害人体健康等不良后果,特别是在滥用的情况下更为严重。磺胺类药物残留能破坏人的造血系统,造成溶血性贫血症;磺胺二甲嘧啶等甚至有潜在的致癌性。国际食品法典委员会(CAC)、欧盟等规定食品和饲料中的磺胺类药物总量不得超过 0.1 mg/kg。国内外对水产品中磺胺类残留分析的报道主要集中在磺胺甲噁唑、磺胺嘧啶和磺胺二甲嘧啶等几种常见磺胺类药物的测定,采用高效液相色谱法、气相色谱法和液(气)相色谱 – 质谱联用法等。

考证聚焦 〉〉〉〉

一、填空题

1. 青霉素类分子中含有_____个手性碳原子,头孢菌素类分子中含有_____个手性碳原子,因此它们都有旋光性,可用于定性和定量分析。

2.《中国药典》(2020 年版)中,青霉素钠采用_____法检查青霉素聚合物。

3. 链霉素的特征反应是_____。

4. 四环素遇三氯化铁试液立即产生颜色,是因为其结构中具有_____。

5. 磺胺类药物的基本结构为_____。

二、简答题

1. 对比青霉素类和头孢菌素类药物的结构,找出其中的异同,并根据结构说明两类药物具备的基本理化性质。

2. 简述氨基糖苷类药物或抗生素的结构特点和鉴别反应。

3. 简述四环素类药物的稳定性。

（吴珊珊　张　雪）

扫一扫,
练一练

第十二章
在线测试

实训十八　阿莫西林胶囊的含量测定

【实训目的】

1. 掌握外标法测定阿莫西林胶囊含量的方法。
2. 掌握高效液相色谱仪的操作方法。
3. 熟悉抗生素类药物质量检测原始数据的记录和检验报告的书写。

【实训原理】

利用高效液相色谱仪的高选择性、高灵敏度等特点,通过记录已知浓度的阿莫西林对照品的色谱峰面积,并测定未知浓度的阿莫西林胶囊的色谱峰面积,根据外标法计算胶囊中阿莫西林标示量的百分含量。

【实训内容】

1. 试药　阿莫西林对照品,色谱纯乙腈,分析纯磷酸二氢钾,阿莫西林胶囊供试品,无水乙醇。

2. 器材　高效液相色谱仪,色谱柱(内径一般为 3.9~4.6 mm),填充剂粒径为 3~10 μm,50 ml 容量瓶,小镊子,棉花。

3. 操作步骤　照《中国药典》(2020 年版)高效液相色谱法(通则 0512)测定。

(1) 色谱条件与系统适用性试验:以十八烷基硅烷键合硅胶为填充剂;以 0.05 mol/L

磷酸二氢钾溶液（用 2 mol/L 氢氧化钠溶液调节 pH 至 5.0）– 乙腈（97.5∶2.5）为流动相；流速为 1.0 ml/min；检测波长为 254 nm。理论板数按阿莫西林峰计算不低于 2 000。

（2）对照品溶液的制备：取阿莫西林对照品约 25 mg，精密称定，置 50 ml 量瓶中，用流动相溶解并稀释至刻度，摇匀备用。

（3）供试品溶液的制备：取阿莫西林胶囊的内容物，混合均匀，精密称取适量，加流动相溶解并稀释制成每 1 ml 中约含 0.5 mg 的溶液，滤过，取续滤液 20 μl 注入液相色谱仪，记录色谱图；另取阿莫西林对照品溶液同法测定。按外标法以峰面积计算样品中阿莫西林的含量。

4. 计算

$$标示量 \% = \frac{c_R \cdot \dfrac{A_X}{A_R} \cdot D \cdot V \cdot \overline{W}}{m \cdot S} \times 100\% \qquad 式（12–3）$$

式中，c_R 为对照品浓度；A_X 为供试品峰面积；A_R 为对照品峰面积；D 为稀释倍数；V 为样品初溶体积；m 为供试品取样量（g）；$\overline{W}$ 为平均装量；S 为标示量。

【实训注意】

1. 流动相配制时，应按比例量取再混合，比如配制 100 ml，不能先量取 97.5 ml 的磷酸二氢钾溶液，再加乙腈至 100 ml；配好的流动相脱气后再使用。
2. 使用微量注射器进样时，应注意每次进样的准确性、一致性。

【实训检测】

1. 采用带紫外检测器的高效液相色谱仪进行含量测定，对化合物结构有何要求？如何确定紫外最大吸收波长？
2. 简述采用高效液相色谱法对 β– 内酰胺类抗生素进行含量测定的基本思路。

实训十九　盐酸环丙沙星片的含量测定

【实训目的】

1. 掌握外标法测定盐酸环丙沙星片含量的方法。
2. 掌握高效液相色谱仪的操作方法。
3. 熟悉抗菌药物质量检测原始数据的记录和检验报告的书写。

【实训原理】

利用高效液相色谱仪的高选择性、高灵敏度等特点，通过记录已知浓度的盐酸环丙沙星片对照品的色谱峰面积，并测定未知浓度的盐酸环丙沙星片的色谱峰面积，根据外标法计算盐酸环丙沙星片的标示量的百分含量。

【实训内容】

1. 试药　盐酸环丙沙星对照品，色谱纯乙腈，分析纯磷酸，盐酸环丙沙星片供试品,无水乙醇。

2. **器材**　高效液相色谱仪,色谱柱(内径一般为 3.9~4.6 mm),填充剂粒径为 3~10 μm,200 ml 和 50 ml 容量瓶。

3. **操作步骤**　照《中国药典》(2020 年版)高效液相色谱法(通则 0512)测定。

(1) 色谱条件与系统适用性试验:以十八烷基硅烷键合硅胶为填充剂;以 0.025 mol/L 磷酸溶液 – 乙腈(87 : 13)(用三乙胺调节 pH 至 3.0 ± 0.1)为流动相;流速为每分钟 1.5 ml;检测波长为 278 nm。取氧氟沙星对照品、环丙沙星对照品和杂质 I 对照品各适量,加流动相溶解并稀释制成每 1 ml 中约含氧氟沙星 5 μg、环丙沙星 0.1 mg 和杂质 I 10 μg 的混合溶液。取 20 μl 注入液相色谱仪,记录色谱图,环丙沙星峰的保留时间约为 12 分钟,氧氟沙星峰与环丙沙星峰和环丙沙星峰与杂质 I 峰间的分离度均应符合要求。

(2) 测定法:取本品 10 片,精密称定,研细,精密称取细粉适量(约相当于环丙沙星 0.2 g),置 200 ml 量瓶中,加流动相适量,振摇使溶解并稀释至刻度,摇匀,滤过,精密量取续滤液 5 ml,置 50 ml 量瓶中,用流动相稀释至刻度,摇匀,作为供试品溶液,精密量取 2 μl,注入液相色谱仪,记录色谱图;另取环丙沙星对照品,同法测定。按外标法以峰面积计算供试品中 $C_{17}H_{18}FN_3O_3$ 的含量。

4. **计算**

$$标示量 \% = \frac{c_R \cdot \dfrac{A_X}{A_R} \cdot D \cdot V \cdot \overline{W}}{m \cdot S} \times 100\% \qquad\qquad 式(12\text{-}4)$$

式中,c_R 为对照品溶液浓度;A_X 为供试品峰面积;A_R 为对照品峰面积;D 为稀释倍数,V 为样品初溶体积;$\overline{W}$ 为平均片重;m 为供试品取样量;S 为标示量。

【实训注意】

使用微量注射器进样时,应注意每次进样的准确性、一致性。

【实训检测】

简述采用高效液相色谱法对喹诺酮类药物进行含量测定的基本思路。

(吴珊珊　张　雪)

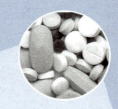

第十三章

中药制剂分析

>>>> 学习目标

- 掌握中药制剂分析的基本程序;掌握中药制剂预处理、提取的方法;掌握显微法、化学法、光谱法、色谱法在中药制剂鉴别、检查、含量测定中的应用;掌握水分、灰分、农药残留量、浸出物测定的方法。
- 熟悉中药制剂分类及质量检查项目;熟悉中药制剂分析特点;熟悉取样原则与方法。
- 了解中药制剂分析的目的与意义。

思维导图

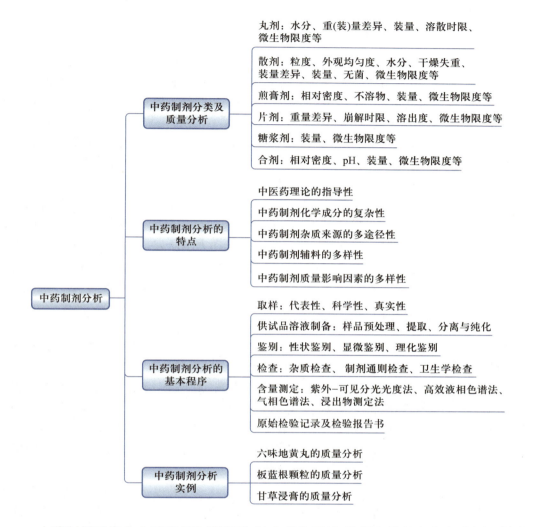

中药制剂系指在中医药理论指导下,以中药为原料,按规定的处方和方法加工制成的,具有一定剂型和规格,用于防病治病的药品,又称中成药。中药制剂作为药品,必须依法对其进行质量检验,这是国家对药品实施技术监督的重要手段,对保证和提高制剂质量具有重要意义。

第一节　概　　述

中药制剂分析是以中医药理论为指导,以国家药品质量标准为依据,应用现代分析理论和方法,全面检验和控制中药制剂质量的一门应用学科。近年来,我国医药工作者应用现代科技手段在中药制剂质量控制方面取得长足的进步,建立了包括显微鉴别、化学鉴别、光谱鉴别、色谱鉴别、分子生物学鉴别、特征与指纹图谱鉴别等定性评价方法学体系,并逐步向活性成分、多成分定量化方向发展,推动中药现代化进程,使中药制剂质量标准逐步与国际接轨。

一、中药制剂分析的目的和意义

(一) 检验和控制中药制剂质量

运用物理学、化学、生物学及微生物学等现代分析技术和手段,对原料、中间产品及成品进行定性定量分析,全面控制药品质量,是中药制剂分析的主要目的。

(二) 研究与制定中药制剂质量标准

研究与制定中药制剂的质量标准,建立科学的中药制剂质量标准体系,提高检测技术水平,可为中药制剂的研发、生产、经营和使用等过程提供检验标准和方法。

(三) 开展中药制剂质量控制相关性研究

针对中药制剂药味多、化学成分复杂、质量控制困难等问题,开展中药制剂有效物质基础研究,生产关键技术研究,原材料、中间品及成品质量控制研究,质量检验新方法、新技术研究,定性定量分析用对照品研究,药代动力学研究,安全性评价研究,药理及毒理学研究,稳定性研究,体内药物分析研究等,实现中药质量标准评价的规范化、自动化、现代化,保证临床用药安全有效、稳定可靠。

二、中药制剂分类及质量分析

《中国药典》(2020 年版)一部正文收录药材和饮片、植物油脂和提取物、成方制剂和单味制剂三部分,应根据每一类中药制剂的特点进行分析。

中药制剂按传统剂型可分为丸、散、膏、丹、酒、汤、茶、锭等;按现代剂型可分为口服液、片剂、软胶囊剂、颗粒剂、滴丸剂、气雾剂和注射剂等;按物态可分为中药材及其炮制品、液体制剂、半固体制剂、固体制剂、气体制剂等。制备中药制剂时,根据所用中药材的性质、所含成分、用药目的、临床需要和给药途径等,选择适宜的剂型,可以最大限度地发挥中药制剂的临床疗效,减少其毒副作用。

(一) 丸剂

丸剂是药材细粉或药材提取物加适宜黏合剂或辅料,制成的球形或类球形的固体制剂,是中药制剂最古老的剂型之一。根据黏合剂的不同,丸剂又分为蜜丸、水蜜丸、水丸、浓缩丸、糊丸、蜡丸、微丸和糖丸等类型。

丸剂服用后需要一定时间才能溶化散开,逐渐被人体吸收,因此其产生疗效慢而持久,可通过包衣掩盖药物不良气味和防止氧化、变质、受潮。但丸剂尚存在一定的缺点,服用剂量大,而且不便服用,尤其儿童服用更加困难。制作技术不当时,溶散时限难以控制。

丸剂的检查项目包括:水分、重(装)量差异、装量、溶散时限、微生物限度等。

(二) 散剂

散剂是原料药物或与适宜的辅料经粉碎、均匀混合制成的干燥粉末状制剂,可分为口服散剂和局部用散剂。

散剂表面积较大,具有易分散、便于吸收、起效快的特点,至今仍是中医常用的治疗剂型。剂量可随证加减,易于控制,制作、携带方便,当不便服用丸、片、胶囊等剂型时,均可改用散剂。

散剂的检查项目包括：粒度、外观均匀度、水分、干燥失重、装量差异、装量、无菌、微生物限度等。

(三) 煎膏剂

煎膏剂是饮片用水煎煮，取煎煮液浓缩，加炼蜜或糖（或转化糖）制成的半流体制剂，具有吸收快、浓度高、体积小、便于保存、可备较长时间服用的特点。

煎膏剂的检查项目包括：相对密度、不溶物、装量、微生物限度等。

(四) 片剂

片剂是药材细粉、药材细粉加药材提取物或药材提取物与适宜的辅料混匀压制而成的片状制剂，是常用的现代剂型之一。

片剂剂量准确、质量稳定、易崩解生效快，且具有生产效率高、成本低、服用及贮运方便的优点。

片剂的检查项目包括：重量差异、崩解时限、溶出度、微生物限度等。

(五) 糖浆剂

糖浆剂是含有原料药物的浓蔗糖水溶液。

因含有糖可以掩盖某些药物的不适气味，改善口感，故适用于小儿及虚弱患者服用，尤多见于小儿用药。因其中含有糖等营养成分，易被微生物污染，导致糖浆霉变，故常加入适宜的防腐剂。

糖浆剂的检查项目包括：装量、微生物限度等。

(六) 合剂

合剂是饮片用水或其他溶剂，采用适宜的方法提取制成的口服液体制剂，单剂量灌装者也可称口服液。合剂应澄清，在贮存期间不得有发霉、酸败、异物、变色、产生气体或其他变质现象，允许有少量摇之易散的沉淀。

合剂是在汤剂基础上改进和发展起来的新的中药剂型，奏效快，易被吸收，便于携带、贮存和服用。口服液浓度更高，常加入矫味剂，用量小、口感好、作用快、质量稳定。

合剂的检查项目包括：相对密度、pH、装量、微生物限度等。

三、中药制剂分析的特点

与单味中药或化学制剂分析相比，中药制剂分析具有以下特点：

(一) 中医药理论的指导性

中药制剂是在中医理论指导下，按君、臣、佐、使的原则组成的，多组分、多靶点、相互协同作用，难以用某一种化学成分作为中药制剂的疗效指标。在进行质量分析时，首先进行组方分析，按功能主治分出君、臣、佐、使药味，选择合适的化学成分作为指标来评价中药制剂的质量。

(二) 中药制剂化学成分的复杂性

中药化学成分复杂，单味药本身就含有多种化学成分，由几味甚至几十味中药组成的制剂，化学成分更为复杂。同时，成分间易相互作用，发生增溶、助溶、吸附等物理变化，或产生新的物质，使含量发生较大变化，影响测定结果的准确性。

中药制剂产生的疗效不是某单一成分作用的结果，也不是某些成分作用的简单加和，而是多种成分协同发挥作用。因此，用单一成分来评价药品质量欠合理，任何一种活性成分都不能全面反映其整体疗效。深入研究中药制剂的有效物质基础，同时检测多种有效成分，才能更加科学、客观地评价中药制剂质量。

（三）中药制剂杂质来源的多途径性

中药制剂杂质来源要比化学制剂复杂得多，在原料药材种植、加工、贮存过程中均可引入杂质。需严格控制外源性有毒有害成分，如种植药材时滥用农药、化肥所致的农药残留；来自水源和土壤中残留在药材中的重金属、砷盐；中药制剂在生产过程中引入的药材中非药用部位及未除净的泥沙；贮存保管不当所产生的霉变、虫蛀等途径混入的杂质。

（四）中药制剂辅料的多样性

因剂型和制备工艺不同，中药制剂所用辅料多种多样，如蜂蜜、蜂蜡、糯米粉及植物油等，这些辅料的存在，对质量分析均有一定影响。需选择合适的方法，将其干扰排除，保证检验结果的准确可靠。

（五）中药制剂质量影响因素的多样性

原料药材的品种、规格、产地、生产环境、药用部位、采收季节、加工方法、加工炮制过程，制备工艺及所用辅料，包装、运输及贮藏等，均会影响中药制剂质量。

第二节   中药制剂分析的基本程序

中药制剂分析的基本程序包括取样、供试品预处理、鉴别、检查、含量测定及出具检验报告书。

一、取样

取样系指从同一批产品中抽取一定数量具有代表性样品的过程。取样应具有代表性、科学性和真实性，原则是均匀、合理。

（一）取样前检查

取样前应检查药品的品名、厂家、批号、规格及包装等是否一致，检查包装的完整性、清洁程度及有无污染、水迹或霉变等情况，检查药品贮存条件是否符合要求，药品包装是否按规定印有或贴有标签并附有说明书，字样是否清晰。凡从外观看长螨、发霉、虫蛀及变质的成品，可直接判为不合格，无须再抽样检验。

（二）取样操作

取样操作应规范、迅速、注意安全，取样过程应不影响所抽样品和被拆包装药品的质量。直接接触药品的取样工具和盛样器具，应不与药品发生化学作用，使用前应洗净并干燥。用于取放无菌样品或者须做微生物检查的样品的取样工具和盛样器具，须经灭菌处理。直接接触药品的取样工具使用后，应及时洗净，不残留被取样物质，并贮于洁净场所备用。原料药材使用可密封的玻瓶等适宜器具盛样，制剂使用纸袋（盒、箱）等适宜器具盛样。

（三）取样方法与数量

各类中药制剂的取样量至少为检测用量的 3 倍,其中 1/3 供检验用,1/3 供复核用,1/3 留样保存。抽取的样品混匀,即为抽取样品的总量。若抽取样品总量超过检验用量数倍,可按"四分法"再取样,即将所有样品摊成正圆锥形,再将正圆锥的上部压平,然后从圆锥上部被压平的平面十字状垂直向下切开,分成四等份,取用对角两份,混匀,如此反复操作,直至剩余量能满足供检验用样品量。不同剂型的取样量与方法见表 13–1。

表 13–1　不同剂型的取样量与方法

剂型	取样量	取样方法
散剂、颗粒剂	100 g	可在包装的上、中、下三层及间隔相等的部位取样若干,将所取样品充分混匀后,按"四分法"从中取出所需供试量
片剂	200 片或 100 g	成品取样 200 片;未成片前可取已制成的颗粒 100 g
大蜜丸	10 丸	随机抽样
水蜜丸、水丸等	检验量的 10~20 倍	粉碎,混匀,再按"四分法"从中取出所需供试量
胶囊剂	≥ 20 个胶囊	倾出其内容物,混匀,称重;一般胶囊内药物的取样量为 100 g
液体制剂	200 ml	应在摇匀后均匀取样
注射剂	200 ml 或 200 支	取样两次。第一次在配液滤过后、灌注前,取样 200 ml;第二次在消毒灭菌后,取样 200 支
其他剂型	可根据具体情况随意抽取一定量作为随机抽样	

二、供试品预处理

（一）样品预处理

样品预处理是指采用一定的方法将样品中的辅料和非被检成分等干扰性物质除去,获得被检物质供检验用的过程。检验方法不同,预处理方法亦不同。显微鉴别预处理方法一般较为简单,而理化检验的预处理方法大多比较复杂,一般要经过粉碎、提取、分离和富集成分等操作,最终得到供试品溶液进行定性定量分析。常用剂型样品预处理方法见表 13–2。

表 13–2　常见剂型样品预处理方法

剂型	赋形剂或溶剂	预处理方法
蜜丸及小蜜丸	蜂蜜	先用小刀或剪刀将其切(剪)成小块,加入一定量硅藻土、硅胶等分散剂,置研钵中充分研磨使其均匀分散,再用适宜的溶剂提取
水丸、水蜜丸、浓缩丸及糊丸	水、药汁、乙醇、醋、米糊等	用研钵直接研磨粉碎,再用适宜的溶剂提取

续表

剂型	赋形剂或溶剂	预处理方法
片剂	淀粉、糊精、糖粉、硬脂酸镁等	用小刀刮去糖衣层,置研钵中研细;赋形剂对测定无干扰时,可直接测定;赋形剂对测定有干扰时,可根据赋形剂的性质和特点,采用适宜的方法将其除去
胶囊剂	有或无填充剂	硬胶囊:倾出胶囊中药物,用适宜的溶剂直接提取;软胶囊:可采用超声波直接提取,亦可剪破胶囊,倾出内容物,再用适宜的溶剂提取
颗粒剂	甜味剂、黏合剂等	选择适宜的溶剂直接提取
散剂	多无赋形剂	选择适宜的溶剂直接提取
糖浆剂	蔗糖	选用适宜的溶剂将待测成分提出;或将糖浆调节至不同的 pH,以利于酸碱成分的提取
合剂(口服液)	防腐剂、矫味剂及稳定剂等	对测定无干扰时,可直接用样品作为供试品溶液;有干扰时,可采用萃取法、柱色谱法等方法排除干扰
酒剂与酊剂	乙醇	可挥去或蒸干乙醇,再以适宜的溶剂提取

(二) 提取

中药及其制剂的组成复杂,分析测定前多需要经过提取分离,有时还需要进一步纯化处理,才能得到准确结果。按提取原理可将提取方法分为溶剂提取法、水蒸气蒸馏法、升华法和超临界流体萃取法。

1. 溶剂提取法　是根据制剂中各类化学成分的溶解性能,选用适宜的溶剂将被检成分从样品中溶解出来的提取方法。一般应遵循极性"相似相溶"原则,选择对被检成分溶解度大,对非被检成分或杂质溶解度小的溶剂作为提取溶剂。同时还要考虑溶剂不与被检成分发生反应,安全、低毒、环保等因素。

常用溶剂提取法主要包括冷浸法、回流提取法、连续回流提取法、超声波提取法。

(1) 冷浸法:是将样品置于带塞容器内,精密加入一定量适宜溶剂(溶剂用量一般为样品重量的 6~10 倍,并称重),摇匀后于室温下放置一定时间,组分因扩散而从供试品粉末中浸出的一种提取方法。浸泡时间为 12~24 小时,在浸泡期间应注意经常振摇。此法适用于遇热不稳定的中药材和固体样品有效成分的提取,但耗时较长,提取效率较低。

(2) 回流提取法:是将样品粉末置烧瓶中,加入一定量有机溶剂,加热进行回流提取的方法。在加热条件下组分溶解度增大,溶出速率加快,有利于提取。回流提取法主要用于固体制剂的提取,提取前应将粉末粉碎成细粉,以利于组分的提取。此法提取效率高于冷浸法,可缩短提取时间,但提取杂质较多,对热不稳定或具有挥发性的组分不宜采用回流提取法提取。

(3) 连续回流提取法:是将样品置索氏提取器中,利用溶剂回流与虹吸原理,实现有效成分提取的一种方法。此法所需溶剂少,操作简便,但受热时间长,对热不稳定的成分不宜采用。

（4）超声波提取法：是将样品置于适宜容器内，加入提取溶剂后，置超声波振荡器中进行提取的一种方法。与传统提取方法相比，超声波提取法具有提取速度快、时间短、无须加热等优点，适用于固体制剂中待测组分的提取。

2. 水蒸气蒸馏法　此法适用于提取具有挥发性的、能随水蒸气蒸馏出的组分，如挥发油、麻黄碱、丹皮酚等。

3. 升华法　固体物质受热不经过液态直接气化，遇冷后又直接凝结成固态的性质称为升华。可利用中药成分，如冰片、樟脑、游离蒽醌等具有升华的性质，采用升华法将其从样品中提取出来。

4. 超临界流体萃取法　超临界流体是一种物质状态，既不是气态也不是液态，是在高于临界压力和临界温度时所形成的单一相态。超临界流体具有较强的溶解力，提取完全，效率高，一般仅需 10 分钟，便于在较低温度下分离难挥发、对热不稳定和分子量大的物质，适合于中药及其制剂中待测组分的提取分离。

扫一扫，
学知识

微量升华法

（三）分离与纯化

中药制剂样品提取液一般体积较大，所含杂质较多，需进一步分离纯化才能用于分析测定。分离纯化时应根据被测成分与杂质在理化性质上的差异，选择性除去干扰组分，且不损失被测成分。

1. 液－液萃取法　是利用混合物中各成分在两种互不相溶的溶剂中分配系数不同而达到分离目的的方法。影响萃取的关键因素是选择合适的溶剂系统，一相为水相，常用水、酸水或碱水；另一相为亲脂性有机溶剂，常用正丁醇、乙酸乙酯、乙醚、三氯甲烷等。萃取中，少量多次萃取分离效果较好。

2. 色谱法　柱色谱法是常用的纯化方法，常用的色谱柱有硅藻土小柱、化学键合相小柱、硅胶小柱、氧化铝小柱等，使用较多的是氧化铝小柱。

三、鉴别

中药制剂鉴别是根据中药制剂的性状、组织学特征及所含化学成分的理化性质，采用一定的分析方法来判断中药制剂的真伪，一般不要求鉴别所有药味，应该首选君药进行鉴别，贵重药及剧毒药也应加强质量监督。对于无含量测定项目的中药制剂，鉴别是控制其质量的关键。常用的鉴别方法有性状鉴别、显微鉴别、理化鉴别等。

（一）性状鉴别

中药制剂的性状鉴别是利用外观、形状及感官性质等特征对药物进行真伪判断，在《中国药典》（2020 年版）中包括性状、物理常数两项内容。

性状系指将制剂除去包装、包衣或胶囊壳后的形状、色泽及气味等特征，凭借眼看、手摸、鼻嗅、口尝等方式来鉴别，对初步判断中药制剂真伪和质量具有重要意义。如二陈丸的性状：本品为灰棕色至黄棕色的水丸；气微香，味甘、微辛。

物理常数包括相对密度、熔点、比旋度、折光率等，对评价含挥发油、油脂、树脂等成分制剂的真伪和纯度具有重要意义。

如肉桂油的性状：本品为黄色或黄棕色的澄清液体；有肉桂的特异香气，味甜、辛。露置空气中或存放日久，色渐变深，质渐浓稠。本品在乙醇或冰醋酸中易溶。相对密度应为 1.055~1.070。折光率应为 1.602~1.614。

（二）显微鉴别

中药制剂的显微鉴别是利用显微镜对制剂中各粉末药材特有的组织、细胞及其内含物等特征进行鉴别的一种方法，是中药制剂的主要鉴别方法。此法适用于含有药材粉末的丸剂、散剂、片剂、浸膏剂等。鉴别特征有薄壁细胞、木栓组织、纤维及淀粉粒、花粉粒、碳酸钙结晶等。

1. 三黄片的鉴别　取本品，置显微镜下观察：草酸钙簇晶大，直径 60~140 μm（大黄）。

2. 牛黄清心丸（局方）的鉴别　取本品，置显微镜下观察：不规则分枝状团块无色，遇水合氯醛试液溶化；菌丝无色或淡棕色，直径 4~6 μm（茯苓）。草酸钙簇晶直径 18~32 μm，存在于薄壁细胞中，常排列成行，或一个细胞中含有数个簇晶（白芍）。草酸钙针晶细小，长 10~32 μm，不规则地充塞于薄壁细胞中（炒白术）。草酸钙针晶束长 24~50 μm，存在于类圆形或椭圆形黏液细胞中（麦冬）。纤维束周围薄壁细胞含草酸钙方晶，形成晶纤维（甘草）。韧皮纤维淡黄色，梭形，壁厚，孔沟细（黄芩）。联结乳管直径 14~25 μm，含淡黄色颗粒状物（桔梗）。石细胞橙黄色，贝壳状，壁较厚，较宽一边纹孔明显（炒苦杏仁）。果皮表皮细胞黄棕色至红棕色，表面观多角形，断面观角质层厚约 10 μm（大枣）。种皮栅状细胞淡黄色，长 45~80 μm（大豆黄卷）。花粉粒黄色，类圆形或椭圆形，直径约 30 μm，外壁有微细疣状突起（蒲黄）。不规则细小颗粒暗棕红色，有光泽，边缘暗黑色（朱砂）。不规则碎块金黄色或橙黄色，有光泽（雄黄）。不规则碎块灰白色或浅灰黄色，稍具光泽，表面有灰棕色色素颗粒，并有不规则纵长裂缝（水牛角浓缩粉）。无定形团块淡黄棕色，埋有细小方形结晶（麝香）。

（三）理化鉴别

中药制剂的理化鉴别是利用制剂中所含化学成分的理化性质，通过化学反应法、光谱法和色谱法等分析方法和技术检测有关成分是否存在，从而判断制剂的真伪。理化鉴别法包括化学鉴别法、升华鉴别法、光谱鉴别法、色谱鉴别法等。

1. 化学鉴别法　利用化学试剂与制剂中的指标成分发生化学反应，根据所产生的颜色、沉淀或气体等现象，判断成分是否存在，以此鉴别制剂真伪。由于本法大多为某类成分的通用显色或沉淀反应，因此只能鉴别待测成分的"类"，而不能鉴别其"种"，专属性较差。

川贝雪梨膏的鉴别：取本品 20 g，加水 20 ml 及碳酸钠试液 5 ml，搅匀，用乙醚 20 ml 振摇提取，分取乙醚液，挥干，残渣加 1% 盐酸溶液 2 ml 使溶解，滤过，滤液分置两支试管中。一管中加碘化铋钾试液 1~2 滴，生成红棕色沉淀；另一管中加碘化汞钾试液 1~2 滴，呈现白色浑浊。

大山楂丸的鉴别：取本品 9 g，剪碎，加乙醇 40 ml，加热回流 10 分钟，滤过，滤液蒸干，残渣加水 10 ml，加热使溶解，用正丁醇 15 ml 振摇提取，分取正丁醇液，蒸干，残渣加甲醇 5 ml 使溶解，滤过。取滤液 1 ml，加少量镁粉与盐酸 2~3 滴，加热 4~5 分钟后，即显橙红色。

黄杨宁片的鉴别：取本品适量，研细，取粉末适量（约相当于环维黄杨星 D 10 mg），加三氯甲烷 20 ml，搅拌使溶解，滤过，滤液分成两份，分别置水浴上蒸干。一份加冰醋酸溶液（1→20）1 ml 使溶解，加碘化铋钾试液 1~2 滴，即生成橙红色沉淀；另一份加乙醇 1 ml 与硫酸 2 ml,即显橙红色。

2. 升华鉴别法 在一定温度下,中药制剂中所含化学成分具有升华性质,从而与其他成分分离,根据其理化性质进行鉴别。本法简便实用,专属性较强。

万应锭的鉴别:取本品 0.15 g,研细,进行微量升华,升华物置显微镜下观察:呈不定形的无色片状结晶,加新配制的 1% 香草醛硫酸溶液 1 滴,渐显紫红色。

3. 光谱鉴别法 常用的光谱鉴别法为紫外-可见分光光度法、红外分光光度法等。其专属性不如色谱法,使用前应确认能排除干扰组分的干扰。

木香槟榔丸的鉴别:取本品粉末 4 g,加水 10 ml,水蒸气蒸馏,收集馏液约 100 ml,照紫外-可见分光光度法测定,在 253 nm 的波长处有最大吸收。

4. 色谱鉴别法 常用的色谱鉴别法为薄层色谱法、高效液相色谱法等。其分离效能高、灵敏度高,特别适用于中药制剂的鉴别。薄层色谱法因设备简单、操作简便、专属性强、展开剂调整灵活、色谱图直观等特点,是目前中药制剂鉴别的主要方法。

小儿感冒颗粒的鉴别:取本品 30 g,研细,加三氯甲烷 40 ml,加热回流提取 1 小时,放冷,滤过,滤液浓缩至约 0.5 ml,作为供试品溶液。另取靛蓝对照品,加三氯甲烷制成每 1 ml 含 1 mg 的溶液,作为对照品溶液。照薄层色谱法试验,吸取供试品溶液 10 μl、对照品溶液 5 μl,分别点于同一硅胶 G 薄层板上,以甲苯-三氯甲烷-丙酮(5∶4∶1)为展开剂,展开,取出,立即观察。供试品色谱中,在与对照品色谱相应的位置上,显相同颜色的斑点。

小儿热速清口服液的鉴别:精密量取本品 0.5 ml,通过 D101 型大孔吸附树脂柱(内径约为 1.5 cm,柱高为 10 cm),以每分钟 1.5 ml 的流速用水 70 ml 洗脱,继用 40% 乙醇洗脱,弃去 7~9 ml 洗脱液,收集续洗脱液于 50 ml 量瓶中至刻度,摇匀,作为供试品溶液。取黄芩苷对照品约 10 mg,精密称定,置 200 ml 量瓶中,加 50% 甲醇适量,置热水浴中振摇使溶解,放冷,加 50% 甲醇至刻度,摇匀,作为对照品溶液(每 1 ml 含黄芩苷 50 μg)。照高效液相色谱法测定,以十八烷基硅烷键合硅胶为填充剂,以甲醇-水-磷酸(47∶53∶0.2)为流动相;检测波长为 276 nm。理论板数按黄芩苷峰计算应不低于 2 500。分别精密吸取对照品溶液 5 μl 与供试品溶液 10 μl,注入液相色谱仪,供试品色谱中应呈现与黄芩苷对照品色谱峰保留时间相同的色谱峰。

四、检查

中药制剂检查包括杂质检查、制剂通则检查及卫生学检查。

(一)杂质检查

中药制剂的杂质系指制剂中存在的无治疗作用或影响制剂的疗效和稳定性,甚至对人体健康有害的物质。杂质主要来源:① 中药材原料,如药材清洗不净带入的泥沙、药材栽培过程中污染的重金属及农药残留、掺杂的伪品;② 制备过程,如生产中加入的试剂、溶剂未除尽及与生产器皿接触而引入甲醇、重金属、砷盐等;③ 贮存过程,如日光、空气、水分、温度、微生物等外界条件影响使制剂中化学成分发生氧化、水解、分解、聚合等物理化学变化而产生的杂质。为确保用药安全有效,必须对中药制剂杂质进行检查。

1. 水分测定 系指固体制剂中含水量的测定。含水量过高,可引起结块、霉变、水解或有效成分分解等现象,因此固体中药制剂大多要检查水分。《中国药典》(2020 年版)四部通则中收载了 5 种水分测定法,分别为:第一法(费休氏法)、第二法(烘干法)、第三法(减压干燥法)、第四法(甲苯法)、第五法(气相色谱法),其中第二法至第五法可用于中药制剂的水分测定。

(1) 烘干法:本法适用于不含或少含挥发性成分的药品。取供试品 2~5 g,如果供试品的直径或长度超过 3 mm,在称取前应快速制成直径或长度不超过 3 mm 的颗粒或碎片平铺于干燥至恒重的扁形称量瓶中,厚度不超过 5 mm,疏松供试品不超过 10 mm,精密称定,开启瓶盖,在 100~105℃干燥 5 小时,将瓶盖盖好,移置干燥器中,放冷 30 分钟,精密称定,再在上述温度干燥 1 小时,放冷,称重,至连续两次称重的差异不超过 5 mg 为止。根据减失的重量,计算供试品中含水量(%)。

(2) 减压干燥法:本法适用于含有挥发性成分的贵重药品。中药测定用的供试品,一般先破碎并需通过二号筛。取供试品 2~4 g,混合均匀,分别取 0.5~1 g,置已在供试品同样条件下干燥并称重的称量瓶中,精密称定,打开瓶盖,放入上述减压干燥器中,抽气减压至 2.67 kPa(20 mmHg)以下,并持续抽气半小时,室温放置 24 小时。在减压干燥器出口连接无水氯化钙干燥管,打开旋塞,待内外压一致,关闭旋塞,打开干燥器,盖上瓶盖,取出称量瓶迅速精密称定重量,计算供试品中的含水量(%)。

(3) 甲苯法:本法适用于蜜丸类和含挥发性成分的药品。利用水可与甲苯在 69.3℃ 共沸蒸出,收集馏出液,待分层后由刻度管测定出水的含量。

(4) 气相色谱法:本法广泛用于各类中药制剂的水分测定。

2. 灰分测定   灰分测定包括总灰分测定和酸不溶性灰分测定。中药制剂经粉碎后加热,高温炽灼至灰化,则其细胞及其内含物成为灰烬而残留,由此所得灰分为"生理灰分",即总灰分。总灰分加盐酸处理,得到不溶于盐酸的灰分,称为酸不溶性灰分,主要是不溶于稀盐酸的泥沙石、泥土等硅酸盐类化合物。

(1) 总灰分测定法:测定用的供试品须粉碎,使能通过二号筛,混合均匀后,取供试品 2~3 g(如需测定酸不溶性灰分,可取供试品 3~5 g),置炽灼至恒重的坩埚中,称定重量(准确至 0.01 g),缓缓炽热,注意避免燃烧,至完全炭化时,逐渐升高温度至 500~600℃,使完全灰化并至恒重。根据残渣重量,计算供试品中总灰分的含量(%)。

如供试品不易灰化,可将坩埚放冷,加热水或 10% 硝酸铵溶液 2 ml,使残渣湿润,然后置水浴上蒸干,残渣照前法炽灼,至坩埚内容物完全灰化。

(2) 酸不溶性灰分测定法:取总灰分测定所得的灰分,在坩埚中小心加入稀盐酸约 10 ml,用表面皿覆盖坩埚,置水浴上加热 10 分钟,表面皿用热水 5 ml 冲洗,洗液并入坩埚中,用无灰滤纸滤过,坩埚内的残渣用水洗于滤纸上,并洗涤至洗液不显氯化物反应为止。滤渣连同滤纸移置同一坩埚中,干燥,炽灼至恒重。根据残渣重量,计算供试品中酸不溶性灰分的含量(%)。

3. 重金属检查   中药制剂中的重金属主要来源于中药材栽培地的土壤、空气和水,工业污染及地质有害元素背景又是最重要的因素。生产过程中接触铅的机会较多,且铅在人体内易蓄积中毒,故重金属检查一般以铅为代表。《中国药典》(2020 年版)中收载了重金属及有害元素铅、镉、砷、汞、铜测定法。重金属检查法见第三章,有害元素铅、镉、砷、汞、铜测定方法有原子吸收分光光度法和电感耦合等离子体质谱法。

知识拓展

电感耦合等离子体质谱法

电感耦合等离子体质谱法（ICP-MS）是以等离子体为离子源的一种质谱型元素分析方法，主要用于进行多种元素的同时测定，并可与其他色谱分离技术联用，进行元素形态及其价态分析。

本法是将被测物质用电感耦合等离子体离子化后，按离子的质荷比分离，与其他原子光谱法相比，具有检出限更低、线性范围宽、谱线简单、干扰少、精密度高、分析速度快及多元素同时定性、定量分析等特点，适用于各类药品从痕量到微量的元素分析，尤其是痕量重金属元素的测定。

4. 农药残留量测定　　农药残留的来源主要有中药材栽培过程喷洒的农药、生长环境的污染，此外，中药材在采收、加工、保存、运输中也会造成农药污染。大多数农药的残留期较短，但有机氯类和少数有机磷类的农药可能长期残留，需要加以控制。对接触农药不明的样品，一般可以测定总有机氯和总有机磷的限量。《中国药典》（2020年版）中收载了有机氯类、有机磷类、拟除虫菊酯类的测定方法，包括气相色谱法和质谱法。

5. 注射剂有关物质检查　　中药注射剂有关物质系指中药材经提取、纯化制成注射剂后，残留在注射剂中可能含有并需要控制的物质。除另有规定外，一般应检查蛋白质、鞣质、树脂等，静脉注射液还应检查草酸盐、钾离子等。检查原理均是利用有关物质与试剂溶液反应不得产生浑浊或沉淀，以控制有关物质的限量。

（二）制剂通则检查

中药制剂的通则检查是以各剂型的通性为指标，对药品的有效性、稳定性进行评价和控制。通则检查大多使用经典的检测方法，能够在一定程度上客观地反映药品的内在质量。检查项目和剂型有关，如丸剂、片剂、滴丸剂、栓剂等需进行重量差异检查，片剂、胶囊剂、滴丸剂需进行崩解时限检查，颗粒剂需进行溶化性检查。检查方法详见第五章。

（三）卫生学检查

中药制剂的原料、辅料、包装材料、制备过程和贮运等环节，极易受到微生物的污染。为保证制剂卫生，提高药品质量，应对中药制剂进行卫生学检查，主要包括微生物限度、无菌、热原及细菌内毒素检查四种类型。检查方法详见第十四章。

五、含量测定

中药制剂的含量测定是指用适当的化学方法或仪器分析方法对制剂中某种或某几种有效成分或特征性成分进行定量分析，以测定结果是否符合药品标准来判定药品质量优劣，是控制和评价药品质量的重要指标。由于中药制剂成分多而复杂，一是很难确定有效成分，二是对含量测定方法的选择性要求高，因此一般选择具有特征性的或具有生理活性的主要化学成分作为含量测定的指标，一般选择专属性强的仪器分析法作为含量测定方法，主要包括紫外-可见分光光度法、高效液相色谱法、气相色谱法、浸出物测定法。

(一) 紫外 – 可见分光光度法

紫外 – 可见分光光度法具有设备简单、操作简便、灵敏度和准确度高等优点,是中药制剂含量测定的常用方法。定量方法有吸收系数法、对照品法、标准曲线法。

【实例分析】独一味胶囊中总黄酮的含量测定

对照品溶液的制备:取芦丁对照品 0.2 g,精密称定,置 100 ml 量瓶中,加 70% 乙醇 70 ml,置水浴上微热使溶解,放冷,加 70% 乙醇至刻度,摇匀。精密量取 10 ml,置 100 ml 量瓶中,加水至刻度,摇匀,即得(每 1 ml 含芦丁 0.2 mg)。

标准曲线的制备:精密量取对照品溶液 1 ml,2 ml,3 ml,4 ml,5 ml,6 ml,分别置 25 ml 量瓶中,加水至 6 ml,加 5% 亚硝酸钠溶液 1 ml,混匀,放置 6 分钟,加 10% 硝酸铝溶液 1 ml,摇匀,放置 6 分钟,加氢氧化钠试液 10 ml,再加水至刻度,摇匀,放置 15 分钟;以相应的溶液为空白。照紫外 – 可见分光光度法,在 500 nm 波长处测定吸光度,以吸光度为纵坐标、浓度为横坐标绘制标准曲线。

测定法:取装量差异项下的本品内容物,混匀,研细,取约 0.6 g,精密称定,置 100 ml 量瓶中,加 70% 乙醇 70 ml,置水浴上微热并时时振摇 30 分钟,放冷,加 70% 乙醇至刻度,摇匀,取适量,离心(转速为每分钟 4 000 转)10 分钟,精密量取上清液 1 ml,置 25 ml 量瓶中,加水至 6 ml,加 5% 亚硝酸钠溶液 1 ml,混匀,放置 6 分钟,加 10% 硝酸铝溶液 1 ml,摇匀,放置 6 分钟,加氢氧化钠试液 10 ml,再加水至刻度,摇匀,放置 15 分钟;以相应的溶液为空白。照紫外 – 可见分光光度法,在 500 nm 波长处测定吸光度,从标准曲线上读出供试品溶液中芦丁的量,计算,即得。

本品每粒含总黄酮以芦丁($C_{27}H_{30}O_{16}$)计不得少于 26 mg。

(二) 高效液相色谱法

高效液相色谱法具有分离效能高、选择性好、灵敏度高等特点,是《中国药典》(2020 年版)收载的中药制剂品种含量测定的主要方法。

【实例分析】元胡止痛胶囊中延胡索乙素的含量测定

照高效液相色谱法测定。

色谱条件与系统适用性试验:以十八烷基硅烷键合硅胶为填充剂;以乙腈 –0.6% 冰醋酸溶液(用三乙胺调节 pH 至 6.0)(41∶59)为流动相;检测波长为 280 nm。理论板数按延胡索乙素峰计算应不低于 7 000。

对照品溶液的制备:取延胡索乙素对照品适量,精密称定,加甲醇制成每 1 ml 含 40 μg 的溶液,即得。

供试品溶液的制备:取装量差异项下的本品内容物,研细,取 1 g,精密称定,置具塞锥形瓶中,精密加入氨试液 – 甲醇(1∶20)混合溶液 50 ml,称定重量,超声处理(功率 250 W,频率 40 kHz)30 分钟,放冷,再称定重量,用氨试液 – 甲醇(1∶20)混合溶液补足减失的重量,摇匀,滤过,精密量取续滤液 25 ml,蒸干,残渣加甲醇适量使溶解,转移至 5 ml 量瓶中,加甲醇稀释至刻度,摇匀,滤过,取续滤液,即得。

测定法:分别精密吸取对照品溶液和供试品溶液各 10 μl,注入液相色谱仪,测定,即得。

本品每粒含醋延胡索以延胡索乙素($C_{21}H_{25}NO_4$)计,规格为 0.25 g/ 粒不得少于 0.075 mg,规格为 0.45 g/ 粒不得少于 0.15 mg。

（三）气相色谱法

气相色谱法主要用于含挥发油及其他挥发性组分的含量测定。

【实例分析】保妇康栓中冰片的含量测定

照气相色谱法测定。

色谱条件与系统适用性试验：以聚乙二醇 20000（PEG-20M）为固定相，涂布浓度为 10%；柱温为 130℃。理论板数按萘峰计算应不低于 3 000。

校正因子测定：取萘适量，精密称定，加乙酸乙酯制成每 1 ml 含 20 mg 的溶液，作为内标溶液。另取冰片对照品 75 mg，精密称定，置 10 ml 量瓶中，精密加入内标溶液 2 ml，加乙酸乙酯至刻度，摇匀，吸取 1 μl，注入气相色谱仪，测定，计算校正因子。

供试品溶液的制备：取本品 5 粒，置 1 000 ml 圆底烧瓶中，加水 300 ml 与玻璃珠数粒，照挥发油测定法试验，加乙酸乙酯 3 ml，加热至沸腾并保持微沸 5 小时，放冷，分取乙酸乙酯液，测定器用乙酸乙酯洗涤 3 次，每次 5 ml，合并乙酸乙酯液，通过铺有无水硫酸钠的漏斗，转移至 25 ml 量瓶中，用少量乙酸乙酯洗涤漏斗，洗液并入同一量瓶中，加乙酸乙酯至刻度，摇匀，即得。

测定法：精密量取供试品溶液 5 ml，置 10 ml 量瓶中，精密加入内标溶液 2 ml，加乙酸乙酯至刻度，摇匀，吸取 1 μl，注入气相色谱仪，测定，以龙脑、异龙脑峰面积之和计算，即得。

本品每粒含冰片（$C_{10}H_{18}O$）应为 60.0~90.0 mg。

（四）浸出物测定法

本法是以药材浸出物含量反映中药制剂质量，适用于有效成分尚不明确、待测成分含量低或尚无确切含量测定方法的中药制剂。

《中国药典》（2020 年版）收载的浸出物测定法有三种：水溶性浸出物测定法、醇溶性浸出物测定法、挥发性醚浸出物测定法。

1. **水溶性浸出物测定法**　以水为溶剂，对制剂中水溶性成分进行提取，适用于水溶性成分较多的制剂。有冷浸法和热浸法两种测定方法。由于热浸法要对供试品连续回流 1 小时，因此适用于不含或少含淀粉、黏液质等成分的药品。

2. **醇溶性浸出物测定法**　照水溶性浸出物测定法测定。除另有规定外，以各品种项下规定浓度的乙醇代替水为溶剂。

3. **挥发性醚浸出物测定法**　以乙醚为溶剂，对制剂中挥发性醚溶性成分进行提取，适用于含挥发性成分较多的制剂。

应用实例 ▶▶▶

肾炎消肿片浸出物测定：取本品小片 30 片或大片 20 片，糖衣片除去糖衣，精密称定，研细，取约 4 g，精密称定，照水溶性浸出物测定法（通则 2201）项下的冷浸法测定，用水作溶剂，本品每片含水溶性浸出物，小片不得少于 90 mg，大片不得少于 160 mg。

> **妇科止带片浸出物测定：** 取本品 20 片，包衣片除去包衣，精密称定，研细，取 2 g，精密称定，精密加入 60% 乙醇 50 ml，依法（通则 2201 醇溶性浸出物测定法——热浸法）测定，不得少于 30%。
>
> **安中片浸出物测定：** 取本品 20 片，薄膜衣片除去包衣，精密称定，研细，取约 2 g，精密称定，照浸出物测定法项下挥发性醚浸出物测定法（通则 2201）测定，用乙醚作溶剂，计算，即得。本品每片含挥发性醚浸出物不得少于 0.35 mg；薄膜衣片不得少于 0.80 mg。

六、原始检验记录及检验报告书

原始检验记录是出具药品检验报告书的依据，是进行科学研究和技术总结的原始资料。检验报告书是对药品质量做出的技术鉴定，具有法律效力，应长期保存。

(一) 原始检验记录

原始检验记录应按页编号，按规定归档保存，内容不得私自泄露。为保证药品检验工作的科学性和规范化，原始检验记录必须符合以下要求：

1. 记录应保持清洁，不得撕毁和任意涂改。不得使用铅笔、涂改液和橡皮。
2. 在检验过程中应当及时记录检验过程和结果，并及时填写相应的记录、台账和日志。内容真实、完整准确、字迹清晰、易读、不易擦除。不得追溯性记录和提前记录。
3. 若填写内容和前项相同，应重复填写，不得使用"…"或"同上"等形式表示。
4. 原始记录不应留有空白区域或空白页。
5. 不得将原始数据随意写在零碎的纸片、记事贴或另一面已使用的废纸上。活页文件必须系统收集并统一编号。
6. 原始数据需由第二个有资质的人进行复核，并签注姓名和日期。
7. 实验室日志（包括检验台账、仪器的维护和使用日志、色谱柱使用记录、标准品使用记录等），如必要，可由责任人员定期复核。
8. 复核过程中如果发现错误，由检验人员进行更正，并签注姓名和日期。必要时，应当说明更改的理由。原始数据更改应在错误的地方画一条横线并使原有信息仍清晰可辨，书写正确信息后签注姓名和日期。

(二) 检验报告书

每一批号的物料和成品均应根据该批次检验记录中的检验结果出具相应的检验报告书。药检人员应本着严肃负责、实事求是的态度书写检验卡，逐级审核后，由领导签发药品检验报告书，做到依据准确、数据无误、结论明确、文字简洁清晰、格式规范。

知识拓展

中药指纹图谱

中药指纹图谱是指中药材、饮片、提取物或制剂经适当处理后，采用一定的分析方法与技术所建立的能够标识其化学、生物学或其他特征的图谱。

中药指纹图谱能较全面地反映中药所含化学成分的种类与数量，较单一成分或指标成分的质控方法更科学全面。它的基本属性是整体性和模糊性,强调的是多个成分相对稳定的比例及位置顺序的完整性特征,以及在共同特征的基础上个体之间又互有差异的模糊性特征。

按测定手段分类,中药指纹图谱分为化学指纹图谱和生物学指纹图谱两类。中药化学指纹图谱是采用各种化学、物理或物理化学分析方法所建立的、用以表征其所含化学成分的指纹图谱,主要分析方法有薄层色谱法、高效液相色谱法、紫外 – 可见分光光度法、核磁共振波谱法、质谱法等,其中以色谱法应用最为广泛。中药生物学指纹图谱是利用基因组学和蛋白组学技术研究药材基因型特征和中药作用于特定生物细胞后引起基因和蛋白表达的变化规律和作用机制,从分子水平上揭示中药、中药与生物细胞作用后的基因与蛋白表达特征,包括中药材 DNA 指纹图谱、中药基因组学指纹图谱和中药蛋白组学指纹图谱等。

第三节　中药制剂分析实例

一、六味地黄丸的质量分析

(一) 性状

本品为棕黑色的水丸、水蜜丸,棕褐色至黑褐色的小蜜丸或大蜜丸;味甜而酸。

(二) 鉴别

1. **显微鉴别法**　取本品,置显微镜下观察:淀粉粒三角状卵形或矩圆形,直径24~40 μm,脐点短缝状或人字状(山药)。不规则分枝状团块无色,遇水合氯醛试液溶化;菌丝无色,直径 4~6 μm(茯苓)。薄壁组织灰棕色至黑棕色,细胞多皱缩,内含棕色核状物(熟地黄)。草酸钙簇晶存在于无色薄壁细胞中,有时数个排列成行(牡丹皮)。果皮表皮细胞橙黄色,表面观类多角形,垂周壁连珠状增厚(酒萸肉)。薄壁细胞类圆形,有椭圆形纹孔,集成纹孔群;内皮层细胞垂周壁波状弯曲,较厚,木化,有稀疏细孔沟(泽泻)。

2. **薄层色谱法**

(1) 取本品水丸 3 g、水蜜丸 4 g,研细;或取小蜜丸或大蜜丸 6 g,剪碎。加甲醇25 ml,超声处理 30 分钟,滤过,滤液蒸干,残渣加水 20 ml 使溶解,用正丁醇 – 乙酸乙酯(1:1)混合溶液振摇提取 2 次,每次 20 ml,合并提取液,用氨溶液(1 → 10)20 ml 洗涤,弃去氨液,正丁醇液蒸干,残渣加甲醇 1 ml 使溶解,作为供试品溶液。另取莫诺苷对照品、马钱苷对照品,加甲醇制成每 1 ml 各含 2 mg 的混合溶液,作为对照品溶液。照薄层色谱法(通则 0502)试验,吸取供试品溶液 5 μl、对照品溶液 2 μl,分别点于同一硅胶 G 薄层板上,以三氯甲烷 – 甲醇(3:1)为展开剂,展开,取出,晾干,喷以 10% 硫酸乙醇溶液,在 105℃加热至斑点显色清晰,在紫外灯(365 nm)下检视。供试品色谱中,在与对照品色谱相应的位置上,显相同颜色的荧光斑点。

(2) 取本品水丸 4.5 g、水蜜丸 6 g,研细;或取小蜜丸或大蜜丸 9 g,剪碎,加硅藻土4 g,研匀。加乙醚 40 ml,回流 1 小时,滤过,滤液挥去乙醚,残渣加丙酮 1 ml 使溶解,作为供试品溶液。另取丹皮酚对照品,加丙酮制成每 1 ml 含 1 mg 的溶液,作为对照品溶液。照薄层色谱法(通则 0502)试验,吸取上述两种溶液各 10 μl,分别点于同一硅胶 G 薄层板上,以环己烷 – 乙酸乙酯(3∶1)为展开剂,展开,取出,晾干,喷以盐酸酸性 5% 三氯化铁乙醇溶液,加热至斑点显色清晰。供试品色谱中,在与对照品色谱相应的位置上,显相同颜色的斑点。

(3) 取本品水丸 4.5 g、水蜜丸 6 g,研细;或取小蜜丸或大蜜丸 9 g,剪碎,加硅藻土 4 g,研匀。加乙酸乙酯 40 ml,加热回流 20 分钟,放冷,滤过,滤液浓缩至约 0.5 ml,作为供试品溶液。另取泽泻对照药材 0.5 g,加乙酸乙酯 40 ml,同法制成对照药材溶液。照薄层色谱法(通则 0502)试验,吸取上述两种溶液各 5~10 μl,分别点于同一硅胶 G 薄层板上,以三氯甲烷 – 乙酸乙酯 – 甲酸(12∶7∶1)为展开剂,展开,取出,晾干,喷以 10% 硫酸乙醇溶液,在 105℃ 加热至斑点显色清晰。供试品色谱中,在与对照药材色谱相应的位置上,显相同颜色的斑点。

(三) 检查

应符合《中国药典》(2020 年版)通则 0108 丸剂项下有关的各项规定。

(四) 含量测定

色谱条件与系统适用性试验:以十八烷基硅烷键合硅胶为填充剂;以乙腈为流动相 A,以 0.3% 磷酸溶液为流动相 B,按表 13-3 中的规定进行梯度洗脱;莫诺苷和马钱苷检测波长为 240 nm,丹皮酚检测波长为 274 nm;柱温为 40℃。理论板数按莫诺苷、马钱苷峰计算均应不低于 4 000。

表 13-3　六味地黄丸含量测定梯度洗脱程序

时间 / 分钟	流动相 A/%	流动相 B/%
0~5	5 → 8	95 → 92
5~20	8	92
20~35	8 → 20	92 → 80
35~45	20 → 60	80 → 40
45~55	60	40

对照品溶液的制备:取莫诺苷对照品、马钱苷对照品和丹皮酚对照品适量,精密称定,加 50% 甲醇制成每 1 ml 中含莫诺苷与马钱苷各 20 μg、含丹皮酚 45 μg 的混合溶液,即得。

供试品溶液的制备:取水丸,研细,取约 0.5 g,或取水蜜丸,研细,取约 0.7 g,精密称定;或取小蜜丸或重量差异项下的大蜜丸,剪碎,取约 1 g,精密称定。置具塞锥形瓶中,精密加入 50% 甲醇 25 ml,密塞,称定重量,加热回流 1 小时,放冷,再称定重量,用 50% 甲醇补足减失的重量,摇匀,滤过,取续滤液,即得。

测定法:分别精密吸取对照品溶液与供试品溶液各 10 μl,注入液相色谱仪,测定,即得。

本品含酒萸肉以莫诺苷($C_{17}H_{26}O_{11}$)和马钱苷($C_{17}H_{26}O_{10}$)的总量计,水丸每 1 g 不得少于 0.9 mg;水蜜丸每 1 g 不得少于 0.75 mg;小蜜丸每 1 g 不得少于 0.50 mg;大蜜丸每丸不得少于 4.5 mg。含牡丹皮以丹皮酚($C_9H_{10}O_3$)计，水丸每 1 g 不得少于 1.3 mg；水蜜丸每 1 g 不得少于 1.05 mg；小蜜丸每 1 g 不得少于 0.70 mg；大蜜丸每丸不得少于 6.3 mg。

二、板蓝根颗粒的质量分析

(一) 性状

本品为浅棕黄色至棕褐色的颗粒；味甜、微苦，或味微苦。

(二) 鉴别

1. 薄层色谱法　取本品适量(相当于饮片 2.8 g)，研细，加乙醇 10 ml，超声处理 30 分钟，滤过，滤液浓缩至 2 ml，作为供试品溶液。另取板蓝根对照药材 0.5 g，加乙醇 20 ml，同法制成对照药材溶液。再取 L–脯氨酸对照品、精氨酸对照品、亮氨酸对照品，分别加乙醇制成每 1 ml 各含 1 mg 的溶液，作为对照品溶液。照薄层色谱法(通则 0502)试验，吸取上述五种溶液各 2~5 μl，分别点于同一硅胶 G 薄层板上，以正丁醇–冰醋酸–水(19∶5∶5)为展开剂，展开，取出，晾干，喷以茚三酮试液，在 105℃加热至斑点显色清晰，置日光下检视。供试品色谱中，在与对照药材色谱和对照品色谱相应的位置上，显相同颜色的斑点。

2. 高效液相色谱法　取尿苷对照品、鸟苷对照品、(R,S)–告依春对照品及腺苷对照品，加 5% 甲醇制成每 1 ml 含尿苷、鸟苷、(R,S)–告依春各 20 μg 及腺苷 25 μg 的混合溶液，作为对照品溶液。照含量测定项下的方法试验，吸取上述对照品溶液及含量测定项下的供试品溶液各 5~10 μl，注入液相色谱仪，记录色谱图。供试品色谱中，应呈现与对照品色谱峰保留时间相对应的色谱峰。

(三) 检查

应符合《中国药典》(2020 年版)通则 0104 颗粒剂项下有关的各项规定。

(四) 含量测定

色谱条件与系统适用性试验：以十八烷基硅烷键合硅胶为填充剂；以甲醇为流动相 A，以水为流动相 B，按表 13-4 中的规定进行梯度洗脱；流速为每分钟 0.8 ml；柱温为 30℃，检测波长为 254 nm。理论板数按尿苷峰计算应不低于 10 000。

表 13-4　板蓝根颗粒含量测定梯度洗脱程序

时间 / 分钟	流动相 A/%	流动相 B/%
0~3	3	97
3~20	3 → 10	97 → 90
20~40	10 → 70	90 → 30
40~50	70	30

对照品溶液的制备：取尿苷对照品、鸟苷对照品及腺苷对照品适量，精密称定，加 5% 甲醇制成每 1 ml 含尿苷 20 μg、鸟苷 20 μg 及腺苷 25 μg 的混合溶液，即得。

供试品溶液的制备：取装量差异项下的本品，研细，取适量(约相当于饮片 1.4 g)精密称定，置具塞锥形瓶中，精密加入 5% 甲醇 10 ml，密塞，称定重量，超声处理(功率 500 W，频率 40 kHz)5 分钟，放冷，再称定重量，用 5% 甲醇补足减失的重量，摇匀，滤过，取续滤液,即得。

测定法:分别精密吸取对照品溶液与供试品溶液各 5~10 µl,注入液相色谱仪,测定,即得。

本品每袋含板蓝根以尿苷($C_9H_{12}N_2O_6$)、鸟苷($C_{10}H_{13}N_5O_5$)、腺苷($C_{10}H_{13}N_5O_4$)的总量计,每袋装 5 g、4 g、3 g、2.5 g、1.8 g、1 g 不得少于 0.70 mg;每袋装 10 g 不得少于 1.4 mg。

三、甘草浸膏的质量分析

(一) 性状

本品为棕褐色的块状固体或粉末;有微弱的特殊臭气和持久的特殊甜味。

(二) 鉴别

1. 化学鉴别法　取本品细粉 1~2 mg,置白瓷板上,加硫酸溶液(4 → 5)数滴,即显黄色,渐变为橙黄色至橙红色。

2. 薄层色谱法　取本品 1 g,加水 40 ml 溶解,用正丁醇振摇提取 3 次,每次 20 ml (必要时离心),合并正丁醇液,用水洗涤 3 次,每次 20 ml,正丁醇液蒸干,残渣加甲醇 5 ml 使溶解,作为供试品溶液。另取甘草酸铵对照品,加甲醇制成每 1 ml 含 2 mg 的溶液,作为对照品溶液,照薄层色谱法(通则 0502)试验,吸取上述两种溶液各 5 µl,分别点于同一用 1% 氢氧化钠溶液制备的硅胶 G 薄层板上,以乙酸乙酯 – 甲酸 – 冰醋酸 – 水(15∶1∶1∶2)为展开剂,展开,取出,晾干,喷以 10% 硫酸乙醇溶液,在 105 ℃ 加热至斑点显色清晰,显相同的橙黄色荧光斑点。

(三) 检查

1. 水分　照水分测定法测定,块状固体不得过 13.5%;粉末不得过 10.0%。

2. 总灰分　不得过 12.0%。

3. 水中不溶物　精密称取本品 1 g,加水 25 ml 搅拌溶解后,离心 1 小时(转速为每分钟 1 000 转;或每分钟 2 000 转,离心 30 分钟),弃去上清液,沉淀加水 25 ml,搅匀,再照上法离心洗涤,直至洗液无色澄明为止,沉淀用少量水洗入已干燥至恒重的蒸发皿中,置水浴上蒸干,在 105 ℃ 干燥至恒重,遗留残渣不得过 5.0%。

4. 其他　应符合《中国药典》(2020 年版)通则 0189 流浸膏剂与浸膏剂项下有关的各项规定。

(四) 含量测定

色谱条件与系统适用性试验:以十八烷基硅烷键合硅胶为填充剂;以乙腈为流动相 A,以 0.05% 磷酸溶液为流动相 B,按表 13-5 中的规定进行梯度洗脱;检测波长为 237 nm。理论板数按甘草酸峰计算应不低于 5 000。

表 13-5   甘草浸膏含量测定梯度洗脱程序

时间 / 分钟	流动相 A/%	流动相 B/%
0~8	19	81
8~35	19 → 50	81 → 50
35~36	50 → 100	50 → 0
36~40	100 → 19	0 → 81

对照品溶液的制备：取甘草苷对照品适量，精密称定，用 70% 乙醇制成每 1 ml 含甘草苷 20 μg 的对照品溶液；取甘草酸铵对照品适量，精密称定，用 70% 乙醇制成每 1 ml 含甘草酸铵 0.2 mg（折合甘草酸为 0.195 9 mg）的对照品溶液。

供试品溶液的制备：取本品，研细，取约 0.2 g，精密称定，置具塞锥形瓶中，精密加入 70% 乙醇 100 ml，密塞，称定重量，超声处理（功率 250 W，频率 40 kHz）30 分钟，取出，放冷，再称定重量，用 70% 乙醇补足减失的重量，摇匀，滤过，取续滤液，即得。

测定法：分别精密吸取对照品溶液与供试品溶液各 10 μl，注入液相色谱仪，测定，即得。

本品按干燥品计算，含甘草苷（$C_{21}H_{22}O_9$）不得少于 0.5%，甘草酸（$C_{42}H_{62}O_{16}$）不得少于 7.0%。

考证聚焦 〉〉〉〉

简答题

1. 简述中药制剂分析的基本程序。
2. 简述水分测定的方法及适用范围。

扫一扫，
练一练

（王文洁）　　第十三章
在线测试

实训二十　双黄连口服液中黄芩苷的含量测定

【实训目的】

1. 掌握外标法测定双黄连口服液中黄芩苷的含量。
2. 掌握高效液相色谱仪的操作方法。
3. 熟悉原始数据的记录和检验报告书的书写。

【实训原理】

双黄连口服液主要由金银花、黄芩、连翘三味药材制成。黄芩味苦、性寒，有清热燥湿、泻火解毒等功效，黄芩苷是黄芩的主要化学成分，起到抗菌、抗病毒等药理作用，质量标准中以黄芩苷为含量测定指标，反映双黄连口服液质量。由于中药制剂成分复杂，采用分离能力强的高效液相色谱法先分离出检测成分，再采用外标法对黄芩苷进行定量分析。

【实训内容】

1. **试药**　双黄连口服液，甲醇，冰醋酸，纯净水，黄芩苷对照品。
2. **器材**　高效液相色谱仪，色谱柱（十八烷基硅烷键合硅胶为固定相），超声波清洗仪，50 ml 容量瓶 1 个，移液管，微量进液器等。

3. 操作步骤

（1）高效液相色谱仪操作（以岛津高效液相色谱仪为例）：

1）安装色谱柱,过滤甲醇、水并超声脱气。

2）打开高效液相色谱仪各部件开关,待各部件自检正常方可使用。

3）排除管路、泵中气体后,用甲醇平衡系统30分钟。

4）打开色谱工作站,状态显示"就绪",设置流动相为甲醇 – 水 – 冰醋酸(50∶50∶1)、流速1 ml/min、检测波长274 nm、柱温25℃,"下载"到仪器,以流动相平衡系统30分钟。

5）设定"单次运行",设定分析样品信息、色谱条件等信息。分别取对照品、供试品进样。

6）试验完毕后,设置流动相为甲醇 – 水(5∶95)冲洗系统1小时,最后用甲醇冲洗系统30分钟。

（2）黄芩苷含量测定：

1）取黄芩苷对照品适量,精密称定,加50%甲醇制成每1 ml含0.1 mg的溶液作为对照品溶液。

2）精密量取双黄连口服液1 ml,置50 ml量瓶中,加50%甲醇适量,超声处理20分钟,放置至室温,加50%甲醇稀释至刻度,摇匀,作为供试品溶液。

3）分别精密吸取对照品溶液、供试品溶液各5 μl,注入液相色谱仪,测定,即得。

【实训注意】

1. 试验所用甲醇为色谱纯,水为纯净水,使用之前用孔径0.45 μm的有机系、水系滤膜过滤。水需每天更换。

2. 流动相需使用超声脱气处理。

3. 使用液相色谱仪前,务必排除系统中气体,否则系统压力不稳,基线波动。

4. 由于流动相中有酸,试验完毕后,应先用甲醇 – 水 =5∶95流动相冲洗系统1小时,再用甲醇冲洗系统。十八烷基硅烷键合硅胶在酸性溶液中易溶解,降低分离效能。

【实训检测】

1. 根据固定相、流动相极性不同,液相色谱法分为哪几种？反相液相色谱常用固定相、流动相分别是什么？

2. 高效液相色谱法外标法测定黄芩苷含量的原理是什么？

3. 高效液相色谱仪的关键操作有哪些？

（王文洁）

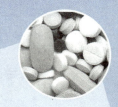

第十四章
药品生物检定技术

>>>> 学习目标

- 掌握无菌检查的常规技术要求、方法适用性试验和检查方法。
- 熟悉微生物限度检查的检查方法、结果判断。
- 了解热原检查、细菌内毒素检查的方法和结果判断。

思维导图

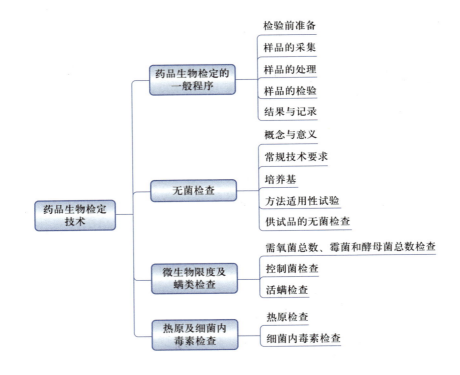

　　药品污染是指在生产、取样、包装或重新包装、贮存或运输等操作过程中,原辅料、中间产品、待包装产品、成品受到具有化学或微生物特性的杂质或异物的不利影响。药品污染包括化学特性物质污染、微生物污染及异物(物理特性)污染,以无菌药品生产的微生物污染为主,危害较大。

　　自然界中微生物的种类和生存形式是多种多样的,药品种类繁多,剂型多样,其污染的微生物也是多样且复杂的,目前,微生物污染包括细菌性污染、病毒和真菌及其毒素的污染。细菌主要指大肠埃希菌、沙门菌、假单胞菌、变形杆菌、葡萄球菌、梭状芽孢菌等;病毒主要指衣原体、支原体及噬菌体等;而真菌主要指酵母菌、青霉、曲霉、毛霉等。

课堂讨论 ▶▶▶

　　药品中微生物污染的来源有哪些?

第一节　药品生物检定的一般程序

一、检验前准备

1. 对无菌室、超净工作台等检验环境进行灭菌,提前 1 小时灭菌 30~60 分钟,必要时进行无菌室的空气检验。

2. 按照技术要求将各种玻璃仪器进行清洗、烘干、包扎、灭菌,冷却后送无菌室备用。

3. 准备好所用的各种试剂、药品,做好普通营养琼脂或其他选择培养基。

4. 准备好所需的各种仪器,如恒温水浴箱、灭菌锅、显微镜、冰箱等,并分别进行灭菌消毒。

5. 检验人员的工作衣、口罩、鞋、帽等灭菌后备用。

6. 检验人员必须将手清洗消毒,穿戴好无菌工作衣、帽和鞋,才能进入无菌室,且在试验完成之前不得随便出入无菌室。

二、样品的采集

药品生物检定的采样应严格遵守样品采集的操作规程,遵循随机、客观、均匀、合理的抽样原则,由专门的无菌采样员或微生物检验员进行具体的采样工作或实施采样的监管工作。为保证微生物检测结果的代表性、真实性和有效性,还须对抽样过程实施有效防止微生物污染的措施。

三、样品的处理

采集的样品要注意保持完整性和有效性。完整性是指检测样品的最小包装应完好无缺,没有任何破损和污染,可以用消毒液对其外表进行消毒处理而不影响其内在微生物状况。有效性是指检测样品编号的唯一性和可追溯性,以及样品内在的微生物能保持其原始数量和原始状态。

采集的样品送入无菌室前,应用适宜的消毒溶液对其外表进行消毒处理,在物流中(传递窗)经紫外光照射 30 分钟后方可进入无菌室,检验中注意及时将样品的唯一性编号转移至最小包装及传递到每一步骤的容器上,保证试验结果的唯一性和正确性。

四、样品的检验

检验人员接到样品和送检单后,应立即登记,填写序号,按照要求将样品保存,并积极准备条件进行检验。按照《中国药典》(2020 年版)、国家药品标准或根据不同的药品、不同的检验目的来选择适当的检验方法,进行药品的生物检定。

五、结果与记录

样品检验完毕后,检验人员应及时填写检验记录,并出具检验报告书。检验记录必须真实、完整、清晰,不得随意涂改。如果需要涂改,须用斜线将涂改部分划掉,并签上涂改者的名字或盖印章,不得使用涂黑方式,以保证错误部分清晰可见。药品生物检定的记录中应有试验环境检测情况,包括无菌室的温湿度,无菌室、工作台面的浮游菌、沉降菌数,培养基、稀释液、试验用品的配制或灭菌批号,阳性对照菌的编号、名称,所用耗材的批号等,以便必要时作为对试验结果分析的依据。

第二节　无菌检查

一、无菌检查的概念与意义

(一) 概念

无菌检查法是指用于检查药典要求无菌的药品、生物制品、医疗器械、原料、辅料及其他品种是否无菌的一种方法。无菌检查的项目通常包括需氧菌、厌氧菌及真菌检查。

(二) 意义

无菌检查是为了保证药品的质量,保证用药的安全性、有效性。若药品被微生物污染,会直接或间接地危害人类健康,某些地区曾出现过因服用或注射药品引起使用者发热、感染、致癌甚至死亡的事件。几乎全部剂型甚至灭菌制剂都有过受到微生物污染的报道。药品的微生物污染来源之一是生产环境,因此必须按照生产工艺和产品的质量要求控制生产车间的净化级别,对于无菌制剂的生产设备和生产工艺必须进行无菌生产工艺验证或灭菌工艺验证。

二、常规技术要求

1. 无菌检查应在洁净度 10 000 级下的局部洁净度 100 级的单向流空气区域内或隔离系统中进行。

2. 单向流空气区、工作台面及环境应定期按《医药工业洁净室(区)悬浮粒子的测试方法》《医药工业洁净室(区)浮游菌的测试方法》《医药工业洁净室(区)沉降菌的测试方法》的现行国家标准进行洁净度验证。

3. 检验全过程应严格遵守无菌操作,防止微生物污染,且防止污染的措施不得影响供试品中微生物的检出。

4. 无菌检查人员必须具备微生物专业知识,并经过无菌技术的培训。

5. 培养基、稀释液、冲洗液、试验器具等灭菌时除另有规定外,均采用验证合格的灭菌程序灭菌。

6. 日常检验时需对试验环境进行监控。

三、培养基

(一) 培养基的制备

无菌检查的培养基应适合需氧菌、厌氧菌或真菌的生长,其配方和制备方法应严格按照《中国药典》(2020 年版)通则 1101 规定的处方执行。《中国药典》(2020 年版)无菌检查法规定的培养基有 8 种,分别是硫乙醇酸盐流体培养基、胰酪大豆胨液体培养基、中和或灭活用培养基、0.5% 葡萄糖肉汤培养基（用于硫酸链霉素等抗生素的无菌检查）、胰酪大豆胨琼脂培养基、沙氏葡萄糖液体培养基、沙氏葡萄糖琼脂培养基和马铃薯葡萄糖琼脂培养基（PDA）。培养基配制后应采用验证合格的灭菌程序灭菌，灭菌后需经无菌检查合格。制备好的培养基应保存在 2~25℃、避光的环境，若保存于非密闭容器中，一般在 3 周内使用；若保存于密闭容器中，一般可在 1 年内使用。

（二）培养基的适用性检查

无菌检查用的硫乙醇酸盐流体培养基和胰酪大豆胨液体培养基等应符合培养基的无菌性检查及灵敏度检查的要求。本检查可在供试品的无菌检查前或与供试品的无菌检查同时进行。检查合格后方可进行无菌检查方法验证试验和供试品的无菌检查。

1. 无菌性检查　每批培养基一般随机取不少于 5 支（瓶），置各培养基规定的温度培养 14 天，应无菌生长。

2. 灵敏度检查　用已知的标准菌种来检定培养基的敏感度，以证明在进行无菌检查时，所加的菌种能够在培养基中生长良好。培养基灵敏度检查的菌种有金黄色葡萄球菌、铜绿假单胞菌、枯草芽孢杆菌、生孢梭菌、白色念珠菌和黑曲霉。

四、方法适用性试验

进行产品无菌检查时，应进行方法适用性试验，以确认所采用的方法适合于该药品的无菌检查。当检验程序或产品发生变化可能影响检验结果时，应重新进行方法适用性试验。方法适用性试验按"供试品的无菌检查"的规定及下列要求进行操作。对每一试验菌应逐一进行方法确认。

（一）菌种及菌液制备

金黄色葡萄球菌、枯草芽孢杆菌、生孢梭菌、白色念珠菌、黑曲霉的菌株及菌液制备同培养基灵敏度检查，大肠埃希菌（*Escherichia coli*）〔CMCC（B）44 102〕的菌液制备同金黄色葡萄球菌，详见《中国药典》（2020 年版）四部通则 1101。

（二）薄膜过滤法

按供试品的无菌检查要求，取每种培养基规定接种的供试品总量，采用薄膜过滤法过滤，冲洗，在最后一次的冲洗液中加入不大于 100 cfu 的试验菌，过滤。加培养基至滤筒内，接种金黄色葡萄球菌、大肠埃希菌、生孢梭菌的滤筒内加硫乙醇酸盐流体培养基；接种枯草芽孢杆菌、白色念珠菌、黑曲霉的滤筒内加胰酪大豆胨液体培养基。另取一装有同体积培养基的容器，加入等量试验菌，作为对照。置规定温度培养，培养时间不得超过 5 天。

（三）直接接种法

取符合直接接种法培养基用量要求的硫乙醇酸盐流体培养基 6 管，分别接入不大于 100 cfu 的金黄色葡萄球菌、大肠埃希菌、生孢梭菌各 2 管。取符合直接接种法培养基用量要求的胰酪大豆胨液体培养基 6 管，分别接入不大于 100 cfu 的枯草芽孢杆菌、白色念珠菌、黑曲霉各 2 管。其中一管按供试品的无菌检查要求，接入每支培养基规定的供试品接种量，另一管作为对照，置规定的温度培养，培养时间不得超过 5 天。

（四）结果判断

与对照管比较，如含供试品各容器中的试验菌均生长良好，说明供试品的该检验量在该检验条件下无抑菌作用或其抑菌作用可以忽略不计,则照此检查方法和检查条件进行供试品的无菌检查。如含供试品的任一容器中的试验菌生长微弱、缓慢或不生长,则说明供试品的该检验量在该检验条件下有抑菌作用,应采用增加冲洗量、增加培养基用量、使用中和剂或灭活剂、更换滤膜品种等方法,消除供试品的抑菌作用,并重新进行方法适用性试验。

方法适用性试验也可与供试品的无菌检查同时进行。

五、供试品的无菌检查

无菌检查法包括薄膜过滤法和直接接种法。只要供试品性质允许,应采用薄膜过滤法。供试品无菌检查所采用的检查方法和检验条件应与方法适用性试验确认的方法相同。无菌试验过程中,若需使用表面活性剂、灭活剂、中和剂等试剂,应证明其有效性,且对微生物无毒性。

（一）供试品的检验数量和检验量

供试品的检验数量是指一次试验所用供试品最小包装容器的数量,成品每亚批均应进行无菌检查。检验量是指供试品每个最小包装接种至每份培养基的最小量。《中国药典》(2020 年版)通则 1101 中列出"批出厂产品及生物制品的原液和半成品最少检验数量""上市抽验样品的最少检验数量"和"供试品的最少检验量",可按表中的规定取量检验。

（二）对照试验

1. 阳性对照应根据供试品特性选择阳性对照菌:无抑菌作用及抗革兰阳性菌为主的供试品,以金黄色葡萄球菌为对照菌;抗革兰阴性菌为主的供试品,以大肠埃希菌为对照菌;抗厌氧菌的供试品,以生孢梭菌为对照菌;抗真菌的供试品,以白色念珠菌为对照菌。阳性对照试验的菌液制备同方法适用性试验,加菌量不大于 100 cfu,供试品用量同供试品无菌检查时每份培养基接种的样品量。阳性对照管培养不超过 5 天,应生长良好。

2. 阴性对照供试品无菌检查时,应取相应溶剂和稀释液、冲洗液同法操作,作为阴性对照。阴性对照不得有菌生长。

（三）供试品处理及接种培养基

操作时,用适宜的消毒液对供试品容器表面进行彻底消毒,如果供试品容器内有一定的真空度,可用适宜的无菌器材(如带有除菌过滤器的针头)向容器内导入无菌空气,再按无菌操作打开容器取出内容物。

除另有规定外,按下列方法进行供试品处理及接种培养基:

1. 薄膜过滤法　薄膜过滤法一般应采用封闭式薄膜过滤器,根据供试品及其溶剂的特性选择滤膜材质。无菌检查用的滤膜孔径应不大于 0.45 μm。滤膜直径约为 50 mm,若使用其他尺寸的滤膜,应对稀释液和冲洗液体积进行调整,并重新验证。使用时,应保证滤膜在过滤前后的完整性。

水溶性供试液过滤前,一般应先将少量的冲洗液过滤,以润湿滤膜。油类供试品,其滤膜和过滤器在使用前应充分干燥。为发挥滤膜的最大过滤效率,应注意保持供试品溶液及冲洗液覆盖整个滤膜表面。供试品溶液经薄膜过滤后,若需要用冲洗液冲洗滤膜,每张滤膜每次冲洗量一般为 100 ml,总冲洗量一般不超过 500 ml,最高不得超过

扫一扫,
学操作

无菌检查的
试验操作

1 000 ml,以避免滤膜上的微生物受损伤。

（1）水溶性液体供试品：取规定量,直接过滤,或混合至含不少于 100 ml 适宜稀释液的无菌容器中,混匀,立即过滤。如供试品具有抑菌作用,须用冲洗液冲洗滤膜,冲洗次数一般不少于 3 次,所用的冲洗量、冲洗方法同方法适用性试验。除生物制品外,一般样品冲洗后,1 份滤器中加入 100 ml 硫乙醇酸盐流体培养基,1 份滤器中加入 100 ml 胰酪大豆胨液体培养基。生物制品样品冲洗后,2 份滤器中加入 100 ml 硫乙醇酸盐流体培养基,1 份滤器中加入 100 ml 胰酪大豆胨液体培养基。

（2）水溶性固体和半固体供试品：取规定量,加适宜的稀释液溶解或按标签说明复溶,然后照水溶性液体供试品项下的方法操作。

（3）非水溶性供试品：取规定量,直接过滤;或混合溶于适量含聚山梨酯 80 或其他适宜乳化剂的稀释液中,充分混合,立即过滤。用含 0.1%~1% 聚山梨酯 80 的冲洗液冲洗滤膜至少 3 次。加入含或不含聚山梨酯 80 的培养基。接种培养基照水溶性液体供试品项下的方法操作。

（4）可溶于十四烷酸异丙酯的膏剂和黏性油剂供试品：取规定量,混合至适量的无菌十四烷酸异丙酯(无菌十四烷酸异丙酯的制备：可采用薄膜过滤法过滤除菌,选用孔径为 0.22 μm 的适宜滤膜,或其他适宜的灭菌方法)中,剧烈振摇,使供试品充分溶解,如果需要可适当加热,加热温度一般不超过 40℃,最高不得超过 44℃,趁热迅速过滤。对仍然无法过滤的供试品,于含有适量无菌十四烷酸异丙酯的供试液中加入不少于 100 ml 的适宜稀释液,充分振摇萃取,静置,取下层水相作为供试液过滤。过滤后滤膜冲洗及接种培养基照非水溶性供试品项下的方法操作。

（5）无菌气雾剂供试品：取规定量,采用专用设备将供试品转移至封闭式薄膜过滤器中。或将各容器置 –20℃或其他适宜温度冷冻约 1 小时,取出,迅速消毒供试品开启部位或阀门,正置容器,用无菌钢锥或针样设备以无菌操作迅速在与容器阀门结构相匹配的适宜位置钻一小孔,不同容器钻孔大小和深度应保持基本一致,钻孔后应无明显抛射剂抛出,轻轻转动容器,使抛射剂缓缓释出,释放抛射剂后再无菌开启容器,并将供试液转移至无菌容器中混合,必要时用冲洗液冲洗容器内壁。供试品亦可采用其他适宜的方法取出。然后照水溶性液体供试品或非水溶性供试品项下的方法操作。

（6）装有药物的注射器供试品：取规定量,将注射器中的内容物(若需要可吸入稀释液或标签所示的溶剂溶解)直接过滤,或混合至含适宜稀释液的无菌容器中,然后照水溶性液体供试品或非水溶性供试品项下方法操作。同时应采用适宜的方法对包装中所配带的针头等要求无菌的部件进行无菌检查。

（7）具有导管的医疗器械(输血、输液袋等)供试品：除另有规定外,取规定量,每个最小包装用适量的(通常 50~100 ml)冲洗液分别冲洗内壁,收集冲洗液于无菌容器中,然后照水溶性液体供试品项下方法操作。同时应采用适宜的方法对包装中所配带的针头等要求无菌的部件进行无菌检查。

2. 直接接种法　直接接种法适用于无法用薄膜过滤法进行无菌检查的供试品,即取规定量供试品分别等量接种至硫乙醇酸盐流体培养基和胰酪大豆胨液体培养基中。除生物制品外,一般样品无菌检查时两种培养基接种的瓶或支数相等;生物制品无菌检查时硫乙醇酸盐流体培养基和胰酪大豆胨液体培养基接种的瓶或支数为

2:1。除另有规定外,每个容器中培养基的用量应符合接种的供试品体积不得大于培养基体积的 10%,同时,硫乙醇酸盐流体培养基每管装量不少于 15 ml,胰酪大豆胨液体培养基每管装量不少于 10 ml。供试品检查时,培养基的用量和高度同方法适用性试验。

供试品的接种根据供试品品种的不同按下列方法分别进行:

(1) 混悬液等非澄清水溶性液体供试品:取规定量,等量接种至各管培养基中。

(2) 固体供试品:取规定量,直接等量接种至各管培养基中,或加入适宜的溶剂溶解,或按标签说明复溶,取规定量等量接种至各管培养基中。

(3) 非水溶性供试品:取规定量,混合,加入适量的聚山梨酯 80 或其他适宜的乳化剂及稀释剂使其乳化,等量接种至各管培养基中。或直接等量接种至含聚山梨酯 80 或其他适宜乳化剂的各管培养基中。

(4) 敷料供试品:取规定数量,以无菌操作拆开每个包装,于不同部位剪取约 100 mg 或 1 cm×3 cm 的供试品,等量接种于各管足以浸没供试品的适量培养基中。

(5) 肠线、缝合线等供试品:肠线、缝合线及其他一次性使用的医用材料按规定量取最小包装,无菌拆开包装,等量接种于各管足以浸没供试品的适量培养基中。

(6) 灭菌医用器械供试品:除另有规定外,取规定量,必要时应将其拆散或切成小碎段,等量接种于各管足以浸没供试品的适量培养基中。

(7) 放射性药品:取供试品 1 瓶(支),等量接种于装量为 7.5 ml 的硫乙醇酸盐流体培养基和胰酪大豆胨液体培养基中。每管接种量为 0.2 ml。

3. 培养及观察   将上述接种供试品后的培养基容器分别按各培养基规定的温度培养不少于 14 天;接种生物制品的硫乙醇酸盐流体培养基的容器应分成两等份,一份置 30~35℃培养,一份置 20~25℃培养。培养期间应定期观察并记录是否有菌生长。如在加入供试品后或在培养过程中,培养基出现浑浊,培养 14 天后,不能从外观上判断有无微生物生长,可取该培养液不少于 1 ml 转种至同种新鲜培养基中,将原始培养物和新接种的培养基继续培养不少于 4 天,观察接种的同种新鲜培养基是否再出现浑浊;或取培养液涂片,染色,镜检,判断是否有菌。

(四) 结果判断

若供试品管均澄清,或虽显浑浊但经确证无菌生长,判供试品符合规定;若供试品管中任何一管显浑浊并确证有菌生长,判供试品不符合规定,除非能充分证明试验结果无效,即生长的微生物非供试品所含。只有符合下列至少一个条件时方可认为试验无效:

1. 无菌检查试验所用的设备及环境的微生物监控结果不符合无菌检查法的要求。

2. 回顾无菌试验过程,发现有可能引起微生物污染的因素。

3. 在阴性对照中观察到微生物生长。

4. 供试品管中生长的微生物经鉴定后,确证是因无菌试验中所使用的物品和(或)无菌操作技术不当引起的。

试验若经评估确认无效后,应重试。重试时,重新取同量供试品,依法检查,若无菌生长,判供试品符合规定;若有菌生长,判供试品不符合规定。

第三节　微生物限度及螨类检查

一、需氧菌总数、霉菌和酵母菌总数检查

非无菌药品的需氧菌总数、霉菌和酵母菌总数检测的是药物在单位质量或体积内所存在的活菌数量,是评价药品生产过程中各环节卫生状况的一个重要依据。《中国药典》(2020年版)通则1107规定:除中药饮片外,非无菌药品的需氧菌总数、霉菌和酵母菌总数照"非无菌产品微生物限度检查:微生物计数法"(通则1105)检查。

计数方法包括平皿法、薄膜过滤法和最可能数法(most-probable-number method,简称MPN法)。MPN法用于微生物计数时精确度较差,但对于某些微生物污染量很小的供试品,MPN法可能是更适合的方法。

按计数方法适用性试验确认的计数方法进行供试品中需氧菌总数、霉菌和酵母菌总数的测定。胰酪大豆胨琼脂培养基或胰酪大豆胨液体培养基用于测定需氧菌总数;沙氏葡萄糖琼脂培养基用于测定霉菌和酵母菌总数。

阴性对照试验:以稀释液代替供试液进行阴性对照试验,阴性对照试验应无菌生长。如果阴性对照有菌生长,应进行偏差调查。

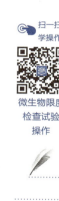

扫一扫,
学操作

微生物限度
检查试验
操作

(一) 平皿法

平皿法包括倾注法和涂布法。除另有规定外,取规定量供试品,按方法适用性试验确认的方法进行供试液制备和菌数测定,每稀释级每种培养基至少制备2个平板。

1. 培养和计数　除另有规定外,胰酪大豆胨琼脂培养基平板在30~35℃培养3~5天,沙氏葡萄糖琼脂培养基平板在20~25℃培养5~7天,观察菌落生长情况,点计平板上生长的所有菌落数,计数并报告。菌落蔓延生长成片的平板不宜计数。点计菌落数后,计算各稀释级供试液的平均菌落数,按菌数报告规则报告菌数。若同稀释级两个平板的菌落数平均值不小于15,则两个平板的菌落数不能相差1倍或以上。

2. 菌数报告规则　需氧菌总数测定宜选取平均菌落数小于300 cfu的稀释级,霉菌和酵母菌总数测定宜选取平均菌落数小于100 cfu的稀释级,作为菌数报告的依据。取最高的平均菌落数,计算1 g、1 ml或10 cm² 供试品中所含的微生物数,取两位有效数字报告。

如各稀释级的平板均无菌落生长或仅最低稀释级的平板有菌落生长,但平均菌落数小于1时,以<1乘以最低稀释倍数的值报告菌数。

(二) 薄膜过滤法

除另有规定外,按计数方法适用性试验确认的方法进行供试液制备。取相当于1 g、1 ml或10 cm² 供试品的供试液,若供试品所含的菌数较多,可取适宜稀释级的供试液,照方法适用性试验确认的方法加至适量稀释液中,立即过滤,冲洗,冲洗后取出滤膜,菌面朝上贴于胰酪大豆胨琼脂培养基或沙氏葡萄糖琼脂培养基上培养。

1. 培养和计数　培养条件和计数方法同平皿法,每张滤膜上的菌落数应不超过100 cfu。

2. 菌数报告规则　以相当于1 g、1 ml或10 cm² 供试品的菌落数报告菌数;若

滤膜上无菌落生长,以 <1 报告菌数(每张滤膜过滤 1 g、1 ml 或 10 cm² 供试品),或以 <1 乘以最低稀释倍数的值报告菌数。

(三) 最可能数法(MPN 法)

取规定量供试品,按方法适用性试验确认的方法进行供试液制备和供试品接种,所有试验管在 30~35℃培养 3~5 天,如果需要确认是否有微生物生长,按方法适用性试验确定的方法进行。记录每一稀释级微生物生长的管数,从《中国药典》(2020 年版)通则 1105 "微生物最可能数检索表"中查每 1 g、1 ml 或 10 cm² 供试品中需氧菌总数的最可能数。

二、控制菌检查

控制菌检查法用于在规定的试验条件下,检查供试品中是否存在特定的微生物。《中国药典》(2020 年版)通则 1106 规定的控制菌检查项目包括耐胆盐革兰阴性菌、大肠埃希菌、沙门菌、铜绿假单胞菌、金黄色葡萄球菌、梭菌及白色念珠菌。供试品检出控制菌或其他致病菌时,以一次检出结果为准,不再复试。

供试品检查:控制菌检查方法适用性试验确认后,进行供试品控制菌检查时,还需进行试验菌的阳性对照试验和稀释剂的阴性对照试验。

阳性对照试验:阳性对照试验方法同供试品的控制菌检查,对照菌的加量应不大于 100 cfu。阳性对照试验应检出相应的控制菌。

阴性对照试验:以稀释剂代替供试液照相应控制菌检查法检查,阴性对照试验应无菌生长。如果阴性对照有菌生长,应进行偏差调查。

供试品的控制菌检查应按经方法适用性试验确认的方法进行。

(一) 耐胆盐革兰阴性菌

1. 供试液制备和预培养　取供试品,用胰酪大豆胨液体培养基作为稀释剂照"非无菌产品微生物限度检查:微生物计数法"(通则 1105)制成 1:10 供试液,混匀,在 20~25℃培养,培养时间应使供试品中的细菌充分恢复但不增殖(约 2 小时)。

2. 定性试验　除另有规定外,取相当于 1 g 或 1 ml 供试品的上述预培养物接种至适宜体积(经方法适用性试验确定)肠道菌增菌液体培养基中,30~35℃培养 24~48 小时后,划线接种于紫红胆盐葡萄糖琼脂培养基平板上,30~35℃培养 18~24 小时。如果平板上无菌落生长,判供试品未检出耐胆盐革兰阴性菌。

3. 定量试验

(1) 选择和分离培养:取相当于 0.1 g、0.01 g 和 0.001 g(或 0.1 ml、0.01 ml 和 0.001 ml)供试品的预培养物或其稀释液分别接种至适宜体积(经方法适用性试验确定)肠道菌增菌液体培养基中,30~35℃培养 24~48 小时。上述每一培养物分别划线接种于紫红胆盐葡萄糖琼脂培养基平板上,30~35℃培养 18~24 小时。

(2) 结果判断:若紫红胆盐葡萄糖琼脂培养基平板上有菌落生长,则对应培养管为阳性,否则为阴性。根据各培养管检查结果,从《中国药典》(2020 年版)通则 1106 "耐胆盐革兰阴性菌的可能菌数(N)"表中查 1 g 或 1 ml 供试品中含有耐胆盐革兰阴性菌的可能菌数。

(二) 大肠埃希菌

1. 供试液制备和增菌培养　取供试品,照"非无菌产品微生物限度检查:微生物计数法"（通则1105）制成1:10供试液。取相当于1g或1ml供试品的供试液，接种至适宜体积（经方法适用性试验确定）的胰酪大豆胨液体培养基中，混匀，30~35°C培养18~24小时。

2. **选择和分离培养**　取上述培养物1ml接种至100ml麦康凯液体培养基中，42~44°C培养24~48小时。取麦康凯液体培养物划线接种于麦康凯琼脂培养基平板上，30~35°C培养18~72小时。

3. **结果判断**　若麦康凯琼脂培养基平板上有菌落生长，应进行分离、纯化及适宜的鉴定试验，确证是否为大肠埃希菌；若麦康凯琼脂培养基平板上没有菌落生长，或虽有菌落生长但鉴定结果为阴性，判供试品未检出大肠埃希菌。

（三）沙门菌

1. **供试液制备和增菌培养**　取10g或10ml供试品直接或处理后接种至适宜体积（经方法适用性试验确定）的胰酪大豆胨液体培养基中，混匀，30~35°C培养18~24小时。

2. **选择和分离培养**　取上述培养物0.1ml接种至10ml RV沙门菌增菌液体培养基中，30~35°C培养18~24小时。取少量RV沙门菌增菌液体培养物划线接种于木糖赖氨酸脱氧胆酸盐琼脂培养基平板上，30~35°C培养18~48小时。

沙门菌在木糖赖氨酸脱氧胆酸盐琼脂培养基平板上生长良好，菌落为淡红色或无色、透明或半透明、中心有或无黑色。用接种针挑选疑似菌落于三糖铁琼脂培养基高层斜面上进行斜面和高层穿刺接种，培养18~24小时，或采用其他适宜方法进一步鉴定。

3. **结果判断**　若木糖赖氨酸脱氧胆酸盐琼脂培养基平板上有疑似菌落生长，且三糖铁琼脂培养基的斜面为红色、底层为黄色或斜面为黄色、底层为黄色或黑色，应进一步进行适宜的鉴定试验，确证是否为沙门菌。如果平板上没有菌落生长，或虽有菌落生长但鉴定结果为阴性，或三糖铁琼脂培养基的斜面未见红色、底层未见黄色；或斜面黄色、底层未见黄色或黑色，判供试品未检出沙门菌。

（四）铜绿假单胞菌

1. **供试液制备和增菌培养**　取供试品，照"非无菌产品微生物限度检查：微生物计数法"（通则1105）制成1:10供试液。取相当于1g或1ml供试品的供试液，接种至适宜体积（经方法适用性试验确定）的胰酪大豆胨液体培养基中，混匀，30~35°C培养18~24小时。

2. **选择和分离培养**　取上述培养物划线接种于溴化十六烷基三甲铵琼脂培养基平板上，30~35°C培养18~72小时。

取上述平板上生长的菌落进行氧化酶试验，或采用其他适宜方法进一步鉴定。

3. **氧化酶试验**　将洁净滤纸片置于平皿内，用无菌玻棒取上述平板上生长的菌落涂于滤纸片上，滴加新配制的1%二盐酸N,N-二甲基对苯二胺试液，在30秒内若培养物呈粉红色并逐渐变为紫红色，为氧化酶试验阳性，否则为阴性。

4. **结果判断**　若溴化十六烷基三甲铵琼脂培养基平板上有菌落生长，且氧化酶试验阳性，应进一步进行适宜的鉴定试验，确证是否为铜绿假单胞菌。如果平板上没有菌落生长，或虽有菌落生长但鉴定结果为阴性，或氧化酶试验阴性，判供试品未检出铜绿假单胞菌。

（五）金黄色葡萄球菌

1. 供试液制备和增菌培养　取供试品,照"非无菌产品微生物限度检查:微生物计数法"(通则1105)制成1:10供试液。取相当于1 g或1 ml供试品的供试液,接种至适宜体积(经方法适用性试验确定)的胰酪大豆胨液体培养基中,混匀,30~35℃培养18~24小时。

2. 选择和分离培养　取上述培养物划线接种于甘露醇氯化钠琼脂培养基平板上,30~35℃培养18~72小时。

3. 结果判断　若甘露醇氯化钠琼脂培养基平板上有黄色菌落或外周有黄色环的白色菌落生长,应进行分离、纯化及适宜的鉴定试验,确证是否为金黄色葡萄球菌;若平板上没有与上述形态特征相符或疑似的菌落生长,或虽有相符或疑似菌落生长但鉴定结果为阴性,判供试品未检出金黄色葡萄球菌。

（六）梭菌

1. 供试液制备和热处理　取供试品,照"非无菌产品微生物限度检查:微生物计数法"(通则1105)制成1:10供试液。取相当于1 g或1 ml供试品的供试液2份,其中1份置80℃保温10分钟后迅速冷却。

2. 增菌、选择和分离培养　将上述2份供试液分别接种至适宜体积(经方法适用性试验确定)的梭菌增菌培养基中,置厌氧条件下30~35℃培养48小时。取上述每一培养物少量,分别涂抹接种于哥伦比亚琼脂培养基平板上,置厌氧条件下30~35℃培养48~72小时。

3. 过氧化氢酶试验　取上述平板上生长的菌落,置洁净玻片上,滴加3%过氧化氢试液,若菌落表面有气泡产生,为过氧化氢酶试验阳性,否则为阴性。

4. 结果判断　若哥伦比亚琼脂培养基平板上有厌氧杆菌生长(有或无芽孢),且过氧化氢酶反应为阴性,应进一步进行适宜的鉴定试验,确证是否为梭菌;如果哥伦比亚琼脂培养基平板上没有厌氧杆菌生长,或虽有相符或疑似的菌落生长但鉴定结果为阴性,或过氧化氢酶反应阳性,判供试品未检出梭菌。

（七）白色念珠菌

1. 供试液制备和增菌培养　取供试品,照"非无菌产品微生物限度检查:微生物计数法"(通则1105)制成1:10供试液。取相当于1 g或1 ml供试品的供试液,接种至适宜体积(经方法适用性试验确定)的沙氏葡萄糖液体培养基中,混匀,30~35℃培养3~5天。

2. 选择和分离培养　取上述预培养物划线接种于沙氏葡萄糖琼脂培养基平板上,30~35℃培养24~48小时。

白色念珠菌在沙氏葡萄糖琼脂培养基上生长的菌落呈乳白色,偶见淡黄色,表面光滑,有浓酵母气味,培养时间稍久则菌落增大、颜色变深、质地变硬或有皱褶。挑取疑似菌落接种至念珠菌显色培养基平板上,培养24~48小时(必要时延长至72小时),或采用其他适宜方法进一步鉴定。

3. 结果判断　若沙氏葡萄糖琼脂培养基平板上有疑似菌落生长,且疑似菌在念珠菌显色培养基平板上生长的菌落呈阳性反应,应进一步进行适宜的鉴定试验,确证是否为白色念珠菌;若沙氏葡萄糖琼脂培养基平板上没有菌落生长,或虽有菌落生长但鉴定结果为阴性,或疑似菌在念珠菌显色培养基平板上生长的菌落呈阴性反应,判供试品未检出白色念珠菌。

📀 **知识链接**

各品种项下规定的微生物限度标准解释

10^1 cfu：可接受的最大菌数为 20；

10^2 cfu：可接受的最大菌数为 200；

10^3 cfu：可接受的最大菌数为 2 000；依此类推。

三、活螨检查

药品因其原料、生产过程或包装、运输、贮存、销售等条件不良，可能会受到螨的污染。螨可蛀蚀损坏药品，使药品变质失效。螨也会引起皮炎及消化、泌尿、呼吸系统的疾病，直接危害人体健康或传播疾病。因此，药品特别是中成药，须进行活螨检查。

(一)活螨的一般检查方法

1. 直检法　取供试品先用肉眼观察，有无疑似活螨的白点或其他颜色的点状物，再用 5~10 倍放大镜或实体显微镜检视。有螨者，用解剖针或发丝针或小毛笔挑取活螨放在滴有一滴甘油溶液的载玻片上，置显微镜下观察。

2. 漂浮法　取供试品放在盛有饱和食盐水的扁形称量瓶或适宜的容器内，加饱和食盐水至容器的 2/3 处，搅拌均匀，置 10 倍放大镜或实体显微镜下检查，或继续加饱和食盐水至瓶口处(为防止食盐水和样品溢出污染桌面，宜将上述容器放在装有适量甘油溶液的培养皿中)，将洁净的载玻片盖在瓶口，使玻片与液面接触，沾取液面上的漂浮物，迅即反转玻片，置显微镜下检查。

3. 分离法　也称烤螨法。取供试品放在附有孔径大小适宜的筛网的普通玻璃漏斗内，利用活螨避光、怕热的习性，在漏斗的广口上面放一个 60~100 W 的灯泡，距离药品约 6 cm 处，照射 1~2 小时。活螨可沿着漏斗底部细径内壁向下爬，用小烧杯装半杯甘油溶液，放在漏斗的下口处，收集爬出的活螨。

上述三种方法中，以前两种方法操作简便、效果好、检出率高，故多采用。

(二)各剂型药品的活螨检查方法

供试品取样量：一般供试品每批抽检两瓶。以单剂量、一日剂量包装的样品，每批抽取两盒(每盒检查 3~4 最小包装单位)；贵重或微量包装的供试品，取样量可酌减。必要时，可再次抽样，或选取有疑问的样品进行检查。

1. 大蜜丸　将药丸外壳(蜡壳或纸蜡壳等)置酒精灯小火焰上转动，适当烧灼(杀灭外壳可能污染的活螨)后，小心打开。

(1) 表面完好的药丸，可用消毒的或在火焰上烧灼后放冷的解剖针刺入药丸，取样后手持解剖针，在放大镜或实体显微镜下检查。同时注意检查丸壳的内壁或包丸的衬纸有无活螨。

(2) 有虫粉现象的药丸，可用放大镜或实体显微镜直接检查，也可用漂浮法检查。

2. 小蜜丸、水丸

(1) 表面完好的药丸，可将其放在预先衬有洁净黑纸片的培养皿或小搪瓷盘中，用直检法检查,未检出螨时,如必要,可再用漂浮法或烤螨法检查。

(2) 有虫粉现象的丸、片可用直检法或漂浮法检查。同时注意检查药瓶口内壁与内盖有无活螨。

3. **散剂、冲剂和胶囊剂等**　直接检查药瓶口壁、内盖及塑料薄膜袋的内侧有无活螨。然后将药品放在衬有洁净黑纸的培养皿或搪瓷盘中,使成薄层,直接检查。必要时可再用漂浮法检查。

4. **块状冲剂**　直接检查供试品的包装蜡纸、玻璃纸或塑料薄膜及药块表面有无活螨。有虫粉现象者,除用直检法检查外,可再用漂浮法检查。

5. **液体制剂及半固体制剂**　先用75% 乙醇将药瓶的外盖螺口周围消毒后,小心旋开外盖,用直检法,检查药瓶外盖的内侧及瓶口内外的周围与内盖有无活螨。

6. **除上述制剂外的其他制剂**　可视具体情况参照上述有关方法检查。

(三) 结果判断

凡供试品按上述有关剂型项下规定检查,发现活螨者,做检出活螨报告。

第四节　热原及细菌内毒素检查

药品是用于人类防治疾病的特殊物质,保证用药的安全有效是最基本也是最重要的要求。热原、细菌内毒素等会引起人体的不适甚至影响到生命安全,因此须对热原和细菌内毒素进行监控和检查,保证用药的安全。

一、热原检查

热原检查法是将一定剂量的供试品,经静脉注入家兔体内,在规定时间内,观察家兔体温升高的情况,以判定供试品中所含热原的限度是否符合规定。

由于家兔具有与人类相似的热原反应,对内毒素及内毒素以外的热原都能检测出来,且家兔容易繁殖、使用,注射方便等,所以,家兔试验法仍是目前各国药典规定的热原检查的法定方法。

扫一扫,
学操作

热原检查

(一) 供试用家兔

供试用的家兔应健康合格,体重在 1.7 kg 以上(用于生物制品检查的家兔体重为 1.7~3.0 kg),雌兔应无孕。预测体温前 7 日即应用同一饲料饲养,在此期间,体重应不减轻,精神、食欲、排泄等不得有异常现象。未曾用于热原检查的家兔;或供试品判定为符合规定,但组内升温达 0.6 ℃的家兔;或 3 周内未曾使用的家兔,均应在检查供试品前 7 日内预测体温,进行挑选。挑选试验的条件与检查供试品时相同,仅不注射药液,每隔 30 分钟测量体温 1 次,共测 8 次,8 次体温均在 38.0~39.6 ℃的范围内,且最高与最低体温相差不超过 0.4 ℃的家兔,方可供热原检查用。用于热原检查后的家兔,如供试品判定为符合规定,至少应休息 48 小时方可再供热原检查用,其中升温达 0.6 ℃的家兔应休息 2 周以上。对用于血液制品、抗毒素和其他同一抗原性供试品检测的家兔,可在 5 天内重复使用 1 次。如供试品判定为不符合规定,则组内全部家兔不再使用。

(二) 试验前的准备

在做热原检查前 1~2 日,供试用家兔应尽可能处于同一温度的环境中,实验室和饲养室的温度相差不得大于 3℃,且应控制在 17~25℃,在试验全部过程中,实验室温度变化不得大于 3℃,应防止动物骚动并避免噪声干扰。家兔在试验前至少 1 小时开始停止给食并置于宽松适宜的装置中,直至试验完毕。测量家兔体温应使用精密度为 ±0.1℃的测温装置。测温探头或肛温计插入肛门的深度和时间各兔应相同,深度一般约 6 cm,时间不得少于 1.5 分钟,每隔 30 分钟测量体温 1 次,一般测量 2 次,两次体温之差不得超过 0.2℃,以此两次体温的平均值作为该兔的正常体温。当日使用的家兔,正常体温应在 38.0~39.6℃的范围内,且同组各兔间正常体温之差不得超过 1.0℃。

与供试品接触的试验用器皿应无菌、无热原。去除热原通常采用干热灭菌法(250℃、30 分钟以上),也可用其他适宜的方法。

(三) 检查法

取适用的家兔 3 只,测定其正常体温后 15 分钟以内,自耳静脉缓缓注入规定剂量并温热至约 38℃的供试品溶液,然后每隔 30 分钟按前法测量其体温 1 次,共测 6 次,以 6 次体温中最高的一次减去正常体温,即为该兔体温的升高温度(℃)。如 3 只家兔中有 1 只体温升高 0.6℃或高于 0.6℃,或 3 只家兔体温升高的总和达 1.3℃或高于 1.3℃,应另取 5 只家兔复试,检查方法同上。

(四) 结果判断

在初试的 3 只家兔中,体温升高均低于 0.6℃,并且 3 只家兔体温升高总和低于 1.3℃;或在复试的 5 只家兔中,体温升高 0.6℃或高于 0.6℃的家兔不超过 1 只,并且初试、复试合并 8 只家兔的体温升高总和为 3.5℃或低于 3.5℃,均判定供试品的热原检查符合规定。

在初试的 3 只家兔中,体温升高 0.6℃或高于 0.6℃的家兔超过 1 只;或在复试的 5 只家兔中,体温升高 0.6℃或高于 0.6℃的家兔超过 1 只;或初试、复试合并 8 只家兔的体温升高总和超过 3.5℃,均判定供试品的热原检查不符合规定。

当家兔升温为负值时,以 0℃计。

二、细菌内毒素检查

细菌内毒素检查法系利用鲎试剂来检测或量化由革兰阴性菌产生的细菌内毒素,以判断供试品中细菌内毒素的限量是否符合规定的一种方法。

🔖 知识链接

鲎　试　剂

鲎是一种栖生于海洋的节肢动物,它的血液中含有铜离子,呈蓝色,主要成分是血蓝蛋白。"鲎试剂"就是由这种海洋生物鲎的蓝色血液提取物制成的。鲎试剂能准确、快速地检测人体是否因细菌感染而致病;在制药行业,鲎试剂用于检测细菌内毒素。目前使用的鲎试剂分为美洲鲎试剂和东方鲎试剂两大类。

细菌内毒素检查包括两种方法,即凝胶法和光度测定法,后者包括浊度法和显色基质法,供试品检测时,可使用其中任何一种方法进行试验。当测定结果有争议时,除另有规定外,以凝胶限度试验结果为准。细菌内毒素的量用内毒素单位(EU)表示,1 EU与1个内毒素国际单位(IU)相当。本节介绍凝胶法。

凝胶法系通过鲎试剂与内毒素产生凝集反应的原理进行限度检测或半定量检测内毒素的方法,包括凝胶限度试验和凝胶半定量试验。

(一) 凝胶限度试验

按表14-1制备溶液A、B、C和D。使用稀释倍数不超过最大有效稀释倍数(MVD)并且已经排除干扰的供试品溶液来制备溶液A和B。按鲎试剂灵敏度复核试验项下操作。

表 14-1　凝胶限度试验溶液的制备

编号	内毒素浓度/配制内毒素的溶液	平行管数
A	无/供试品溶液	2
B	2λ/供试品溶液	2
C	2λ/检查用水	2
D	无/检查用水	2

注:A为供试品溶液;B为供试品阳性对照溶液;C为阳性对照溶液;D为阴性对照溶液。

结果判断:保温60分钟±2分钟后观察结果。若阴性对照溶液D的平行管均为阴性,供试品阳性对照溶液B的平行管均为阳性,阳性对照溶液C的平行管均为阳性,则试验有效。

若溶液A的两个平行管均为阴性,判定供试品符合规定。若溶液A的两个平行管均为阳性,判定供试品不符合规定。若溶液A的两个平行管中的一管为阳性,另一管为阴性,需进行复试。复试时溶液A需做4支平行管,若所有平行管均为阴性,判定供试品符合规定,否则判定供试品不符合规定。

若供试品的稀释倍数小于MVD而溶液A结果不符合规定,可将供试品稀释至MVD重新试验,再对结果进行判断。

(二) 凝胶半定量试验

本方法系通过确定反应终点浓度来量化供试品中内毒素的含量。按表14-2制备溶液A、B、C和D。按鲎试剂灵敏度复核试验项下操作。

表 14-2　凝胶半定量试验溶液的制备

编号	内毒素浓度/被加入内毒素的溶液	稀释用液	稀释倍数	所含内毒素的浓度	平行管数
A	无/供试品溶液	检查用水	1 2 4 8	— — — —	2 2 2 2

续表

编号	内毒素浓度 / 被加入内毒素的溶液	稀释用液	稀释倍数	所含内毒素的浓度	平行管数
B	2λ / 供试品溶液		1	2λ	2
C	2λ / 检查用水	检查用水	1 2 4 8	2λ 1λ 0.5λ 0.25λ	2 2 2 2
D	无 / 检查用水	—	—	—	2

注:A 为不超过 MVD 并且通过干扰试验的供试品溶液。从通过干扰试验的稀释倍数开始用检查用水稀释如 1 倍、2 倍、4 倍和 8 倍,最后的稀释倍数不得超过 MVD。

B 为含 2λ 浓度标准内毒素的溶液 A(供试品阳性对照溶液)。

C 为鲎试剂标示灵敏度的对照系列溶液。

D 为阴性对照溶液。

结果判断:若阴性对照溶液 D 的平行管均为阴性,供试品阳性对照溶液 B 的平行管均为阳性,系列溶液 C 的反应终点浓度的几何平均值在 $0.5\sim2\lambda$,则试验有效。

系列溶液 A 中每一系列平行管的终点稀释倍数乘以 λ,为每个系列的反应终点浓度。如果检验的是经稀释的供试品,则将终点浓度乘以供试品进行半定量试验的初始稀释倍数,即得到每一系列内毒素浓度 c。

若每一系列内毒素浓度均小于规定的限值,判定供试品符合规定。每一系列内毒素浓度的几何平均值即为供试品溶液的内毒素浓度[按公式 $c_E = \text{antilg}(\sum \lg c/2)$]。若试验中供试品溶液的所有平行管均为阴性,应记为内毒素浓度小于 λ(如果检验的是稀释过的供试品,则记为小于 λ 乘以供试品进行半定量试验的初始稀释倍数)。

若任何系列内毒素浓度均不小于规定的限值,则判定供试品不符合规定。若供试品溶液的所有平行管均为阳性,可记为内毒素的浓度大于或等于最大的稀释倍数乘以 λ。

考证聚焦 >>>>

简答题

1. 无菌检查时,不同的供试品应该怎样前处理?
2. 无菌检查中的直接接种法与薄膜过滤法的区别是什么?
3. 控制菌检查项目包括哪些?

扫一扫,
练一练

(董月辉)

第十四章
在线测试

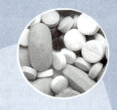

第十五章

体内药物分析

>>>> 学习目标

- 掌握体内样品的制备方法及预处理方法。
- 熟悉体内样品的种类、采集、贮存。
- 了解体内药物分析的性质、任务、特点及发展趋势。

思维导图

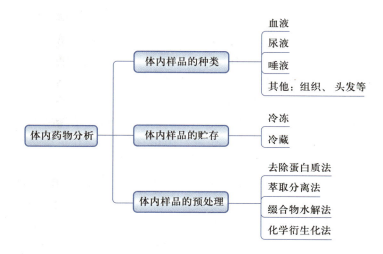

体内药物分析是指体内样品（生物体液、器官或组织）中药物及其代谢物或内源性生物活性物质的定量分析。每一种新药的上市、剂型的创新、药物的试验研究、作用机制的阐明、临床合理用药监护等方面均需进行体内药物分析；体内药物分析直接关系到药物的体内作用机制探讨与质量评价和药物临床使用的安全、有效与合理，与体内药代动力学研究和临床治疗药物监测密切相关。

第一节　概　　述

一、体内药物分析的性质与任务

体内药物分析又称体液药物分析、生物药物分析，是随着临床药学、临床药理学的发展和需要而建立起来的一门新兴学科，就是利用各种分析手段了解药物在体内的变化情况，获得各种药代动力学参数，从而对所研究的药物做出估计与评价，以及对药物的改进与发展提供参考依据。

体内药物分析的任务主要有以下几点：

1. 提供药物在动物和人体内的药代动力学参数、生物利用度及血浆蛋白结合率等基本数据，用于新药的注册审批。

2. 研究和开发新的有效的测定方法，为常规测定提供灵敏、专属、可靠的分析方法。

3. 进行体液和组织中药物及其代谢物的测定为临床药物监测、药代动力学研究等提供数据与信息。

4. 监测和研究体内药物的浓度变化，对某些疾病的诊断及治疗具有重要意义。

5. 通过体内药物分析手段和技术，可以完成对麻醉药品和精神药品滥用的检测和运动员体内违禁药物的监测。

二、体内药物分析的特点与发展趋势

新药在进入临床之前都会在试验动物体内进行药代动力学和毒代动力学研究,所以体内药物分析的对象不仅是人体,也包括试验动物。根据体内药物分析的对象及性质、任务,体内药物分析的特点可归纳为以下几点:

1. 药物或代谢物的浓度或活性极低。由于被测定的药物或代谢物的浓度或活性极低,所以分离提取后常用浓缩方法以浓集待测组分。

2. 样品复杂。样品中存在各种直接或间接影响和干扰测定结果的物质,大多需要分离和净化,体内药物分析是在大量复杂组分中进行微量或超微量药物及代谢物的测定工作。

3. 样品量少而且不易重新获得,尤其是在连续测定过程中,很难再度获得完全相同的样品。

4. 要求能很快地提供测定结果,尤其是在毒物学检测工作中。

5. 体内药物分析的方法具有类型多样化和综合性的特点。

知识拓展

体内药物分析常用的测定方法

体内药物分析中常用的测定方法主要有色谱分析法、免疫分析法和生物学方法。其中,色谱分析法主要包括气相色谱法(GC)、高效液相色谱法(HPLC)、色谱 – 质谱联用法(LC–MS、LC–MS/MS、GC–MS、GC–MS/MS)等,可用于药代动力学研究(PK)与临床治疗药物监测(TDM)的体内样品中大多数小分子药物及其特定代谢产物的测定,而液相色谱 – 飞行时间质谱联用法(LC–TOF–MS)可用于蛋白质、多肽等生物大分子类药物或内源性生物活性物质的测定与分析;免疫分析法主要有放射免疫分析法(RIA)、酶免疫分析法(EIA)、荧光免疫分析法(FIA)等,适用于体内样品中生物大分子类药物的测定;生物学或微生物学方法适用于体内样品中抗生素类药物的测定。

随着药物的开发研究,体内药物分析发展迅速,各种新方法、新技术的联合使用使得样品的采集、处理、分离到检测都实现了完全自动化。联合应用的新技术正在改变并推动着体内药物分析的发展,未来体内药物的分析势必会出现采集样品的无损化、微量化,获得信息的高通量化、在线化,试剂消耗的低量化,甚至还可能加入大数据的分析方法。

第二节　体内样品的种类、采集与贮存

一、体内样品的种类

体内药物分析的样品种类包括各种体液、组织和排泄物等,如血液、泪液、胃液、尿液、淋巴液、唾液、乳汁、精液、脑脊液、胆汁、胰液、毛发、脏器组织、粪便等。在体内药物分析中常用并且易于获得的样品主要有血液、尿液和唾液三种。血药浓度能够较准确

地反映药物在体内的状况,该特点使得血液成为最常用的分析样品;尿液中常含有丰富的药物代谢物,唾液有时与血浆游离药物浓度具有相关性,所以二者也时常被采用。其他体液只有在某些特定情况下才会被选用,如乳汁、胆汁、精液等。而脏器组织,除非特别需要,在临床治疗药物监测中很少被使用。

🔖 知识拓展

微透析技术

微透析(microdialysis)技术是一种将灌流取样和透析技术结合起来并逐渐完善的从生物活体内进行动态微量生化取样的新技术。以透析原理作为基础,通过对插入生物体内的微透析探头在非平衡条件下进行灌流,物质沿浓度梯度逆向扩散,使被分析物质穿过膜扩散进入透析管内,并被透析管内连续流动的灌流液不断带出,从而达到活体组织取样的目的。微透析技术最大的优点是可在基本上不干扰体内正常生命过程的情况下进行在体(in vivo)、实时(real time)和在线(on line)取样,特别适用于研究生命过程的动态变化。微透析技术的优点是活体取样、动态观察、定量分析、采样量小、组织损伤轻。该技术的另一大优点是样品的采集与分析过程既可在位又可离位进行。此外,微透析技术的独到之处是可以单独取得细胞外液,因此可对体内神经递质的释放量进行动态监测,具有重要的生物学意义。

二、常用体内样品的采集及制备

原则上任何体液和组织均可用于分析,但在一般情况下,样品的选取可依据以下原则:① 根据不同的分析目的和要求进行选取;② 所取样品应能正确反映药物浓度与效应之间的关系;③ 样品应易于获取,便于处理和分析。体内常用的样品包括血液、尿液和唾液,下面简要介绍这三种样品的采集与制备方法。

(一)血液

血液包括血浆、血清和全血,是体内药物分析中最常用的样品,也称血样。血药浓度测定通常是指测定血浆或血清中的药物浓度,一般认为,当药物在体内达到稳定状态时,血浆中的药物浓度反映了药物在体内的状况,可以作为作用部位药物浓度的可靠指标。

扫一扫,学知识

样品的采集(血液)

1. **血样采集方法**　供分析的血样应能代表整个血药浓度,应待药物在血液中分布均匀后取样。血样采集的方法通常采用静脉取血,有时根据血药浓度和分析方法的灵敏度,也可从毛细血管取血。

2. **血样采集的量**　血样的取样量受到一定限制,尤其是间隔时间较短的多次取样。一般取样量为 1~3 ml,随着高灵敏度的分析方法的建立,取样量可减少到 1 ml 以下,或改用刺破手指取血,此时取样量往往仅需 0.1 ml,从而减少患者的负担。

3. **血样制备**　由采集的血液制取血浆和血清。

(1)血浆:将采集的血液置于含有抗凝剂的试管中,混合,以每分钟 2 500~3 000 转离心 5 分钟,分取上清液即得,其量约为全血的一半。

课堂讨论 ▶▶▶

常用的抗凝剂有哪些?

(2) 血清:将采集的血液在室温下放置 30~60 分钟,待血块凝结析出后,以每分钟 2 000~3 000 转离心 5~10 分钟,分取上清液即得。血清与血浆基本成分相同,血清是除去纤维蛋白原的血浆。

(3) 全血:也应加入抗凝剂并混匀,以防凝血后妨碍测定。对一些可与红细胞结合的药物,或药物在血浆中和在红细胞中的分配比因人而异的情况下,宜采用全血。

测定全血一般不能提供更多的数据,而全血的净化较血浆或血清更为麻烦,尤其是溶血后红细胞中的血红蛋白会妨碍测定。

4. **血样的取样时间间隔**　血样的取样时间间隔是由测定目的而决定的。例如,进行药代动力学参数测定时,需给出药物在体内的药物浓度 - 时间曲线,应根据动力学曲线模型与给药方式确定取样间隔和次数,主要在曲线首尾与峰值附近取样。再如,需要测定血药浓度来进行治疗药物监测(TDM)时,则在血中药物浓度达到稳定(一般为连续给药,经过 5 个半衰期)后才有意义。由于每种药物的半衰期不同,所以取样时间也不同。

(二) 尿液

尿液包括随时尿、晨尿、白天尿、夜间尿和时间尿。尿液很容易获得,且健康人的尿液中不含蛋白质不需除蛋白,所以常用作药物体内代谢研究。测定尿药浓度主要用于药物的剂量回收、肾清除率和生物利用度的研究及药物代谢类型的测定。

1. **尿液的采集**　尿液的采集应是自然排尿,根据监测指标不同,收集适量。虽然尿液中药物浓度较高,但通常变化较大,这就需要同时测定在规定时间内的尿量(体积)及尿药浓度。当测定尿液中药物浓度时,应收集时间尿(一定时间区间的尿液,如用药后 8 小时、12 小时或 24 小时);当测定尿液中药物的总量时,应收集用药后一定时间内(如 24 小时,或至药物基本排泄完全的时间)各时间段排泄的全部尿液,记录体积后,量取一部分用于药物浓度的测定,再乘以尿液量,计算即可求得尿药排泄总量。

2. **尿液的制备**　尿液放置时间长会因细菌繁殖而变浑浊,所以取样后应即时测定。若不能立即测定,而保存时间为 24~36 小时,可置冰箱(4℃)中保存,但若时间再长,则需冰冻保存。如果室温下保存,应在收集尿液后,立即加入防腐剂,或改变尿液的酸碱性以抑制微生物的生长繁殖。尿液中的药物大多呈结合状态,如与体内某些内源性物质葡萄糖、醛、酸等结合,或与药物本身的某些代谢物结合。所以,无论是直接测定还是萃取分离之前,都必须将结合的药物游离。游离的方法多采用加入无机酸进行水解,对遇酸或受热不稳定的药物,也可加入特定的酶进行水解。加酸或碱的同时也可改变尿液的酸碱性,抑制微生物生长。

尿中药物浓度的改变与血浆中药物浓度的相关性较差,且受试者肾功能正常与否直接影响药物排泄。此外,尿液采集时也存在排尿时间(尤其是婴儿)较难掌握、尿液不易采集完全和不易保存等。

（三）唾液

唾液是由腮腺、颌下腺、舌下腺和口腔黏膜内许多散在的小腺体分泌的，在口腔内合并成混合唾液。唾液的 pH 在 6.9 ± 0.5，有个体化差异，易受到外界因素的干扰，比如有无刺激、刺激的强度、性别、年龄、疾病等。唾液中的药物浓度常与血浆药物浓度相关，所以可以通过测定唾液当中的药物浓度来反映血浆中的药物浓度。

1. **唾液的采集**　唾液作为样品的优点是容易获得，取样无损害，受试者容易接受，并且取样不受时间、地点的限制。但口腔黏膜受到机械或化学刺激时，各唾液腺的分泌会受到影响，造成唾液组成发生较大的变化，并且感官刺激所产生的条件反射及思维、情绪也会影响唾液腺的分泌。因此，唾液的采集应尽可能在刺激少的安静状态下进行，一般在漱口后约 15 分钟，收集口内自然流出或经舌在口内搅动后流出的混合唾液（吸管内吸附的少量唾液用稀释液洗出）。若分泌量少，可转动舌尖促进唾液的分泌，也可应用物理方法（嚼石蜡片等）或化学方法（广泛应用的是柠檬酸或维生素 C）刺激，使在短时间内得到大量的唾液，但这样可能影响唾液中的药物浓度，分析时应加以注意。特殊需要时，可采集腮腺、颌下腺及舌下腺分泌的单一唾液，采集时必须采用特殊唾液采集器收集。

2. **唾液的制备**　唾液采集后，应立即测量其除去泡沫部分的体积，再以每分钟 2 000~3 000 转离心 15 分钟，吸取上清液作为测定的样品。应在 4℃ 以下保存，阻止黏蛋白的生成。若对分析无影响，可用碱处理，使唾液中的黏蛋白溶解而降低其黏度。冷冻保存唾液时，解冻后应将容器内唾液充分搅匀后再用，以避免因浓度不均匀而产生误差。

需要指出的是，采集的样品一定要具有代表性和典型性，只有明确了唾液中药物浓度与血清中药物总浓度有一定的比值时，测定唾液中药物浓度才有意义。

课堂讨论 ▶▶▶

其他样品如组织和头发在分析前应该怎么处理？

三、体内样品的贮存与处理

体内药物分析所采用的生物样品都是处于变化之中的，所采用的样品只代表当时所处平衡状态时的情况。因此，取样后应立即进行分析测定。由于试验设计的要求，如药代动力学研究做药时曲线时，需要在有限的时间（如 24 小时）内采集大量的血液样品，受分析速度的限制，往往不能做到边采样边测定，需要将部分样品适当贮存。冷藏或冷冻保存是最常用的方法。冷冻（贮存温度低于 –20℃）既可以终止样品中酶的活性，又可以贮存样品。

1. **血浆或血清**　血浆和血清都需要在采血后及时分离，一般最迟不超过 2 小时，分离后再置冰箱或冷冻柜中保存。若不先分离，则可因冷冻引起细胞溶解，阻碍血浆或血清的分离。血浆或血清样品应置硬质玻璃或聚乙烯塑料离心管中密塞保存。短期保存时，可置冰箱（4℃）中；长期保存时，须置冷冻柜（–20℃ 或 –80~–70℃）中。

2. 尿液　采集的尿液若不能立即测定,应加入防腐剂置冰箱中保存,常用防腐剂有甲苯、二甲苯、三氯甲烷、醋酸、盐酸等。利用甲苯等可以在尿液的表面形成薄膜,醋酸等可以改变尿液的酸碱性从而抑制细菌的生长。保存时间为 24~36 小时时,可置冰箱(4℃)中;长时间保存时,应冷冻(-20℃或 -80~-70℃)。

3. 唾液　应在 4℃以下保存,冷冻保存唾液时,解冻后有必要将容器内唾液充分搅匀后再用,否则测定结果会产生误差。

4. 组织性样品　多在 -20℃速冻,无须加防腐剂。

冷冻的样品测定时,需临时解冻。解冻后的样品应一次性测定完毕,而不要反复冻融(冷冻→解冻→冷冻→解冻),以防药物浓度下降。如果采集的样品不能一次性地测定完毕,则应以小体积分装贮存,每次按计划取一定数量进行测定。

某些药物在生物样品中是不稳定的,所以生物样品的贮存应考虑:样品的贮存条件;样品在贮存期间是否稳定,对分析结果有何影响;样品若不稳定,应如何预防或校正分析结果。为防止含酶样品在采样后酶对待测组分进一步代谢,采样后必须立即终止酶的活性。

第三节　体内样品的预处理

在进行体内药物及其代谢物测定时,除了极少数情况是将体液经简单处理后直接测定外,通常是在最后一步测定之前,采取适当的方法进行样品制备,即进行分离、净化、浓集,必要时还需对待测组分进行结构的改变,然后进行测定。

一、体内样品预处理的目的和原则

体内样品预处理的目的就是使待测药物游离出来,满足测定方法的要求,从而改善分析的环境。体内样品预处理的原则主要有以下几点:

1. 尽量避免预处理后样品出现玷污或损失。例如,处理过程中所使用到的耗材及仪器应当洁净;采集的尿液应当及时处理,避免细菌的污染等。

2. 确保预处理后样品能被检测出最低药物检测浓度。体内样品介质组成复杂、干扰多,而待测药物组分浓度低,须先经预处理,使其分离及浓集。例如,血清中既含有高分子的蛋白质和低分子的糖、脂肪、尿素等有机物,也含有 Na^+、K^+、Cl^- 等无机物,而其药物含量低(一般为 μg/ml 或 ng/ml 水平)。因此,需将样品进行适当处理,使组分得到净化和富集,以满足测定方法对分析样品的要求。

3. 确保预处理后样品不会污染、劣化分析仪器。如使用高效液相色谱仪分析样品时,为防止蛋白质在色谱柱上的沉积、堵塞,至少需要进行除去血浆蛋白质的预处理工作。体内样品的预处理是色谱分析中必不可少的操作步骤。体内样品的预处理不仅可以延长色谱柱的寿命,而且可以改善方法的选择性(排除生物介质的干扰)和组分的可测性或组分的色谱行为(待测组分的化学衍生化)。

二、体内样品预处理的方法

由于内源性物质、代谢产物或其他共存药物的干扰能影响分析结果,所以选择性分离是相当重要的。对于大多数药物而言,体内样品的分析通常由两步组成:样品的预处理和对最终提取物的测定。预处理是为了除去生物介质中含有的大量内源性及外源性干扰物质;提取出低浓度的待测药物或代谢产物,或同时加以浓集;或进行化学衍生化处理,使其在所用分析技术的检测范围之内。分析方法的专属性部分取决于分析方法的特点,但主要取决于分析样品的预处理与制备技术。

常用体内样品的预处理方法有去除蛋白质法、萃取分离法、缀合物水解法、化学衍生化法及微波萃取和微透析技术等。

(一) 去除蛋白质法

在测定血浆、血清、全血和组织匀浆等样品中药物浓度时,首先的处理步骤是去除蛋白质。大多数药物进入体内很快与蛋白质形成结合物,为了测定体液中药物的总浓度,也常需要去除蛋白质。同时去除蛋白质可预防提取过程中蛋白质的干扰,保护仪器性能和延长仪器使用期限。

1. 加入沉淀剂或变性试剂　通常去除蛋白质的方法是加入沉淀剂或变性试剂。其作用机制是使蛋白质形成不溶性盐而沉淀。

(1) 加入中性盐:样品中加入蛋白质沉淀剂中性盐,如硫酸铵、硫酸钠、硫酸镁、枸橼酸盐、磷酸盐等,能与蛋白质分子竞争系统中的水分子,使蛋白质脱水而析出沉淀(盐析)。血样中加入 2 倍量的饱和硫酸铵后,高速离心(每分钟大于 10 000 转)1~2 分钟,即可去除 90% 以上的蛋白质。

(2) 加入酸:阴离子型蛋白质沉淀剂常为一些酸,如三氯醋酸、高氯酸、磷酸、苦味酸、钨酸等,均可在低于等电点 pH 的溶液中与蛋白质阴离子形成不溶性盐。含药物的血清与 10% 的三氯醋酸(1:0.6)混合后,高速离心 1~2 分钟,可去除 90% 以上的蛋白质。

(3) 加入金属离子:含铜盐、锌盐、汞盐等阳离子型沉淀剂,可在高于等电点 pH 的溶液中与蛋白质分子中带阴离子的羧基形成不溶性盐,离心后即可除去蛋白质。应注意蛋白质沉淀方法对于与蛋白质结合力强的药物回收率较差。

2. 加入可与水混溶的有机溶剂　常用的水溶性有机溶剂有甲醇、乙醇、丙酮、乙腈、四氢呋喃等,当过量存在时,可使多数药物从蛋白质结合物中游离出来。血样与 1~3 倍体积的有机溶剂混合(若仅用小比例溶剂,则仅有少量蛋白质沉淀)高速离心 1~2 分钟后,取上清液供分析,可使 90% 以上的蛋白质沉淀析出。这样处理对保护高效液相色谱的柱效较其他方法为好。

不管溶剂比例如何,待测药物的色谱峰常伴随许多干扰峰及前次遗留样品的色谱峰,影响高效液相色谱法的测定精度。这表明虽然有机溶剂的加入可促进药物从蛋白结合状态释放出来,但不是一种解决样品净化问题的很好方法。同时,较大体积有机溶剂的加入也使样品稀释,检测限增大,方法灵敏度下降。

3. 酶消化法　在测定某些与蛋白质结合力强,且对酸不稳定的药物,尤其是测定组织中的药物时,常采用酶消化法,此法不仅可使组织分解,还可使药物释放出来。最常用的酶是蛋白水解酶中的枯草菌溶素,枯草菌溶素是一种细菌性碱性蛋白分解酶,可在较宽的 pH 范围(pH 7.0~11.0)内使蛋白质的肽链降解。

(1) 测定方法:先将待测组织加 Tris- 缓冲液(pH 10.5)和酶,60℃培养 1 小时,随后用玻璃棉过滤,得澄清滤液,即可供药物提取之用。

(2) 优点:① 酶解消化条件温和、平稳,可避免某些药物在酸性条件、较高温度时水解引起的降解;② 对蛋白质结合力强的药物,可提高回收率;③ 可用有机溶剂直接提取消化液,而无乳化现象;④ 当采用高效液相色谱法进行检测时,无须再进行过多的净化操作。

但酶消化法不适用于一些碱性条件下易水解的药物。

(二) 萃取分离法

1. 液 – 液萃取法　液 – 液萃取法是体内药物分析中应用最多的分离、净化方法。提取的目的是从大量共存物中分离出所需要的微量组成——药物及其代谢物,并将溶剂蒸发,使样品得到浓集。溶剂提取的效果受诸多因素的影响,主要讨论以下几个方面:

(1) 溶剂的 pH 调节:溶剂提取时,水相的最佳 pH 选择,主要与药物的 pK_a 有关,从理论上讲,对于碱性药物,最佳 pH 要高于 pK_a 1~2 个 pH 单位;对于酸性药物,则要低于 pK_a 1~2 个 pH 单位。这样可使得 90% 以上药物以非解离形式存在,易为溶剂提取。一般规则是:碱性药物在碱性条件下提取;酸性药物在酸性条件下提取;而中性药物则可在近中性条件下提取。但实际上,往往是在碱性条件的环境下提取较好,因为多数药物为亲脂性的碱性物质,而体液中的干扰物(内源性物质)多为酸性。所以,在碱性条件下干扰物质不易被同时提出,这样有利于碱性药物的提取。

对于解离度高的极性化合物,如季铵盐、两性化合物、易形成两性离子的化合物等,均很难用有机溶剂从水相中定量提取,可采用"离子对"技术提取。在溶剂提取中,为了保持溶液 pH 的稳定,多采用缓冲溶液,这样也可维持提取效率的重现性。

(2) 提取溶剂的选择:仔细选择第一个提取溶剂可减少以后的净化操作。在液 – 液萃取中,第一个溶剂的一般选择原则是:在满足提取需要的前提下,尽可能选用极性小的溶剂。这样既可得到合适的提取回收率,又可使干扰物的提取量减至最小。

烷烃类溶剂是较常用的提取溶剂,该类溶剂极性较小,但存在提取能力弱和药物易被容器表面吸附的不足,可加入少量的醇类改善。如庚烷加 1% 乙醇后则在 pH=10.2 时有较高的提取能力。许多情况下,采用单一溶剂不能有效地提取待测成分时,可采用不同极性的混合溶剂。

(3) 提取技术:

1) 提取次数与内标的加入:在体内药物分析中,由于生物样品量少,而且药物含量低,提取时通常不采用反复提取的方法,大多进行一次(至多两次)提取,一般不考虑"提净药物"。因此,要达到样品定量测定,提取溶剂必须精确加入,提取液也要定量转移,各步操作均应与建立标准曲线时的操作完全一致,使各份样品提取率一致。但这在实际操作中难以达到,故在提取之前,于各样品和标准品中加入等量的内标,以待测组分响应值与内标响应值的比值作为定量信息,可避免由于各样品间的提取率不同引入的误差。

2) 混合:可采用具塞试管在密塞情况下,将试管平置于振荡器内振荡,振荡时间和强度由被测组分和提取溶剂的情况而定。对易乳化的样品则振荡宜轻缓,但时间可适当延长。也可将试管竖直放在涡动混合器上旋摇混合。

3) 提取溶剂的蒸发:提取所得溶剂通常有数毫升,往往不能直接供气相色谱法和高效液相色谱法测定。需将提取液浓集;浓集最常用的方法为真空蒸发或在氮气流下使溶剂挥散。蒸发溶剂所用试管底部应拉成尖锥形状,这样可使最后的数微升溶剂沿管壁流下集中在管尖。

2. 液-固萃取法　液-固萃取法是将具有吸附分配或离子交换性质的、表面积大的载体作为填充剂,装于小分离管中,使生物样品的干扰物或药物保留在载体上而进行分离的方法。也可认为固相分离法是微型柱色谱法。液-固萃取法是近年来在生物样品的制备中经常采用的分离纯化的有效方法。

(1) 常用于填充柱的载体:可分为两类。

1) 亲水性载体:常用的硅藻土可捕集全部样品,样品全部吸附在固相载体颗粒表面,形成一薄层,即使样品中含有水也能如此。然后将一种与水不相混溶的有机溶剂(如氯乙烷)倾入柱中,即可洗涤提取药物,使其与干扰物分离。

2) 疏水性或离子交换树脂载体:常用的有活性炭、聚苯乙烯、十八烷基键合硅胶等,可从样品中吸附亲脂性药物,然后用有机溶剂将药物洗脱分离。离子交换柱适用于高极性、可解离的药物,如庆大霉素的分离。

知识拓展

固相萃取技术

固相萃取柱(solid phase extraction cartridges,简称 SPE column 或 SPE cartridges)是从层析柱发展而来的一种用于萃取、分离、浓缩的样品预处理装置,主要应用于各种食品、农畜产品、环境样品及生物样品中目标化合物的样品预处理。固相萃取技术已经被广泛地使用在许多国家标准及行业分析标准中。

固相萃取技术基于液-固相色谱理论,采用选择性吸附、选择性洗脱的方式对样品进行富集、分离、净化。较常用的方法是使液体样品溶液通过吸附剂,保留其中被测物质,再选用适当强度溶剂冲去杂质,然后用少量溶剂迅速洗脱被测物质,从而达到快速分离净化与浓缩的目的。也可选择性吸附干扰杂质而让被测物质流出;或同时吸附杂质和被测物质,再使用合适的溶剂选择性洗脱被测物质。

以上样品的制备方法适用于药物或其代谢物的总浓度(游离和结合型)测定。当需测定血浆或血清中游离型药物浓度时,可利用分子大小将游离型与蛋白结合型药物加以分离。常采用的分离方法有平衡透析、超速离心、超滤及凝胶过滤等。

(2) 提取技术:

1) 活化:除去柱子内的杂质并创造一定的溶剂环境。通常需要两种溶剂来完成上述任务,一个溶剂(初溶剂)用于净化固定相,另一个溶剂(终溶剂)用于建立一个合适的固定相环境使样品分析物得到适当的保留。

2) 上样:将样品用一定的溶剂溶解,转移入柱,这时药物和干扰物质保留在固定相上。

3) 淋洗:通常需要淋洗固定相以便最大程度除去干扰物质。

4) 洗脱:选择适当的溶剂将被测物质洗脱下来,收集洗脱液。洗脱剂用量一般为每 100 mg 固定相用 0.5~0.8 ml。

课堂讨论 ▶▶▶

可以简便快捷地分离药物的其他方法有哪些？

（三）缀合物水解法

药物经人体代谢后，多与内源性物质结合形成缀合物经尿液排出。如某些含羟基、羧基、氨基和巯基的药物，常与内源性物质葡糖醛酸形成葡糖醛酸苷缀合物，而某些含酚羟基、芳胺及醇类药物则常与内源性物质硫酸形成硫酸酯缀合物。形成的缀合物极性往往大于其原形药物，不易被有机溶剂提取，所以在提取之前需要将缀合物中的药物释放，常用酸水解、酶水解及溶剂水解的方法。

1. 酸水解　通常加入适量的盐酸溶液。酸的用量、反应时间及温度等条件会随药物的结构不同而异。酸水解法简便快速，但是水解过程中反应较剧烈，易导致药物分解，且专一性较差。

2. 酶水解　常用葡糖醛酸苷酶或硫酸酯酶或二者的混合酶。酶水解法的缺点是由酶制剂带入的黏液蛋白可能导致乳化及色谱柱顶部阻塞，而且酶水解的时间较长。但是该法反应温和，很少使被测药物或共存物发生降解，且专属性较酸水解法强，所以被优先选用，尤其对于遇酸及受热不稳定的药物更为适合。

（四）化学衍生化法

化学衍生化法是在色谱过程中，用特殊的化学试剂借助化学反应给样品化合物接上某个特殊基团，使其转变为相应衍生物之后进行检测的方法。药物分子中含有活泼氢者均可被化学衍生化，如含有—COOH、—OH、—NH_2、—NH—、—SH 等官能团的药物都可被衍生化。分离前将药物进行化学衍生化的主要作用是使药物具有能被分离的性质，提高检测灵敏度，增强药物的稳定性，以及提高对光学异构体分离的能力等。化学衍生化法在气相色谱法（GC）和高效液相色谱法（HPLC）中具有广泛的应用。

1. 化学衍生化法在 GC 中的应用　GC 中衍生化的目的是使结构中有极性基团（如—NH_2、—COOH、—OH）的药物变成非极性的、易于挥发的药物，具有能被分离的性质，从而使气相色谱柱的温度不必很高即可适合 GC 的分析要求。主要的衍生化反应有烷基化、酰化、硅烷化等。其中以硅烷化应用最广泛。常用的烷基化试剂有碘甲烷（CH_3I）、叠氮甲烷（CH_2N_2）、氢氧化三甲基苯胺等；常用的酰化试剂有三氟乙酸酐、五氟丙酸酐等；常用的硅烷化试剂有三甲基氯硅烷、双三甲基硅烷乙酰胺、双－三甲基硅烷三氟乙酰胺、三甲基硅烷咪唑等。

2. 化学衍生化法在 HPLC 中的应用　HPLC 中衍生化的目的是提高药物的检测灵敏度，改善样品混合物的分离度，适合于进一步做结构鉴定，如质谱、红外光谱、核磁共振。一些在紫外光、可见光区没有吸收或者摩尔吸收系数小的药物，可以使其衍生成对紫外吸收检测器、荧光检测器及电化学检测器等具有高灵敏度的衍生物，HPLC 常用的衍生化试剂有邻苯二醛、丹酰氯、荧胺等。

考证聚焦 >>>>

简答题

1. 体内药物分析的对象是什么？
2. 体内药物分析样品的种类有哪些？其中最常用的是哪些样品？
3. 常用的去除蛋白质的方法有哪些？

扫一扫，
练一练

（朱链链）

第十五章
在线测试

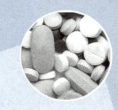

第十六章

新药开发

>>>> 学习目标

- 掌握新药的定义、新药开发的基本程序及新药报送资料的基本内容。
- 熟悉药物分析在新药开发中的主要任务。
- 了解药物分析在新药开发全过程中的意义。

思维导图

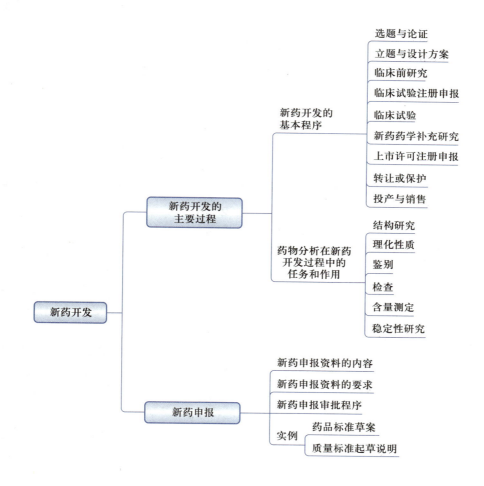

新药是指在境内外均未上市销售的药品。在已上市药品的基础上改变剂型、给药途径、增加新适应证的药品属于改良型新药,需按照新药申请的程序注册申报。

新药开发是一个系统性的工程,涉及药学、药理、毒理、药效、临床等多学科多领域,其中药物分析就是一门贯穿新药开发全过程的重要学科。新药(成分)经过药理筛选确认有效性后,药物分析即开始进入研发工作,从各类化学结构的确认、物理化学性质的描述,到性状、鉴别、检查和含量测定方法的研究,以及稳定性的考察,都需要药物分析提供的准确数据。在药物研究的初始阶段,需要药物分析人员根据药物的特性,建立切实可行的定性、定量检测方法,制订科学合理的质量标准。新药开发的每个环节均需要精确的分析数据,所以药物分析贯穿在新药开发的全过程之中,是保证药物安全有效、质量可控的一项必不可少的工作,是新药开发不可或缺的一部分。

新药开发是一个长周期、高科技、高投入、高回报、高风险的过程,国家药品监督管

扫一扫,
学案例

青蒿素的
发现

理局鼓励新药创制,并进行严格审评审批,以提高药品质量,促进产业升级。新药的产出不仅代表临床治疗发展的前沿导向,与人类健康息息相关,新药开发能力更是体现一个国家创新能力的重要指标。

第一节　新药开发的主要过程

一、新药开发的基本程序

(一) 选题与论证

新药的选题与论证从以下三个方面着手:

1. **市场需求**　开发新药前首先进行市场调研,包括目标市场、市场容量、竞争状况和新药可能的价格等,选择合适的品种进行开发。

2. **疗效与不良反应**　一个新药能否长久地拥有市场,关键在于其是否有较好的疗效,同时具有较少的不良反应,需从疗效和不良反应两个方面考虑。

3. **效益与风险**　新药开发能否成功,需对经济效益和风险进行分析与预测,考虑制造成本、盈亏平衡点和投资收益率,对同类品种的开发及知识产权情况进行综合评估。

(二) 立题与设计方案

立题实质上是一个确立课题的过程。通过对拟开发产品的国内外市场情况,以及专利、同类品种的研发和注册审批情况、治疗疾病的临床试验等进行分析,调研形成可行性研究报告。课题确定后应按照科研课题管理的有关规定,落实研究经费,确定研究人员和实验室,进一步开展相关文献和专利的检索,充分利用研究人员相关学科的专业背景知识和实验室软硬件条件,根据最新的产品审批要求,设计出一套科学、完整的研究方案,制订出一个详细可行的实施计划,以便研究工作有计划、规范化、高效率地进行。

(三) 临床前研究

新药开发的临床前研究至关重要。临床前研究包括药物药学研究和药理、毒理、药效、动物药代动力学研究等,药学研究内容包括原料合成工艺研究、结构确证、原料药质量研究和稳定性研究,制剂处方工艺研究、制剂质量研究和稳定性研究。药理筛选是前提,药效是前景,系统研究是关键,动物毒理试验是保证。

(四) 临床试验注册申报

研究机构(申请人)在完成支持药物临床试验的药学、药理毒理学等研究后,按照申报资料要求整理临床试验注册申报资料,可向国家药品监督管理局提出药物临床试验申请。国家药品监督管理局药品审评中心组织药学、医学和其他技术人员对已受理的药物临床试验申请进行审评。对药物临床试验申请应当自受理之日起 60 日内决定是否同意开展,并通过药品审评中心网站通知申请人审批结果,逾期未通知的,视为同意,申请人可以按照提交的方案开展药物临床试验。

(五) 临床试验

药物临床试验是指以药品上市注册为目的,为确定药物安全性和有效性,在人体开展的药物研究。药物临床试验分为Ⅰ期临床试验、Ⅱ期临床试验、Ⅲ期临床试验、Ⅳ期临床试验及生物等效性试验。根据药物特点和研究目的,研究内容包括临床药理学研究、探索性临床试验、确证性临床试验和上市后研究。药物临床试验应当在具备相应条件并按规定备案的药物临床试验机构开展。申请人获准开展药物临床试验的为药物临床试验申办者(以下简称申办者)。

获准开展药物临床试验的,申办者在开展后续分期药物临床试验前,应当制订相应的药物临床试验方案,经伦理委员会审查同意后开展,并在药品审评中心网站提交相应的药物临床试验方案和支持性资料。药物临床试验用药品的管理应当符合《药品临床试验质量管理规范》(GCP)的有关要求,在符合GMP要求的生产线上制备样品。申办者委托符合GCP的临床研究机构按批文的规定内容和现行的GCP进行临床试验,形成临床试验总结。

(六) 新药药学补充研究

若临床批件中要求进行药学补充研究工作,则在得到临床许可进行临床试验期间按照批件中相关要求进行研究,并在申请生产注册时一并提交药学研究资料。药物临床试验期间,发生药物临床试验方案变更、非临床或者药学的变化或者有新发现的,申办者应当按照规定,参照相关技术指导原则,进行补充研究或补充申请。

由于临床试验周期较长,试验期间发生变更可能性极大,Ⅲ期临床试验前应有确定的处方工艺和质量标准,并在生产车间完成样品工艺验证工作。

(七) 上市许可注册申报

申请人在完成支持药品上市注册的药学、药理毒理学和药物临床试验等研究,确定质量标准,完成商业规模生产工艺验证,并做好接受药品注册核查检验的准备后,可提出药品上市许可申请,按照申报资料要求提交相关研究资料。药品审评中心组织药学、医学和其他技术人员进行审评,综合审评结论通过的,批准药品上市,发给药品注册证书。

(八) 转让或保护

申请人在完成新产品一个阶段的研究工作后,可以进行技术转让,也可以在研究工作完成后进行转让。

(九) 投产与销售

药品生产企业取得药品注册证书并符合GMP要求后即可按照批准工艺投产。国家对批准生产的新药设立监测期,药品生产企业在监测期要进一步考察工艺、质量、稳定性、疗效及安全性,做好不良反应报告的收集。新产品投产上市后,应及时开展必要的广告宣传,进一步开拓新产品的市场。

课堂讨论 ▶▶▶

新药从立项到可上市销售的周期是多久?

二、药物分析在新药开发过程中的任务和作用

新药开发属于高科技领域,为基础研究与前沿学科交叉相容的具体体现,并非某一个组织、某一个单位、某一个学科或某几个专业技术人员能够独立完成的,它既需要个体的创造性,又需要群体的协作性。药物分析的主要任务是提供与分析有关的各种数据并制定质量标准,包括:药物性状的描述;依据药物的理化特性提出定性鉴别方法;根据生产工艺和药物本身性质,考虑有可能存在的对人体有害的杂质,并提出其检查方法;根据有效成分的性质,制订定量分析方法;还要对原料和制剂进行稳定性考察等。

(一) 结构研究

新药,无论是人工合成品、从天然植物中提取分离得到的单体,还是经发酵得到的各种纯化学物质,均需要进行结构的确认,这是新药研究的基础资料。化学结构的测定需要经过元素分析、官能团分析和波谱解析等,利用光谱、色谱、质谱、核磁共振谱等多种技术手段,通过各种信息的相互补充,最终确定新药的化学结构,并进行晶型研究。

(二) 理化性质

药物的理化性质影响药物的体内过程,研究药物的理化性质是药效学研究的基础工作。它包括性状和理化常数的测定,例如性状(外观、臭、味)、溶解度、熔点、相对密度、比旋度、吸收系数、立体异构等。

(三) 鉴别

鉴别是对药物真伪的判断。在新药开发中,主要利用新药的化学结构和理化性质,建立物理和化学鉴别方法。鉴别方法的选择应遵循专属性强、重现性好、灵敏度高及操作简便、快速的原则。

(四) 检查

纯度检查是药物质量控制的重要内容,也是新药开发的重要内容。要根据生产工艺和药物的性质确定检查项目与方法,同时对在研制过程中出现的未知杂质(含量 ≥ 0.1%)需明确判断其结构,在进一步的研制过程中,可通过改进工艺避免该杂质的出现或纯化使之含量降低。片剂检查主要包括:重量差异、崩解时限、溶出度、发泡量、分散均匀度、微生物限度等;注射剂检查主要包括:pH、装量差异、渗透压摩尔浓度、可见异物、不溶性微粒、重金属及有害元素残留量、无菌、细菌内毒素或热原等;中药注射剂除注射剂检验内容外,还需检查蛋白质、鞣质、树脂、草酸盐、钾离子等;胶囊剂检查主要包括:装量差异、崩解时限、微生物限度;颗粒剂检查主要包括:粒度、水分、干燥失重、溶化性、装量差异、装量、微生物限度等;其余剂型如眼用制剂、鼻用制剂、栓剂、丸剂、软膏剂、乳膏剂、糊剂、吸入制剂、喷雾剂、气雾剂、凝胶剂、散剂、糖浆剂、搽剂、涂剂、酊剂、贴剂、贴膏剂、口服溶液剂、口服混悬剂、植入剂、洗剂、合剂、胶剂、膏剂、露剂、流浸膏剂、浸膏剂等均需制定相关检查项目。

(五) 含量测定

含量测定是控制药物有效成分、保证药物疗效的重要项目,是新药开发必不可少的内容。依据药理筛选的信息,通过建立对有效成分进行定量分析的方法,达到确保药物

疗效的目的。主要包括:滴定分析法、光谱分析法、色谱分析法。其中滴定分析法简便易行、耐用性高、测定结果准确,但专属性差,常用于化学原料药的含量测定;光谱分析法简便易行、灵敏度高、准确度较高,但专属性较差,常用于制剂的定量检测;色谱分析法灵敏度高、专属性强,具有高效能与高速度,适用于药物制剂,尤其是复方制剂的含量测定。

(六)稳定性研究

药物稳定性是指原料及制剂保持其物理、化学、生物学和微生物学性质的能力。稳定性研究的目的是考察原料药或制剂的性质在温度、湿度、光线等条件的影响下随时间变化的规律,为药品的生产、包装、贮存、运输条件和有效期的确定提供科学依据,以保障临床用药安全有效。

扫一扫,
链拓展

药物稳定性
试验方法

按照《中国药典》(2020年版)四部"原料药物与制剂稳定性试验指导原则"规定,稳定性试验包括影响因素试验、加速试验、长期试验。稳定性研究是药物质量控制研究的主要内容之一,与药物质量研究和质量标准的建立紧密相关。稳定性研究具有阶段性特点,贯穿药物研究与开发的全过程,始于药物的临床前研究,在药物临床研究期间和上市后还应继续进行稳定性研究。

第二节 新 药 申 报

一、新药申报的内容及要求

(一)新药申报资料的内容

新药注册需要提交的申报资料内容参照《药品注册管理办法》及国家药品监督管理部门发布的申报资料最新格式要求,基本内容可分为:① 行政文件和药品信息,包括说明函、申请表、产品信息相关材料等;② 通用技术文档总结,包括质量综述、非临床综述、临床综述等;③ 质量,包括原辅包信息、处方工艺研究、质量控制研究、稳定性研究等;④ 非临床试验报告,包括主要药效学试验、药理毒理试验、安全性试验、药代动力学资料等;⑤ 临床研究报告。

(二)新药申报资料的要求

申请人应当提供充分可靠的研究数据,证明药品的安全性、有效性和质量可控性,并对全部资料的真实性负责。新药注册申报所报送的资料引用的文献应当注明著作的名称、刊物名称及卷、期、页等;未公开发表的文献资料应当提供资料所有者许可使用的证明文件。外文资料应当按照要求提供中文译本。药物研究参照国家药品监督管理部门发布的有关指导原则进行,申请人采用其他评价方法和技术的,应当提供其科学性的资料。

> **课堂讨论** ▶▶▶
>
> 临床试验与药品生产中如何保证数据可靠性?

（三）新药申报审批程序

对新药的审评审批，在物质基础原创性和新颖性的基础上，强调临床价值的要求，其中改良型新药要求比改良前具有明显的临床优势。新药注册申请分为临床试验申请与上市许可申请，注册申报资料应当一次性提交，药品注册申请受理后不得自行补充新的技术资料。

二、实例

布洛芬胶囊质量标准研究资料：

（一）药品标准草案

布洛芬胶囊

Buluofen Jiaonang

Ibuprofen Capsules

本品含布洛芬（$C_{13}H_{18}O_2$）应为标示量的 93.0%~107.0%。

【性状】本品内容物为白色结晶性粉末或粉末。

【鉴别】

（1）取本品内容物适量，加 0.4% 氢氧化钠溶液溶解并稀释制成每 1 ml 中约含 0.25 mg 的溶液，滤过，取续滤液，照紫外 – 可见分光光度法（通则 0401）测定，在 265 nm 与 273 nm 的波长处有最大吸收，在 245 nm 与 271 nm 的波长处有最小吸收，在 259 nm 的波长处有一肩峰。

（2）取本品 5 粒，将内容物研细，加丙酮 20 ml 使布洛芬溶解，滤过，取滤液挥干，真空干燥后测定。本品的红外吸收图谱应与对照的图谱（光谱集 943 图）一致。

（3）在含量测定项下记录的色谱图中，供试品溶液主峰的保留时间应与对照品溶液主峰的保留时间一致。

【检查】溶出度　取本品，照溶出度与释放度测定法（通则 0931 第一法）测定。

溶出条件　以磷酸盐缓冲液（pH 7.2）900 ml 为溶出介质，转速为每分钟 100 转，依法操作，经 30 分钟时取样。

供试品溶液　取溶出液 5 ml，滤过，取续滤液。

对照品溶液　取布洛芬对照品，精密称定，加甲醇适量溶解并用溶出介质定量稀释制成每 1 ml 中约含 0.2 mg 的溶液。

色谱条件与系统适用性要求　见含量测定项下。

测定法　见含量测定项下。计算每粒的溶出量。

限度　标示量的 75%，应符合规定。

其他　应符合胶囊剂项下有关的各项规定（通则 0103）。

【含量测定】照高效液相色谱法（通则 0512）测定。

供试品溶液　取装量差异项下的内容物，混匀，精密称取适量（约相当于布洛芬 50 mg），置 100 ml 量瓶中，加甲醇适量，振摇使布洛芬溶解，用甲醇稀释至刻度，摇匀，滤过，取续滤液。

对照品溶液　取布洛芬对照品 25 mg，精密称定，置 50 ml 量瓶中，加甲醇 2 ml 使溶解，用甲醇稀释至刻度，摇匀。

色谱条件　以十八烷基硅烷键合硅胶为填充剂；以醋酸钠缓冲液(取醋酸钠 6.13 g，加水 750 ml 使溶解，用冰醋酸调节 pH 至 2.5) – 乙腈(40∶60)为流动相，检测波长为 263 nm；进样体积 20 μl。

系统适用性要求　理论板数按布洛芬峰计算不低于 2 500。

测定法　精密量取供试品溶液与对照品溶液，分别注入液相色谱仪，记录色谱图。按外标法以峰面积计算。

【**类别**】解热镇痛、非甾体抗炎药。

【**规格**】0.2 g

【**贮藏**】密封保存。

(二)质量标准起草说明

1. 命名依据　根据《中国药品通用名称》命名原则，通用名称及汉语拼音、英文名称等参考《中国药典》(2020 年版)。

通用名称：布洛芬胶囊

汉语拼音：Buluofen Jiaonang

英文名称：Ibuprofen Capsules

2. 性状　本品为胶囊剂(硬胶囊)，主药和所用辅料均为白色，多批自制样品的内容物均为白色结晶性粉末或粉末，因此供试品的内容物为白色结晶性粉末或粉末。

3. 鉴别

(1)取本品内容物适量，用 0.4% 氢氧化钠溶液溶解并稀释成每 1 ml 中约含 0.25 mg 的溶液，滤过，取续滤液，照紫外 – 可见分光光度法(通则 0401)测定，在 265 nm 与 273 nm 的波长处有最大吸收，在 245 nm 与 271 nm 的波长处有最小吸收，在 259 nm 的波长处有一肩峰。同法检测辅料样品，辅料没有吸收干扰，此方法专属性较好，作为质量标准中鉴别项。

(2)不同有机物的红外吸收图谱各异，除去部分光学异构体及长链烷烃同系物外，几乎没有两个化合物具有相同的红外吸收光谱，可以对化合物进行定性和结构分析。本品红外吸收图谱被国家药典委员会编制的《药品红外光谱集》收载，便于查找，鉴别性好，且多批样品的红外吸收图谱均与对照品图谱一致，专属性强，作为布洛芬胶囊质量标准的鉴别项。

🎙 知识拓展

红外分光光度法的定量依据

化合物对红外辐射的吸收程度与其浓度的关系符合朗伯 – 比尔定律，是红外分光光度法定量分析的依据。

(3)本品的含量测定采用高效液相色谱法，可通过色谱图中供试品溶液与对照品溶液主峰保留时间来鉴别，故此法可列入质量标准的鉴别项。

4. 检查溶出度　通过检验方法试验条件筛选研究及含量测定方法学研究，采用《中国药典》(2020 年版)四部"溶出度与释放度测定法"(通则 0931 第一法)；结合方法学验证报告结论，本品采用磷酸盐缓冲液(pH 7.2)900 ml 为溶出介质，转速为每分钟 100 转，经 30 分钟时溶出度限度为标示量的 75%,6 批试制样品与参比制剂的检测结果均在规定范围内。此检验方法经方法学验证,适用性、可靠性与重现性均较好,列入质量标准。

5. 含量测定　参照国内外布洛芬质量标准,采用高效液相色谱法测定本品的含量,通过方法学验证,结果表明本方法准确度、重复性、中间精密度、重现性、专属性、检测限、定量限、线性与范围、稳定性、耐用性均较好。按照此方法进行 6 批样品检测,结果均符合规定。根据实测结果、稳定性研究结果与《中国药典》(2020 年版)二部布洛芬胶囊标准,本品含布洛芬($C_{13}H_{18}O_2$)应为标示量的 93.0%~107.0%。

(1) 含量测定方法的条件选择:

1) 方法对比研究:

方法 1:BP2013(布洛芬片)使用不锈钢柱(15 cm × 4.6 mm),填充剂为十八烷基硅烷键合硅胶;以磷酸 – 水 – 甲醇(3∶247∶750)为流动相;等速洗脱,流速为每分钟 1.5 ml;检测波长为 264 nm;柱温为室温。取本品适量,用流动相稀释制成每 1 ml 中约含 2 mg 的溶液,在离心力 2 500 g 下离心 5 分钟,取上清液即得。精密量取 20 μl 注入液相色谱仪,记录色谱图;另取布洛芬对照品,精密称定,用流动相配制成 2 mg/ml 的溶液,同法测定,按外标法以峰面积计算。

方法 2:USP38-NF33(布洛芬片)以十八烷基硅烷键合硅胶为填充剂;以 1.0% 氯乙酸溶液(将 4.0 g 氯乙酸溶于 400 ml 水中,用氢氧化铵调节 pH 至 3.0)– 乙腈(40∶60)为流动相。流速为每分钟 2 ml,取 1- 苯基 -1- 戊酮适量,用流动相配制成浓度约为 0.35 mg/ml 的溶液,作为内标液;取本品适量,用内标液配制成每 1 ml 中含 12 mg 的溶液,作为供试品溶液,精密量取 5 μl 注入液相色谱仪。另取布洛芬对照品适量,用内标液配制成每 1 ml 中含 12 mg 的溶液,同法测定,按内标法以峰面积计算,即得。

方法 3:《中国药典》(2020 年版)(布洛芬胶囊)以十八烷基硅烷键合硅胶为填充剂;以醋酸钠缓冲液(取醋酸钠 6.13 g,加水 750 ml 使溶解,用冰醋酸调节 pH 至 2.5)– 乙腈(40∶60)为流动相;检测波长为 263 nm。理论板数按布洛芬峰计算不低于 2 500。取本品内容物,精密称取适量(约相当于布洛芬 50 mg),置 100 ml 量瓶中,加甲醇适量,振摇使布洛芬溶解,用甲醇稀释至刻度,摇匀,滤过,取续滤液作为供试品溶液,精密量取 20 μl 注入液相色谱仪,记录色谱图;另取布洛芬对照品 25 mg,精密称定,置 50 ml 量瓶中,加甲醇 2 ml 使溶解,用甲醇稀释至刻度,摇匀,同法测定。按外标法以峰面积计算,即得,结果见表 16–1。

表 16–1　三种方法检测结果

方法	方法 1	方法 2	方法 3
结果	99.9%	100.3%	100.2%

结论:三种方法测得结果均比较准确,综合三种方法优缺点,并结合《中国药典》(2020 年版)二部中布洛芬胶囊与布洛芬片采用相同检测方法,确定本品含量测定采用方法 3,方法 3 所得图谱主峰理论板数较高,柱效好,峰形对称性好。

2) 试验条件筛选:

检测波长的选择:取布洛芬对照品 25 mg,精密称定,置 50 ml 量瓶中,加甲醇 2 ml 使溶解,用甲醇稀释至刻度,摇匀,取适量,在 200~400 nm 范围内进行紫外扫描,取处方量阴性对照辅料适量,同法测定,结果见表 16-2。

表 16-2　布洛芬对照与阴性对照扫描结果

扫描结果	最大吸收波长
布洛芬对照	263 nm
阴性对照(辅料)	无吸收

结论:布洛芬在 263 nm 波长处有最大吸收,且阴性对照(辅料)此处无吸收,不会产生干扰,故选择 263 nm 为检测波长。

(2)含量测定方法学验证:

1)准确度:准确度系指采用该方法测定的结果与真实值或参考值接近的程度,一般用回收率(%)表示。取布洛芬样品约 25 mg 共 9 份,精密称定,分别置于 9 个 50 ml 容量瓶中,精密称取布洛芬对照品约 20 mg、25 mg、30 mg 各 3 份,依次分别加入上述 9 个容量瓶中,定容至刻度,作为混合样品溶液。精密称定布洛芬样品适量(约相当于布洛芬 50 mg),置 100 ml 量瓶中,加甲醇适量,振摇使布洛芬溶解,用甲醇稀释至刻度,摇匀,滤过,取续滤液作为供试品溶液;另取布洛芬对照品 25 mg,精密称定,置 50 ml 量瓶中,加甲醇 2 ml 使溶解,用甲醇稀释至刻度,摇匀,作为对照品溶液;将混合样品溶液、供试品溶液、对照品溶液各精密量取 20 μl 注入液相色谱仪,记录色谱图。按外标法以峰面积计算,即得,结果见表 16-3。

表 16-3　回收率检测试验结果

比值	混合样品 /mg	样品 /mg	对照品 /mg	回收率 /%	平均值 /%	RSD/%
120%	55.41	25.34	30.18	99.64		
	55.33	25.40	30.17	99.20		
	55.17	25.39	30.33	98.19		
100%	50.27	25.21	25.41	98.62	99.02	0.47
	50.20	25.14	25.37	98.78		
	50.47	25.39	25.40	98.74		
80%	45.12	25.11	20.14	99.35		
	45.22	25.17	20.21	99.21		
	45.41	25.33	20.19	99.46		

结论:通过向布洛芬样品中加入已知量的布洛芬对照品进行测定,高、中、低浓度对照品加入量与所取供试品中待测成分量之比分别为 120%、100% 和 80%,平均回收率为 99.02%,在 98%~101% 的范围内,回收率 RSD 为 0.47%,本方法准确度结果较好。

课堂讨论 ▶▶▶

样品中待测定成分含量不同,是否回收率限度范围也不同?

知识拓展

化学药含量测定方法的准确度

　　原料药可用已知纯度的对照品或供试品进行测定,或用所测结果与已知准确度的另一个方法测定的结果进行比较。制剂可在处方量空白辅料中加入已知量被测物对照品进行测定。如不能得到制剂辅料的全部组分,可向待测试剂中加入已知量的被测物进行测定,或用所建立方法的测定结果与已知准确度的另一个方法测定结果进行比较。

　　2) 精密度:精密度系指在规定的测定条件下,同一份均匀供试品,经多次取样测定所得结果之间的接近程度。

　　① 重复性:按照含量测定项下的检验方法,配制 6 份(样品编号 Ⅰ~Ⅵ)供试品溶液(相当于 100% 的水平),同时取布洛芬对照品配制成 0.5 mg/ml 的对照品溶液,各精密量取 20 μl 注入液相色谱仪,按外标法以峰面积计算,即得,结果见表 16-4。

表 16-4　重复性检测试验结果

样品编号	含量 /%	平均值 /%	RSD/%
Ⅰ	99.84		
Ⅱ	99.45		
Ⅲ	99.96	99.87	0.26
Ⅳ	100.01		
Ⅴ	100.21		
Ⅵ	99.77		

　　结论:取同一浓度的布洛芬供试品溶液,连续进样 6 次,含量 RSD 为 0.26%,小于 1%,本方法重复性较好。

　　② 中间精密度:按照含量测定项下的检验方法,制备 6 份供试品溶液,在同一个实验室于不同日期,由不同分析人员、不同仪器对布洛芬供试品溶液进行检测,即分别在第一天由不同实验人员用不同仪器检测,第二天由不同实验人员用不同仪器检测,结果见表 16-5。

表 16-5　中间精密度检测试验结果

样品编号	2020 年 09 月 15 日		2020 年 09 月 16 日	
	Waters2695	Agilent1260	Agilent1260	Waters2695
	实验人员甲	实验人员乙	实验人员甲	实验人员乙
Ⅰ	100.21	99.87	100.22	99.68
Ⅱ	99.78	99.12	99.32	99.17
Ⅲ	99.75	100.13	100.29	99.89

续表

样品编号	2020 年 09 月 15 日		2020 年 09 月 16 日	
	Waters2695	Agilent1260	Agilent1260	Waters2695
	实验人员甲	实验人员乙	实验人员甲	实验人员乙
IV	100.23	100.25	99.65	100.23
V	99.45	100.47	99.68	99.66
VI	99.07	100.78	100.31	99.67
24 个含量检测结果数据的平均值为 99.87%, RSD 为 0.45%				

结论:不同日期,由不同分析人员、不同仪器对布洛芬供试品溶液进行检测的数据表明,本方法用于布洛芬胶囊含量检测时中间精密度较好。

③ 重现性:按照含量测定项下的检验方法,在不同实验室由不同分析人员分别制备 6 份布洛芬供试品溶液进行检测,分别在实验室 A 与实验室 B 进行,检测结果见表 16-6。

表 16-6 重现性检测试验结果

样品编号	实验室 A	实验室 B
	分析人员甲	分析人员乙
I	99.84	100.21
II	99.19	100.31
III	99.28	100.23
IV	99.77	99.99
V	100.11	99.87
VI	100.01	99.92
两个实验室检测,两名分析人员共 12 个含量数据平均值为 99.89%, RSD 为 0.35%		

结论:由不同实验室、不同分析人员对布洛芬供试品溶液进行检测的数据表明,本方法用于布洛芬胶囊含量检测时重现性较好。

3) 专属性:按照含量测定项下的检验方法,分别取供试品溶液、对照品溶液、空白辅料对照溶液和空白溶剂各 20 μl,分别注入液相色谱仪,记录色谱图,结果见表 16-7。

表 16-7 专属性检测试验数据

项目	供试品溶液 / 分钟	对照品溶液 / 分钟	空白辅料对照溶液 / 分钟	空白溶剂 / 分钟
主峰保留时间	12.334	12.327	—	—

结论:试验结果表明,供试品溶液与对照品溶液的主峰保留时间基本一致,空白辅料对照溶液色谱图中和空白溶剂色谱图中在供试品溶液主峰保留时间处无色谱峰,所以辅料和溶剂不干扰布洛芬含量的测定,方法专属性较好。

4) 检测限:按照含量测定项下的检验方法,配制 0.5 mg/ml 的布洛芬对照品溶液,逐步稀释为信噪比 3∶1 的溶液作为检测限溶液,照含量测定方法测定,记录色谱图,计算检测限,结果见表 16-8。

表 16-8　检测限检测试验数据

名称	浓度 /(μg·ml^{-1})	信噪比
检测限溶液	0.412	3.2:1

结论:本方法在本仪器的检测限为 0.412 μg/ml。

5)定量限:按照含量测定项下的检验方法,配制 0.5 mg/ml 的布洛芬对照品溶液,逐步稀释为信噪比 9:1 的溶液作为定量限溶液,照含量测定方法测定,记录色谱图,计算定量限,结果见表 16-9。

表 16-9　定量限检测试验数据

名称	浓度 /(μg·ml^{-1})	信噪比
定量限溶液	0.966	9.7:1

结论:本方法在本仪器的定量限为 0.966 μg/ml。

课堂讨论 ▶▶▶

检测限与定量限还有哪些方法可以进行检测?

6)线性与范围:精密称取布洛芬对照品 50 mg,置于 50 ml 容量瓶中,加甲醇溶解并稀释至刻度,作为对照品贮备液。精密量取贮备液 1.0 ml、2.5 ml、5.0 ml、7.5 ml、10.0 ml 分别置 10 ml 容量瓶中,加甲醇至刻度,摇匀,制成浓度约为 0.1 mg/ml、0.25 mg/ml、0.5 mg/ml、0.75 mg/ml、1.0 mg/ml 的对照品溶液,按照含量测定项下的检验方法,分别取 20 μl 注入液相色谱仪,记录色谱图,结果见表 16-10,线性关系图见图 16-1。

表 16-10　线性与范围试验检测数据

理论含量 /(mg·ml^{-1})	移取对照品溶液体积 /ml	对照品溶液浓度 /(mg·ml^{-1})	峰面积
0.1	1.0	0.102 9	218.752 31
0.25	2.5	0.257 2	547.347 89
0.5	5.0	0.514 3	1 088.512 31
0.75	7.5	0.771 5	1 625.288 85
1.0	10.0	1.028 6	2 186.374 41
线性方程:$y=2\ 119.3\ x-0.351\ 1$			
$R^2=0.999\ 9$			

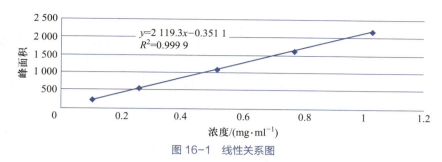

图 16-1　线性关系图

结论:实验结果表明,布洛芬在 0.308 6~0.720 0 mg/ml 的范围内(相对样品测定浓度的 20%~200%),浓度与峰面积之间线性关系良好,线性回归方程为 $y=2\ 119.3\ x-0.351\ 1$,R^2 为 0.999 9。本方法用于布洛芬含量测定时,在相对样品 20%~200% 的范围内,样品浓度和峰面积具有良好的线性关系。

7)稳定性试验:按照含量测定项下的检验方法制备供试品溶液与对照品溶液,分别于 0 小时、3 小时、6 小时、9 小时、12 小时、15 小时、18 小时、21 小时、24 小时精密量取 20 μl 注入液相色谱仪,记录色谱图。供试品溶液稳定性试验检测数据见表 16-11,对照品溶液稳定性试验检测数据见表 16-12。

表 16-11　供试品溶液稳定性试验检测数据

时间 / 小时	峰面积	平均峰面积	RSD/%
0	1 076.423 23		
3	1 080.645 72		
6	1 078.334 77		
9	1 087.986 85		
12	1 087.331 44	1 082.423 42	0.37
15	1 079.343 23		
18	1 083.331 12		
21	1 085.174 54		
24	1 083.239 89		

表 16-12　对照品溶液稳定性试验检测数据

时间 / 小时	峰面积	平均峰面积	RSD/%
0	1 064.546 85		
3	1 063.258 48		
6	1 059.668 21		
9	1 059.658 58		
12	1 060.585 84	1 061.070 06	0.23
15	1 063.388 54		
18	1 057.754 14		
21	1 058.444 65		
24	1 062.325 25		

结论:由试验结果可看出,供试品溶液与对照品溶液在24小时内稳定。

8)耐用性试验:按照含量测定项下的检验方法制备供试品溶液,分别在流动相比例变化(±5%),流动相 pH 变化(±0.3),不同品牌色谱柱(品牌 A 与品牌 B),相同品牌不同批号色谱柱,柱温变化(±5℃),流速变化(±0.2)等条件下,计算测得含量,结果见表 16-13。

表 16-13 耐用性试验检测结果

项目	考察变化条件	含量	理论板数	含量 RSD/%
流动相比例	缓冲液 - 乙腈(45∶55)	100.01	6 121	0.21
	缓冲液 - 乙腈(40∶60)	100.46	6 222	
	缓冲液 - 乙腈(35∶65)	99.87	6 119	
流动相 pH	pH 2.2	100.5	5 998	
	pH 2.5	100.41	6 187	
	pH 2.8	100.51	6 089	
色谱柱品牌	品牌 A C18 柱	100.22	5 989	
	品牌 B C18 柱	100.14	5 999	
色谱柱批号	品牌 A C18 柱 18 001	99.98	6 005	
	品牌 A C18 柱 18 002	99.86	6 079	
柱温 /℃	30	100.19	6 128	
	35	100.14	6 210	
	40	99.98	6 201	
流速 /(ml·min^{-1})	0.8	100.34	6 312	
	1.0	100.17	6 298	
	1.2	100.28	6 174	

结论:此方法用于布洛芬含量测定时对试验条件变化耐受性好。

(3)样品含量测定:取 6 批布洛芬胶囊,按照正文含量测定方法进行测定,结果见表 16-14。

表 16-14 批样品含量测定结果

样品批号	含量 /%	平均值 /%
1901001	99.87	99.90
1901002	99.65	
1901003	100.21	
1901004	99.68	
1901005	100.12	
1901006	99.89	

（4）含量限度的确定：参照布洛芬国内外标准，采用高效液相色谱法进行含量测定，并且对检验方法进行验证，结果表明本方法准确度、重复性、中间精密度、重现性、专属性、检测限、定量限、线性与范围、稳定性、耐用性均较好。按照此方法进行多批样品检测，结果均符合规定。根据检测结果及稳定性研究结果，本品含布洛芬（$C_{13}H_{18}O_2$）应为标示量的 93.0%~107.0%。

课堂讨论　▶▶▶

对乙酰氨基酚片申报资料需包括哪些内容？

考证聚焦　▶▶▶▶

简答题

1. 新药开发的一般程序有哪些？
2. 新药申报资料的基本内容和要求是什么？

扫一扫，
练一练

（孙英强）

第十六章
在线测试

附录

一、药品检验原始记录示例

检验日期_____ 温度_____ 相对湿度_____
检品名称_____ 剂型_____ 规　格_____
生产厂家_____ 批号_____ 效　期_____
检验依据_____ 检验目的_____

【性状】
标准规定：_____
结果：_____ 单项结论：_____

【鉴别】
标准规定：_____
结果：_____ 单项结论：_____

【检查】
标准规定：_____
结果：_____ 单项结论：_____

【含量测定】
标准规定：_____
检验结果：_____ 单项结论：_____

检验人：　　　　　　　　　　　　　复核人：

二、药品检验报告示例

编号：　　　　　　　　　　　　　　　　　　　　　第　　页　共　　页

检品名称		规格	
批号		剂型	
生产单位或产地		包装	
供样单位		有效期至	
检验目的		检品数量	
检验项目		收检日期	
检验依据		报告日期	
检验项目	检验标准		检验结果
检验结论			

检验人：_____ 授权人：_____
签发日期：_____

三、实训评价

测评项目	仪器选择	容量瓶的使用	样品处理的规范性	高效液相色谱仪的使用	原始记录	报告规范	报告完整性	清洁
分值	10分	10分	10分	20分	15分	10分	15分	10分
自我评价								
小组评价								
教师评价								

参考文献

［1］ 国家药典委员会 . 中华人民共和国药典：2020 年版［M］. 北京：中国医药科技出版社，2020.

［2］ 欧阳卉，唐倩 . 药物分析［M］.3 版 . 北京：中国医药科技出版社，2017.

［3］ 杭太俊 . 药物分析［M］.8 版 . 北京：人民卫生出版社，2016.

［4］ 张骏，方应权 . 药物分析［M］.3 版 . 北京：高等教育出版社，2017.

［5］ 孙莹，刘燕 . 药物分析［M］.3 版 . 北京：人民卫生出版社，2018.

［6］ 刘波，李青 . 药物分析［M］. 北京：人民卫生出版社，2013.

［7］ 彭红文，红梅 . 药物分析［M］.2 版 . 北京：中国医药科技出版社，2018.

［8］ 宋粉云，傅强 . 药物分析［M］.2 版 . 北京：科学出版社，2017.

［9］ 甄会贤 . 药物检测技术［M］.3 版 . 北京：人民卫生出版社，2018.

郑重声明

高等教育出版社依法对本书享有专有出版权。任何未经许可的复制、销售行为均违反《中华人民共和国著作权法》，其行为人将承担相应的民事责任和行政责任；构成犯罪的，将被依法追究刑事责任。为了维护市场秩序，保护读者的合法权益，避免读者误用盗版书造成不良后果，我社将配合行政执法部门和司法机关对违法犯罪的单位和个人进行严厉打击。社会各界人士如发现上述侵权行为，希望及时举报，我社将奖励举报有功人员。

反盗版举报电话　(010) 58581999　58582371
反盗版举报邮箱　dd@hep.com.cn
通信地址　北京市西城区德外大街 4 号　高等教育出版社法律事务部
邮政编码　100120

责任编辑：吴静

高等教育出版社　高等职业教育出版事业部　综合分社
地　　址：北京市朝阳区惠新东街4号富盛大厦1座19层
邮　　编：100029
联系电话：010-58556233
E-mail：wujing@hep.com.cn
QQ：147236495

（申请配套教学课件请联系责任编辑）

高教社高职医药卫生
教师 QQ 群：191320409

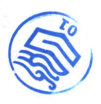